Un libro para parteras

Atención del embarazo, el parto y la salud de la mujer

**Susan Klein, Suellen Miller
y Fiona Thomson**

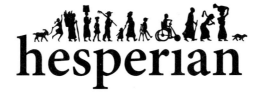

Berkeley, California, EE.UU.

La Fundación Hesperian y los colaboradores de *Un libro para parteras* no asumen responsabilidad legal por el uso de la información contenida en este libro.

Todos los trabajadores de salud tienen la responsabilidad de ser honestos consigo mismos y con las personas a quienes atienden en cuanto a los límites de sus habilidades. Eso quiere decir que usted no debe hacer ningún procedimiento para el cual no tenga capacitación. Cuando una mujer necesita un tipo de atención en la cual usted no tiene experiencia, pídales ayuda a otros trabajadores de salud más experimentados. Consulte a los trabajadores de salud y autoridades médicas de su región sobre las formas más seguras de ejercer la partería en su zona. Este manual le puede ayudar a desarrollar nuevas habilidades, pero ningún libro puede reemplazar la capacitación práctica guiada por un maestro hábil y experimentado. Aproveche cada oportunidad que se le presente para seguir observando, leyendo, escuchando y aprendiendo más.

Derechos reservados © La Fundación Hesperian, 2007

Primera edición en español, febrero de 2007

Impreso en EE.UU.

ISBN: 978-0-94236429-3

Library of Congress Cataloging-in-Publication Data

{Pendiente}

Hesperian invita a otros a copiar, reproducir o adaptar a las condiciones locales cualquier parte de este libro y sus ilustraciones, siempre que las partes utilizadas se distribuyan gratuitamente o al costo —pero no con fines de lucro. Cualquier persona u organización que desee copiar, reproducir o adaptar cualquier parte de este libro con fines comerciales, deberá primero obtener la autorización de Hesperian.

Antes de comenzar a traducir o adaptar la información de este libro, por favor comuníquese con Hesperian para recibir sugerencias, y evitar duplicar trabajo que quizás ya exista. Rogamos que se nos envíe una copia de cualquier material en que se utilice parte del texto o de los dibujos de este libro.

Hesperian
PO Box 11577
Berkeley, California 94712-2577
EE.UU.

EDICIÓN EN ESPAÑOL

Traducción: Lisa de Ávila

Corrección de estilo: Luis Solano

Coordinación de la edición en español: Kathleen Vickery

Diseño y producción: Iñaki Fernández de Retana, Jacob Goolkasian, Leana Rosetti

Diseño de la portada: Leana Rosetti, Sarah Wallis

Coordinación de producción: Todd Jailer

EDICIÓN ORIGINAL EN INGLÉS

Coordinación del proyecto: Fiona Thomson

Diseño y producción: Sarah Wallis

Redacción y edición adicionales: Darlena David, Todd Jailer, Jane Maxwell, Susan McCallister, Sarah Shannon, Kathleen Vickery, Sarah Wallis

Coordinación del arte: Fiona Thomson y Sarah Wallis

Producción adicional: Lora Santiago

Coordinación de la validación: Starr Amrit

Validación médica: Ellen Israel, Lisa Keller, Melissa Smith, Judith Standley

Coordinación editorial: Susan McCallister

ILUSTRACIONES

Namrata Bali, Jennifer Barrios, Sara Boore, Heidi Broner, May Florence Cadiente, Barbara Carter, Gil Corral, Elizabeth Cox, Regina Faul-Doyle, Christine Eber, Iñaki Fernández de Retana, Sandy Frank, Deborah Green, Susie Gunn, Jesse Hamm, Haris Ichwan, Anna Kallis, Delphine Kenze, Susan Klein, Joyce Knezevich, Gina Lee, June Mehra, Naoko Miyamoto, Jeanne Muller, Mabel Negrete, Gabriela Núñez, Kate Peatman, Sara Reilly-Baldeschwieler, Diana Reiss-Koncar, Petra Röhr-Rouendaal, Leana Rosetti, Leilani Roosman, Lucy Sargeant, Mona Sfeir, Akiko Aoyagi Shurtleff, Chengyu Song, Fiona Thomson, Dovile Tomkute-Veleckiene, Sarah Wallis, Lihua Wang, David Werner, Christine Wong, Allan Woong, Mary Ann Zapalac

FOTOGRAFÍAS DE LA PORTADA:

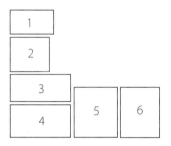

1. *CASA escuela de parteras,* por Sarah Wallis
2. *Madre con recién nacido,* por Dominic Sansoni/World Bank Group
3. *Taller en Guatemala* por Luis Letona
4. *Piedras Negras, México* por Lina Pallotta/Impact Visuals
5. *Madre e hijo de el Vigiador, Mao Province, República Dominicana* por Sean Sprague/SpraguePhoto.com
6. *Partera trabajando* por Richard Lord/rlordphoto.com

Contraportada: *Comadronas en Estelí, Nicaragua* por Olivia Heussler/Impact Visuals

---

Susan Klein concibió, escribió e ilustró la primera edición de este libro. Por desgracia, ella murió antes de que se publicara. Esta nueva edición aún conserva en gran parte sus palabras, sus dibujos y esperamos que también su visión. Susan deseaba que *Un libro para parteras* les diera a todas las personas que atienden a las mujeres durante el parto (sin importar su nivel de estudios) la capacidad de usar su propio juicio y de tomar las mejores decisiones posibles en cada situación.

Nosotros podríamos mejorar este manual con su ayuda. Nos gustaría saber de sus experiencias, tradiciones y prácticas. Por favor escríbanos si tiene sugerencias para mejorar el libro o para cambiarlo de modo que satisfaga mejor las necesidades de su comunidad. Sus comentarios nos ayudarán a publicar ediciones más útiles en el futuro. Gracias por su ayuda.

Agradecimiento

Esta obra sólo se pudo crear gracias a la colaboración de cientos de asesores, escritores, artistas y otros.

Todos los empleados, becarios y voluntarios de Hesperian ayudaron a traer este libro al mundo, incluso las personas que recaudan fondos, administran las finanzas, promueven la venta de los libros, y los empacan y los envían a todas partes. Fuera de nuestra organización, docenas de parteras y otras personas vinculadas a la atención del embarazo, el parto y la salud de la mujer nos ayudaron a decidir lo que el libro debería tratar y de qué forma. Varios grupos de parteras y estudiantes de partería de 10 países comentaron las primeras versiones para que la obra final fuera lo más útil, apropiada y correcta posible. Varias parteras, doctores y otros trabajadores de salud, capacitadores y especialistas donaron su tiempo para asegurar la exactitud y la claridad de la información presentada aquí.

Además de nuestros incansables editores médicos, varias asesoras nos ayudaron una y otra vez, y se merecen un reconocimiento especial. Gracias Deborah Billings, Lisa de Ávila, Ruth Kennedy y Karen Strange.

Las siguientes organizaciones aportaron tiempo, recursos y reflexiones críticas a este proyecto: Averting Maternal Death and Disability (AMDD) en EE.UU.; ASECSA en Guatemala; The Bangladesh Women's Health Coalition; The Berkeley Midwives Study Group en EE.UU.; El Centro Para los Adolescentes de San Miguel de Allende (CASA) en México; Centre For Rural Studies and Development en la India; El Centro de Atención Integral de la Pareja en México; Confederación Internacional de Parteras; The Integrated Midwives Association of the Philippines; Inuulitsivak Maternity Center en Canadá; Ipas en EE.UU., Ghana y Kenya; Ixmucane y Midwives for Midwives en Guatemala; Jamkhed Comprehensive Rural Health Program en la India; Kampot Hospital Maternity Center en Cambodia; las Hermanas Maryknoll y el centro de capacitación VEMA en Tanzania; Pathfinder en Perú; y the Reproductive Health Research Unit of the University of the Witwatersrand, Chris Hani Baragwanath Hospital en Sudáfrica.

Damos nuestro agradecimiento a las siguientes editoriales que nos permitieron usar diferentes dibujos: Family Care International, de *Healthy Women, Healthy Mothers;* Freedom From Hunger; y Pesticide Action Network Asia and the Pacific, de *Breaking the Silence! Plantations and Pesticides.*

Expresamos nuestro profundo agradecimiento a todas las personas que generosamente prestaron su tiempo, sus ideas y sus conocimientos para crear tanto la primera edición como la edición actual de *Un libro para parteras*. Este libro no existiría si no fuera por su gran compromiso con la salud para todos. Gracias:

Hilary Abell
Deel Afroze
Cristina Alonso
Arthur Ammann
Jana Anderson
Susan Anderson
Shoba Arole
Leonor Bahena Erazo
Alison Bastien
Naomi Baumslag
Denise Bergez
Erik Bergstrom
Alan Berkman
Ginger Bhakti
Deborah Bickel

Judith Bishop
Lisa Bohmer
Bill Bower
Jenny Bowers
Kate Bowland
Isabel Brabant
Barbara Briggs-Letson
Sandy Buffington
Colin Bullough
Raquel Burgos Medina
August Burns
Pauline Butcher
Sarah Buttrey
Ana María Camarillo
Kristen Cashmore

Teresa Cerezo Gonzalez
Rebecca Chalker
Barbara Clifford
Davida Coady
Rani Coelho
Timothy Coen
Jeff Conant
Peggy Cook
Maureen Corbett
Antonia Cordova Morales
Maricruz Coronado
Jennie Corr
Kyle Craven
Jane Crawley

Alice de la Gente
Maria de la Paz Puebla Alvear
Barbara de Souza
David de Leeuw
Julio Delgado Rivas
Kim Dickson-Tetteh
Milka Dinev
France Donnay
Peg Donovan
Carol Downer-Chatham
Jane Drake
J.T. Dunn
Edith Eddy
Sylvia Estrada-Claudio

Aryn Faur
Susan Fawcus
Juliet Fleischl
Nina Frankel
Carmen Frazier
Frances Ganges
Tracy Gary
Marlene Gerber-Fried
Julie Gerk
Zafarullah Gill
Ruth Goehle
Lisa Gonzalves
Nadine Goodman
Suzan Goodman
Kristen Graser
James Green
Sadja Greenwood
Cindy Haag
Barb Hammes
Marcia Hansen
Roxanne Henderson
Griselda Hernandez
Kathy Herschderfer
Sarah Jane Holcombe
Diana Hoover
Nap Hosang
Jennifer Houston
Mary Clare Hubert
Kathleen Huggins
Pamela Hunt
Robert Hurst
Peter Ivey
Nuriya Janss
Christine Johnson
Mary Johnson
Ralph Johnson
John Kadyk
Angela Kamara
Robert Keast
Christie Keith
Beverly Kerr
Mary Kroeger
Raven Lang
B.A. Laris
Luis Letona Simons
Brian Linde
Julie Litwin
David Loeb
Roxane Lovell
Ronnie Lovich
Deborah Maine
Lorraine Mann
Alan Margolis
Margaret Marshall
Alberto Martinez Polis
Luyanda Mavuya
Nicky May
Junice Melgar
Jose Luis Mendoza
Elena Metcalf
Laura Miranda
Iris Moore
Syema Muzaffar
Papa Djibril Niang
Sandy Niemann
Besem Obenson
Deborah Ottenheimer
Lauri Paolinetti
Bill Parer
Juana Payva
Nimal Perera
Lucille Pilling de Lucena
Man Poon
Jennifer Potts
Paula Quigley
Sumana Reddy
Mary Ann Reiger
Marina Rodriguez Palma
Judith Rogers
Lorraine Rothman
Sabala and Kranti
Shelly Sala
Jason Sanders
Shira Saperstein
Merrie Schaller
Katherine Sear
John Sellors
Katharine Shapiro
Lonny Shavelson
Theresa Shaver
Mira Shiva
Christine Sienkiewicz
Jael Silliman
Irene Sotelo Alvarez
Jennifer Stonier
Susan Sykes
Michael Tan
Vijayalaxmi Taskar
Joe Taylor
Petra ten Hoope-Bender
Carol Thuman
Linda Tietjen
Jan Tritten
Greg Troll
Mina Tulugak
Laura Turiano
Gilberte Vansintejan
Elmar Vinh-Thomas
Donna Vivio
Claire Von Mollendorf
Sarah Wallis
David Werner
Sharon Wilconson
Judith Winkler
Merrill Wolf
Erika Yax Cujcuj
Juliana Yartley
Karen Zack
Lisa Ziebel

Además, la paciencia y el apoyo asombroso de nuestras familias y amistades durante el largo proceso para crear esta obra nos permitió llevarla a cabo.

Finalmente, damos muchísimas gracias a las personas y las fundaciones que dieron apoyo financiero a este proyecto: Allan S. Gordon Foundation; Anna Lalor Burdick Program of the Lalor Foundation, Inc.; Averting Maternal Death and Disability Program, Heilbrunn Center, Mailman School of Public Health, Columbia University; Bushrod H. Campbell and Adah F. Hall Charity Fund; Campbell Family Fund; Compton Foundation, Inc.; Conservation, Food and Health Foundation, Inc.; David and Lucile Packard Foundation; Dorothy and Jonathan Rintels Charitable Foundation; Erik E. and Edith H. Bergstrom Foundation; Fundación Ford; Gruber Family Foundation; Confederación Internacional de Parteras; Jadetree Foundation; Jeanne Kemp; May and Stanley Smith Charitable Trust; Salt-Bush Fund of the Tides Foundation; Ruth Sherer; el Fondo de Población de las Naciones Unidas; y World Bank.

Cómo usar este libro

Cómo encontrar la información

Para encontrar la información, use la Tabla de Contenido, el Índice o las lengüetas.

La Tabla de **Contenido** al principio del libro es una lista de los nombres de todos los capítulos en el orden en que aparecen. Al principio de cada capítulo también hay una lista del contenido de ese capítulo.

El **Índice** es una lista en orden alfabético (a, b, c, d...) de todos los temas tratados en el libro. Todas las páginas del índice son amarillas y están al final del libro.

Al pie de cada página de este libro hay un número. Para encontrar un capítulo o un tema en el libro, primero encuéntrelo en el Índice o la Tabla de Contenido y luego diríjase a la página que tiene el mismo número.

Las **lengüetas** que aparecen en las páginas del lado derecho, dividen la mayor parte del libro en 5 secciones: el cuerpo sano, prevenir infecciones, el embarazo, el parto (incluye posparto) y salud de la mujer. Usted podrá encontrar información rápidamente acerca de esos temas consultando las secciones marcadas con las lengüetas correspondientes.

Advertencias, medicinas y notas

Nosotros separamos las advertencias, las medicinas y las notas del texto principal.

Los **cuadros de advertencia** dan información muy importante. Cuando vea ese tipo de cuadro, usted debe tomar medidas para evitar peligros.

¡ADVERTENCIA! No le ponga un DIU a una mujer que tiene signos de una infección. La infección podría afectar la matriz.

Los **cuadros de medicinas** indican cómo dar medicinas. Lea esos cuadros con mucha atención y siempre consulte las páginas verdes de las medicinas (a partir de la página 463) antes de dar una medicina.

Estos dibujos muestran cómo se dan las medicinas mencionadas en el cuadro. En este ejemplo, se dan en forma de pastillas.

Para bajar la fiebre (calentura)
- dé 500 a 1000 mg de paracetamol .... por la boca, cada 4 a 6 horas

Las **notas** dan información que es útil y que complementa la información a su alrededor.

> **Nota:** Las manos no se quedan limpias mucho tiempo. Si toca algo que no sean los genitales de la madre, deberá volver a lavarse las manos.

Los dibujos del cuerpo

Cómo mostramos el cuerpo por fuera

Cuando dibujamos el cuerpo de una persona, tratamos de enseñarlo entero. Si no nos alcanza el espacio, sólo mostramos parte del cuerpo.

Este dibujo muestra a una madre pujando durante una contracción.

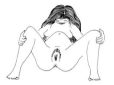

Si es importante ver la cabeza del bebé y la vagina más claramente, sólo mostramos esa parte del cuerpo, para que el dibujo pueda ser más grande.

Cómo mostramos el cuerpo por dentro

A veces, necesitamos mostrar lo que está sucediendo dentro del cuerpo de la mujer. Por eso, incluimos dibujos que muestran cómo se vería el cuerpo de la mujer si pudiéramos verlo por dentro.

Generalmente usamos líneas más gruesas para mostrar la partes de afuera del cuerpo y líneas más finas o punteadas para mostrar lo que está sucediendo adentro.

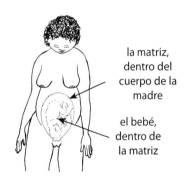

la matriz, dentro del cuerpo de la madre

el bebé, dentro de la matriz

Una nota sobre el lenguaje de este libro

Palabras médicas y técnicas. A lo largo de todo el libro, tratamos de describir las partes del cuerpo y las cosas que hace el cuerpo con palabras fáciles de entender. Además, cuando usamos palabras médicas, las explicamos. Si hay una palabra médica o técnica que no entiende, búsquela en el Índice para ver si se explica en otra página. O vea el glosario de la página 502, que explica algunas palabras médicas y técnicas que le conviene conocer.

Él y ella. Dado que la mayoría de las parteras son mujeres, les referimos a ellas siempre en femenino. Y puesto que debemos referirnos tanto a las mujeres madres y las mujeres parteras en el libro, cuando nos referimos a los bebés, usamos siempre "él" o "ellos", aunque bien sabemos que más o menos la mitad de todos los bebés son niñas.

Consejos y ayuda médica

La información en este libro no siempre bastará para ayudarle a solucionar un problema de salud. Cuando eso suceda, ¡consiga ayuda! Dependiendo del problema, usted debería:

Conseguir consejos médicos. Un doctor o un trabajador de salud con experiencia debería poder ayudarla a decidir qué hacer. Generalmente no se trata de una emergencia.

Conseguir ayuda médica. La madre o el bebé necesita ver a un doctor o un trabajador de salud con experiencia para hacerse pruebas o recibir tratamiento lo antes posible.

Ir al hospital. Hay una emergencia. Lleve a la mujer o al bebé a un hospital de inmediato para que le hagan una operación o le den otro tipo de ayuda inmediata.

Contenido

LAS PARTERAS Y LA SALUD COMUNITARIA

Capítulo 1: Palabras a las parteras 1
El aprendizaje es de toda la vida. 1
Compartir sus conocimientos 3
Atender a las mujeres con respeto y sensibilidad 6
Trabajar para mejorar la salud de las mujeres. 8
Trabajar por el gusto de trabajar 11

Capítulo 2: Cómo tratar los problemas de salud 12
Buscar las causas de los problemas de salud. 13
Escoger el mejor tratamiento 16
Buscar las causas de fondo de los problemas de salud 21
Las parteras pueden lograr cambios 25

Capítulo 3: El cuerpo de la mujer y el embarazo 26
Los órganos sexuales y reproductores de la mujer 27
Cómo se embaraza la mujer 29

Capítulo 4: Ayudar a las mujeres a cuidar su salud 32
La buena alimentación 33
Cuidar el cuerpo para tener buena salud 42
Cosas que las mujeres deben evitar cuando estén embarazadas o dando el pecho 45

Capítulo 5: Prevenir las infecciones 48
La prevención de las infecciones salva vidas 49
Prevenir las infecciones con buenos hábitos de limpieza y seguridad . . 52
Lavarse las manos y usar ropa de protección 53
Limpiar el lugar y la ropa de cama 57
Limpiar y esterilizar los instrumentos. 59
Eliminar los desechos para la seguridad de todos 67

EL EMBARAZO
Introducción 70

Capítulo 6: Molestias frecuentes del embarazo 72
Cambios en la alimentación y en el sueño 73
Cambios y molestias del cuerpo. 76
Cambios en los sentimientos y las emociones 82

Capítulo 7: La historia clínica de una mujer embarazada 84
Preguntas para la historia clínica de una mujer embarazada 86
¿Tiene signos de embarazo? 86
¿Cuánto tiempo lleva embarazada? ¿Cuándo se espera que nazca el bebé? 88
¿Tuvo problemas con un embarazo o un parto anterior? 93
Paludismo 98
VIH/SIDA 99
¿Cuáles otras cosas en su vida podrían afectar al embarazo y al parto? 104
Hacer un plan de transporte 106

Capítulo 8: La atención prenatal 108

Hablar con la madre 109
Revisar el cuerpo de la madre 116
    Buscar signos de anemia 116
    Pesar a la madre 118
    Tomarle la temperatura a la madre 119
    Tomar el pulso de la madre 120
    Medirle la presión arterial a la madre 122
    Buscar signos de preeclampsia 125
    Buscar signos de una infección de la vejiga o de los riñones ... 128

Revisar al bebé 130
    Medir la matriz 130
    Encontrar la posición del bebé 135
    Escuchar los latidos del corazón del bebé 139
    Qué hacer si nota signos de advertencia 142
Después de la consulta 144
Registro de atención prenatal 145

EL PARTO
Introducción 146

Capítulo 9: Prepararse para el parto 148
Signos de que el parto está por comenzar 149
Cuándo acudir al parto 151
Lo que debe llevar al parto 151
Esterilizar sus instrumentos y lavarse las manos 153

Capítulo 10: Dar buenos cuidados durante el parto 154
Lo que sucede durante el parto 155
Cuidar a la madre durante el parto 157
Prepararse para las emergencias 163
Apuntar lo que suceda durante el parto 164

Capítulo 11: Se abre el cuello de la matriz: la primera etapa del parto 166
Lo que sucede en la primera etapa del parto 167
Qué hacer cuando recién llegue al lugar del parto 168
Ayudar a la madre a relajarse 169
Signos que debe revisar durante la primera etapa 170
    La posición del bebé 170
    Los latidos del corazón del bebé 172
    La bolsa de aguas (la fuente) 174
    El pulso de la madre 178
    La temperatura de la madre 178
    La presión arterial de la madre 180
    Sangrado 183
    Dolor en la matriz 183
    Signos de que el parto avanza 185
        Cómo estimular el parto sin peligro 191

Capítulo 12: La madre puja y nace el bebé: la segunda etapa del parto 194
Estar pendiente de los signos del comienzo de la segunda etapa .. 195
Lo que sucede en la segunda etapa del parto 196
Ayudar a la madre a tener un parto sin problemas 199
Estar pendiente de los signos de advertencia 202
Ayudar a la madre a dar a luz 206
El bebé viene de nalgas 215
Cómo atender un parto de gemelos 219
El bebé es muy pequeño o nace con más de 5 semanas de anticipación 221

Capítulo 13: Nace la placenta: la tercera etapa del parto 222

Revisar los signos físicos de la madre. 223
    Sangrado después de dar a luz. 224
    Signos de que la placenta ya se desprendió 226

Apoyar el nacimiento de la placenta 227
    Sangrado después de que haya salido la placenta. 236
    Atender al bebé 240

Capítulo 14: Las primeras horas después del parto 246

Atender a la madre. 247
Atender al bebé 252
    Revisar el aspecto general del bebé. 253

Signos físicos: respiración, ritmo del corazón, temperatura 254
El cuerpo del bebé. 256
Limpiar el lugar y contestar las preguntas que tenga la familia 267

Capítulo 15: Las primeras semanas después del parto 268

Atender a la madre. 269
    Vigilar la matriz y el sangrado de la madre. 270
    Estar pendiente de los signos de infección de la matriz 271
    Estar pendiente de los signos de infección de la vagina 272

Atender al bebé 274
    Animar al bebé a tomar el pecho y estar atenta a cómo crezca 274
    Cuidar el cordón. 277
    Buscar signos de infección 277
    Estar atenta al color de la piel y de los ojos del bebé. 279

Capítulo 16: Amamantamiento (dar el pecho) 280

El pecho hace más provecho. 281
Apoyar a la madre a dar el pecho. 282
Cuando la madre trabaja fuera del hogar 284

Dificultades frecuentes del amamantamiento 286
Situaciones que afectan el amamantamiento. 291
Alternativas al amamantamiento. 294

SALUD DE LA MUJER
Introducción 296

Capítulo 17: La planificación familiar 298

Cómo escoger un método de planificación familiar. 300
Cuadro de métodos de planificación familiar 301

Planificación familiar que sirva a toda la comunidad. 318

Capítulo 18: Infecciones de transmisión sexual y otras infecciones de los genitales 320

¿Qué son las infecciones de transmisión sexual? 321
Flujo vaginal. 323
Llagas en los genitales (úlceras genitales) 329

ITS que afectan todo el cuerpo 334
Enseñarles a las mujeres a prevenir las ITS 336
Luchar por eliminar las ITS en su comunidad 337

Capítulo 19: Técnicas avanzadas para atender el embarazo y el parto 338

Exámenes vaginales durante el parto 339
Métodos caseros para estimular el parto. 341
Inyecciones 345
Suero intravenoso (para dar líquido por la vena) 350
La sonda (para vaciar la vejiga) 352

Episiotomía. 354
Coser un desgarro o una episiotomía. 356
Atender a una mujer que tiene los genitales cortados (circuncisión femenina). 367
Voltear a un bebé que viene atravesado o de nalgas 369

Capítulo 20: El examen pélvico: cómo examinar la matriz y la vagina de una mujer .. 372

Cuándo hacer un examen pélvico 374
Antes del examen 375
El examen visual 376
El examen con espéculo 377
El examen bimanual (de 2 manos) 384

Capítulo 21: Colocar un DIU 388

Ayudar a la mujer a decidir si le conviene usar el DIU 390
Antes de colocar el DIU 391
Cómo colocar el DIU 392
Después de colocar el DIU 398
Cómo retirar el DIU 399

Capítulo 22: Ayudar a una mujer después de una pérdida o un aborto 400

Problemas causados por una pérdida o un aborto 401
Atención de emergencia por problemas causados por
  una pérdida o un aborto 406
    Aborto incompleto 407
    Infecciones 409
Sangrado 412
Choque 414
Trabajar con la comunidad para prevenir los abortos peligrosos ... 415

Capítulo 23: AMEU (aspiración por vacío manual, aspiración manual endouterina) 416

Decidir cuándo hacer la AMEU 418
Prepararse para hacer la AMEU 419
Cómo hacer la AMEU 422
Problemas con la AMEU 428
Después de la AMEU 430

Capítulo 24: La ayuda médica puede salvar vidas 432

Lo que pueden ofrecer los hospitales 433
Transporte 438
Trabajar con los hospitales y los doctores 438

Capítulo 25: Equipo y materiales de enseñanza caseros 442

Equipo económico 443
Materiales de enseñanza 447

Medicinas (las páginas verdes): usos, dosis y precauciones 463

Cuándo usar medicinas 463
Cómo tomar medicinas sin peligro 464
Cómo dar medicinas 467
Clases de medicina 470
Cómo usar la lista de medicinas 472
Lista de medicinas en orden alfabético 473
Pastillas anticonceptivas (anticonceptivos orales) 491
Medicinas para el VIH/SIDA 492

Para aprender más 499
Palabras médicas y técnicas 503
Índice (las páginas amarillas) 505
Calculadora de la fecha probable de parto 527

Las parteras y la salud comunitaria

Durante miles de años, desde mucho antes de que existieran doctores u hospitales, las parteras han estado ayudando a las mujeres a mantenerse sanas, ayudando a los bebés a nacer y ayudando a las familias a crecer. Si le pregunta a una mujer por qué prefiere los cuidados de una partera, ella le dirá que las parteras saben mucho, tienen paciencia y respetan las tradiciones de las mujeres.

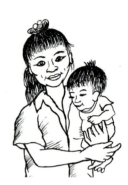

¿Por qué las parteras son trabajadoras de salud tan importantes y apreciadas?

- Las parteras tienen fe en la seguridad del embarazo y el parto, y confían en que las mujeres pueden trabajar juntas para proteger su propia salud.
- Las parteras muchas veces viven en la comunidad donde trabajan, así que las familias que atienden las conocen y les tienen confianza.
- En comparación con los médicos o los trabajadores de las clínicas, muchas parteras les dedican más tiempo a las mujeres que atienden. Eso ayuda a las parteras a entender mejor las necesidades de las mujeres y a reconocer los signos de peligro.
- La mayoría de las parteras son mujeres. Muchas mujeres prefieren hablar con un trabajador de salud que también es mujer.
- Las parteras cobran menos que la mayoría de los doctores o los hospitales. Ellas están más interesadas en servir a la comunidad que en conseguir dinero o poder.
- En las comunidades pobres, donde hay pocos servicios médicos, muchas veces las parteras son las únicas trabajadoras de salud.

Por todas estas razones, en la mayor parte del mundo, las mujeres buscan la ayuda de una partera cuando necesitan atención con el parto o cualquier problema de salud. Sin embargo, este trabajo importante les presenta muchos desafíos a las parteras.

Desafíos

Quizás el mayor desafío para las parteras (y para todos los trabajadores de salud) es combatir las enfermedades y la muerte de las mujeres y sus bebés. Cada año, cientos de miles de mujeres mueren durante el embarazo y el parto. Millones más sufren daños a la salud o discapacidades. La mayoría de las mujeres afectadas son pobres: no tienen ni suficiente que comer, ni un hogar seguro, ni atención médica adecuada.

La mayoría de las parteras del mundo viven en comunidades pobres y muchas de ellas tampoco ganan lo suficiente para vivir. La gente de cada comunidad debería demostrarles a las parteras lo importante que es su trabajo, apoyándolas de todas las maneras que puedan. A los gobiernos locales también les convendría invertir en las parteras. Es raro que esos gobiernos les den capacitación o materiales e instrumentos adecuados a las parteras, aunque se sabe que ellas atienden a muchas mujeres que no pueden conseguir ningún otro tipo de cuidados médicos.

Trabajo en un restaurante 6 días a la semana y luego me voy a mi casa para cuidar a mi familia. Siempre estoy cansada y mi esposo me pide que ya deje de atender partos.

Pero yo sigo en ese trabajo porque lo hago bien, me encanta y siento que es mi vocación.

Además de recibir poco dinero, muchas parteras tienen que luchar para ganarse el respeto que se merecen por su trabajo. Los doctores y otras personas descartan los aportes de las parteras con demasiada frecuencia. Cuando a las parteras no las valoran como integrantes de una comunidad de trabajadores de salud que comparten las mismas metas, se limita su capacidad para atender a las mujeres. De hecho, las parteras pueden quedar excluidas del sistema de salud cuando se prohíbe que una mujer traiga a su partera consigo al hospital en una emergencia.

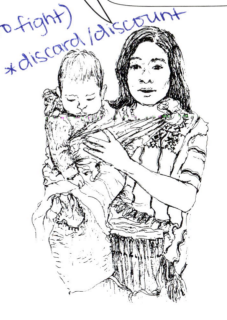

Las parteras tradicionales enfrentan problemas especiales. Muchos trabajadores de salud profesionales, e inclusive parteras profesionales, piensan que las parteras tradicionales son incompetentes o anticuadas. Las parteras tradicionales pueden saber mucho acerca del parto y ser muy hábiles en el uso de plantas medicinales, técnicas de masaje suave u otras prácticas eficaces y seguras. A medida que más personas abandonan sus pueblos y se van a las ciudades, esas parteras podrían ser de las pocas personas que conservan los conocimientos y las costumbres de la comunidad. Muchas veces, las parteras tradicionales ganan muy poco o no ganan nada por su trabajo; lo hacen porque tienen fe en su importancia. Al igual que otras parteras, también hacen ese trabajo porque quieren mucho a las mujeres y a los bebés, porque quieren aportar sus conocimientos y habilidades a su comunidad, o porque sienten en el alma que ésa es su vocación.

Cómo le puede ayudar *Un libro para parteras*

Las parteras necesitan información correcta, que les ayude a proteger la salud y el bienestar de las mujeres, los bebés y las familias. También necesitan estrategias para combatir la pobreza y el trato desigual de las mujeres y para trabajar unidas con otros trabajadores de salud por el bienestar de toda la gente. Nosotras actualizamos *Un libro para parteras* tomando en cuenta esas necesidades. En esta edición del libro, usted encontrará:

- información necesaria para atender a las mujeres y sus bebés durante el embarazo, el parto y las semanas después del parto, porque ésa es la labor principal de la mayoría de las parteras.

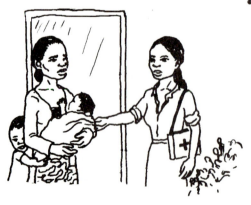

- habilidades que sirven para proteger la salud reproductiva de la mujer a lo largo de toda la vida, porque la salud de una mujer es importante, vaya o no vaya a tener un bebé; y porque la salud de la mujer, cuando ella no está embarazada, influirá en la salud y la seguridad de los embarazos y partos que tenga después.

- métodos eficaces y seguros, tanto de la partería tradicional como de la medicina moderna occidental, porque la buena atención durante el embarazo y el parto utiliza lo mejor de la medicina occidental y de las tradiciones de la partería.
- ideas sobre las formas en que la pobreza y la negación de las necesidades de la mujer perjudican su salud y cómo las parteras pueden trabajar para mejorar esas condiciones, porque si pueden cambiar esas condiciones la salud puede mejorar de forma permanente.
- sugerencias sobre las formas en que las parteras pueden trabajar juntas y en conjunto con otros trabajadores de salud y con la comunidad entera, porque así los conocimientos de todos aumentan y las acciones para mejorar la salud de las mujeres son más eficaces.

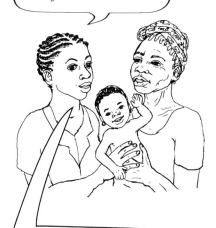

Mi abuela es partera. Usa plantas medicinales y masaje para ayudar a las mujeres embarazadas.

Yo me fui a la ciudad a estudiar para ser partera y he podido enseñarle a mi abuela algunas nuevas formas de esterilizar instrumentos, reconocer los signos de peligro y disminuir los riesgos del parto.

Pero ella aún me está enseñando los métodos de antes. Muchos de ellos todavía sirven mejor que los nuevos métodos.

Los elementos básicos de la partería no cambiarán nunca. Las mujeres y las familias siempre necesitarán cuidados compasivos y respetuosos antes, durante y después del parto. Y como a las parteras siempre les aprovecha saber más, esperamos que la información aumentada y actualizada en este libro ayude a las parteras en todos lados a desarrollar nuevas habilidades que pueden salvar las vidas de muchas mujeres. Esperamos además que las parteras dediquen esas habilidades al bienestar de las mujeres, los bebés y las familias que atienden.

Capítulo 1
Palabras a las parteras

En este capítulo:

El aprendizaje es de toda la vida 1

Compartir sus conocimientos 3
    Comparta sus conocimientos con otros trabajadores de salud y parteras 3
    Comparta sus conocimientos con la comunidad 4

Atender a las mujeres con respeto y sensibilidad 6
    No juzgue a la gente. 6
    Predique con el ejemplo. 6
    Ayude a la gente a ayudarse a sí misma 7
    Hable menos y escuche más. 7
    Hable abiertamente sobre los temas difíciles 7
    Proteja la vida privada de las mujeres . . 7

Trabajar para mejorar la salud de las mujeres 8
    Personas que influyen en la salud de la mujer. 8
    Los hombres pueden cuidar de la salud de las mujeres 9
    Trabajen juntos para salvar vidas 10

Trabajar por el gusto de trabajar 11

Palabras a las parteras

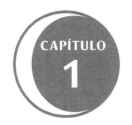

CAPÍTULO 1

Para trabajar por la salud y el bienestar de las mujeres y los bebés—es decir, para ser partera— usted necesita estar dispuesta a aprender, a tratar a la gente con respeto y sensibilidad, y a colaborar con otras personas para cuidar la salud de toda la comunidad.

El aprendizaje es de toda la vida

Para llegar a ser partera, o cualquier tipo de trabajadora de salud, lo primero es aprender de los demás. Incluso, las parteras que ya tienen mucha experiencia siguen aprendiendo y desarrollando nuevas habilidades a lo largo de toda la vida.

Las parteras aprenden de las experiencias vividas, de los libros y de las clases. Todas esas formas de aprender son importantes. Todas las parteras deben encontrar un buen equilibrio entre los estudios y la práctica.

Los libros y los estudios ayudan a las parteras a entender mucha información de diferentes tipos.

Pero la práctica es la única forma de desarrollar las habilidades necesarias para cuidar a las mujeres y los bebés.

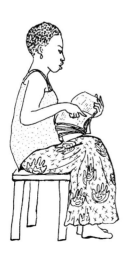

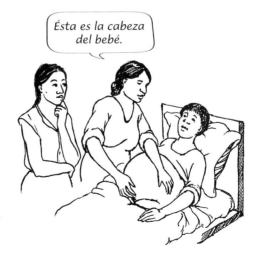

Ésta es la cabeza del bebé.

Las parteras con experiencia no dejan de aprender

Siempre se puede saber más acerca del parto y la salud. Cada parto es diferente, la información médica cambia y hay nuevas habilidades que aprender. Mientras usted sea partera, puede:

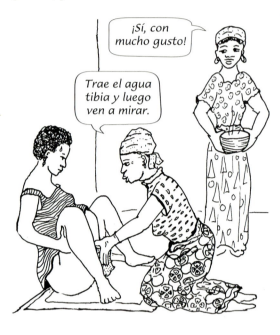

- **observar** la forma en que otras parteras, trabajadores de salud y doctores hacen las cosas.
- **preguntarles** a las mujeres que atiende (y a sus familiares también) cuáles de los cuidados que usted da les agradan y cuáles no.
- **leer** libros u otros materiales escritos. Tenga libros útiles a la mano, para que pueda consultar la información que no use con frecuencia o que no recuerde.
- **desarrollar** nuevas habilidades. Si puede obtener capacitación e instrumentos para hacer nuevos procedimientos sin riesgo, no tenga miedo de aprender nuevas habilidades. Eso le permitirá ayudar a más mujeres en su comunidad y a ser una partera más capaz.

Las parteras aprenden de los maestros, los libros y otras parteras y trabajadores de salud. La mayor parte del tiempo aprenden formas de hacer su trabajo sin poner en peligro a las mujeres que atienden y sus bebés. Pero, a medida que una partera va adquiriendo más experiencia, descubre que algunas de las cosas que aprendió no son las formas más saludables y eficaces de atender a las mujeres.

Las parteras deben estar dispuestas a cambiar de idea cuando aprenden nuevas formas de hacer su trabajo. Así, siempre estarán trabajando de la mejor manera que puedan. Las parteras deben observar honestamente sus métodos de trabajo para asegurarse de que están trabajando bien, sin importar si aprendieron esos métodos de los doctores, los curanderos u otras personas.

Hay que preguntar ¿por qué?

Es importante que pregunte ¿por qué?, puesto que así no sólo recordará lo que se le dijo o lo que leyó, sino que entenderá la razón de las cosas. De esa manera, podrá tomar decisiones, aunque no tenga allí a una persona o un libro que le indique exactamente lo que debe hacer. Usted también puede adaptar un tratamiento o un instrumento para usarlo de una manera en que quizás otras personas no lo usan. Además, el preguntar ¿por qué? es importante para entender las causas de los problemas. Eso permite tratar los problemas con mayor eficacia y evitar que vuelvan a suceder.

Compartir sus conocimientos

Además de aprender de los libros y los maestros, una partera aprende mucho de lo que sabe de otras parteras y también de las familias que atiende. Y las parteras pueden mejorar la salud de la gente al compartir lo que saben con la comunidad.

Comparta sus conocimientos con otros trabajadores de salud y parteras

Las parteras pueden colaborar para ayudarse mutuamente. Si una partera se enferma o no puede trabajar, otra partera puede atender a las mujeres que ella estaba cuidando. Las parteras también pueden enseñarse muchas cosas y aprender unas de otras. En algunas comunidades, las parteras y otros trabajadores de salud comparten información entre sí y hablan abiertamente sobre su trabajo. Algunas parteras se reúnen cada 2 ó 3 meses, comparan información y comparten recursos. En una reunión de parteras, usted puede:

- **turnarse con las otras parteras para contar historias de los partos que ha atendido.** No olvide hablar sobre los partos difíciles y sus errores. Aunque cuesta mucho trabajo admitir los errores, el hacerlo puede ser un gran regalo cuando hay oportunidad de aprender de ellos. Las demás parteras pueden explicar lo que habrían hecho igual o de diferente manera. Para proteger la vida privada de la madre, no mencione su nombre.

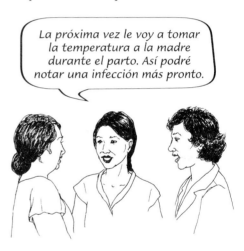

La próxima vez le voy a tomar la temperatura a la madre durante el parto. Así podré notar una infección más pronto.

- **pedirles a otros trabajadores de salud que vengan a reunirse con el grupo.** Por ejemplo, un hierbatero o curandero podría venir a hablar sobre las plantas de la región que sirven para curar infecciones. O un grupo de parteras podría hablar con algunas de las enfermeras de un centro de maternidad de la zona para averiguar cómo pueden colaborar las parteras y las enfermeras.

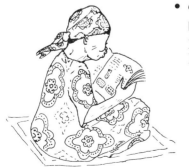

- **compartir libros educativos (¡como éste!) con las otras parteras.** Si nadie tiene mucho dinero, tal vez puedan juntar el dinero entre varias parteras para comprar un libro que todas puedan usar.

- **ensayar formas de ayudar a mujeres con diferentes problemas (sociodrama).** Por ejemplo, una persona podría hacer el papel de una mujer embarazada que no está comiendo suficientes alimentos nutritivos. Otra persona podría hacer el papel de la partera, que la escucha y le da consejos. Después, cada una de las actrices puede describir lo que sintió y el resto del grupo 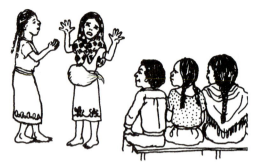 puede dar sugerencias de las cosas que podrían hacerse de otra manera. Asegúrese de que todas las personas tengan oportunidad de actuar.
- **aprovechar las habilidades de cada quien.** Si una de las parteras sabe leer, les puede leer libros en voz alta a las otras parteras. Una partera que sabe cómo esterilizar instrumentos les puede enseñar a las demás.

Comparta sus conocimientos con la comunidad

Como partera, usted da consejos, trata problemas e incluso salva vidas. Pero la salud general de las personas a su alrededor no sólo depende de usted. Eso se debe, en parte, a que las personas deciden por sí mismas qué comer, cómo hacer su trabajo y qué decisiones tomar. Cuando enseñan y comparten información, las parteras pueden ayudar a que la gente tome decisiones con más conocimiento. Ésa es la razón por la cual la enseñanza es el trabajo principal de las parteras.

La enseñanza puede ocurrir en cualquier lado y a cualquier hora. Tiene lugar durante un control de embarazo, cuando usted le explica a la mujer por qué le está haciendo cada pregunta. También tiene lugar cuando usted le explica a un hombre porque a él también le toca la responsabilidad de la planificación familiar. Usted incluso tiene la oportunidad de enseñarles algo a los demás cuando está en el mercado, en una reunión comunitaria o junto con otras personas por cualquier razón.

Dé clases

Es probable que haya temas que convendría que la gente de la comunidad entendiera mejor. Si puede, reúnase con mujeres embarazadas, familias u otros miembros de la comunidad, para darles información sobre la salud y el parto. Usted podría enseñarle a la gente:

- cómo funciona el cuerpo.
- cómo escoger y usar métodos de planificación familiar.
- cómo comer bien y cómo cuidarse durante el embarazo.
- cómo tener un parto con menos riesgos.
- cómo cuidarse después del parto y cómo dar el pecho.

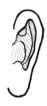

Sus oídos son 2 de sus herramientas más importantes.

La enseñanza es una habilidad y hay que ensayarla. Una buena forma de empezar es escuchar a los demás. Cuando descubra lo que otras personas ya saben, podrá ayudarles a aumentar esos conocimientos. Además, cuando usted escucha, aprenderá de la misma gente a la que está enseñando.

Por ejemplo, si un grupo de mujeres quiere información acerca de las infecciones de transmisión sexual, usted primero le puede pedir a cada persona que diga lo que sabe sobre esas infecciones. Es posible que las mujeres tengan conocimientos al respecto porque leyeron libros, tomaron clases, hablaron con otras mujeres o tuvieron infecciones ellas mismas.

Una vez que las mujeres hayan dicho lo que saben, averigüe cuáles son sus preguntas. Tal vez ellas mismas las puedan contestar. Usted probablemente puede añadir información médica importante y también hacer notar cuándo la gente tiene creencias equivocadas. Si anima al grupo a hablar, averiguará lo que realmente necesita saber. Además, podrá ayudar a las mujeres a darse cuenta de todo lo que ya saben. Una persona que se siente segura de que entiende un problema puede trabajar mejor para solucionarlo.

Trate con respeto a las personas que vengan a aprender de usted y asegúrese de que les dé información que tenga sentido para sus vidas.

- **Siéntese en un círculo con el resto del grupo, de modo que todos estén al mismo nivel.** Así usted estará en la misma posición que los demás y mostrará que no es la única persona que tiene conocimientos.
- **Prepárese.** Piense en la información que desea compartir antes de empezar la enseñanza.
- **Use muchos métodos de enseñanza.** La gente aprende de diferentes formas y todos aprendemos mejor cuando aprendemos la misma cosa de diferentes maneras. Después de que hable con el grupo acerca de las infecciones de transmisión sexual, el grupo podría montar una pequeña obra teatral sobre ese tema. O ustedes podrían hacer carteles para compartir la información con la comunidad.

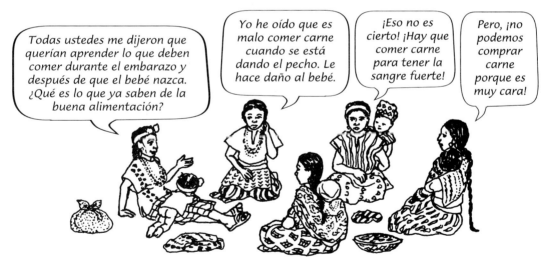

Las preguntas que usted haga le ayudarán a entender qué es lo que la gente ya sabe, qué es lo que necesita aprender y qué obstáculos enfrenta.

Recuerde que algunas personas están acostumbradas a hablar cuando están en un grupo. Otras podrían tener miedo. Anime a las mujeres, a las personas que tienen poca educación escolar y a las personas que normalmente se quedan calladas a decir lo que piensan. Para otras ideas sobre la enseñanza que ayuda a la gente a aprender, vea el libro ***Aprendiendo a promover la salud***.

Comparta sus conocimientos con la gente que atienda

Con la información correcta, cada mujer tiene la capacidad de entender su cuerpo y de tomar decisiones sabias acerca de su salud. Cada vez que atienda a una mujer durante el embarazo o por alguna otra razón, explíquele lo que le haga y la razón de hacérselo. Conteste las preguntas que la mujer tenga acerca de su cuerpo y su salud.

Cuando no sepa algo, admítalo

Nadie sabe todas las respuestas. ¡Algunos problemas no tienen soluciones fáciles! Cuando no sepa algo, admítalo. Así la gente confiará en los conocimientos que usted sí tiene.

Atender a las mujeres con respeto y sensibilidad

Toda la gente se merece que la traten con respeto. Como trabajadora de salud, la forma en que usted trata a las mujeres es muy importante. Muchas veces, las parteras son autoridades en quienes la gente confía. Unas cuantas palabras amables o alentadoras de su parte pueden ayudar mucho a una mujer a tener confianza en su propia capacidad de cuidarse. Un comentario cruel o desconsiderado podría dolerle a la mujer muchos años.

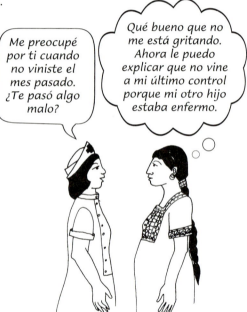

Me preocupé por ti cuando no viniste el mes pasado. ¿Te pasó algo malo?

Qué bueno que no me está gritando. Ahora le puedo explicar que no vine a mi último control porque mi otro hijo estaba enfermo.

No juzgue a la gente

Algunas mujeres están acostumbradas a que las traten sin respeto. A veces la gente trata a una mujer sin respeto a causa de su edad, el trabajo que hace, su raza, su religión, su pobreza, una discapacidad u otras razones. Cuando empiece a atender a una mujer en esa situación, quizás ella espere que usted también la trate mal. Usted sólo podrá ayudarle a vencer ese temor demostrándole que usted está allí para escucharla y ayudarla, no para juzgarla y criticarla.

Predique con el ejemplo

Lo que usted haga afectará más a la gente que lo que usted diga. Y como la gente de una comunidad suele respetar a sus parteras, las cosas que usted haga podrían animar a los demás a cuidarse. Si les da el pecho a sus hijos, es más probable que otras mujeres de la comunidad también amamanten a sus bebés. Si no fuma, quizás otras mujeres sigan su ejemplo y no fumen o dejen de fumar. Viva de la misma manera en que les recomendaría a otras personas que vivan.

Ayude a la gente a ayudarse a sí misma

Cada quien tiene derecho a controlar su propio cuerpo. Y las personas pueden y deben dirigir sus propios cuidados. De esa forma, se pueden hacer responsables de su salud y la salud de su comunidad.

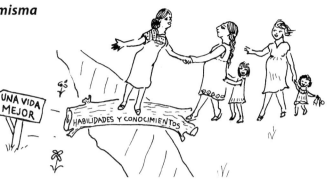

Hable menos y escuche más

A menudo, una mujer necesita que alguien la escuche sin juzgarla. Y a medida que hable, es posible que descubra que ella misma tiene las soluciones para algunos de sus problemas.

Hable abiertamente sobre los temas difíciles

Algunas mujeres tienen problemas que ellas consideran privados o que les causan timidez, vergüenza o confusión. Eso es frecuente sobre todo cuando se trata de problemas familiares o de sexo. Si una partera habla de esos temas abierta y honestamente, descubrirá que muchas otras mujeres tienen los mismos problemas. Si usted habla con las mujeres de una forma tranquila y directa acerca de las familias, la sexualidad y la salud sexual, les ayudará a sentirse menos solas. Además, tal vez les ayude a solucionar problemas que tienen un gran efecto sobre la salud.

Proteja la vida privada de las mujeres

Nunca hable con nadie más sobre la salud y los cuidados de otra persona, a menos que esa persona le dé permiso. Y cuando hable con las mujeres acerca de su salud, hágalo en un lugar privado, donde los demás no las puedan oír.

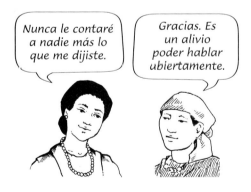

Una partera no debe decirle a nadie lo que ella sabe acerca de una mujer.

Proteja la vida privada de una mujer sobre todo en cuestiones que podrían ser delicadas para ella, como infecciones de transmisión sexual, abortos o pérdidas, y problemas familiares. Usted nunca debe darle ese tipo de información a nadie más sin el permiso de la mujer.

Sólo hay una situación en que está bien compartir información sobre la salud de una persona: si otro trabajador de salud está atendiendo a la mujer en una emergencia, ese trabajador necesitará saber la historia médica de la mujer para poder darle los cuidados más seguros y eficaces.

Capítulo 1: Palabras a las parteras

Trabajar para mejorar la salud de las mujeres

El trabajo de las parteras no sólo consiste en atender los problemas de salud a medida que se presentan. Esos problemas tienen muchas causas. Algunas son físicas y otras son sociales, económicas o políticas. Si usted trata las causas sociales, económicas y políticas, podrá prevenir muchos problemas de salud y proteger a más mujeres de la comunidad.

Pero una partera sola no puede tratar las causas sociales y mejorar la salud de las mujeres. Necesita trabajar con la comunidad entera. Cuando la gente trabaja en conjunto los aportes de todos ayudan a entender las causas de los problemas y a encontrar soluciones. En la página 28 hay algunas ideas de cómo colaborar con los demás para lograr cambios.

Personas que influyen en la salud de la mujer

Muchas personas influyen en la salud de una mujer. Para atender a una mujer, usted también necesita trabajar con esas personas.

Éstas son algunas de las personas que influyen en la salud de una mujer:

- su esposo, sus hijos, sus padres y otros parientes.
- las personas con quienes o para quienes trabaja.
- sus vecinos y sus amigos.
- los líderes de la comunidad, como por ejemplo, sacerdotes, funcionarios del gobierno y autoridades del pueblo.
- otros trabajadores de salud, como curanderos, doctores y promotores de salud comunitarios.

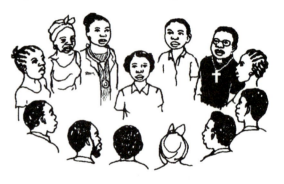

La comunidad entera puede proteger, o dañar, la salud de una mujer.

Todas las personas que influyen en la forma en que una mujer trabaja, come, tiene (o no tiene) relaciones sexuales o atiende sus necesidades diarias, afectan la salud de la mujer. A veces el efecto es bueno: protege o mejora la salud de la mujer. A veces es malo: pone en peligro la salud y el bienestar de la mujer.

Tal vez no sirva de nada que le diga a una mujer embarazada que necesita comer más, si su esposo siempre come primero y no sobra suficiente comida para ella. Es posible que ella misma piense que el hambre de su marido y de sus hijos es más importante que el de ella. ¿A quiénes más podría usted involucrar para tratar de mejorar la alimentación de una mujer, si ella no tiene suficiente que comer?

- al esposo de la mujer, que come primero. Tal vez podría explicarle cuánto necesita comer una mujer embarazada.

- a los hombres de la comunidad, que suponen que deben comer primero. Tal vez el esposo de la mujer esté más dispuesto a cambiar si otros hombres también cambian. Usted podría tener una reunión de hombres y mujeres para discutir por qué las mujeres embarazadas necesitan comer más para estar sanas. Si un hombre de la comunidad reconoce que las mujeres necesitan por lo menos la misma cantidad de comida saludable que los hombres, abrirá las puerta para los demás.
- a los niños, que pronto se convertirán en padres y madres. Cada vez que un hombre come primero y más, y una mujer come al último y menos, sus hijos ven y aprenden que el hambre de los hombres es más importante que el hambre de las mujeres. Si usted habla con grupos de niños de edad escolar o cambia la forma en que come su propia familia, tal vez la próxima generación aprenda a valorar a los hombres y a las mujeres de una forma más igualitaria.

¿A quiénes podría involucrar para garantizar que haya suficiente comida para toda la gente?

Los hombres pueden cuidar de la salud de las mujeres

Siempre que pueda, anime a los hombres a colaborar para mejorar la salud de las mujeres. Tanto los esposos, como los padres, hijos, líderes comunitarios, sacerdotes, patrones y otros hombres influyen en la salud de las mujeres. Si los hombres de la comunidad se sienten responsables de la salud de las mujeres, toda la comunidad se beneficiará. Las parteras pueden ayudar a los hombres a participar.

Aproveche los roles y las habilidades que los hombres ya tienen. Por ejemplo, en muchas comunidades se les da el rol de protectores a los hombres. Ayude a los hombres a aprender a proteger la salud de las mujeres.

Anime a los hombres a compartir las responsabilidades del embarazo y de la crianza de los hijos. Los hombres pueden cuidar a los niños de las mismas formas que las mujeres: dándoles de comer, bañándolos, educándolos, consolándolos y jugando con ellos.

Invite a hombres y mujeres a las reuniones comunitarias y anime a las mujeres a decir lo que piensan.

Trabaje con las hombres que entienden las necesidades de las mujeres. Ellos pueden hablar con otros hombres que estén más dispuestos a hacerle caso a un hombre que a una mujer.

Haga sugerencias prácticas. Es posible que haya hombres que están muy interesados en la salud de las mujeres de su vida, pero que no saben por dónde empezar. Por ejemplo:

- Dígales a los hombres dónde pueden hacerse exámenes y recibir tratamiento para las infecciones de transmisión sexual. Si la mujer es la única que recibe tratamiento, su compañero la volverá a infectar muy pronto.
- Explíquele a un hombre que su esposa embarazada necesita ayuda con sus tareas diarias.
- Durante el parto, explíquele al hombre dónde y cómo sobarle la espalda a la mujer para aliviarle el dolor.

Trabajen juntos para salvar vidas

Cuando las parteras trabajan con toda la comunidad, pueden encontrar soluciones para ayudar a las mujeres que atienden —o para ayudar a toda la gente de la comunidad. Ésta es una historia verdadera:

Una solución ingeniosa

En las aldeas del África Occidental, cuando una mujer tiene un problema durante el parto, es muy difícil que ella llegue a un hospital. Muy pocos de los aldeanos tienen automóviles y la mayoría de los taxistas se niegan a llevar a las mujeres que están de parto. Cuando una mujer está en peligro, su partera casi no tiene formas de ayudarle.

Algunas parteras y aldeanos se pusieron a hablar de este problema y encontraron una solución ingeniosa. Cerca de la aldea había una carretera grande. Todo el día y toda la noche pasaban camiones, llevando productos a la ciudad. Alguien sugirió que si una mujer necesitaba ayuda durante el parto, quizás podría irse al hospital en uno de los camiones.

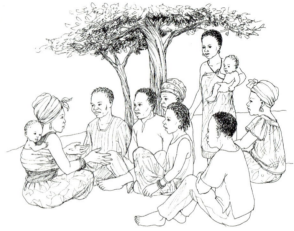

Para que el plan funcionara, los aldeanos tenían que asegurarse de que los camioneros estuvieran dispuestos a detenerse cuando fuera necesario. Por eso, hablaron con una persona del sindicato de los camioneros. Los miembros del sindicato estuvieron muy dispuestos a ayudar y ahora tienen un sistema sencillo y eficaz.

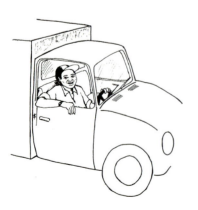

Cuando una mujer necesita llegar a un hospital, la partera clava una bandera amarilla cerca de la carretera. Cuando uno de los camioneros ve la bandera, se detiene para recoger a la mujer y a su partera, y las lleva al hospital de la ciudad.

Gracias a que las parteras colaboraron entre sí y con otros aldeanos, con los camioneros y con el sindicato, ellas han ayudado a salvar vidas.

Trabajar por el gusto de trabajar

Si quiere que otras personas pongan de su parte para mejorar sus vidas y cuidar de su salud, usted misma necesita disfrutar esas actividades. Si no, ¿quién querrá seguirle el ejemplo?

La mayoría de las parteras hacen su trabajo por amor y como un servicio a la comunidad. Aunque su trabajo es muy valioso, es raro que las parteras ganen mucho (una triste realidad para muchos trabajadores de salud y para las trabajadoras en general). Sin embargo, si una partera es muy trabajadora y pone en primer lugar las necesidades de la comunidad, generalmente se ganará el respeto y el aprecio de la gente que atiende.

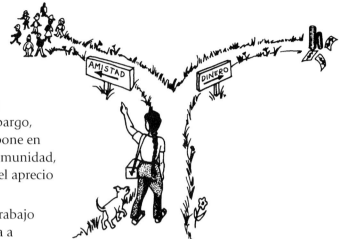

Tal vez a usted le paguen por su trabajo y tal vez no, pero no se niegue nunca a atender a una persona que es pobre o que no le puede pagar. Toda la gente se merece sus cuidados y atención.

El trabajo de una partera muchas veces es difícil. Las parteras trabajan muchas horas, a veces no duermen, y hacen trabajo que cansa el cuerpo y desafía la mente. Las parteras sienten una gran responsabilidad, que les puede causar tensión o dolor emocional muy profundo. A la mayoría de las parteras les parece que vale la pena enfrentar esos retos porque su trabajo también les da mucha satisfacción. Las parteras hacen algunas de las tareas más importantes y satisfactorias que cualquiera puede hacer en la vida. Por ejemplo, les enseña a las mujeres y a sus familias sobre el cuerpo y la salud, tratan problemas de salud graves y ayudan a traer nuevas vidas al mundo. El mundo necesita el trabajo valioso de las parteras porque las parteras hacen que el mundo sea un lugar más sano, más seguro y más humano.

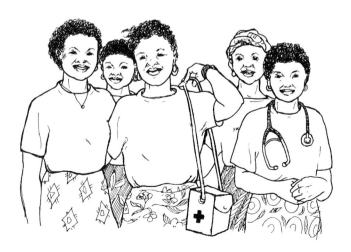

Capítulo 2
Cómo tratar los problemas de salud

En este capítulo:

Buscar las causas de los problemas de salud 13

Escoger el mejor tratamiento..16
Beneficios y riesgos............... 16   Conozca sus límites 20
Tipos de medicina.................. 17

Buscar las causas de fondo de los problemas de salud... 21
Haga cambios en su comunidad para
   prevenir los problemas de salud 23

Las parteras pueden lograr cambios 25

Cómo tratar los problemas de salud

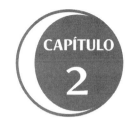

CAPÍTULO 2

Gran parte del trabajo diario de una partera consiste en tratar problemas de salud. Cuando una mujer que usted está atendiendo tenga un problema, como agotamiento, dolor en el vientre o incluso sangrado abundante, usted tendrá que tomar las siguientes medidas para solucionarlo:

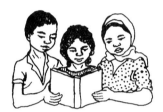

1. Encontrar la causa inmediata del problema.
2. Escoger el mejor tratamiento.
3. Buscar las causas de fondo del problema, para resolver ese problema completamente o para evitar que vuelvan a ocurrir problemas.

Buscar las causas de los problemas de salud

En esta sección describimos cómo una partera llamada Celestina soluciona un problema de salud. Los detalles de la historia sólo tienen que ver con el problema de Celestina. Sin embargo, la manera en que ella piensa en el problema y trabaja para solucionarlo le pueden servir a cualquier partera para cualquier problema de salud. Enumeramos todos los pasos que ella da para que usted pueda dar esos mismos pasos.

1. **Empezar con una duda.** En otras palabras, empiece por admitir lo que no sabe.
2. **Pensar en todas las posibles causas.** La mayoría de los malestares se pueden deber a muchos problemas diferentes.
3. **Descubrir los signos para encontrar la causa probable.** Los problemas de salud tienen signos. Los signos se notan en cómo se siente la persona y en cómo se le ve y comporta el cuerpo. Algunos signos se pueden detectar con pruebas y exámenes médicos.

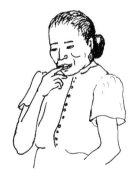

4. **Decidir cuál es la causa más probable.**
5. **Crear un plan para lo que se va a hacer.** El plan podría consistir en cambiar los hábitos de la persona, cambiar algo en su hogar o en sus alrededores, o darle una medicina.
6. **Observar los resultados.** Fíjese si el tratamiento está dando resultado. Si no, repita todos estos pasos.

Los pasos que siguió Celestina para encontrar las causas

1. Empezar con una duda.

Una joven embarazada, llamada Elena, fue a ver a su partera, Celestina, para que le atendiera el embarazo. Durante el control, Elena mencionó que estaba cansada todo el tiempo.

Lo primero que Celestina hizo fue admitir que no sabía por qué Elena estaba cansada.

2. Pensar en todas las posibles causas.

Celestina sabía que el cansancio se puede deber a muchas cosas. Las enfermedades, el trabajo pesado, el no dormir lo suficiente, la tensión y la anemia son algunas de las causas más frecuentes.

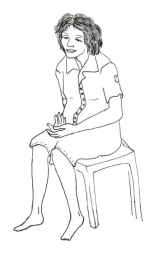

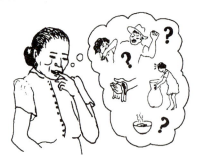

3. Descubrir los signos para encontrar la causa probable.

Celestina le hizo preguntas a Elena para averiguar más acerca de su cansancio.

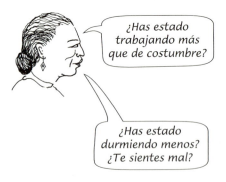

¿Has estado trabajando más que de costumbre?

Trabajo mucho, pero no más que de costumbre.

¿Has estado durmiendo menos? ¿Te sientes mal?

He estado durmiendo bastante y no me siento mal.

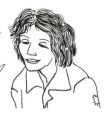

Celestina también le preguntó a Elena qué es lo que normalmente comía. Elena le dijo que comía casi sólo maíz y frijoles todos los días. En realidad, casi sólo maíz. Elena se quejó de lo caro que era comprar carne.

Celestina revisó los signos físicos de Elena. Elena tenía pálidos los párpados y las encías y el pulso débil y rápido. Todos ésos son signos de la anemia.

4. Decidir cuál es la causa más probable.

Celestina no pudo hacer un análisis de sangre para estar segura, porque no había un laboratorio en su zona, pero todos los demás signos indicaban que Elena probablemente tenía anemia

5. Crear un plan para lo que se va a hacer.

Celestina le explicó a Elena que la anemia causa cansancio y que dificulta la recuperación de la madre después del parto, sobre todo si la madre sangra mucho. Le explicó a Elena que la anemia es una falta de hierro en la sangre. Generalmente se cura comiendo alimentos ricos en hierro y proteínas, o tomando pastillas de hierro.

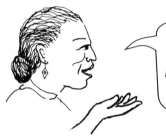

Si el dinero no te alcanza para comprar carne de res o carnero, hay comidas más baratas que son ricas en hierro. Come hígado, huevos, camotes y verduras de hojas verdes.

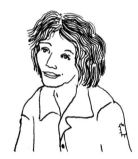

6. Observar los resultados.

Cuando Elena regresó a su próximo control, Celestina la volvió a revisar para ver cómo iban los signos de la anemia. Parecía que Elena se estaba mejorando, gracias a que estaba comiendo mejor. Si Elena no se hubiera mejorado, Celestina le hubiera aconsejado que tomara pastillas de hierro y ácido fólico.

Estos 6 pasos le ayudarán a solucionar la mayoría de los problemas de salud.

Nota: A muchos trabajadores de salud les cuesta mucho trabajo "empezar con una duda". Muchos de ellos tienen miedo de admitir que no tienen una respuesta. Pero, **para analizar bien un problema y tratarlo correctamente, necesitamos admitir lo que no sabemos.**

Escoger el mejor tratamiento

Para tratar un problema de salud, como la anemia, un parto que se prolonga demasiado o el sangrado abundante, usted necesita encontrar el tratamiento que tenga los mayores beneficios y el menor riesgo de causar daño.

Beneficios y riesgos

Siempre que vaya a tomar una decisión sobre un tratamiento médico, debería considerar los riesgos y los beneficios.

Un beneficio es el buen efecto que una medida o un tratamiento podría tener. El riesgo es el daño que podría causar. Cada vez que tome una decisión, trate de escoger el tratamiento que tenga el mayor beneficio y el menor riesgo.

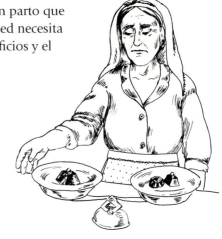

Cuando los beneficios de una acción son mayores que los riesgos, esa acción vale la pena.

Vuelva a pensar en Elena y Celestina:

¿Qué habría pasado si a Elena no se le quitó la anemia a pesar de comer alimentos ricos en hierro y tomar pastillas de hierro? Ella y Celestina habrían tenido que tomar una decisión difícil.

Celestina sabe que a una mujer con anemia grave probablemente le conviene más dar a luz en un hospital bien equipado que en su casa. Así, si tiene una hemorragia, puede recibir una transfusión de sangre de inmediato. Sin ese tipo de atención, Elena podría quedar muy débil después del parto. La debilidad la hará más vulnerable a una infección. Hará que le cueste mucho trabajo cuidarse y cuidar a su familia. Y si no puede cuidar bien a su bebé, él también puede estar en peligro.

Por otro lado, la mayoría de las mujeres del pueblo tienen anemia. Y la mayoría de ellas no tendrá problemas graves después del parto. El viaje al hospital toma un día entero y el hospital es muy caro. Para que Elena dé a luz allí, su familia tendría que gastar todo, o casi todo, su dinero.

Cada opción tiene riesgos y beneficios. ¿Usted qué haría: quedarse en casa o ir al hospital?

Las medicinas, en particular, tienen riesgos y beneficios. Una medicina que sirve muy bien para tratar un problema de salud puede ser peligrosa o tener efectos secundarios. En este libro hay medicinas y procedimientos muy riesgosos. Las incluimos en el libro porque, cuando son verdaderamente necesarias, pueden salvar vidas. Pero antes de dar una medicina o de hacer un procedimiento agresivo (dentro del cuerpo), usted tendrá que decidir si el beneficio es mayor que el riesgo. Tendrá que tomar esa decisión cuando se trate de un procedimiento de emergencia, como por ejemplo, sacar la placenta a mano (página 230) o vaciar la matriz con AMEU (página 416).

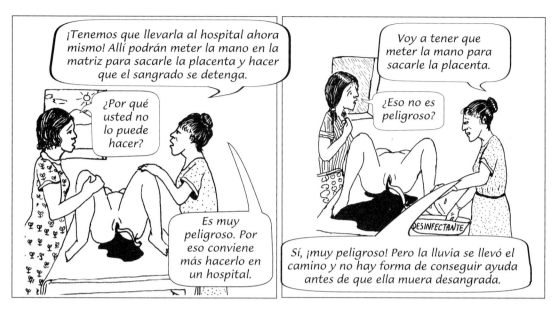

Tipos de medicina

Alrededor del mundo entero, la gente usa diferentes métodos de curación:

- **La medicina tradicional** (remedios caseros): Estos métodos de curación han ido pasando de los curanderos viejos a los jóvenes durante muchas generaciones. Estos métodos utilizan el masaje, las plantas medicinales y la comunicación con el mundo espiritual.

  Las medicinas tradicionales, y sobre todo los remedios caseros, pueden ser muy eficaces. Muchas veces son los tratamientos más fáciles, más baratos y menos peligrosos que hay para la mayoría de los problemas de salud. Y cuando se acaba el dinero, o cuando se van las organizaciones de fuera, las plantas, las técnicas de masaje y otros remedios tradicionales permanecerán.

  Muchas medicinas tradicionales se han investigado con métodos científicos. Las investigaciones han demostrado que algunas medicinas tradicionales sirven bien y otras no, o sólo sirven porque la gente tiene mucha fe en ellas. Algunas medicinas tradicionales son dañinas o peligrosas.

- **La medicina occidental:** Este sistema de curación utiliza las investigaciones científicas, las medicinas de fábrica y la cirugía para tratar los problemas de salud.

- **Otros sistemas de medicina,** como la acupuntura, ayurveda u homeopatía: Varios de estos sistemas de curación se han usado por miles de años, se enseñan en libros y escuelas, y se han investigado con métodos científicos. Muchos de ellos también utilizan plantas medicinales.

Una persona puede usar varios de los métodos de curación.

No hay suficiente espacio en este libro para describir detalladamente cada sistema de curación. Lo que es importante recordar es que cada tipo de curación tiene beneficios y todos los remedios se deben usar con cuidado.

La medicina occidental

Cuando se usa correctamente, la medicina occidental puede salvar vidas. Y **la medicina occidental generalmente es el mejor tratamiento para las emergencias.** Por ejemplo, cuando una mujer está sangrando mucho después del parto, quizás haya plantas medicinales en su zona que puedan disminuir el sangrado. Pero las medicinas occidentales muchas veces funcionan mejor y más rápidamente: es más seguro que le salven la vida a una mujer que está sangrando.

Use las medicinas occidentales correctamente

La mayoría de las medicinas occidentales se han investigado cuidadosamente usando métodos científicos. La medicina occidental generalmente sirve muy bien para tratar problemas. Pero los remedios occidentales muchas veces son caros, tienen efectos secundarios y, en muchos casos, no son necesarios. La mayoría de los problemas de salud básicos se pueden tratar igual de bien con remedios caseros o tradicionales, o simplemente esperando a que sanen.

El usar una medicina que no se necesita o el usarla en una cantidad demasiado grande, puede causar problemas de salud graves. Por ejemplo, algunas personas creen que, cuando están enfermas, sólo se pueden curar con una inyección. Pero, por lo general, esas personas se mejorarían sin hacer nada. Además, en muchos casos, las inyecciones innecesarias han producido abscesos o han transmitido enfermedades (como el VIH/SIDA) porque se pusieron con agujas que no estaban esterilizadas. Así que, aunque las medicinas pueden salvar vidas, es necesario usarlas correctamente.

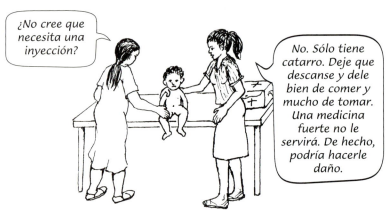

¿No cree que necesita una inyección?

No. Sólo tiene catarro. Deje que descanse y dele bien de comer y mucho de tomar. Una medicina fuerte no le servirá. De hecho, podría hacerle daño.

Tómese tiempo para explicar por qué no se necesitan medicinas.

La medicina occidental en este libro

Este libro, más que nada, enseña cómo usar métodos de curación occidentales. Eso se debe principalmente a esta razón: las medicinas occidentales se consiguen en casi todas partes del mundo. Nosotras no sabemos lo suficiente, ni tenemos suficiente espacio, para explicar cómo se usan los millones de plantas y métodos de curación tradicionales que se utilizan en el mundo. Por eso, haga favor de apuntar los métodos tradicionales que usted usa en la página 498. Además, si traduce o adapta este libro, no olvide incluir los métodos de curación que se usan en su región. ¡Es muy importante enseñarles esos métodos a otras personas para que los métodos no se olviden!

Cómo escoger una medicina que sirva y no sea peligrosa

Antes de dar una medicina (sea tradicional u occidental), usted debe estar segura de que sirve y no hace daño. Para saber si eso es cierto, piense en estas preguntas (y hágaselas a otras personas):

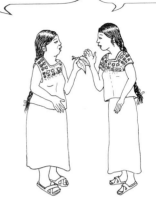

- ¿Para qué se usa?
- ¿Qué sucede cuando se usa?
- ¿Qué tan seguido sirve para mejorar un problema?
- ¿Causa efectos secundarios u otros problemas? De ser así, ¿cuáles?

Cuando esté probando un tratamiento por primera vez, úselo solo—no lo mezcle con ningún otro remedio. Así, usted sabrá si sirve y si causa problemas. Para mayor información sobre cómo usar las medicinas sin peligro, vea la página 463.

La medicina y la avaricia

Por desgracia, lo que motiva a algunos curanderos y trabajadores de salud es la avaricia. Con tal de ganar dinero, es posible que recomienden un tratamiento que no es necesario, que no sirve o que incluso es peligroso. Algunos curanderos se aprovechan del respeto que la gente les tiene para venderles elíxires y medicinas que realmente no hacen provecho.

Algunas compañías que fabrican y venden medicinas también usan su reputación para engañar a la gente. Cuando las compañías farmacéuticas actúan así, pueden poner en peligro a comunidades enteras. Por ejemplo, una compañía farmacéutica norteamericana, llamada Eli Lilly, antes hacía una medicina llamada **dietilestilbestrol** (DES). Se suponía que el DES servía para prevenir pérdidas, pero no era cierto. El DES causó malformaciones congénitas y cáncer en las hijas e hijos de mujeres que lo tomaron cuando estaban embarazadas. Eli Lilly sabía que era posible que la medicina causara esos problemas, pero aun así, siguió vendiéndola. Y aun después de que la medicina se prohibió en Estados Unidos, se siguió vendiendo en otros países.

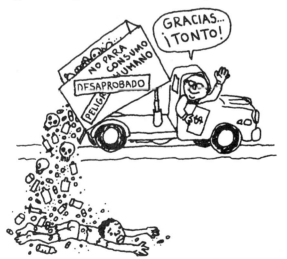

Capítulo 2: Cómo tratar los problemas de salud

Conozca sus límites

Cuándo no debe hacer nada

En este libro, hablamos más que nada sobre cómo solucionar problemas de salud. Eso es importante. Pero en muchos casos, ¡la mejor forma de ayudar a una mujer que está de parto es no hacer nada! Si una mujer está sana, lo más probable es que tenga un parto saludable y feliz. La mayoría de los partos salen bien.

Usted puede causar problemas graves si hace procedimientos que no se necesitan. Respete el proceso del parto. **Cuando todo vaya bien, no haga nada más que observar y esperar.**

Cuándo debe conseguir ayuda

Por más hábil que sea usted como partera, siempre habrá situaciones en que necesitará ayuda. Es una gran habilidad saber cuándo conseguir consejos médicos, cuándo pedirle apoyo a otra partera o cuándo mandar a una mujer al doctor o a un hospital. Todas las parteras deben tratar de dominar esa habilidad.

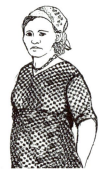

Puede ser difícil saber cuándo debe conseguir ayuda médica. Los hospitales muchas veces son caros o quedan muy lejos. Muchas mujeres tienen miedo de ir allí. Si una mujer tiene un pequeño problema, es posible que ella quiera quedarse en casa. Pero si se queda en casa sin ayuda, el problema podría empeorar mucho.

Si sabe que una mujer tiene un problema como una hemorragia, una infección o preeclampsia, no se demore: consiga ayuda médica. Mientras más pronto vaya por ayuda, mayor es la probabilidad de que la mujer se recupere. A veces, quizás sea necesario que se apure y a veces no. Si un parto se está tardando mucho, por ejemplo, y usted vive y trabaja muy lejos de un hospital, tendrá que ponerse en camino pronto, antes de que el problema sea grave. Si el hospital está a la vuelta, usted tendrá más tiempo.

Puede ser difícil decidir cuándo se debe conseguir ayuda. Cuando no esté segura, consiga ayuda médica.

Cuándo debe actuar, estando en casa

Las parteras que trabajan muy lejos de los servicios médicos a veces tienen que dar tratamientos que son preferibles realizar en un hospital, porque las mujeres los necesitan de inmediato. Por ejemplo, si a una mujer que vive en un pueblito aislado le da una convulsión por eclampsia, su partera debería darle sulfato de magnesio, aunque generalmente es riesgoso dar esa medicina en casa. Luego, la partera debería llevar a la mujer al hospital de inmediato, porque tanto la convulsión como el sulfato de magnesio son muy peligrosos.

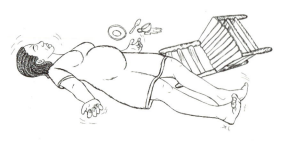

¡ADVERTENCIA! En este libro explicamos cómo hacer algunos procedimientos que pueden ser peligrosos si no se hacen correctamente; por ejemplo, cómo hacer un examen pélvico, cómo colocar un DIU o cómo coser un desgarro.

No basta con leer acerca de esos procedimientos. **Antes de realizarlos, observe primero cómo los hacen otros trabajadores de salud que tienen experiencia. Luego ensaye mientras una persona con experiencia y capacitación la observa y le ayuda.** Sólo cuando haya ensayado de esa forma muchas veces, podrá hacer esos procedimientos sin peligro usted sola.

Buscar las causas de fondo de los problemas de salud

Como partera, usted necesita encontrar y tratar las causas inmediatas de los problemas de salud. Por ejemplo, vuelva a pensar en la historia de Celestina y Elena. La causa inmediata del cansancio de Elena era la anemia. Si Elena come más alimentos ricos en hierro o quizás si toma pastillas de hierro, ella probablemente se mejorará. Cuando nos encargamos de las causas inmediatas de los problemas, podemos ayudar a que las personas se sientan mejor o podemos salvarles la vida, sobre todo en las emergencias.

Es muy importante tratar la causa inmediata de un problema. Pero si sólo tratamos la causa inmediata, tal vez no solucionemos realmente el problema. Quizás vuelva a aparecer o tal vez afecte a otras personas de la comunidad. Las enfermedades generalmente se deben a un grupo de causas: causas directas, como los microbios o la falta de hierro, y causas menos directas y más profundas que pueden ser sociales, económicas o políticas. Si descubrimos esas causas, podemos evitar que los problemas vuelvan a ocurrir.

El problema de Elena, por ejemplo, tiene muchas causas profundas. Celestina probablemente podría descubrir algunas de esas causas por sí misma. Pero sería mejor que ella y Elena se reunieran con un grupo de personas de la comunidad para pensar en el problema, porque la anemia no sólo es un problema de Elena, sino es un problema de la comunidad.

¿Por qué estaba cansada Elena?
Pero, ¿por qué tenía anemia?
Pero, ¿por qué no comía suficientes alimentos ricos en hierro?
Pero, ¿por cuál otra razón?
Pero, ¿por qué no podía comprar carne?
Pero, ¿por qué los campesinos ganan tan poco dinero?

Porque tenía anemia.
Porque no comía suficientes alimentos ricos en hierro.
No sabía cuáles alimentos tienen hierro.
No podía comprar carne.
Porque es pobre. Ella y su esposo son campesinos y ganan muy poco dinero.

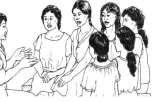

(¡Algunas preguntas no tienen una respuesta fácil y rápida! Tal vez produzcan una larga discusión).

Una vez que haya hecho preguntas de esta forma un buen rato, descubrirá que la anemia de Elena se debía a muchas causas. El ejercicio también muestra por qué la anemia es un problema que afecta a la mayoría de las mujeres del pueblo, y no sólo a Elena. De hecho, es un problema que afecta a la mayoría de las mujeres de la mayoría de los pueblos y las comunidades pobres del mundo entero.

> **Para prevenir más problemas, analice las causas de fondo**
>
> Los problemas de salud tienen muchas causas profundas. Para descubrirlas, hay que analizar a fondo los diferentes aspectos de la vida de la gente que contribuyen al problema.
>
> Por ejemplo, una fístula es una complicación terrible de algunos partos. Cuando un parto se tarda demasiado, el tejido dentro de la vagina se puede aplastar y desgarrar, y de esa manera se puede formar un agujero conectado a la vejiga. Eso causa problemas de salud graves y un goteo constante de orina. Para evitar las fístulas, simplemente hay que evitar los partos demasiado largos. Si una mujer está de parto más de un día, hay que llevarla a un hospital.
>
> Pero si analizamos más a fondo las diferentes causas de los partos muy largos, podremos tomar más medidas para evitar las fístulas y otros problemas relacionados con ellas.
>
> - Si las niñas no comen bien, los huesos (como la pelvis) no les crecen bien. Cuando ya son mujeres, ellas quedan con los huesos demasiado pequeños. Si la pelvis de una mujer es más pequeña de lo normal, el parto se puede tardar mucho. Algunas niñas no comen bien porque a su familia no le alcanza el dinero para comprar comida. Algunas no reciben suficiente de comer porque sus familias las consideran menos importantes que los niños varones.
>
> - Algunas muchachas tienen a sus bebés cuando aún son demasiado jóvenes. Las muchachas muy jóvenes tienen partos largos y complicados porque el cuerpo aún no se les ha desarrollado por completo. Es posible que las muchachas se casen y tengan hijos cuando aún son muy jóvenes porque ésa es la costumbre de su comunidad o porque sus padres son pobres y no las pueden mantener. O tal vez por las dos razones.
>
> - Las mujeres que tienen mala salud corren un mayor riesgo de tener partos largos y complicados. Cualquiera puede tener problemas de salud, pero las personas que no pueden conseguir atención médica básica corren un mayor riesgo.
>
> - Las mujeres pobres y las mujeres que viven en el campo no pueden conseguir ayuda médica fácilmente en una emergencia.
>
> Entonces, para evitar las fístulas, ¿basta con que llevemos a las mujeres a los hospitales más rápido? ¿No sería posible que también trabajáramos por cambiar las condiciones que causan los partos tardados, como la mala alimentación de las niñas y los casamientos y partos a edades muy tempranas? ¿Qué podríamos hacer para combatir las causas de fondo de esos problemas: la pobreza y el trato injusto de las mujeres y las niñas?

Haga cambios en su comunidad para prevenir los problemas de salud

La mayoría de las muertes y las lesiones debidas al embarazo y al parto se pueden evitar analizando y tratando sus causas más profundas. Pero para hacer eso, la comunidad debe ver más allá de la experiencia particular de cada mujer. Analice los peligros comunes que afectan a todas las mujeres durante el embarazo y el parto. Y aproveche las habilidades de todos los miembros de la comunidad para proteger la salud de las mujeres.

Como las parteras tienen más experiencia que nadie con el parto, ellas les pueden explicar a otras personas de la comunidad por qué algunas mujeres mueren o se lesionan durante el parto. Las familias, las parteras y otros trabajadores de salud y miembros de la comunidad pueden trabajar juntos para hacer grandes y pequeños cambios, que mejoren la salud de todos. Cuando todas las personas de una comunidad se interesan en la salud y trabajan por ella, pueden lograr mucho más que una sola partera.

Cómo empezar

Hay diferentes situaciones que contribuyen a los problemas de salud graves de las mujeres. Algunos ejemplos son la falta de alimentos saludables y agua potable, la falta de transporte en las emergencias y el alcoholismo. Es posible lidiar con esas cosas si no se consideran como problemas individuales y si la comunidad entera trabaja unida para lograr cambios. Sin embargo, quizás sea difícil saber por dónde empezar. Un buen primer paso es reunirse con miembros de la comunidad para hablar con ellos. Si usted da clases sobre el parto a un grupo de mujeres embarazadas, si se reúne con otras parteras o si es miembro de un grupo social o de la iglesia, podría usar ese grupo para solucionar problemas.

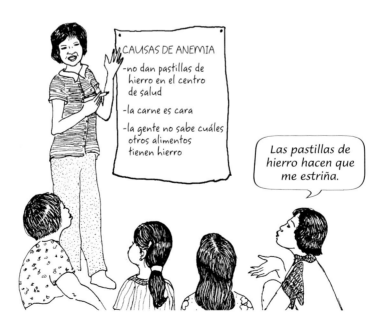

Primero, **nombren los problemas** que están enfrentando.

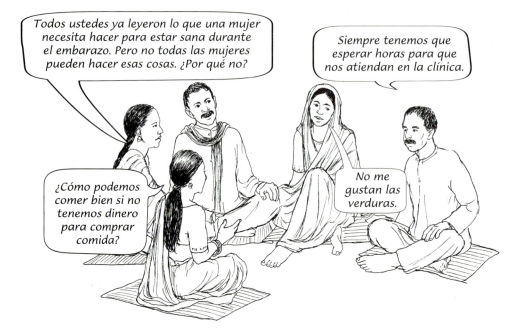

Después de que hayan nombrado algunos de los problemas que se dan en la comunidad, **escojan uno que quisieran resolver primero.** Podrían escoger el problema más frecuente, el que causa el daño más grave o el que es más fácil de solucionar. Enumeren todas las ideas que el grupo tenga para resolver el problema. Luego concéntrense en las soluciones que alguien del grupo pueda poner en práctica.

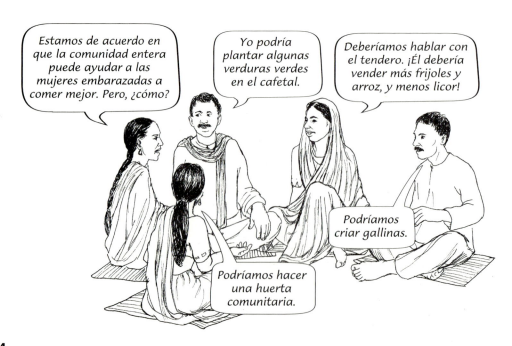

Hagan un plan. Ustedes tendrán que decidir quién va a hacer cada tarea, lo que necesitarán para hacerla y cuándo la harán.

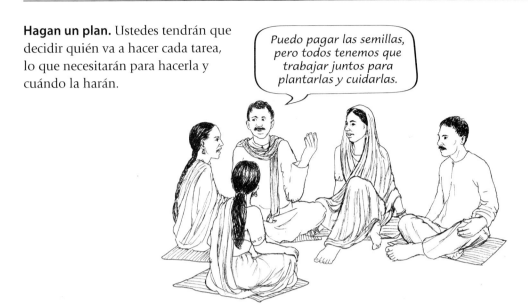

No olviden **volver a reunirse** para hablar de cómo va el plan.

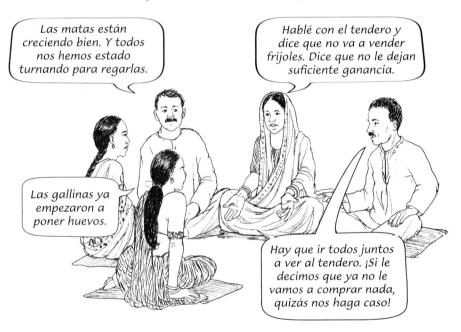

Las parteras pueden lograr cambios

A las parteras y las mujeres que ellas atienden se les pueden presentar todo tipo de problemas de salud: desde problemas sencillos, como las náuseas, hasta problemas graves, como un sangrado abundante. Pero cuando las parteras trabajan con cuidado para descubrir las causas de los problemas y usan su buen juicio y el apoyo de la comunidad, pueden solucionar casi todos los problemas, hasta muchos de los más difíciles.

Capítulo 3
El cuerpo de la mujer y el embarazo

En este capítulo:

Los órganos sexuales y reproductores de la mujer..27

Cómo se embaraza la mujer 29

Cómo crece el bebé................ 30 La menopausia 31
La infertilidad 30

El cuerpo de la mujer y el embarazo

CAPÍTULO 3

En este capítulo describimos las partes del cuerpo de la mujer más afectadas por las relaciones sexuales, el embarazo y el parto. Llamamos a esas partes "órganos sexuales" u "órganos reproductores". También explicamos cómo ocurre el embarazo y cómo el cuerpo de la mujer cambia durante el embarazo.

Los órganos sexuales y reproductores de la mujer

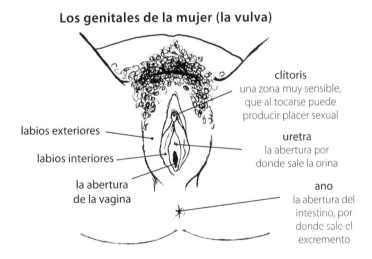

Los genitales de la mujer (la vulva)

- labios exteriores
- labios interiores
- la abertura de la vagina
- clítoris — una zona muy sensible, que al tocarse puede producir placer sexual
- uretra — la abertura por donde sale la orina
- ano — la abertura del intestino, por donde sale el excremento

La pelvis

La pelvis consta de los huesos que están abajo del vientre.

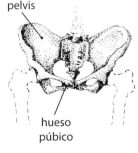

pelvis

hueso púbico

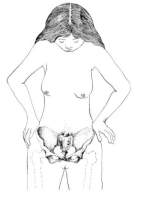

La pelvis tiene la forma de un tazón con un hoyo en el fondo.

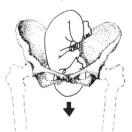

Durante el parto, el bebé atraviesa el hoyo para salir.

el cuerpo sano

27

La matriz, las trompas y los ovarios

La matriz (útero) es un músculo hueco. Está situada dentro de la pelvis. El sangrado de la regla viene de la matriz y la matriz es el lugar donde el bebé crece durante el embarazo.

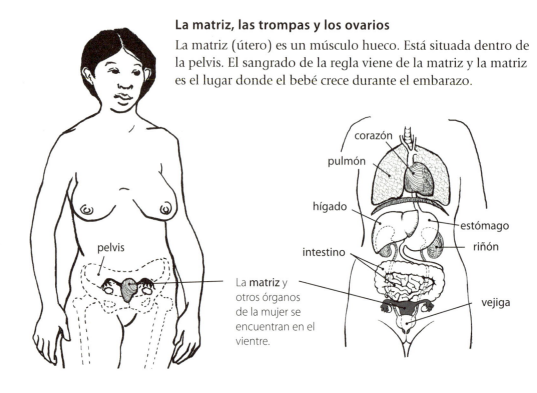

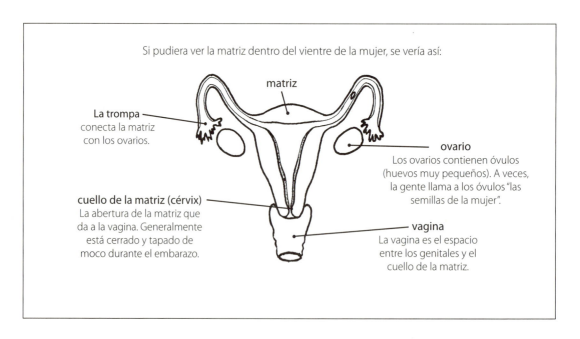

Cómo se embaraza la mujer

Más o menos una vez al mes, uno de los ovarios de la mujer suelta un óvulo. El óvulo atraviesa la trompa hasta llegar a la matriz.

Los hombres producen pequeñas células, llamadas espermatozoides, en los testículos. Cuando un hombre eyacula (acaba, se viene), un líquido llamado semen sale del pene. Millones de espermatozoides salen con el líquido.

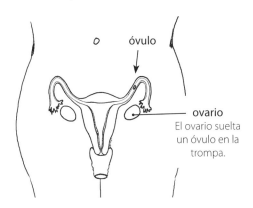

ovario
El ovario suelta un óvulo en la trompa.

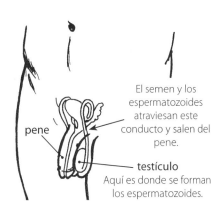

El semen y los espermatozoides atraviesan este conducto y salen del pene.

testículo
Aquí es donde se forman los espermatozoides.

Si el hombre eyacula en la vagina de la mujer durante una relación sexual, sus espermatozoides podrán atravesar la vagina y la matriz, hasta llegar a las trompas.

Si el hombre y la mujer tienen relaciones sexuales alrededor de la temporada del mes en que un óvulo está atravesando la trompa, uno de los espermatozoides del hombre podría encontrarse con el óvulo. Si eso sucede, la mujer podría embarazarse.

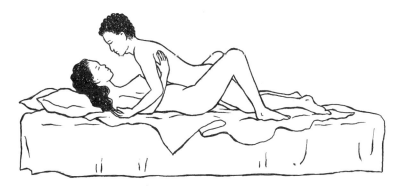

Cada mes en que la mujer no se embaraza, el tejido con sangre que cubría las paredes de la matriz sale de su cuerpo. Esto ocurre a más o menos 2 semanas después de que el ovario suelte el óvulo. A ese sangrado lo llamamos la regla o la menstruación. El período entre el comienzo de una regla y el comienzo de la regla siguiente se llama el **ciclo menstrual**. A muchas mujeres, les viene la regla cada 28 días, pero cada mujer tiene su propio ciclo que puede variar de 20 hasta 45 días entre una regla y otra.

Cómo crece el bebé

Después de que un espermatozoide y un óvulo se unen en la trampa de la mujer, se combinan para crear un grupo de células que luego se multiplican en la matriz y forman un bebé.

La sangre de la madre contiene oxígeno del aire que ella respira y sustancias nutritivas de los alimentos que ella come. Así que su sangre le pasa aire y alimentos al bebé, a través del cordón umbilical y de la placenta.

En los 3 primeros meses del embarazo, es difícil notar desde afuera todo lo que está pasando. Pero, dentro de la matriz, se están formando los órganos, los huesos y otras partes del cuerpo del bebé. En esa temporada, es más importante que nunca que la madre evite las sustancias químicas venenosas, las medicinas que no necesita y las bebidas alcohólicas. Todas esas cosas pueden dañar al bebé que se está desarrollando. A medida que el bebé crezca, la matriz se vuelve cada vez más grande. La madre puede ver cómo le va creciendo el vientre y puede sentir la matriz al tocarse el vientre.

Cuando una mujer lleva más o menos 5 meses de embarazo, puede sentir que la matriz está justo arriba de su ombligo.

Cuando una mujer lleva 9 meses de embarazo, puede sentir la parte más alta de la matriz justo debajo de sus costillas.

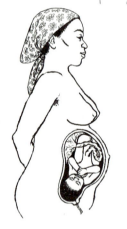

Esto es lo que usted vería si pudiera mirar el interior de la matriz de una mujer embarazada.

Dentro de la matriz, el bebé flota en un líquido llamado líquido amniótico (la bolsa de aguas). El cordón umbilical conecta al bebé con la placenta y la placenta está prendida a la pared de la matriz.

La infertilidad

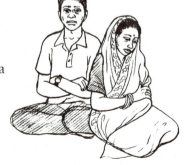

Cuando una persona tiene dificultades para tener un hijo, se dice que es estéril o infertil. Si una pareja quiere tener hijos, la infertilidad les puede causar tristeza, ira o vergüenza.

Muchas veces, cuando una mujer no se embaraza, se le culpa de ser estéril. Aun cuando una pareja consigue ayuda médica, muchas veces los doctores sólo examinan a la mujer para averiguar si tiene problemas de fertilidad. Pero a menudo el que es estéril es el hombre. No hay que culpar ni a los hombres ni a las mujeres por la infertilidad. Hay que apoyarlos porque enfrentan una situación difícil.

La infertilidad tiene muchas causas. Algunas de ellas no se pueden prevenir. Sin embargo, hay muchas causas que sí son prevenibles:

- Las infecciones de transmisión sexual pueden dejar cicatrices dentro de los órganos reproductores del hombre o de la mujer. Esas cicatrices pueden impedir el embarazo.

- Ciertas enfermedades como la diabetes, la tuberculosis, el paludismo y las paperas pueden causar infertilidad.

- Hay sustancias químicas peligrosas en plaguicidas, productos de limpieza y procesos industriales que pueden contaminar el aire, el agua o los alimentos. Esas sustancias pueden dificultar que una mujer se embarace o pueden dañar al bebé cuando se está desarrollando.

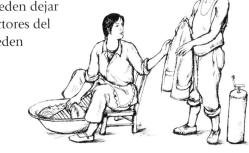

Puede ser peligroso lavar ropa que ha tocado sustancias químicas que dañan la fecundidad.

- El fumar, masticar tabaco, beber mucho alcohol o usar drogas pueden dañar la fertilidad.

La infertilidad tiene otras causas que no se pueden prevenir. Para mayor información, consulte un libro sobre la salud en general, como ***Donde no hay doctor para mujeres.***

La menopausia

Cuando las mujeres se vuelven mayores, dejan de sangrar cada mes (menopausia o climaterio). También dejan de producir óvulos y, por lo tanto, ya no se pueden embarazar.

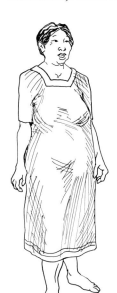

Eso puede ocurrir de repente o puede suceder lentamente a lo largo de 1 ó 2 años. En la mayoría de las mujeres, la menopausia ocurre entre los 45 y 55 años de edad.

Durante la menopausia, muchas mujeres tienen algunos de estos signos:

- Cambios en la regla y luego la regla desaparece por completo.
- Ataques repentinos de calor y sudor (sofocos o bochornos).
- La vagina se vuelve más pequeña y más seca.
- Cambios de humor repentinos.

Muchas mujeres sienten alivio porque ya no necesitan preocuparse de que podrían quedar embarazadas. Ahora que son mayores, pueden impartirles a los demás la sabiduría que han adquirido con sus años de vida y con sus experiencias.

Los hombres siguen produciendo espermatozoides casi a lo largo de toda la vida, aun cuando ya son muy viejos.

Capítulo 4
Ayudar a las mujeres a cuidar su salud

En este capítulo:

La buena alimentación 33

Hablar con las mujeres sobre la alimentación................... 34
Comer más alimentos 34
Comer alimentos variados.......... 34
Comer estas 5 vitaminas y minerales importantes todos los días.......... 36

Las ideas sobre los alimentos afectan la salud de la mujer 39
Cómo comer bien con poco dinero... 41

Cuidar el cuerpo para tener buena salud.. 42

Cuidar el aseo personal 42
Cuidar los dientes y la boca 43
Hacer ejercicio.................... 43

Dormir, descansar y relajarse 44
Disfrutar el embarazo............... 44

Cosas que las mujeres deben evitar cuando estén embarazadas o dando el pecho.. 45

Evitar a las personas que tengan rubéola u otras enfermedades............. 45
Evitar tomar medicinas............. 45
No fumar, no beber alcohol y no usar otras drogas 46

Evitar las sustancias químicas y sus vapores 47

Ayudar a las mujeres a cuidar su salud

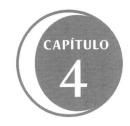

CAPÍTULO 4

Una mujer que come bien y que cuida bien su cuerpo generalmente tendrá un embarazo saludable y un bebé sano. De hecho, una mujer y su familia pueden seguir las sugerencias para la salud que damos en este capítulo para tener buena salud toda la vida.

La buena alimentación

Para tener una buena alimentación hay que comer **suficientes alimentos** y hay que comer una **variedad de alimentos saludables.**

La buena alimentación:

- ayuda a la mujer a resistir las enfermedades y tener buena salud
- mantiene fuertes los huesos y los dientes de la mujer.
- le da a la mujer fuerza para trabajar.
- ayuda al bebé a crecer bien en el vientre de la madre.
- ayuda a prevenir el sangrado abundante después del parto.
- le ayuda a la madre a recuperar su fuerza rápidamente después del parto.

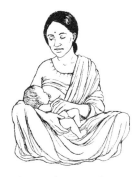

La buena alimentación ayudará a la madre y a su bebé a estar sanos y fuertes.

Problemas causados por la mala alimentación

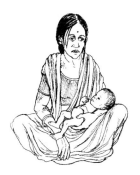

La mala alimentación puede causar cansancio, debilidad, dificultad para combatir las infecciones y otros problemas de salud graves.

La mala alimentación es particularmente peligrosa durante el embarazo. Puede causar una pérdida o puede hacer que el bebé nazca demasiado pequeño o con malformaciones congénitas. También aumenta el riesgo de que el bebé o la madre mueran durante o después del parto.

Hablar con las mujeres sobre la alimentación

Hable con las mujeres sobre los alimentos que ellas comen. Mientras más pronto empiecen a comer alimentos saludables, mayor será la probabilidad de que se mantengan sanas, de que tengan partos sin problemas y de que tengan bebés sanos.

Para averiguar si una mujer come bien, pregúntele qué es lo que normalmente come y cuánto come. Por ejemplo, podría preguntarle: ¿"Qué comiste ayer"? Asegúrese de decirle cuáles de las cosas que come son saludables. Luego sugiérale alguna manera de comer mejor.

Como yuca todos los días y generalmente también pescado—o frijoles cocidos con cebollas y tomate—y tomo refrescos.

Me parece bien. La yuca da energía y los frijoles y el pescado dan fuerza. Si tomaras jugos de fruta en vez de refrescos y también comieras verduras verdes, obtendrías más vitaminas.

Aunque una mujer sepa cuáles alimentos son los mejores para la salud, es posible que no los coma. A muchas familias no les alcanza el dinero para comprar suficientes alimentos o una gran variedad de alimentos. Es posible que a otras mujeres simplemente no les guste el sabor de algunas comidas. Para ayudarle a una mujer a comer mejor, recomiéndele alimentos saludables que ella pueda y quiera comer.

Comer más alimentos

Las mujeres que están embarazadas o dando el pecho necesitan comer más que de costumbre. Los alimentos adicionales les sirven para tener suficiente energía y fuerza y ayudan a sus bebés a crecer.

Algunas mujeres embarazadas no quieren comer porque tienen muchas náuseas. Pero las mujeres embarazadas necesitan comer lo suficiente—aun cuando no se sientan bien. Tal vez los alimentos sencillos como las tortillas, el arroz y el pan les caigan mejor.

Comer alimentos variados

Es importante que las mujeres embarazadas (al igual que todas las personas) coman diferentes tipos de alimentos: alimentos principales (carbohidratos), alimentos que forman el cuerpo (proteínas), alimentos que protegen la salud (vitaminas y minerales) y alimentos que dan energía (grasas, aceites y azúcar). Además deben tomar bastantes líquidos.

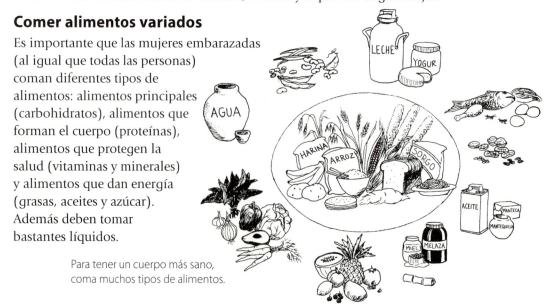

Para tener un cuerpo más sano, coma muchos tipos de alimentos.

Alimentos principales (carbohidratos)

En casi todo el mundo, las personas comen un alimento principal con cada comida. Ese alimento podría ser arroz, maíz, mijo, yuca, malanga, plátano, papa o algún otro alimento barato de ese tipo. Esos alimentos son buenos y le dan energía al cuerpo. Sin embargo, para crecer y mantenerse sano, el cuerpo también necesita otros tipos de alimentos.

Alimentos que forman el cuerpo (proteínas)

Los alimentos que contienen proteína ayudan a formar los músculos, los huesos y la sangre sana. Toda la gente necesita proteína para estar sana y para crecer.

Éstos son algunos alimentos ricos en proteína:

- las legumbres (frijoles, chícharos o guisantes y lentejas)
- las nueces y las semillas
- la carne, el pescado y los insectos
- los huevos
- el queso, la leche y el yogur

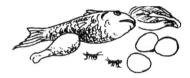

Nota: La carne, el pescado y el queso son alimentos nutritivos, pero cuando están crudos pueden portar parásitos o enfermedades. Cuando una mujer vaya a comer pescado, carne o queso, esos alimentos siempre deben estar bien cocidos o pasteurizados. El pescado, en particular los tipos de pescado más grasosos, puede contener mercurio y otros venenos, porque viven en aguas contaminadas. Las mujeres embarazadas deben evitar comer pescado grasoso.

Alimentos que protegen la salud (vitaminas y minerales)

Los alimentos que protegen la salud contienen vitaminas y minerales, que ayudan al cuerpo a resisitir las infecciones y que mantienen los ojos, la piel y los huesos sanos y fuertes.

Las frutas y las verduras son ricas en vitaminas y minerales. Es importante que las mujeres coman tantas frutas y verduras como puedan.

Alimentos que dan energía (azúcares y grasas)

Los alimentos que contienen azúcares y grasas le dan energía al cuerpo. Toda la gente necesita esos alimentos para estar sana.

Hoy en día, muchas personas comen más azúcar y grasa de la que necesitan. Eso se debe a que más personas toman refrescos o gaseosas que contienen mucho azúcar, o comen alimentos empaquetados en vez de alimentos preparados en casa. Esos alimentos empaquetados y azucarados son caros y son menos saludables. Además dañan los dientes. Para tener energía, es mejor comer alimentos naturales y no empaquetados.

Algunos alimentos altos en azúcar, que dan energía son:
- la fruta
- la miel de abeja
- la melaza

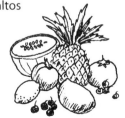

Algunos alimentos altos en grasa, que dan energía, son:
- las nueces y las semillas
- los aguacates o paltas
- el aceite vegetal, la mantequilla y la manteca
- la carne grasosa

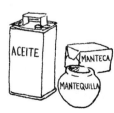

Comer estas 5 vitaminas y minerales importantes todos los días

Las mujeres que están embarazadas o dando el pecho necesitan mayores cantidades de 5 vitaminas y minerales que otras personas. Necesitan más hierro, ácido fólico, calcio, yodo y vitamina A. Las mujeres embarazadas deben tratar de comer esas vitaminas y esos minerales todos los días porque su bebé los necesita para crecer y estar sano. Toda mujer embarazada necesita suficiente para su bebé y para sí misma.

Hierro

El hierro ayuda a la sangre a estar sana y previene la anemia (vea la página 116). Una mujer embarazada necesita mucho hierro para tener suficiente energía, para prevenir el sangrado durante el parto y para que el bebé que se está desarrollando tenga sangre sana y suficiente hierro para los primeros meses de vida.

Estos alimentos contienen mucho hierro:

- la carne (sobre todo el hígado, los riñones y otras vísceras)
- el pollo y otras aves
- los saltamontes o chapulines, los grillos y las termitas
- el pescado, las almejas y los ostiones
- los huevos
- los frijoles, los chícharos o guisantes y las lentejas
- las semillas de girasol y de calabaza
- las verduras de hojas verde oscuro
- los camotes o ñames
- la calabaza
- la melaza negra

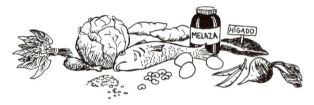

Éstas son otras maneras en que las mujeres también pueden obtener hierro:

- Comer alimentos ricos en hierro junto con frutas cítricas (como naranjas o toronjas) o con tomates porque contienen vitamina C, que ayuda al cuerpo a absorber el hierro.
- Preparar comidas en ollas de hierro o añadir un pedazo de hierro limpio—por ejemplo un clavo de hierro—a la olla que se use para cocinar. Hay que usar un clavo que sea de hierro puro y no de una mezcla de metales.
- Remojar una pieza limpia de hierro puro, como un clavo de hierro, en un poco de jugo de limón varias horas. Luego, tomar ese jugo mezclado con agua limpia.

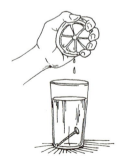

Para una mujer embarazada puede ser difícil obtener suficiente hierro, aunque ella coma alimentos ricos en hierro todos los días. Si es posible, ella también debe tomar pastillas o jarabe ferroso.

En muchos lugares, los centros de salud les dan pastillas de hierro a las mujeres embarazadas. A veces, las pastillas de hierro también contienen ácido fólico. Las pastillas de hierro pueden causarle estreñimiento a la mujer y pueden hacer que el excremento se ponga negro. Por lo general, esos problemas se mejoran en pocos días. (Vea la página 76).

Las lombrices uncinarias y el paludismo pueden causar anemia

Es probable que las mujeres que tienen las lombrices llamadas uncinarias o anquilostomas también tengan anemia. Las uncinarias se pueden tratar fácilmente con mebendazol o albendazol. Pero esas medicinas no se deben tomar los primeros 3 meses del embarazo. No se han estudiado esas medicinas lo suficiente para saber si las mujeres que están en los últimos meses del embarazo o dando el pecho pueden usarlas sin peligro. La mayoría de los doctores opina que el beneficio de tratar las uncinarias es mayor que el daño que esas medicinas puedan causar.

Si mucha gente tiene uncinarias en su comunidad, pregúnteles a las autoridades sanitarias de su zona cuál es el tratamiento que se recomienda para las mujeres embarazadas.

El paludismo también causa anemia y otros problemas graves durante el embarazo. Para información sobre cómo prevenir o tratar el paludismo, vea la página 98.

Ácido fólico (folato)

La falta de ácido fólico puede causarle anemia a la madre y puede producir malformaciones congénitas graves en el bebé. Para evitar esos problemas, lo más importante es que la mujer obtenga suficiente ácido fólico antes de embarazarse y en los primeros meses del embarazo.

Estos alimentos contienen mucho ácido fólico:

- las verduras de hojas verde oscuro
- la carne (sobre todo el hígado, los riñones y otras vísceras)
- los frijoles y los chícharos o guisantes
- las semillas de girasol y de calabaza
- los granos integrales (arroz y trigo que no se han refinado)
- el pescado
- los huevos
- los hongos o champiñones

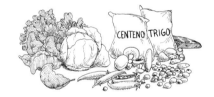

Algunas mujeres también toman pastillas de ácido fólico.

Pastillas de ácido fólico
- tome 0.5 mg a 0.8 mg (500 a 800 mcg) de ácido fólico.................por la boca, 1 vez todos los días

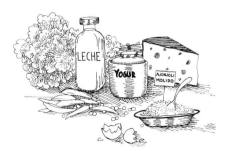

Calcio

Un bebé que se está desarrollando necesita mucho calcio para la formación de sus huesos, sobre todo en los últimos meses del embarazo. Las mujeres también necesitan calcio para mantener fuertes sus huesos y sus dientes.

Estos alimentos contienen mucho calcio:

- la leche, el requesón, el yogur y el queso
- la pasta de ajonjolí o sésamo molido
- las almendras
- las verduras de hojas verdes
- las verduras amarillas (calabaza, camotes o ñames)
- los mariscos
- la cal o cenizas de carbón
- la harina de huesos y las cáscaras de huevo

Las mujeres también pueden obtener más calcio de estas formas:

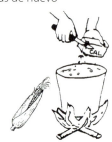

- Remojar huesos o cáscaras de huevo en vinagre o en jugo de limón varias horas. Luego usar el líquido para hacer sopa o comérselo con otros alimentos.
- Cuando cueza huesos, añadirles jugo de limón, vinagre o tomates.
- Moler cáscaras de huevo hasta que queden hechas polvo y mezclar ese polvo con la comida.
- Remojar el maíz en cal (cenizas de carbón) antes de cocerlo

Yodo

El yodo protege a los adultos del bocio (un bulto en la garganta) y otros problemas. La falta de yodo durante el embarazo puede hacer que el bebé tenga cretinismo, una discapacidad que afecta el desarrollo del cuerpo y el cerebro.

La forma más fácil de obtener suficiente yodo es usar sal yodada en vez de sal común.

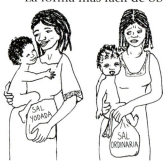

Estos alimentos contienen mucho yodo:
- mariscos (como camarones)
- pescado
- algas marinas
- yemas de huevo
- hígado

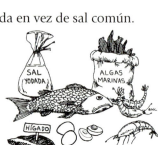

Si el cretinismo o el bocio son frecuentes en su región, averigüe si las autoridades sanitarias de su zona dan aceite yodado para tomar o yodo para inyectar. Si no, las mujeres pueden hacer una bebida yodada en casa usando povidona yodada.

Para hacer una bebida yodada:

1. Vierta 4 vasos de agua potable limpia en un jarro.

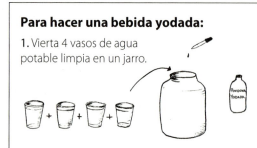

2. Añada 1 gota de povidona yodada.

En los lugares donde el bocio o el cretinismo son frecuentes, todas las personas mayores de 7 años deben tomar 1 vaso de esta bebida yodada 1 vez cada semana, durante toda la vida. Eso es particularmente importante para los niños y las mujeres embarazadas. No hay que tomar más de esa cantidad. El exceso de yodo es peligroso.

Guarde el yodo al tiempo y en envases oscuros para protegerlo de la luz.

Vitamina A

La vitamina A previene la ceguera nocturna y ayuda a combatir las infecciones. La falta de vitamina A les causa ceguera a los niños. Una mujer necesita obtener suficiente vitamina A durante el embarazo y mientras esté dando el pecho. Las verduras de color amarillo oscuro, las verduras de hojas verdes y las frutas amarillas contienen vitamina A.

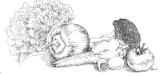

Además de comer bien, las mujeres necesitan tomar suficiente agua potable y otros líquidos todos los días. Tanto los jugos de fruta, como el agua de coco, la leche de vaca u otros animales, y muchos tés de hierbas son bebidas saludables.

Las ideas sobre los alimentos afectan la salud de la mujer

Algunas de las creencias sobre los alimentos son dañinas—sobre todo cuando la gente cree que las mujeres no deben comer tanto como los hombres o no deben comer alimentos variados.

Es peligroso alimentar a las niñas menos que a los niños

Las niñas necesitan comer tanto como los niños—para crecer, aprender y trabajar. Si una niña no come lo suficiente, es posible que sus huesos no crezcan bien. A causa de eso, cuando la niña ya sea mujer y tenga a sus propios bebés, podría tener problemas graves durante el parto.

Cuando una mujer debe alimentar a su familia primero, es posible que ella no coma lo suficiente

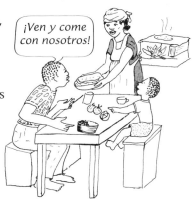

¡Ven y come con nosotros!

Es posible que una mujer aprenda a alimentar primero a su familia antes de comer ella misma. Tal vez ella coma solamente lo que sobra y muchas veces coma menos que los demás. Eso nunca es saludable. Y cuando una mujer está embarazada o acaba de dar a luz, puede ser muy peligroso.

Si la familia no está dispuesta a ayudar a la mujer a comer lo suficiente, quizás ella tenga que esconder algo de comida, comer mientras cocina o comer cuando su esposo no está en la casa.

La comida hecha en casa es la comida más sana

La gente come cada vez más alimentos elaborados y empaquetados. A algunas personas les gusta el sabor y otras personas piensan que los alimentos empaquetados son más saludables.

Aunque los anuncios publicitarios afirmen que los alimentos empaquetados son la opción más saludable, ¡eso casi nunca es cierto! Los publicistas dirán cualquier cosa con tal de vender productos. Algunos alimentos empaquetados están enriquecidos con vitaminas y minerales, pero el cuerpo no puede usar esas vitaminas tan bien como las vitaminas que se obtienen de los alimentos integrales y frescos. La mayoría de los alimentos empaquetados contienen más azúcar, más sal y más grasa de la que necesitamos. Muchos están llenos de sustancias químicas que conservan aspecto y sabor. Pero, no se sabe si algunas de esas sustancias son dañinas para la salud.

Puede ser peligroso evitar alimentos

En muchos lugares, las mujeres embarazadas oyen que no deben comer ciertos alimentos porque la gente cree que esos alimentos dañarán al bebé. Al mismo tiempo, es posible que un médico o una partera le diga a la mujer que es importante que coma esos mismos alimentos. Por lo tanto, la madre podría quedar confundida.

Puede ser peligroso evitar alimentos. Para estar sana durante y después del embarazo, la mujer necesita comer una gran variedad de alimentos: alimentos principales y alimentos que forman y protegen el cuerpo, y que dan energía. No basta con comer un solo tipo de comida.

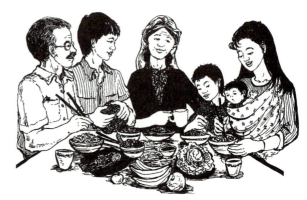

Si una mujer decide evitar ciertos alimentos, asegúrese de que obtenga una cantidad suficiente de cada clase de alimentos y que su comida contenga suficientes vitaminas y minerales.

Toda la gente necesita comer una gran variedad de alimentos

Una solución ingeniosa

Puede ser difícil cambiar las creencias de la gente acerca de los alimentos. Pero tal vez usted pueda encontrar formas de ayudar a las mujeres a comer mejor sin ir en contra de sus creencias. Este ejemplo está basado en una historia verdadera:

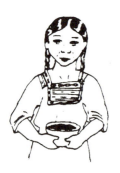

María es una partera en Guatemala. En su comunidad, la gente cree que algunos alimentos son "calientes" y otros son "fríos". Además creen que las mujeres embarazadas no deben comer alimentos fríos.

María y su gente consideran que los frijoles y los huevos son alimentos fríos (aunque estén cocidos). Pero María también sabe que los frijoles y los huevos son alimentos saludables y baratos que les ayudan a las mujeres embarazadas a obtener las proteínas y el hierro que necesitan.

María quiere que las mujeres embarazadas coman bien, pero ellas no están dispuestas a comer alimentos fríos. Y María también piensa que quizás no sea bueno que las mujeres embarazadas coman alimentos fríos. Así que ella encuentra una solución sencilla e ingeniosa. Les dice a las mujeres embarazadas que coman huevos y frijoles con un poco de chile picante o algún otro alimento caliente. Así, los alimentos ya no son fríos.

María encontró una solución ingeniosa a un problema. Descubrió una forma en que las mujeres embarazadas pueden comer mejor y lo logró respetando las creencias de su comunidad.

Cómo comer bien con poco dinero

La causa principal de la mala alimentación es la pobreza. La gente adinerada puede comprar toda la comida que quiera, pero las personas de las comunidades pobres no pueden hacer lo mismo. Y en cada comunidad, hay personas que tienen los medios para comer mejor que otras. Unas cuantas personas son dueñas de la mayoría de las tierras o de los negocios, y ellas sacan ganancias del trabajo de otras personas. Inclusive en cada familia, es posible que el padre coma mejor que su esposa o sus hijos.

Si le interesa saber más acerca de las causas de fondo de la pobreza y cómo luchar por el cambio, consulte los libros ***Donde no hay doctor*** y ***Aprendiendo a promover la salud***.

No será posible solucionar los problemas del hambre y de la mala alimentación sino hasta que todos compartamos los recursos de una manera justa.

Hasta una familia muy pobre puede comer mejor si gasta su dinero de una forma sensata. Un padre que acostumbra comprar alcohol y tabaco podría comprar mejor alimentos nutritivos o una gallina ponedora. Una madre que les compra dulces o bebidas gaseosas a sus hijos podría comprarles mejor huevos, frijoles u otros alimentos saludables y baratos.

Éstas son algunas ideas que las familias pueden usar para comer mejor con poco dinero:

Leche materna
La leche materna no cuesta nada y contiene todo lo que un bebé pequeño necesita para estar bien alimentado. Los niños pequeños no necesitan leches enriquecidas—sobre todo si todavía están tomando el pecho y comen otros alimentos.

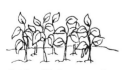
Cultive frijoles este año.

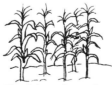
El próximo año, maíz.

Frijoles, chícharos (guisantes) y lentejas
Los frijoles y otras legumbres contienen mucha proteína y vitaminas y generalmente no cuestan mucho. Tienen aún más vitaminas si uno deja que germinen antes de comérselas.

Las legumbres abonan la tierra donde crecen. Otros cultivos crecerán mejor en un campo donde se hayan cultivado legumbres.

Carnes y productos animales menos caros

La sangre y las vísceras, como el hígado, el corazón y los riñones contienen mucho hierro y es posible que cuesten menos que otras carnes. El pollo y el pescado son tan saludables como otras carnes y generalmente cuestan menos—sobre todo para una familia que pesca o que cría sus propios pollos.

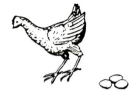

Los huevos contienen mucha proteína, hierro y vitamina A. Los huevos proporcionan más proteína por menos dinero que casi cualquier otro alimento.

Granos integrales

Los granos como el trigo, el arroz y el maíz son más nutritivos cuando no se han refinado (procesado para quitarles el color). El proceso para quitar el color de los granos también les quita sustancias nutritivas. El pan blanco y el arroz refinado contienen menos vitaminas, minerales y proteínas que el pan de trigo integral o el arroz integral.

Frutas y verduras

Cuando uno hierve o cuece verduras al vapor, algunas de las vitaminas de las verduras terminan en el agua que se usa para cocerlas. Use esa agua para hacer sopas.

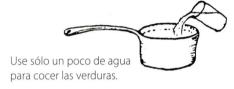

Use sólo un poco de agua para cocer las verduras.

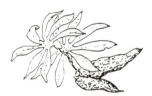

Generalmente, la gente tira las hojas de afuera de las plantas, pero algunas se pueden comer. Las hojas de la yuca contienen más vitaminas y proteína que la raíz.

Muchas frutas y bayas (moras) silvestres son ricas en vitaminas y azúcares naturales que dan energía.

No gaste por demás en vitaminas

La mayor parte del tiempo, la gente puede obtener suficientes vitaminas y minerales comiendo una variedad de alimentos. Por lo general, comprar vitaminas es malgastar el dinero.

Sin embargo, cuando las mujeres están embarazadas o dando el pecho es posible que necesiten vitaminas adicionales—más de las que pueden obtener de los alimentos. Las pastillas de vitaminas son igual de eficaces que las inyecciones, son menos peligrosas y cuestan menos.

Cuidar el cuerpo para tener buena salud

Para que una mujer tenga buena salud durante el embarazo—o siempre—le hace provecho mantenerse limpia, hacer ejercicio y descansar bastante.

Cuidar el aseo personal

Para evitar infecciones, hay que mantener limpio el cuerpo. Si es posible, la madre debe lavarse el cuerpo regularmente con agua limpia, sin olvidar los genitales.

Cuidar los dientes y la boca

Los dientes sanos ayudan a mantener todo el cuerpo sano. Cuidar los dientes durante el embarazo es muy importante, porque los dientes picados pueden causar una infección de las encías. Si la mujer tiene una infección de las encías, su bebé corre un mayor riesgo de nacer antes de tiempo.

En algunos lugares, se dice que cada vez que una madre da a luz, ella paga con un diente. ¡Pero eso no tiene por qué ser así! La mujer puede protegerse los dientes de estas formas:

- Comer alimentos ricos en calcio.
- Evitar los postres, los dulces y las bebidas gaseosas.
- Limpiarse los dientes después de cada comida con un cepillo suave, con un palito para limpiar dientes o con un trapito áspero. Es útil—pero no necesario—usar pasta de dientes, sal o agua sola con el cepillo.

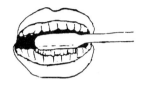

Limpie las superficies de todos los dientes, las zonas entre los dientes y las encías todos los días.

Para hacer un palito para limpiarse los dientes:

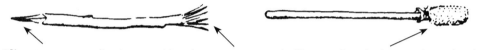

Afile esta punta para limpiarse las zonas entre los dientes.

Muerda esta punta y use las fibras como si fueran un cepillo.

O amárrele un pedacito de tela áspera a una de las puntas de un palito.

Si es posible, todos deberían hacerse un control regular de los dientes y la boca con un dentista o un trabajador dental.

Hacer ejercicio

El ejercicio fortalece el cuerpo de la mujer. Durante el embarazo, el ejercicio ayuda al cuerpo a prepararse para el parto. El ejercicio también puede ayudar a la mujer a tener energía y a estar contenta.

Muchas mujeres hacen todo el ejercicio que necesitan acarreando agua, trabajando en el campo, moliendo grano, correteando a sus hijos y subiendo y bajando colinas.

Las mujeres que trabajan sentadas o paradas (por ejemplo, en oficinas, tiendas o fábricas) o las que no se mueven mucho durante el día generalmente necesitan más ejercicio. Pueden dar caminatas largas, bailar, hacer trabajo físico o encontrar otra manera de estar activas.

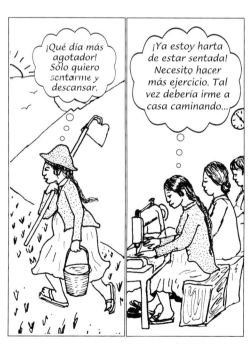

Ejercicios de apretamiento (ejercicios de Kegel)

Los ejercicios de apretamiento fortalecen ciertos músculos en la pelvis y en la vagina. Si una mujer los hace, los ejercicios le pueden ayudar a:

- prevenir el goteo de orina
- prevenir los desgarros durante el parto
- recuperarse más pronto después del parto
- aumentar el placer sexual

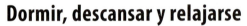

Una mujer puede aprender a hacer los ejercicios mientras orina. Cuando la orina salga, ella debe apretar los músculos de la vagina hasta que la orina deje de salir. Una vez que aprenda a apretar esos músculos, deberá hacer los ejercicios sólo cuando no esté orinando.

Los ejercicios de apretamiento son útiles todo el tiempo—no sólo durante el embarazo. Si es posible, las mujeres deben hacerlos 4 veces al día, apretando los músculos por los menos 10 veces en cada ocasión.

Dormir, descansar y relajarse

El sueño y el descanso ayudan a las mujeres a estar fuertes y a resistir las enfermedades. El descanso adecuado también ayuda a prevenir la presión alta, los bebés enfermos y otros problemas.

Muchas mujeres tienen que trabajar todo el día en el campo, en una fábrica o en una tienda. Luego también tienen que acarrear agua, encontrar combustible, moler grano, cocinar, hacer la limpieza y cuidar a su familia. Eso puede ser difícil en cualquier momento de la vida. Pero puede ser particularmente difícil para las mujeres embarazadas porque necesitan descansar más que de costumbre.

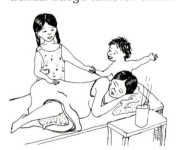

Explíqueles a las mujeres que es importante que descansen unos cuantos minutos cada 1 ó 2 horas. Ayude a la familia de la mujer a entender por qué es importante que ella descanse y duerma.

Disfrutar el embarazo

Si las mujeres comen lo suficiente, se cuidan y descansan, el embarazo puede ser una temporada maravillosa.

Muchas comunidades tienen ritos y costumbres para honrar a una mujer embarazada. La gente le ayuda a la mujer con su trabajo, le trae comidas especiales o le da masajes y regalos. Las costumbres como ésas le ayudan a la mujer a comer y a descansar lo necesario y a sentirse satisfecha consigo misma y con su embarazo.

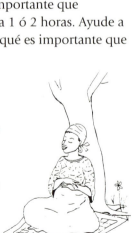

Cosas que las mujeres deben evitar cuando estén embarazadas o dando el pecho

Las enfermedades, las drogas y las sustancias químicas venenosas no son saludables para nadie. Son particularmente peligrosas para las mujeres que están embarazadas o dando el pecho. Las siguientes cosas son más peligrosas que nunca en los primeros 3 meses del embarazo, pero pueden ser peligrosas en cualquier momento.

Evitar a las personas que tengan rubéola u otras enfermedades

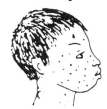

Las mujeres embarazadas deben mantenerse alejadas de las personas que tengan enfermedades o salpullidos (ronchas).

Es mejor que las mujeres embarazadas se mantengan alejadas de los enfermos. Eso ayudará a evitar que ellas mismas se enfermen.

Algunas enfermedades son particularmente peligrosas para las mujeres embarazadas o sus bebés. La rubéola es una enfermedad que puede causar malformaciones congénitas o discapacidades graves en el bebé, como por ejemplo, sordera, problemas del corazón, e incluso la muerte.

Evitar tomar medicinas

Cuando una mujer embarazada toma medicinas, éstas llegan al bebé a través de la sangre. Las medicinas que son inofensivas para una mujer adulta, o incluso para un niño, podrían ser peligrosas para el pequeño bebé en la matriz.

Los jarabes para la tos, los calmantes para el dolor, algunas medicinas modernas y algunos remedios de hierbas pueden ser peligrosos. Algunos le pueden causar malformaciones congénitas o discapacidades al bebé, incluso discapacidades que afectan el cerebro.

Si es posible, las mujeres que están embarazadas o dando el pecho no deben tomar medicinas. Si una mujer se enferma y necesita medicina, averigüe si la medicina se puede tomar sin peligro durante el embarazo o la lactancia. Consulte las páginas verdes al final de este libro (vea la página 463) o pregúntele

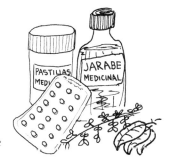

Las mujeres embarazadas sólo deben tomar medicinas que no son peligrosas durante el embarazo y que ellas necesitan de verdad.

a un doctor si la medicina puede hacer daño. Si la gente usa remedios de hierbas en su comunidad, trate de averiguar cuáles de ellos se pueden usar sin peligro durante el embarazo y la lactancia.

La mayoría de las medicinas que recomendamos en este libro se pueden tomar sin peligro durante el embarazo o el amamantamiento. (Si son peligrosas, damos una advertencia indicando cuándo pueden ser peligrosas.) Pero incluso las medicinas que se pueden tomar sin peligro sólo deben usarse cuando sean verdaderamente necesarias. Muchas veces, el descanso, el agua y los alimentos saludables bastan para curar las enfermedades y otros problemas.

No fumar, no beber alcohol y no usar otras drogas

El tabaco, el alcohol y otras drogas son dañinos para la madre. Cuando una mujer embarazada fuma, bebe o usa drogas, las sustancias dañinas le llegan a su bebé a través de la sangre.

El fumar es peligroso para toda la gente. Puede causar problemas graves, como por ejemplo, cáncer. Cuando una mujer embarazada fuma, o incluso cuando respira el humo de alguien que está fumando cerca de ella, sus vasos sanguíneos se vuelven más estrechos y le llevan menos aire y menos alimentos a su bebé. Por eso, los bebés de las mujeres que fuman corren un mayor riesgo de nacer enfermos o muy pequeños.

El beber mucho alcohol puede ser peligroso para cualquier persona. Causa muchas enfermedades, como por ejemplo, problemas graves del hígado. Cuando una mujer embarazada toma, aunque sea solamente 1 ó 2 tragos al día, su bebé puede nacer con malformaciones o discapacidades que afectan el cerebro.

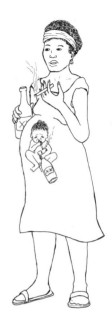

Todo lo que entra al cuerpo de la madre le llega al bebé.

Algunas drogas, sobre todo el opio, la heroína, la cocaína y los barbitúricos, son muy adictivas y peligrosas. Cuando una mujer embarazada toma esas drogas, su bebé puede nacer drogadicto o con otros problemas de salud graves.

Si usted atiende a una mujer que podría ser alcohólica o drogadicta, trate de conseguirle ayuda. Tal vez ella logre vencer su hábito si entiende los peligros para ella y para su bebé. Aconséjele evitar a las personas que fuman, que beben o que usan drogas.

Tal vez usted pueda ayudarle a encontrar a otras personas en su comunidad que hayan vencido una adicción y que se reúnan para apoyarse. El libro **Donde no hay doctor para mujeres** contiene más información de cómo ayudar a alguien a dejar de tomar o de usar drogas.

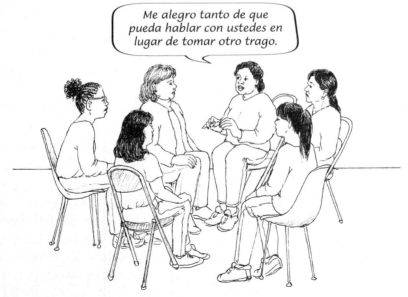

Evitar las sustancias químicas y sus vapores

Las sustancias químicas fuertes que se usan para la limpieza, y los venenos que se usan para matar plagas en el campo o en el hogar, son peligrosos para toda la gente. Son particularmente peligrosos para las mujeres que están embarazadas o dando el pecho. Esas sustancias pueden causar pérdidas, infecundidad, malformaciones congénitas, cáncer y otras enfermedades.

Toda sustancia química con un olor fuerte probablemente es peligrosa. Muchas sustancias peligrosas no huelen a nada.

Toda la gente debe evitar las sustancias químicas peligrosas, siempre que sea posible. Pero una mujer embarazada nunca debe tener contacto con ellas. No las debe usar ella misma y no debe respirar el vapor ni el polvo de esas sustancias. Su familia no debe guardar alimentos en envases que antes hayan contenido sustancias químicas. Aunque se lavan los envases, pueden quedar pequeños restos de las sustancias adentro —¡y pueden ser suficientes para dañar la salud!

Las familias deben tratar de no usar sustancias químicas para nada. Sin embargo, ésa no es una opción para muchas personas que trabajan con esas sustancias en una fábrica, en un rancho, en el aseo u otro oficio. Tal vez las personas que usan sustancias químicas en su trabajo puedan hablar con otros trabajadores acerca del problema. Quizás todos los trabajadores puedan hablar juntos con su patrón para pedirle que usen menos productos químicos o sustancias menos peligrosas.

Éstas son algunas sustancias químicas venenosas:
- los plaguicidas que se usan en el campo para matar insectos o mala hierba
- los plaguicidas que se usan en el hogar para matar insectos o ratones y ratas
- limpiadores y solventes fuertes
- algunos tipos de pintura y pegamento
- la gasolina, el petróleo y otros combustibles

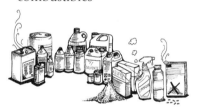

Si alguien de la familia tiene que trabajar con sustancias químicas, él o ella debe:
- Usar la menor cantidad posible de cada sustancia.
- Mantener las sustancias químicas alejadas de los lugares donde se guardan los alimentos.
- Mantener las sustancias fuera del alcance de los niños.
- Evitar respirar las sustancias. Debe usar una mascarilla o por lo menos taparse la boca y la nariz y debe tratar de trabajar donde haya buena ventilación.
- No debe permitir que le caigan sustancias químicas en la piel. Debe usar guantes, mangas largas y zapatos cerrados.
- Después de trabajar con las sustancias químicas, debe cambiarse la ropa antes de entrar a la casa. Las mujeres embarazadas no deben lavar esa ropa.

Capítulo 5
Prevenir las infecciones

En este capítulo:

La prevención de las infecciones salva vidas 49
Los microbios causan las infecciones . . 49   Cómo los microbios entran al cuerpo . . 50

Prevenir las infecciones con buenos hábitos de limpieza y seguridad 52

Lavarse las manos y usar ropa de protección 53
Lávese las manos muy seguido 53   Protéjase contra las infecciones 56
Use guantes 54

Limpiar el lugar y la ropa de cama 57
Limpie el lugar 57   Limpie o esterilice la ropa de cama ... 58

Limpiar y esterilizar los instrumentos 59
Remoje los instrumentos 59   Hervir 62
Lave los instrumentos............. 59   Al vapor..................... 62
Esterilice los instrumentos 59   Sustancias químicas 63
   Al horno 61   Cuidados especiales para ciertos
   Al vapor bajo presión........... 61   instrumentos y materiales 65

Eliminar los desechos para la seguridad de todos.................................. 67
Enterrar los desechos 68

Prevenir las infecciones

CAPÍTULO 5

La prevención de las infecciones salva vidas

Las infecciones enferman a la gente y pueden ser mortales. Son una de las causas más frecuentes de la muerte después del parto. Los procedimientos que se hacen colocando instrumentos médicos dentro de la matriz de la mujer también pueden causar infecciones. Dos ejemplos de esos procedimientos son la colocación del DIU y la aspiración manual endouterina (AMEU). Una gran parte del trabajo de la partera, y cualquier procedimiento dentro de la matriz (procedimiento agresivo), sólo se puede hacer sin peligro si se pueden seguir los pasos para prevenir las infecciones que describimos en este capítulo.

Este capítulo le explica cómo prevenir las infecciones matando o controlando a los microbios dañinos.

Los microbios son organismos que portan enfermedades. Hay microbios en todas partes, pero son tan pequeños que sólo se pueden ver con un microscopio. Los microbios peligrosos que viven en los líquidos del cuerpo —como la sangre, el semen y el líquido amniótico—, en los excrementos y en la tierra pueden causar enfermedades graves cuando entran al cuerpo de una persona.

Los instrumentos pueden portar microbios aunque se vean limpios.

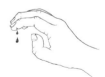

Los microbios viven en los líquidos del cuerpo, como la sangre.

Los microbios causan las infecciones

Algunas enfermedades, como la artritis, la diabetes, el asma y la epilepsia, no se deben a microbios y no son contagiosas.

Otras enfermedades, llamadas infecciones, sí se deben a microbios. El sarampión, la hepatitis, el tétanos, las infecciones de la matriz y el VIH son ejemplos de infecciones. Las personas se enferman cuando los microbios que causan estas infecciones les entran al cuerpo.

Cómo los microbios entran al cuerpo

Los microbios pueden entrar al cuerpo de diferentes maneras.

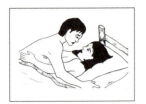

Algunos microbios se transmiten por el semen o el moco vaginal (líquidos del cuerpo) cuando las personas tienen relaciones sexuales. El VIH y otras infecciones de transmisión sexual, como la clamidiasis y la gonorrea, se pueden contagiar de esa manera.

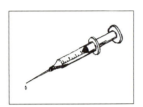

Algunos microbios se transmiten por la sangre cuando la sangre u otros líquidos del cuerpo de una persona infectada atraviesan la piel de otra persona. Eso podría suceder, por ejemplo, con una aguja que se haya usado para perforar la piel o para dar inyecciones. El VIH, la hepatitis B y la hepatitis C se pueden contagiar de esa forma.

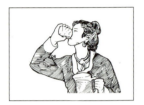

Algunos microbios viven en el agua sucia y entran al cuerpo de las personas cuando ellas beben el agua o comen alimentos contaminados por esa agua. El cólera y muchas de las infecciones que causan diarrea se transmiten de esa manera.

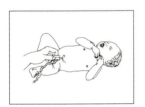

Algunos microbios viven en la tierra, en la piel o en el aire y no son peligrosos, a menos que entren a la sangre de una persona. Los microbios pueden entrar a la sangre de diferentes maneras, como por ejemplo, cuando una partera coloca instrumentos que tienen microbios dentro de la matriz de la madre o los usa para cortar la piel o el cordón del ombligo. El tétanos y las infecciones de la matriz se pueden contagiar de esa forma.

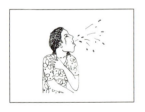

Algunos microbios se transmiten por el aire, cuando el enfermo tose o estornuda. El catarro, la gripe y la tuberculosis se pueden transmitir de esa manera.

No permita que la gente enferma se acerque a un parto

Una cosa sencilla que las parteras pueden hacer para evitar el contagio de infecciones es impedir que los enfermos se acerquen a las mujeres que están embarazadas o de parto. Evite que asistan al parto las personas que tienen dolor de garganta, tos, calentura u otras enfermedades causadas por microbios. Además, si alguien tiene una llaga en las manos o en la cara, no permita que toque al recién nacido.

¡Ay ay ay! ¡Juana está de parto y yo tengo calentura!

Voy a tener que pedirle a otra partera que la ayude.

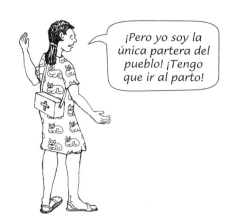

Si usted tiene que ir a un parto aunque esté enferma, lávese las manos con frecuencia y tápese la boca cuando tosa o estornude. Asegúrese de lavarse las manos cada vez que tosa o estornude. Trate de no tocar demasiado al recién nacido.

Cualquier persona puede portar microbios que causan enfermedades

La gente no siempre sabe que tiene una infección. Además, no basta con tan sólo mirar a una persona para saber cuáles microbios tiene. Algunas personas se ven sanas aunque llevan microbios dañinos en la sangre o en otros líquidos del cuerpo.

Para protegerse y prevenir la transmisión de infecciones peligrosas, como la hepatitis y el VIH, los trabajadores de salud deben tratar a toda la gente como si tuviera microbios peligrosos en los líquidos del cuerpo. Los trabajadores de salud pueden prevenir la transmisión de microbios si:

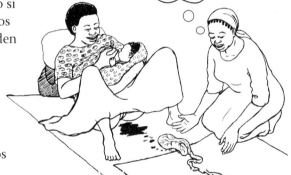

- usan guantes y ropa de protección para que la sangre y otros líquidos del cuerpo que contienen microbios no les toquen la piel.
- limpian y esterilizan los instrumentos que usan para los partos y otros procedimientos.

Nota: La buena salud en general puede ayudar a prevenir las infecciones. La buena alimentación, el descanso y el bienestar emocional y espiritual son importantes para mantener buena salud. Ayudan también a combatir los microbios que entran al cuerpo y evitar que causen enfermedades.

Pero, durante el parto y los procedimientos médicos agresivos, el cuerpo de la mujer está más abierto y más vulnerable a las infecciones. No basta con que ella tenga buena salud en general, porque los microbios que normalmente no pueden entrar al cuerpo, pueden meterse en la matriz. Una persona que tiene un corte en la piel también es más vulnerable a las infecciones, porque la piel generalmente protege el cuerpo de los microbios. Hasta una inyección puede causar una infección si hay microbios dañinos en la jeringa.

Prevenir las infecciones con buenos hábitos de limpieza y seguridad

Éstas son las reglas básicas para prevenir las infecciones.

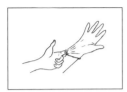

Límpiese las manos y use ropa de protección
Lávese las manos con frecuencia y use ropa de protección para no pasar los microbios de una persona a otra, y para protegerse contra los microbios usted misma (vea la página 53).

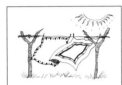

Limpie el lugar y la ropa de cama
Limpie el lugar donde ocurren los exámenes y los partos, para que no haya microbios (vea la página 57).

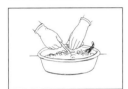

Limpie y esterilice los instrumentos
Lave los instrumentos y esterilícelos para matar a los microbios que tengan (vea la página 59).

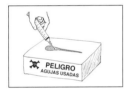

Bote los desechos con cuidado
Tire los desechos con cuidado para evitar que las personas de su comunidad se enfermen a causa de los microbios que queden en los desechos (vea la página 67).

Recuerde: las infecciones se pueden transmitir más fácilmente cuando un trabajador de salud atiende a muchas personas. Por ejemplo, si una partera no tiene las manos limpias o no esteriliza sus instrumentos, pasará los microbios de una mujer a otra, y luego a otra más. Por eso, una mujer que da a luz en un hospital o maternidad donde hay muchas otras mujeres, corre un mayor riesgo de infectarse que una mujer que da a luz en casa.

Adapte la información para que le sirva mejor
Este capítulo contiene muchas instrucciones detalladas para prevenir las infecciones. Todas son importantes, pero tal vez usted no pueda seguir algunas de ellas. Usted tendrá que decidir qué es lo que puede hacer o si hay formas de adaptar las instrucciones para que le sirvan.

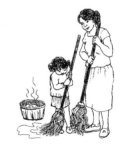

Lavarse las manos y usar ropa de protección
Lávese las manos muy seguido

Una de las cosas más importantes que puede hacer para evitar las infecciones es lavarse las manos. Así, no le pasará microbios a otra persona, ni pasará los microbios de una persona a otra. Además, también se protegerá contra los microbios de los demás. Usted debe lavarse las manos, aunque eso sea lo único que pueda hacer para prevenir las infecciones.

Lávese las manos con agua limpia y jabón. Si no tiene jabón, puede usar cenizas (¡pero no tierra!). Enjuáguese todo el jabón o las cenizas cuando termine de lavarse las manos. Cuando se lave las manos, y sobre todo cuando se las enjuague, debe usar agua corriente—no agua que esté en un tazón. Si se lava las manos en un tazón, los microbios que entran en el agua se pueden pasar otra vez a sus manos.

Lávese las manos cada vez que vaya a tocar el cuerpo de una mujer. También lávese después de que la toque y después de que toque cualquier cosa que tenga sangre u otro líquido del cuerpo de la mujer (como la placenta). Lávese las manos antes de ponerse guantes y después de que se los quite. Si está atendiendo a varias mujeres a la vez, como por ejemplo en un hospital, es muy importante que no olvide lavarse las manos cada vez que vaya a atender a otra persona.

La forma normal de lavarse las manos elimina la mayoría de los microbios. Pero a veces usted debe lavarse las manos por 3 minutos enteros y restriéguese la zona debajo de las uñas para quitar casi todos los microbios.

Cómo hacerse un lavado de manos de 3 minutos

Antes de empezar, quítese los anillos, las pulseras y otras joyas.

1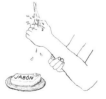
Lávese desde las manos hasta los codos con jabón y agua limpia.

2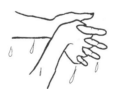
No olvide lavarse bien las zonas entre los dedos.

3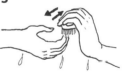
Si tiene un cepillo limpio, restriéguese las uñas.

4
¡Siga restregándose, cepillándose y lavándose las manos y los brazos 3 minutos! Dedique la mayor parte del tiempo a las manos.

5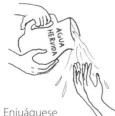
Enjuáguese con agua corriente limpia.

6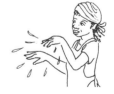
Séquese las manos al aire en vez de usar una toalla. No toque nada hasta que tenga las manos secas.

prevenir infecciones

Hágase siempre un lavado de manos de 3 minutos

antes de:

- tocar la vagina de la madre
- hacer un examen pélvico
- ayudar al bebé a nacer
- coser un desgarro
- colocar un DIU (vea Capítulo 21, página 388)
- hacer AMEU (vea Capítulo 23, página 416)

después de:

- limpiar todo después del parto
- tocar sangre u otros líquidos del cuerpo
- orinar u obrar

Limpiador de manos hecho de alcohol y glicerina

Usted puede hacer un limpiador de manos sencillo, que puede usar cuando no tenga agua para lavarse las manos. Cuando se usa correctamente, el limpiador mata a la mayoría de los microbios de las manos.

Mezcle 2 ml de glicerina con 100 ml de solución de alcohol etílico o isopropílico al 60 a 90%.

Para limpiarse las manos, frótese la piel con más o menos 5 ml (una cucharadita) del limpiador. No olvide limpiarse las zonas entre los dedos y debajo de las uñas. Siga frotándose las manos hasta que estén secas. No se seque las manos con un paño y no se las enjuague.

Agua limpia

En todo el libro hablamos de la importancia de lavarse las manos y de lavar los instrumentos. Pero eso no servirá de nada si usa agua que no esté limpia. Si es posible que el agua de su comunidad tenga microbios, hiérvala sin falta antes de que la use para lavarse las manos o para lavar los instrumentos para un parto.

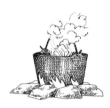

Use guantes

Los guantes de plástico o de látex protegen a las mujeres contra los microbios que usted podría tener escondidos debajo de las uñas o en la piel. También la protegen a usted contra las infecciones.

Use guantes limpios siempre que toque los genitales de la madre o cuando toque sangre u otros líquidos del cuerpo.

Usted debe usar guantes esterilizados cuando haga un procedimiento agresivo o cuando vaya a tocar un instrumento esterilizado.

Bolsas de plástico en vez de guantes

Si no tiene guantes, use bolsas de plástico que haya lavado en jabón desinfectante. Las bolsas de plástico son más difíciles de usar que los guantes, pero son mejor que nada. En el resto del libro, sólo mencionaremos los guantes. Pero **si no tiene guantes, use bolsas de plástico sin falta.**

Cómo ponerse guantes esterilizados

1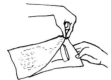

Abra el paquete sin tocar los guantes. Si toca la parte de afuera de los guantes con las manos, ya no estarán estériles.

2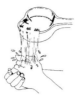

Lávese las manos con cuidado. Deje que se sequen al aire.

3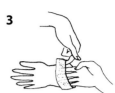

Los guantes tendrán un doblez en el puño. Agarre uno de los guantes por adentro del puño y meta la mano. No toque la parte de afuera del guante.

4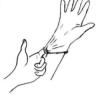

Mueva la mano hacia adentro del guante mientras lo jala con un dedo de la otra mano, enganchado abajo del puño.

5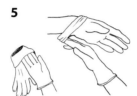

Para levantar el otro guante, meta los dedos que ya tiene enguantados en el doblez del puño del guante que se va a poner. Meta la mano en el guante.

6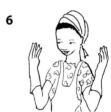

Cuando ya tenga los guantes puestos, no toque nada que no esté esterilizado. De lo contrario, ¡los guantes ya no estarán estériles tampoco!

Practique con el mismo par de guantes muchas veces hasta que sienta que ya se los puede poner fácilmente.

RECUERDE:

Si se lava las manos con cuidado …

y se pone guantes esterilizados …

y luego se rasca la cabeza …

¡los guantes ya no estarán estériles!

Claro que cuando toque a una mujer, recogerá microbios con los guantes, pero no mueva los microbios de una parte del cuerpo de la mujer a otra. Por ejemplo, si toca el ano de la mujer, que tiene muchos microbios, no le meta los dedos en la vagina con los mismos guantes. Si los microbios del ano entran a la vagina o a la matriz de la mujer, pueden causar una infección.

Después de que haya usado un par de guantes una vez, tírelos o esterilícelos antes de que los vuelva a usar (vea la página 66).

Protéjase contra las infecciones

Las parteras deben protegerse contra los microbios y las infecciones. Usted no podrá atender a las mujeres si se enferma. Y si se infecta por microbios peligrosos, podría pasárselos fácilmente a las mujeres que esté tratando de ayudar.

Algunos de los microbios que causan enfermedades graves, como el SIDA y la hepatitis B, sólo viven en los líquidos del cuerpo, como la sangre, la orina, los excrementos y la bolsa de aguas. Eso quiere decir que no se puede contagiar de esas enfermedades tan sólo tocando la piel de otra persona. Pero sí se puede infectar con los microbios que causan el SIDA y la hepatitis B si la sangre de una persona infectada cae en una cortadura o una abertura de la piel—aunque se trate de una cortadura tan pequeña que no se pueda ver (vea la página 99, para conocer todas las maneras en que se puede transimitir el VIH/SIDA). No deje que le caiga sangre ni otros líquidos del cuerpo en la ropa o en la piel. Si eso llega a suceder, lávese de inmediato con agua y jabón.

Use ropa de protección

Usted no necesita equipo caro para evitar que le caigan líquidos del cuerpo en la piel, las cortaduras, la boca y los ojos. Puede protegerse el cuerpo con un delantal o con una camisa adicional. Se puede proteger los ojos con gafas protectoras de plástico o con lentes. Tápese los pies para que no pise sangre u otros líquidos.

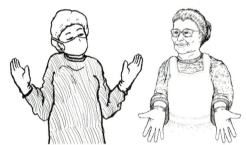
Si no tiene ropa hecha para protegerse de la sangre y otros líquidos, usted puede hacer ropa de protección usando materiales que tenga a la mano.

Si le cae aunque sea un poco de sangre, aguas u otros líquidos del cuerpo en la ropa, lávela.

Tenga cuidado con las agujas

Si usa una jeringa para poner una inyección o una aguja para coser un desgarro en la vagina, la aguja tendrá sangre. Si usted se pica con la aguja usada sin querer, podría contagiarse de una infección. Lleve las agujas con cuidado, con la punta alejada del cuerpo. No deje las agujas tiradas en ningún lado.

Use cada aguja una sola vez y después tírela en una caja como la que mostramos en la página 68. Tal vez pueda conseguir el tipo de agujas que sólo se pueden usar una vez y que no necesitan taparse. Si es necesario que vuelva a usar una aguja, póngale la tapa con mucho cuidado y colóquela en una cubeta llena de cloro hasta que esté lista para limpiarla y esterilizarla (vea la página 57).

Para no pincharse con una aguja

No le ponga la tapa a la aguja con la mano.

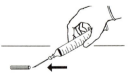

Use la aguja para levantar la tapa.

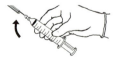

Luego termine de ajustar la tapa.

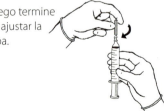

Nota: Si se pincha con una aguja, lávese la zona de inmediato con agua y jabón, o con alcohol.

Limpiar el lugar y la ropa de cama

Limpie el lugar

En casa

Por lo general, hay menos microbios en las casas de la gente que en los hospitales. Ésa es una de las razones por las que normalmente un parto o ciertos procedimientos médicos pueden ocurrir sin peligro en el hogar. Aun así, hay que limpiar la casa con cuidado, sobre todo el lugar donde el bebé vaya a nacer o donde se vayan a hacer los procedimientos, como por ejemplo, colocar un DIU o hacer un examen pélvico.

Barra esos lugares para sacar el polvo y la tierra, y lave las superficies con agua y jabón. Ponga sus instrumentos o su botiquín sobre una superficie limpia.

Saque a los animales de la casa y no haga ningún procedimiento médico donde los animales duerman u obren, o donde las personas orinen u obren. Si el piso de la casa es de estiércol, no deje que el cuerpo de la mujer ni ningún instrumento toquen el piso. El estiércol contiene muchos microbios que pueden infectar a las mujeres embarazadas fácilmente. Puede cubrir el piso con paja, tela o plástico limpios.

En un hospital, una maternidad o una clínica

Tenga mucho cuidado. Los microbios pueden pasar fácilmente de una persona a otra.

Lave los pisos y las superficies después de cada parto. Si puede, use una solución de cloro (hipoclorito sódico, lejía) para lavar los pisos.

Cómo hacer una solución desinfectante de cloro al 5%

Si la etiqueta del cloro dice:

5% de cloro disponible **10%** de cloro disponible **15%** de cloro disponible

use el cloro sin diluirlo | mezcle 1 parte de cloro con 1 parte de agua | use 1 parte de cloro con 2 partes de agua

Mezcle solamente suficiente solución para 1 día. **No la vuelva a usar al día siguiente.** Ya no servirá para matar a los microbios.

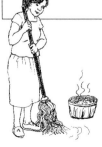

Si no tiene cloro, puede lavar los pisos con:

- etanol (alcohol etílico) al 70%
- alcohol isopropílico al 70%
- agua oxigenada al 6%
- agua jabonosa
- amoníaco (pero no mezcle nunca el cloro y el amoníaco—esa mezcla es venenosa)

Limpie o esterilice la ropa de cama

En casa

Lave la ropa de cama (colchas, fundas y sábanas) con agua y jabón. Luego cuélguela al sol o plánchela hasta que esté completamente seca. No la seque en el suelo porque se volverá a llenar de microbios.

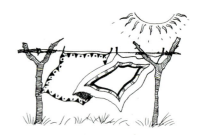

En un hospital, una maternidad o una clínica

Hay que esterilizar la ropa de cama después de cada parto. Use uno de estos métodos para matar a los microbios:

- Lave la ropa de cama con agua y jabón. Luego hiérvala 30 minutos. Séquela completamente en un lugar limpio.

- Lave la ropa de cama con agua y jabón. Luego use una plancha caliente para secarla.

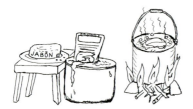

Si no puede usar ninguno de esos métodos, lave la ropa de cama con agua y jabón, y cuélguela al sol hasta que esté completamente seca. Voltee la ropa de cama para que el sol le dé de ambos lados y tenga cuidado de mantenerla limpia.

Guarde la ropa de cama de modo que no se contamine de microbios

Si no va a usar la ropa de cama de inmediato, manténgala limpia y seca hasta que la necesite. Póngala en una bolsa limpia o envuélvala en papel limpio. Guárdela en un lugar limpio y seco.

Nota: No guarde la ropa de cama cuando esté húmeda o mojada. ¡Se volverá a llenar de microbios!

Otros tipos de acolchado

A veces, la madre no tendrá una cama ni ropa de cama. El parto o el procedimiento ocurrirá en el suelo. En esas situaciones, es útil tener algún tipo de acolchado para poner debajo de la madre. El acolchado protege a la madre y al bebé contra la tierra y los microbios que están en el piso. Encuentre alguna manera de limpiar el acolchado antes de usarlo. Por ejemplo, si usa hojas de plátano o banano, las puede lavar con una solución desinfectante y después las puede ahumar o secar al sol. Si usa trapos o sacos de tela, los puede hervir y luego secar.

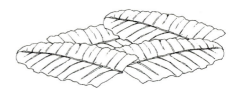

Limpiar y esterilizar los instrumentos

Hay que limpiar y esterilizar todos los instrumentos que se usan para los partos, los exámenes u otros procedimientos. La limpieza y la esterilización sirven para deshacerse de los microbios. Eso ayuda a evitar que las mujeres se enfermen.

1. Remoje los instrumentos

Los instrumentos usados se deben remojar por lo menos 20 minutos en una solución de cloro (vea la página 57).

2. Lave los instrumentos

Todos los instrumentos y el equipo que use para los partos y otros procedimientos deben estar limpios. Lávelos bien después de cada parto, usando un cepillo para quitar la sangre o la mugre que haya en las bisagras o en las orillas ásperas de los instrumentos. Quite el óxido si están oxidados y deshágase de los instrumentos que estén estropeados o que ya no tengan filo. Para protegerse, use guantes gruesos cuando limpie sus instrumentos.

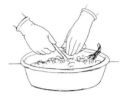

Lave sus instrumentos con cuidado.

Después de que todo esté lavado, necesitará esterilizar los instrumentos que use dentro del cuerpo de la mujer, para matar los microbios.

3. Esterilice los instrumentos

Esterilizar quiere decir matar todos los microbios que están en algo. Si sus instrumentos están esterilizados, no les pasarán microbios a las mujeres cuando usted los use. Eso protegerá a las mujeres contra las infecciones.

> **¿A qué nos referimos cuando hablamos de 'esterilizar' algo?**
>
> **Esterilizar** quiere decir matar **todos** los microbios que causan infecciones. Para esterilizar un instrumento es necesario usar un horno o vapor bajo presión.
>
> **Desinfectar** quiere decir matar la **mayoría** de los microbios que causan infecciones. A algunos jabones y productos de limpieza se les llama 'desinfectantes'. Pero para desinfectar los instrumentos médicos, no basta con limpiarlos con jabón desinfectante. Hay que hervir el instrumento, limpiarlo con vapor o remojarlo en sustancias químicas desinfectantes. A ese tipo de desinfección se le llama "desinfección de alto nivel".
>
> Todos los procedimientos mencionados en el libro se pueden hacer sin peligro con instrumentos esterilizados o desinfectados a alto nivel. Para mayor sencillez, en el libro sólo hablamos de instrumentos esterilizados. Pero, en realidad, cuando decimos que un instrumento debe estar esterilizado, lo que queremos decir es que puede estar esterilizado **o** desinfectado a alto nivel.

Esterilice todo lo que usted vaya a colocar dentro del cuerpo de la mujer y todo lo que vaya a usar para cortar la piel o para cortar el cordón del ombligo.

Esterilice estos artículos:

- jeringas y agujas
- tijeras u hoja de rasurar para cortar el cordón
- materiales para coser desgarros
- pinzas (por ejemplo, pinzas hemostáticas)
- guantes
- gasas
- paños para compresas
- perilla de hule (jeringa de pera, pera de succión) o aspirador de moco
- cánula para AMEU (vea la página 420)
- espéculos, en algunos casos

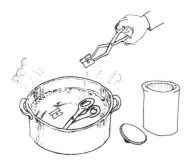

Nota: No es necesario que esterilice los instrumentos que sólo se usan afuera del cuerpo. Los estetoscopios, las cintas métricas y el equipo para medir la presión arterial deben estar limpios, pero no estériles.

Cuando usted esteriliza un instrumento, mata a los microbios que tenía y por eso lo puede usar sin peligro. Pero si el instrumento toca cualquier cosa (como la cama, una mesa o ¡usted misma!) ya no estará estéril. Tendrá los microbios de lo que haya tocado y los microbios podrían causar una infección cuando usted use el instrumento.

En las páginas siguientes explicamos 5 maneras diferentes de esterilizar los instrumentos: hornear, al vapor bajo presión, hervir, al vapor y remojar en sustancias químicas. Los hornos y el vapor bajo presión dan los mejores resultados porque matan al mayor número de microbios. Pero si no puede usar uno de esos dos métodos, está bien que use los otros. Escoja los métodos que usted pueda utilizar mejor.

 ¡ADVERTENCIA! Si no puede esterilizar sus instrumentos, ¡no los use!
Los instrumentos que no están esterilizados hacen más daño que provecho.

Limpiar y esterilizar los instrumentos

Al horno

Hornee los instrumentos de metal y el hilo para amarrar el cordón. No hornee el plástico ni el hule, porque se derretirán.

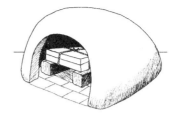

Lave y enjuague bien todos los instrumentos y luego póngalos sobre 4 capas de tela limpia o papel grueso y limpio. Envuelva los instrumentos en la tela y amárrela.

Ponga el paquete de instrumentos o de hilo en un recipiente o una bandeja.

Hornéelo por 1 hora a una temperatura de 170°C ó 340°F.

Eso es un poco más del tiempo que toma hornear un camote o una papa grande. Si su horno no alcanza la temperatura indicada, hornee el paquete más tiempo.

Deje que el paquete se enfríe y luego guárdelo en un lugar limpio y seco.

Al vapor bajo presión

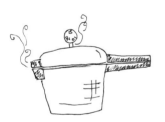

Use vapor bajo presión para esterilizar los instrumentos de metal o el equipo de plástico o de hule.

Algunas clínicas y hospitales tienen una máquina para esterilizar llamada autoclave. Las autoclaves esterilizan los instrumentos con vapor y presión. Si usted tiene una olla de presión, puede esterilizar sus instrumentos de la misma forma que una autoclave.

Ponga agua y la canasta de una vaporera en la olla de presión. Meta sus instrumentos en la canasta, tape la olla y ponga la olla en la lumbre para que hierva.

Cuando haya empezado a hervir, cueza por 20 minutos a 7 ó 9 kilos (15 ó 20 libras) de presión.

Deje que los instrumentos se sequen después de que los esterilice. No los toque o ¡ya no estarán estériles!

prevenir infecciones

Use pinzas, cucharas o palillos esterilizados para sacar los instrumentos de la olla. Páselos directamente a un recipiente esterilizado. Recuerde, si los instrumentos tocan cualquier cosa, aunque sean sus manos, ya no estarán esterilizados.

Deje que los instrumentos se sequen en el recipiente esterilizado. Tape el recipiente con una tela o un papel esterilizados para que no le caiga polvo.

Cuando los instrumentos estén completamente secos, tape el recipiente y séllelo con cinta adhesiva u otro material, para que no le entren microbios.

Hervir

Usted puede hervir los instrumentos de metal, la tela y el equipo de hule o de plástico, como las perillas de hule.

Después de que lave y enjuague los instrumentos, cúbralos con agua y hiérvalos 20 minutos.

Empiece a contar los 20 minutos cuando el agua comience a hervir.

Use pinzas, cucharas o palillos chinos esterilizados para sacar los instrumentos de la olla. Páselos directamente a un recipiente esterilizado. Recuerde, todo lo que usted toque dejará de estar esterilizado.

Al vapor

Use vapor para esterilizar los instrumentos de metal, los guantes, el equipo de plástico y otros instrumentos.

Una vaporera tiene 3 partes que encajan muy justas: la olla de abajo para hervir el agua, la canasta y la tapa.

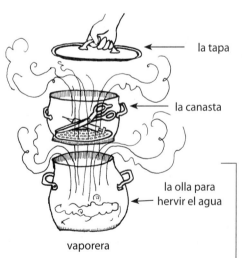

Ponga un poco de agua en la olla. Ponga los instrumentos en la canasta y tape la olla.

Cueza al vapor sobre agua hirviendo por 20 minutos a lo menos.

Empiece a contar los 20 minutos cuando el agua comience a hervir.

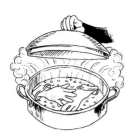

Espere hasta que los instrumentos se sequen y luego sáquelos de la vaporera con unas pinzas esterilizadas. Pase los instrumentos a un recipiente esterilizado y séllelo.

Esterilizar las cosas con vapor usa menos agua que hervirlas. Además los instrumentos que se limpian con vapor no pierden el filo ni se rompen tan rápido como los instrumentos que se hierven.

Un método filipino

Las Hermanas Misioneras Médicas en Filipinas crearon este método para esterilizar los instrumentos al vapor:

1. Ponga los instrumentos limpios en una bandeja de metal.

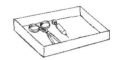

2. Coloque la bandeja en una sartén o una olla.

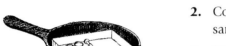

3. Póngale agua a la olla hasta que el agua llegue a la mitad de la bandeja.

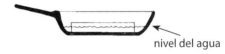

nivel del agua

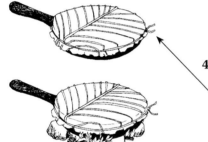

4. Tape la olla con 8 capas de hojas de plátano o banano verdes y limpias. Para que las hojas no se muevan, amárrelas a la olla con tiras de corteza o de hoja de plátano. Cuando haga eso, tenga cuidado de que no caiga nada del agua en la bandeja.

5. Ponga la olla a fuego lento y deje que hierva más o menos 1 hora.
6. Tire las hojas de afuera y use las de adentro para poner sus instrumentos.

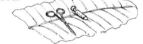

Sustancias químicas

Algunas personas usan sustancias químicas para esterilizar los instrumentos y el equipo de metal, hule o plástico. Nosotros no le recomendamos que use sustancias químicas.

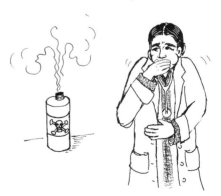

La mayoría de las sustancias químicas que se usan para esterilizar son venenosas. Cuando uno las bota, envenenan la tierra y el agua. Son venenosas para las personas que las fabrican y para las personas que las usan para limpiar instrumentos.

Sin embargo, algunos instrumentos sólo se pueden esterilizar con sustancias químicas. Los termómetros y ciertos tipos de guantes no se pueden hornear, hervir ni limpiar con vapor.

Si usted necesita usar sustancias químicas:

- prepare la solución de cloro de la página 57.
- O, si no tiene cloro, use una de estas sustancias:
  - etanol (alcohol etílico) al 70%
  - alcohol isopropílico al 70%
  - agua oxigenada al 6%
- O, si no puede conseguir ninguna de esas sustancias, puede usar alcohol fuerte para tomar, como aguardiente.

Asegúrese de que todos sus instrumentos estén muy limpios antes de que los esterilice con sustancias químicas. Si tienen aunque sea un poco de sangre o de otro líquido del cuerpo, es posible que las sustancias químicas no hagan efecto.

Remoje los instrumentos en cloro o en sustancias desinfectantes por lo menos 20 minutos.

o, como otra opción,

remójelos en alcohol fuerte para beber, un día entero.

Después de remojar los instrumentos, vacíe la solución química y deje que los instrumentos se sequen al aire.

¡ADVERTENCIA! Hay 2 tipos de sustancias químicas que en nuestra opinión nunca se deben usar porque son muy peligrosas: los glutaraldehídos y los formaldehídos. Muchas clínicas y hospitales usan esas sustancias para esterilizar, pero son muy tóxicas. Los formaldehídos causan cáncer. Trate de encontrar otra manera de esterilizar su equipo.

Cuando use sustancias químicas, no deje que le toquen la piel. Use guantes. Deshágase de esas sustancias con cuidado. Tal vez tenga que tirar el cloro u otras sustancias químicas en una letrina para asegurarse de que no lo beban los niños ni los animales.

Cómo guardar los instrumentos y otros materiales

En algunos partos, habrá suficiente tiempo para que usted esterilice sus instrumentos y su equipo en la casa de la madre. Pero en otros partos, quizás no haya tiempo. Por lo tanto, trate de esterilizar sus instrumentos y su equipo en casa y guárdelos en su botiquín, en un recipiente esterilizado. El mejor tipo de recipiente es una caja de metal o una olla que tenga una tapa bien ajustada. Use uno de los métodos mencionados para esterilizar el recipiente que use para llevar los instrumentos y el equipo esterilizados. No toque el recipiente por dentro.

Si no puede conseguir un recipiente de ese tipo, envuelva los instrumentos y el equipo en 4 capas de papel grueso o de tela antes de esterilizarlos. Mantenga envueltos los instrumentos esterilizados hasta que necesite usarlos. (Sólo podrá usar tela o papel grueso para envolver los instrumentos si los esteriliza en el horno).

Recuerde que los microbios se multiplican en la humedad y regresarán si usted guarda los instrumentos cuando aún estén mojados. Pero si va a usar los instrumentos de inmediato, está bien que los use mojados. Los microbios no se multiplican tan rápido.

Cuidados especiales para ciertos instrumentos y materiales

Paquetes estériles

Las gasas, las compresas, los guantes y otros materiales a veces vienen en paquetes, ya esterilizados. Como el interior del paquete también está estéril, usted puede usar los materiales directamente del paquete. Pero recuerde: una vez que haya sacado algo del paquete y lo haya usado, o si el paquete se moja o se agujerea, los materiales ya no estarán estériles.

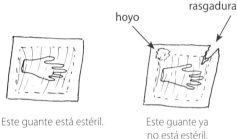

Este guante está estéril.

Este guante ya no está estéril.

Muchas veces las cosas que vienen en paquetes estériles son desechables, o sea, para usarlas una vez y después tirarlas. Pero algunas de las cosas se pueden volver a usar si se limpian y esterilizan antes de cada uso. Los guantes se pueden hervir o esterilizar al vapor. Las gasas y las compresas se pueden lavar y luego hervir u hornear.

Termómetros

Lave un termómetro con jabón y enjuáguelo con agua fría y limpia antes y después de que lo use. No lo lave con agua caliente porque podría quebrarlo.

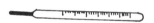

Después de que lave el termómetro, lo mejor es remojarlo en alcohol 20 minutos. Puede usar alcohol isopropílico o etílico. No vuelva a usar el alcohol. Enjuague el termómetro con agua limpia antes de que lo vuelva a usar.

Hojas de rasurar

Las hojas de rasurar para cortar el cordón del ombligo muchas veces vienen en un paquete estéril. Para mantener estéril el paquete, envuélvalo en tela o papel limpios o guárdelo en una caja seca y limpia. Si el paquete se moja o se ensucia, no podrá usar la hoja de rasurar sin peligro, a menos que la vuelva a esterilizar.

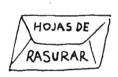

Trate de usar las hojas de rasurar una sola vez, pero si tiene que volver a usarlas, primero esterilícelas. Puede usar cualquiera de los métodos que ya mencionamos.

Guantes

La mayoría de los guantes de plástico se pueden hervir o esterilizar al vapor, pero algunos se deshacen en el agua. Consiga guantes resistentes que pueda hervir y volver a usar varias veces.

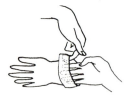

Sólo toque el guante por dentro.

Antes de que hierva o limpie los guantes al vapor, dóbleles el puño hacia afuera. Después de esterilizarlos, toque sólo la parte de adentro de los guantes. Si toca la parte de afuera, ya no estarán esterilizados.

Si tiene guantes que no se pueden hervir, lávelos con cuidado y remójelos en cloro o alcohol etílico. Luego enjuáguelos con agua limpia antes de que los vuelva a usar.

Perilla de hule (jeringa de pera, pera de succión)

Para lavar una perilla de hule, llénela de agua jabonosa y luego exprímala hasta que salga toda el agua. Haga eso varias veces. Luego enjuague muy bien la perilla.

Si hierve la perilla para esterilizarla, llénela de agua antes de que la hierva. Ya que esté hervida, exprímala hasta que salga toda el agua.

Agujas

Muchas personas se contagian de enfermedades graves, como hepatitis o VIH/SIDA, por usar agujas sin esterilizarlas.

Jeringas que se pueden volver a usar y jeringas desechables

Hay jeringas que se pueden usar muchas veces. Con esas jeringas, se crean menos desechos y se puede ahorrar dinero, pero hay que lavarlas con mucho cuidado y esterilizarlas después de cada uso.

Las jeringas desechables son para tirarse después de cada uso. Algunas de ellas se pueden desarmar, hervir o esterilizar al vapor y después volver a usar. Pero nosotros no le recomendamos que haga eso, porque las agujas que no están completamente esterilizadas pueden propagar enfermedades.

¡Nunca vuelva a usar una aguja o una jeringa sin que antes la limpie y la esterilice!

> **Cómo lavar y esterilizar una jeringa para volver a usarla:**
>
> 1. Póngase un par de guantes gruesos para protegerse las manos contra los microbios.
> 2. Jale solución de cloro al 5% (vea la página 57) a través de la aguja hasta que llene la jeringa.
> 3. Exprima la jeringa para que la solución de cloro salga a chorro.
> 4. Haga eso varias veces. Después enjuague todo varias veces con agua limpia.
> 5. Separe le aguja de la jeringa, desarme la jeringa y hierva todas las piezas o esterílcelas al vapor. (Vea la página 62).

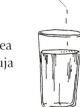

Recuerde:

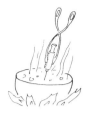

Si saca una jeringa esterilizada del agua hirviendo…

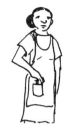

y se la mete en el bolsillo…

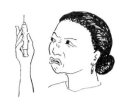

ya no estará estéril. Al contrario, ¡es peligrosa!

Eliminar los desechos para la seguridad de todos

Después del parto o de un procedimiento, quedan 3 tipos de desechos:

desechos del cuerpo

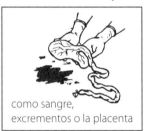

como sangre, excrementos o la placenta

desechos punzantes o cortantes

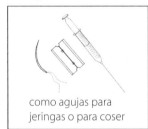

como agujas para jeringas o para coser

otros desechos

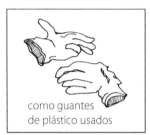

como guantes de plástico usados

Los desechos tienen microbios y pueden pasarles infecciones a usted y a otras personas de la familia o de la comunidad. Use guantes cuando toque los desechos y bótelos con precaución.

Desechos del cuerpo

La manera más sencilla de eliminar los desechos del cuerpo es tirándolos en una letrina o enterrándolos bastante hondo.

En muchas comunidades, las familias entierran la placenta—a veces junto con otros objetos especiales. Ése es un rito importante para muchas personas y también es una forma de proteger a la comunidad contra los microbios que podrían estar en la placenta.

Desechos punzantes o cortantes

Hay que poner los desechos punzantes o cortantes en un envase para que nadie se lesione si los encuentra. Los envases de metal o de plástico grueso, con tapa o con cinta para cerrarlos, sirven bien.

Cuando el recipiente se llene a la mitad, añada una solución de cloro si puede. Luego, séllelo y entiérrelo muy hondo (vea la página 68).

Cómo hacer una caja de seguridad para botar las agujas

Consiga una caja de metal o de plástico duro. Haga una ranura en la tapa de la caja, que sea más ancha de un lado y que se vuelva más angosta del otro lado.

Cuando termine de usar una jeringa desechable, meta la aguja en la ranura de la caja y deslícela hasta el punto más angosto.

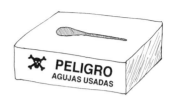

Ahora jale la jeringa para que la aguja caiga en la caja. Esterilice la jeringa de plástico y tírela en una fosa de desechos (vea abajo).

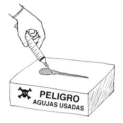 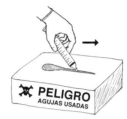 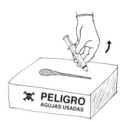

Cuando la caja se llene a la mitad, vierta solución de cloro al 5% en la caja, séllela y luego entiérrela hondo.

Otros desechos

Otros desechos, como los guantes de plástico, las jeringas o los paños ensangrentados deben esterilizarse y luego enterrarse hondo. Usted los puede esterilizar remojándolos en cloro 20 minutos.

 ¡ADVERTENCIA! **Es peligroso quemar los desechos de plástico.**
Cuando el plástico se quema, produce cenizas y humo muy venenosos. No queme los guantes, las jeringas ni otros materiales de plástico.

Enterrar los desechos

Encuentre un lugar lejos de donde la gente saca el agua para tomar y lejos de donde los niños juegan. Haga una fosa de seguridad para enterrar los desechos.

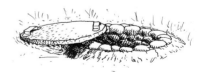

Fosa de seguridad para los desechos

1. Haga una fosa que mida de 1 a 2 metros de ancho y de 2 a 5 metros de profundidad. El fondo de la fosa debe quedar por lo menos 1 metro y medio más arriba del nivel superior del acuífero (nivel freático).
2. Cubra la fosa por dentro con una capa gruesa (por lo menos de 10 centímetros) de arcilla o piedras.
3. Haga un lomo de tierra alrededor de la fosa entera para que no le entre agua de la superficie.
4. Construya una cerca alrededor de la zona donde esté la fosa para evitar que entren los animales.

Cada vez que ponga desechos en la fosa, cúbralos con 10 centímetros de tierra o de tierra mezclada con cal. La cal ayuda a desinfectar los desechos y también alejará a los animales mientras se esté usando la fosa.

Cuando los desechos lleguen a medio metro de la superficie, cúbralos con medio metro de tierra y selle la fosa con una capa de concreto de un grosor de por lo menos 90 centímetros. Si la fosa sólo se usa para los desechos médicos, y no para la basura común, no se llenará demasiado rápido.

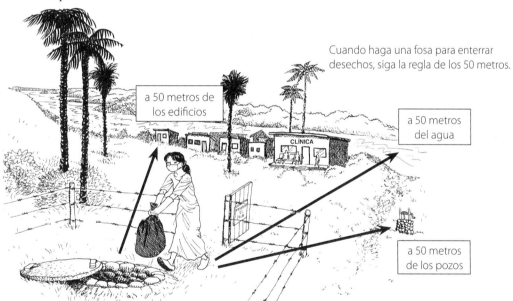

Cuando haga una fosa para enterrar desechos, siga la regla de los 50 metros.

Basureros

Cuando los desechos van a dar a los basureros, pueden propagar infecciones allí. En muchos lugares la gente va a los basureros a buscar cosas para vender, como por ejemplo, jeringas. Eso es peligroso para las personas que van a los basureros y para las personas que compran las jeringas para volver a usarlas.

Cuando una jeringa ya no se pueda volver a usar, tome precauciones cuando se deshaga de ella. Si tiene que botar las agujas usadas en la basura, esterilícelas primero, métalas en una caja o en una lata y luego selle el recipiente.

El embarazo
INTRODUCCIÓN

Todas las mujeres necesitan atención y cuidados durante el embarazo. A este tipo de atención generalmente se le llama atención prenatal o antenatal. La atención prenatal ayuda a las mujeres embarazadas a estar más sanas y a tener menos problemas durante el parto. La atención prenatal debe ser la responsabilidad de la mujer misma, de su familia y su comunidad, y de una partera u otra persona que tenga experiencia en atender a mujeres embarazadas.

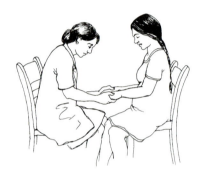

En algunos lugares, las parteras sólo atienden a las mujeres durante el parto o cuando van a dar a luz, pero no durante el embarazo. Tal vez eso se deba a que la gente sólo va a un curandero o a un doctor cuando está enferma o cuando algo anda mal. Los embarazos, por lo general, son normales y saludables. Por eso, quizás mucha gente piense que la atención prenatal no es importante. Pero la mayoría de las parteras saben que las mujeres que reciben buena atención durante el embarazo, generalmente tienen menos problemas con el parto y dan a luz a bebés más sanos.

La atención prenatal tiene 2 propósitos:

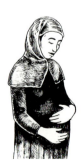

1. **Observar y escuchar a la mujer embarazada.** Eso se hace examinándole el cuerpo en busca de signos saludables y signos de advertencia, y además escuchando sus preguntas o haciéndole preguntas acerca de sus problemas.

2. **Enseñar** a la mujer cómo tener un embarazo más saludable (por ejemplo, cómo comer de una forma saludable y cómo evitar cosas que le podrían hacer daño).

Las parteras deberían comenzar la atención prenatal tan pronto como una mujer se entere de que está embarazada y deberían revisar a la mujer regularmente a lo largo del embarazo. Mucha gente habla de "controles de embarazo" o "control prenatal" para referirse a las ocasiones cuando una mujer se reúne con su partera para cuidar su embarazo. Pero en este libro, a estas reuniones las llamamos "consultas prenatales". Si es posible, todas las mujeres embarazadas deberían recibir por lo menos 4 consultas.

Si usted atiende a las mujeres con más frequencia, habrá más oportunidades de intercambiar información importante y de prevenir problemas de salud. Además, toda mujer que tiene signos de advertencia debería recibir atención prenatal con más frecuencia.

Esta sección está dividida en 3 capítulos:

- El Capítulo 6 explica las molestias que una mujer puede sentir durante el embarazo.

- El Capítulo 7 explica cómo tomar la historia clínica de una mujer embarazada la primera vez que la atiende.

- El Capítulo 8 explica cómo buscar signos saludables y signos de advertencia cada vez que atiende a una mujer.

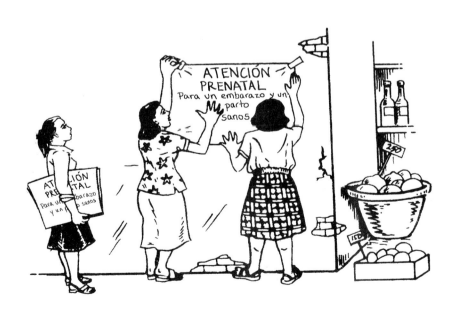

Capítulo 6
Molestias frecuentes del embarazo

En este capítulo:

Cambios en la alimentación y en el sueño 73

Naúseas y asco a ciertos alimentos . . . 73
Antojos. 74
Ardor o dolor en el estómago o entre
    los pechos (acidez). 74

Ganas de dormir 75
Dificultades para dormir. 75

Cambios y molestias del cuerpo 76

Pechos hinchados 76
Pies hinchados 76
Venas hinchadas (várices) 76
Estreñimiento (dificultades
    para obrar) 76
Hemorroides (almorranas) 77
Tener que orinar con frecuencia. 77
Flujo de la vagina 77
Dificultades para pararse o acostarse . . 78
Falta de aliento 78
Tener calor o sudar mucho. 78

Manchas de embarazo
    (paño, cloasma, melasma) 79
Manchas moradas en la piel. 79
Dolor de coyunturas 79
Dolor repentino de un lado de la
    parte baja del vientre 79
Cólicos a principios del embarazo. . . . 79
Las patadas del bebé son dolorosas . . . 80
Dolor de espalda. 80
Calambres en las piernas 80
Dolor de cabeza 81
Otros dolores. 81

Cambios en los sentimientos y las emociones 82

Cambios repentinos en
    los sentimientos 82
Temor y preocupación 82
Sueños extraños y pesadillas 82

Falta de memoria 83
Sentimientos acerca del sexo 83

Molestias frecuentes del embarazo

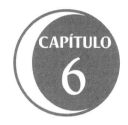

CAPÍTULO 6

El cuerpo de la mujer cambia durante el embarazo. A veces, los cambios pueden ser incómodos, pero la mayor parte del tiempo son normales. En este capítulo describimos algunos de los cambios y ofrecemos sugerencias que pueden ayudar a las mujeres a sentirse mejor. También explicamos cómo darse cuenta si una molestia podría indicar que está pasando algo peligroso con el embarazo.

Hay muchas ideas sobre las formas de tratar las molestias del embarazo. No podemos explicar todas esas ideas aquí. Si usted sabe de remedios o tratamientos que no explicamos, use los remedios que le den resultado. No tenemos todas las respuestas, pero use las ideas de la página 19 para ayudarle a decidir si los remedios son provechosos o si podrían ser dañinos. No todos los remedios sirven.

Cambios en la alimentación y en el sueño

Náuseas y asco a ciertos alimentos

Muchas mujeres tienen náuseas en los primeros meses del embarazo, especialmente por la mañana. Nadie sabe con certeza a qué se deben las náuseas del embarazo, pero a muchas mujeres les afectan lo que comen y cuando comen. Si una mujer tiene náuseas leves, anímela a que pruebe cualquiera de estos remedios:

- Coma un alimento con proteína antes de acostarse o en la noche. Los frijoles, las nueces y el queso son algunos buenos alimentos con proteína.

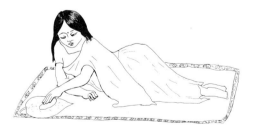

- Antes de levantarse por la mañana, coma unas cuantas galletas saladas, un poco de pan o tortillas solas u otro alimento de grano.
- Coma muchas comidas pequeñas, en vez de 2 ó 3 comidas grandes, y tome traguitos de líquido con frecuencia.
- Tome 50 mg de vitamina B-6, 2 veces al día. (No tome más de esa cantidad).

- Use digitopresión para aliviar las náuseas. Encuentre el punto que queda al ancho de 3 dedos más arriba de la muñeca, entre los 2 tendones del interior del brazo de la mujer. Oprima ese punto con su dedo, moviéndolo en círculos pequeños. Oprima firmemente, pero no tan fuerte que le cause dolor a la mujer. Si la digitopresión le va a hacer efecto a la mujer, ella deberá empezar a sentirse mejor en menos de 5 minutos.

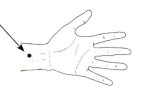

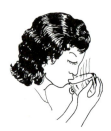

- Tómese una taza de té de jengibre, de hierbabuena o de canela 2 ó 3 veces al día, antes de las comidas. Para hacer el té de hierbabuena o de canela, ponga una cucharadita de hojas de hierbabuena o un trozo de canela en una taza de agua hirviendo. Quite el agua del fuego, y deje que repose varios minutos antes de tomar el té. Para hacer té de jengibre, hervir jengibre molido o picado en agua 15 minutos por lo menos.

Es posible que a una mujer embarazada de repente le disguste un alimento que normalmente le agrada. Está bien que no coma ese alimento. Después del parto, probablemente le volverá a gustar. Debe tener cuidado de comer muchos otros alimentos nutritivos.

Antojos

Un antojo es un deseo muy fuerte de comer algún alimento en particular, o hasta algo que no sea un alimento—como tierra, yeso, tiza (gis) o arcilla.

Si a una mujer se le antojan alimentos nutritivos (como frijoles, huevos, frutas y verduras) está bien que los coma en las cantidades que quiera. Pero si quiere muchos alimentos que no son nutritivos (como dulces, bebidas gaseosas, botanas o chucherías empaquetadas), primero necesita comer alimentos nutritivos.

Si a una mujer se le antojan cosas que no son alimentos—como tierra o barro—**no** se las debe comer. Podrían envenenarla y envenenar a su bebé. Además, podrían contener parásitos, como lombrices, que podrían enfermarla. Mejor anímela a que coma alimentos ricos en calcio (vea la página 38) o hierro (vea la página 36).

Tengo muchas ganas de comer arcilla.

Quizás necesites más calcio y hierro. Tal vez te ayude comer verduras verdes, nueces, semillas o frijoles. La tierra y la arcilla tienen parásitos que te pueden enfermar.

Ardor o dolor en el estómago o entre los pechos (acidez)

El ardor o el dolor en el estómago o entre los pechos se llama acidez o agruras. La acidez ocurre porque el bebé que se está desarrollando aplasta el estómago de la madre y lo empuja hacia arriba. Cuando eso sucede, los ácidos del estómago de la madre que ayudan a digerir los alimentos terminan en el pecho, donde causan ardor. Este problema no es peligroso y, por lo general, se quita después del parto.

Éstas son algunas cosas que una mujer puede hacer para intentar sentirse más cómoda:

- Comer porciones de comida más pequeñas pero más seguido, y tomar alimentos y bebidas por separado. Eso ayuda a mantener el estómago menos lleno.
- No comer alimentos picantes o grasosos, no beber café y no fumar, porque todas esas cosas pueden irritar el estómago.
- Comer papaya o piña regularmente. Esas frutas contienen sustancias que ayudan al estómago a digerir los alimentos.
- Mantener la cabeza más alta que el estómago cuando se acueste para descansar o para dormir. Eso evitará que los ácidos del estómago lleguen al pecho.
- Calmarse los ácidos del estómago tomando leche o un antiácido bajo en sal que no contenga aspirina. (Los antiácidos no son peligrosos, pero cuestan dinero y cuando uno los usa, al cuerpo le cuesta más trabajo aprovechar las sustancias nutritivas de los alimentos. Pruebe otros métodos antes de usar antiácidos).

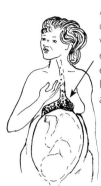

A medida que el bebé va creciendo, empuja el estómago de la madre hacia arriba.

Ganas de dormir

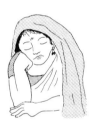

Algunas mujeres embarazadas tienen mucho sueño la mayor parte del día. Eso es más frecuente los primeros 3 meses del embarazo.

Es normal que las mujeres embarazadas tengan ganas de dormir. El cuerpo les está indicando que necesitan hacer las cosas con calma y descansar. Pero si una mujer también se siente débil, podría tener otros problemas, como una enfermedad, depresión (vea la página 274) o anemia (vea la página 116).

Dificultades para dormir

Si una mujer no puede dormir porque está incómoda o inquieta, puede probar estos remedios:

- acostarse de lado, con algo cómodo entre las rodillas y detrás de la parte baja de la espalda. Podría usar una almohada, una manta enrollada, hojas de plátano o alguna otra cosa acolchonada.
- pedir a alguien que le dé un masaje.
- tomar tés de hierbas que ayudan a dormir.

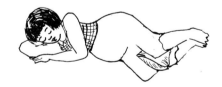

Las peleas, las preocupaciones o la tristeza en la casa o entre los familiares de la madre pueden causarle problemas para dormir. Si es posible, la familia debe evitar las peleas antes de acostarse.

Cambios y molestias del cuerpo

Pechos hinchados

Los pechos de la mujer se agrandan durante el embarazo porque se están preparando para hacer la leche para el bebé. A veces la mujer también siente comezón o dolor en los pechos.

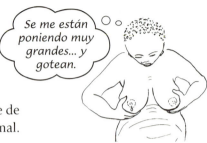

Se me están poniendo muy grandes... y gotean.

Es posible que un líquido aguado y amarillento gotee de los pezones los últimos meses del embarazo. Eso es normal. Ese líquido es el calostro—la primera leche para el bebé.

Pies hinchados

Es muy frecuente que los pies se hinchen, sobre todo por la tarde o cuando hace calor. La hinchazón de los pies generalmente no es peligrosa, pero si la madre tiene los pies muy hinchados cuando se levanta por la mañana, o si en cualquier momento se le hinchan las manos o la cara, esos podrían ser signos de preeclampsia (vea la página 125).

Para bajar la hinchazón de los pies podría servir que la mujer descanse con los pies en alto varios minutos, por los menos 2 ó 3 veces al día, que coma menos alimentos empaquetados muy salados y que tome más agua o jugos de fruta.

Venas hinchadas (várices)

Las venas azules e hinchadas que aparecen en las piernas o en los genitales de la madre se llaman várices. A veces las várices son dolorosas. Si la madre tiene várices en las piernas, tal vez le ayudaría descansar con los pies en alto frecuentemente. Tal vez también le ayudaría ponerse vendas elásticas o medias que le den mucho soporte.

Si las várices están en la zona de los genitales, podrían causar problemas de sangrado si se desgarran durante el parto. Podría ser provechoso ponerse una hoja de col (repollo) un poco fría en los genitales.

Estreñimiento (dificultades para obrar)

A algunas mujeres embarazadas les cuesta trabajo obrar (defecar). A eso se le llama estreñimiento. Para evitar o tratar el estreñimiento, la mujer debe:

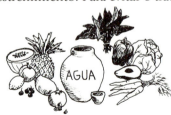

- comer más frutas y verduras.
- comer granos integrales (arroz y trigo integrales en vez de harina o arroz blancos).
- beber por lo menos 8 tazas de agua limpia todos los días.
- caminar, moverse y hacer ejercicio todos los días.

También pueden ser provechosos los remedios caseros o de plantas, que ablandan el excremento o que lo vuelven resbaloso (como por ejemplo, los remedios hechos con semilla de psilio, con ciertas frutas o con plantas fibrosas).

Cambios y molestias del cuerpo

¡ADVERTENCIA! Las mujeres embarazadas no deben tomar las medicinas llamadas laxantes o purgantes para el estreñimiento.

Para hacer efecto, esas medicinas hacen que los intestinos se aprieten o contraigan —y podrían hacer que el parto comience antes de tiempo. Algunas laxantes también pueden dañar al bebé.

Además, las mujeres embarazadas tampoco deben hacerse lavativas (lavarse los intestinos con agua). Las lavativas también pueden hacer que el parto comience antes de tiempo.

Hemorroides (almorranas)

Las hemorroides son venas hinchadas en la zona del ano. Pueden arder, doler o dar comezón. A veces sangran cuando la mujer obra, sobre todo si está estreñida. La madre debe tratar de no estreñirse. Le ayudará comer mucha fruta y verduras, y tomar muchos líquidos.

Las hemorroides pueden empeorar si una persona pasa mucho tiempo parada o sentada. Pero sentarse en un baño de agua tibia o acostarse puede ayudar a aliviar las molestias. Algunas mujeres dicen que ayuda remojar un diente de ajo en aceite vegetal y meterlo en el ano.

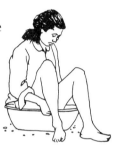

Si usted ha oído de otros remedios, pregúntele a un trabajador de salud que tenga experiencia si no hacen daño. Algunos remedios son peligrosos para las mujeres embarazadas y pueden hacerle daño al bebé.

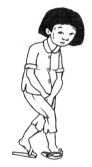

Las mujeres embarazadas necesitan orinar con mucha frecuencia.

Tener que orinar con frecuencia

Es normal tener que orinar con frecuencia, sobre todo en los primeros y los últimos meses del embarazo. Eso sucede porque la matriz que se está agrandando empuja la vejiga (la bolsa donde el cuerpo almacena la orina). Esto es tan frecuente, que algunas parteras dicen, en broma, que un hombre que no pueda encontrar a su esposa embarazada debe esperarla cerca del lugar donde ella orina. Si no está allí, ¡ya no tarda!

Si la mujer tiene dolor, comezón o ardor cuando orina, es posible que tenga una infección de la vejiga (vea la página 128) o una infección vaginal (vea el Capítulo 18, página 320). Hay que tratar estas infecciones de inmediato, porque pueden adelantar el parto y causar otros problemas.

Flujo de la vagina

El flujo es el líquido que a todas las mujeres les sale de la vagina. El cuerpo de la mujer usa el flujo de la vagina para limpiarse desde adentro. En la mayoría de las mujeres, el flujo cambia con el ciclo mensual. Muchas veces, las mujeres embarazadas tienen mucho flujo, sobre todo al final del embarazo. El flujo podría ser transparente o amarillento. Eso es normal.

Los cambios en el flujo podrían indicar que hay una infección vaginal si el flujo es gris, verde o grumoso, si huele mal o si la mujer siente comezón o ardor en la vagina (vea el Capítulo 18, página 320).

Dificultades para pararse o acostarse

Es mejor que una mujer embarazada no se acueste boca arriba sin apoyo detrás de la cabeza y espalda. Cuando una mujer se acuesta así, el peso de la matriz aplasta los vasos sanguíneos grandes que le llevan alimentos y aire al bebé. Si la madre quiere acostarse boca arriba, debe ponerse algo por detrás que le levante un poco la espalda.

Una mujer embarazada también debe tener cuidado de cómo se levanta. No debe levantarse así:

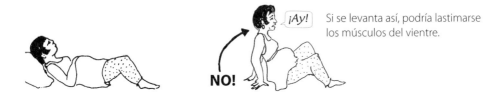

Debe voltearse hacia un lado y apoyarse en las manos para enderezarse, así:

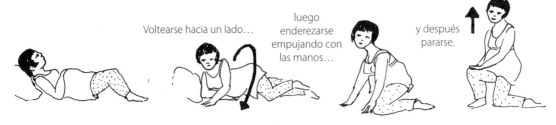

Falta de aliento

A muchas mujeres embarazadas a veces les falta el aliento (no pueden respirar tan profundamente como de costumbre). Eso se debe a que el bebé empuja los pulmones de la madre y a ella le queda menos espacio para respirar. Asegúrele que eso es normal.

Pero si la madre también está débil y cansada o si le falta el aliento **todo el tiempo**, hay que examinarla para ver si tiene signos de problemas del corazón, anemia (vea la página 116), o mala alimentación (vea la página 117) o alguna enfermedad. Consiga consejos médicos si piensa que podría tener uno de esos problemas.

Tener calor o sudar mucho

Es muy frecuente tener calor y, si no hay otros signos de advertencia (por ejemplo, signos de una infección de la vejiga, vea la página 128), la mujer no debe preocuparse. Puede ponerse ropa ligera, bañarse con frecuencia y tomar mucha agua y otros líquidos.

Cambios y molestias del cuerpo

Manchas de embarazo (paño, cloasma, melasma)

Manchas oscuras aparecen en la cara, los pechos y el vientre de algunas mujeres embarazadas. Estas manchas no son dañinas y generalmente desaparecen después del parto. Tal vez una mujer pueda evitar que le salgan manchas en la cara si usa un sombrero cuando salga al sol.

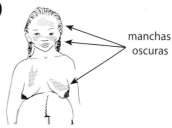

manchas oscuras

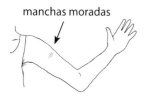

manchas moradas

Manchas moradas en la piel

Las manchas moradas se deben a pequeños grupos de venas bajo la piel. A veces aparecen cuando los vasos sanguíneos se hinchan. No son dañinas y generalmente se quitan después del parto.

Dolor de coyunturas

El cuerpo de la mujer embarazada se vuelve más blando y suelto para que el bebé pueda crecer y para que ella pueda dar a luz. A veces, las coyunturas—y particularmente las caderas—también se ponen más sueltas e incómodas. Eso no es peligroso, pero la mujer debe moverse con más cuidado porque podría torcerse los tobillos o las otras coyunturas con más facilidad. La mujer sentirá menos molestias después del parto.

Dolor repentino de un lado de la parte baja del vientre

Hay ligamentos de cada lado de la matriz, que la sostienen en su lugar. Los ligamentos son como cuerdas que "atan" la matriz a los huesos de la madre.

A veces, un movimiento repentino causa un dolor fuerte en esos ligamentos. Eso no es peligroso. El dolor se quitará en unos cuantos minutos. Tal vez ayude sobarse el vientre suavemente o ponerse un trapo calientito.

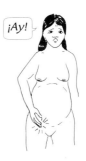

¡Ay!

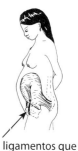

ligamentos que sostienen la matriz

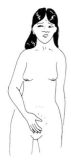

Cólicos a principios del embarazo

Es normal tener cólicos **leves** en el vientre (como cólicos leves de la regla) de vez en cuando los primeros 3 meses del embarazo. Esos cólicos se deben a que la matriz está creciendo.

Los cólicos son signos de advertencia cuando van y vienen a un ritmo regular, cuando son constantes (no se quitan), cuando son muy fuertes o dolorosos, o cuando hay sangrado al mismo tiempo. Así pueden ser signos de un embarazo en la trompa (vea la página 113) o de una pérdida (vea la página 91). La mujer debe conseguir ayuda médica de inmediato.

Las patadas del bebé son dolorosas

La mayoría de los movimientos del bebé son agradables. Pero a veces los bebés patean muy fuerte o patean siempre el mismo lugar. Y a veces en las últimas semanas del embarazo, la cabeza del bebé rebota contra la espalda o la vejiga de la madre. Esos movimientos pueden ser dolorosos o incómodos para la madre, pero no la lastimarán.

¡ADVERTENCIA! La madre generalmente siente patadas todos los días cuando llega al sexto o séptimo mes del embarazo. Si el bebé deja de patear unas cuantas horas, no hay nada de qué preocuparse. Pero **si la madre no siente ningún movimiento más de un día y una noche, podría haber un problema.** La madre debe ver a su partera o conseguir ayuda médica.

Dolor de espalda

A muchas mujeres les da dolor de espalda. El peso del bebé, de la matriz y de las aguas cansan los huesos y los músculos de la madre. Si ella pasa mucho tiempo parada en el mismo lugar o si se tiene que agachar mucho, es posible que le dé dolor de espalda. El trabajo pesado también puede causar dolor de espalda. Hay diferentes tipos de dolor de espalda y la mayoría de ellos son normales. Pero la causa puede ser una infección de los riñones (vea la página 128).

Anime al esposo de la mujer, a sus niños, a otros parientes o a sus amigas a que le den masajes en la espalda. Tal vez a la madre también le agrade ponerse un trapo calientito o una bolsa de agua caliente en la espalda. Su familia también puede ayudarle haciendo parte del trabajo pesado en su lugar (como cargar a los niños pequeños, lavar la ropa, trabajar en el campo y moler el grano).

La mujer también puede hacer un ejercicio—llamado el ejercicio del gato enojado—para aliviar el dolor de espalda. Debe hacer el ejercicio varias veces seguidas, 2 veces al día, y cuando la espalda le duela.

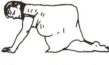
Póngase a gatas con la espalda plana.

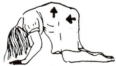
Empuje la parte baja de la espalda para arriba.

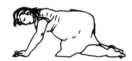
Vuelva a aplanar la espalda. Repita.

Calambres en las piernas

A muchas mujeres les dan calambres en las piernas y en los pies: un músculo de repente se les aprieta y les duele mucho. Esos calambres se dan sobre todo por la noche o cuando la mujer estira el pie y lo pone de punta. Para detener el calambre: doble el pie hacia arriba y luego sóbese la pierna suavemente para ayudarla a que se relaje (no se la sobe con fuerza).

Apunte los dedos del pie hacia arriba, luego sóbese la pierna.

No apunte los dedos del pie hacia abajo.

NO!

Para que ya no le den más calambres, la mujer no debe poner el pie de punta (ni cuando se estire) y debe comer más alimentos ricos en calcio y en potasio. La mujer también puede ver si le sirve tomar pastillas de calcio, magnesio y potasio.

Para saber cuándo el dolor en las piernas puede ser peligroso, vea la página 273.

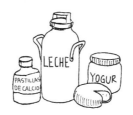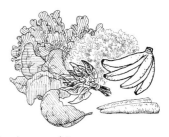

Los alimentos ricos en calcio y en potasio pueden ayudar a evitar los calambres en las piernas.

Dolor de cabeza

Los dolores de cabeza son frecuentes durante el embarazo, pero no son dañinos. Es posible que un dolor de cabeza se quite si la madre descansa y se relaja más, si bebe más jugo o agua o si se soba suavemente las sienes. Está bien que una mujer embarazada tome 2 pastillas de paracetamol con agua de vez en cuando.

A algunas mujeres les dan jaquecas (migrañas). Esos son dolores de cabeza muy fuertes. A veces se dan en un lado de la cabeza. Es posible que la mujer vea manchas y que tenga náuseas. El sol o la luz fuerte pueden empeorar las jaquecas. Las jaquecas también pueden empeorar con el embarazo.

Por desgracia, es peligroso tomar la medicina para las jaquecas durante el embarazo. Puede adelantar el parto y también puede hacerle daño al bebé. Si a una mujer embarazada le da una jaqueca, es mejor que ella tome 500 a 1000 miligramos de paracetamol y que descanse en un cuarto oscuro. Aunque por lo general el café y el té negro no son saludables durante el embarazo, está bien tomarlos de vez en cuando y podrían ayudar a aliviar una jaqueca.

Si a una mujer le dan dolores de cabeza al final del embarazo, junto con hinchazón de la cara, mareos o presión alta, eso es un signo de advertencia de preeclampsia. Vea la página 125.

Otros dolores

Es frecuente tener otros dolores leves durante el embarazo, pero también hay tipos de dolor que no son normales con el embarazo. Consiga consejos médicos si la madre tiene:

- coyunturas rojas e hinchadas.
- dolor muy fuerte.
- signos de anemia junto con dolor de coyunturas (para la anemia, vea la página 116).

 ¡ADVERTENCIA! Si a una mujer le da dolor en una pierna, que no se le quita, ella podría tener una embolia (coágulo de sangre). Vea la página 273 y consiga ayuda médica.

Cambios en los sentimientos y las emociones

El embarazo es una temporada muy importante en la vida de una mujer. Su bebé está creciendo dentro de su cuerpo, su cuerpo está cambiando y ella necesita más comida y más descanso. A medida que el cuerpo de la mujer cambia, sus relaciones, su sexualidad y su forma de trabajar también pueden cambiar.

Cambios repentinos en los sentimientos

Cuando las mujeres están embarazadas, pueden estar más sensibles. Algunas mujeres se ríen o lloran sin que haya una razón obvia. Otras se sienten deprimidas o se ponen enojadas o quisquillosas.

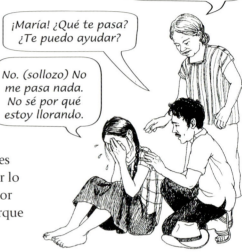

La risa o el llanto raros y los sentimientos fuertes o cambios de humor repentinos son normales. Por lo general, desaparecen rápidamente. Pero no pase por alto los sentimientos de la mujer simplemente porque ella está embarazada. Sus sentimientos son reales.

Temor y preocupación

Cuando están embarazadas, muchas mujeres se preocupan por la salud de su bebé y sobre el parto. Las inquietudes que una mujer tenga sobre otros problemas de su vida también podrían volverse más intensas cuando ella está embarazada.

Esas inquietudes son normales. No indican que algo malo vaya a pasar. Una mujer que se siente así necesita el apoyo de alguien que escuche sus preocupaciones y que la anime a tener esperanzas. Quizás también necesite ayuda para solucionar los problemas que tenga en la vida, como por ejemplo, problemas con su compañero, con el dinero, con el alcohol o las drogas, o con otras cosas.

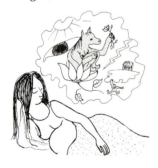

Sueños extraños y pesadillas

A veces las mujeres embarazadas tienen sueños intensos, que les parecen muy reales. Los sueños podrían ser hermosos, raros o de terror.

Para muchas personas, los sueños son una manera importante de entenderse a sí mismas y de comprender el mundo. Algunas personas creen que los sueños pueden darnos información sobre el futuro o traernos mensajes de los espíritus.

Pero, por lo general, cuando algo sucede en un sueño, eso no quiere decir que lo mismo va a suceder en la vida. Los eventos de un sueño tal vez nos muestren nuestros temores y nuestros deseos. O simplemente son cuentos que inventan nuestras mentes mientras dormimos. Las mujeres que tengan sueños que les dan miedo quizás necesiten tener a alguien con quién hablar acerca de sus esperanzas, sus temores y sus sentimientos.

Falta de memoria

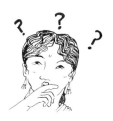

A algunas mujeres se les olvidan las cosas cuando están embarazadas. Para la mayoría de las mujeres, ése no es un gran problema. Pero algunas de ellas podrían preocuparse si no saben que es algo normal. Nadie sabe por qué las mujeres se vuelven más olvidadizas cuando están embarazadas, pero eso ocurre con frecuencia.

Sentimientos acerca del sexo

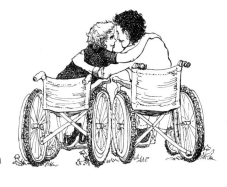

Algunas mujeres no quieren tener relaciones sexuales frecuentes cuando están embarazadas. Otras quieren tener relaciones con más frecuencia que de costumbre. Ambos deseos son normales. Está bien que la madre tenga o no tenga relaciones sexuales. El sexo no es peligroso para ella ni para el bebé.

A veces, las relaciones sexuales son incómodas durante el embarazo. La mujer y su compañero pueden probar diferentes posiciones para hacer el amor. Tal vez sea más cómodo que la mujer esté arriba, que se siente o se pare, o que se acueste de lado.

El sexo no es la única forma en que la mujer y su compañero pueden complacerse y tener intimidad. Algunas parejas se acarician y se dan masajes. Otras hablan juntas sobre sus esperanzas y sus sentimientos.

Protegerse contra infecciones

Cuando una mujer embarazada tiene relaciones sexuales, es importante que evite una infección. Por eso, debe asegurarse de que todo lo que entre a su cuerpo (como el pene y las manos) esté limpio.

Un hombre que tiene relaciones sexuales con más de una mujer **siempre** debe usar un condón—incluso con su compañera embarazada. Los condones son una buena manera de prevenir las infecciones, el VIH y otras enfermedades. Para mayor información sobre las infecciones de transmisión sexual y otras infecciones de los genitales, vea el Capítulo 18, página 320.

> **El sexo y el parto adelantado**
>
> Si con otros embarazos una mujer se ha puesto de parto antes de tiempo, tal vez ella decida no tener relaciones sexuales después del sexto mes. Eso podría ayudar a evitar que el parto se adelante.

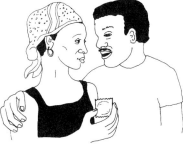

Capítulo 7
La historia clínica de una mujer embarazada

En este capítulo:

Preguntas para la historia clínica de una mejor embarazada 86

¿Tiene signos de embarazo? 86

¿Cuánto tiempo lleva embarazada?
¿Cuándo se espera que
nazca el bebé? 88

¿Qué edad tiene la madre? 90

¿Cuántas veces ha dado a luz? 90

¿Perdió o abortó un embarazo
anterior? 91

¿Tuvo problemas con un embarazo
o un parto anterior? 93

¿Tiene buena salud? 97
    Paludismo (malaria) 98
    VIH/SIDA 99

¿Se vacunó la madre contra el tétanos?
¿Cuándo se vacunó? 101

¿Está tomando medicinas ahora? 103

¿Ha tenido problemas alguna vez con
alguna medicina? 103

¿Cuáles otras cosas en su vida podrían
afectar al embarazo y al parto? 104
    El dinero 104
    Las condiciones en el hogar 104
    La distancia de los servicios
    médicos 104
    El trabajo 105
    La familia 105

Hacer un plan de transporte 106

La historia clínica de una mujer embarazada

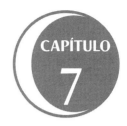

CAPÍTULO 7

Para atender bien a una mujer embarazada, usted necesita obtener información sobre su salud en general, su salud en el pasado y sus embarazos y partos anteriores. Usted también necesita averiguar cómo le ha ido con el embarazo actual. A todo eso se le llama la historia clínica.

Al conocer la historia clínica de la mujer, usted sabrá aconsejarla mejor para que tenga un embarazo y un parto saludables.

La mejor forma de tomarle la historia clínica a la mujer es hacerle preguntas. Tal vez, al principio, a ella le incomoda hablar con usted. Si le da pena hablar de su cuerpo o del sexo, quizás sea difícil que le diga las cosas que usted necesita saber sobre su salud. Trate de ayudarle a sentirse a gusto: escúchela con atención, conteste sus preguntas, trátela con respeto y no le mencione a nadie más lo que ella le diga, porque esa información es privada.

En este capítulo presentamos preguntas que usted puede hacerle a cada mujer para averiguar más acerca de ella. Usted probablemente tendrá otras preguntas que no incluimos aquí. Por ejemplo, si hay hepatitis B en su comunidad, tal vez usted quiera preguntarle a una mujer si tiene hepatitis B o explicarle cómo prevenir esa enfermedad. Piense en la información que usted necesita tener para atenderla bien. Generalmente, ¿cuáles preguntas le hace **usted** a una mujer embarazada?

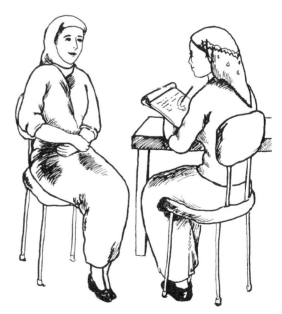

Si puede, apunte la información que obtenga acerca de cada mujer. Tal vez necesite esa información cuando el embarazo vaya más avanzado o a la hora del parto.

Después de tomar la historia clínica, y cada vez que atienda a una mujer embarazada, deberá hacer una consulta prenatal completa. En el siguiente capítulo (Capítulo 8), explicamos cómo hacer ese tipo de consulta.

Preguntas para la historia clínica de una mujer embarazada

¿Tiene signos de embarazo?

Algunos signos de embarazo son signos definitivos—indican que la mujer sin duda está embarazada. Otras son signos probables—la mujer probablemente está embarazada, pero hay signos que podrían deberse a otra causa.

Signos probables de embarazo

La mujer deja de sangrar cada mes. Muchas veces, ese es el primer signo de embarazo. Ese signo también podría deberse a la mala alimentación, a los problemas emocionales o a la menopausia (climaterio).

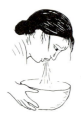

La mujer tiene náuseas o ganas de vomitar. A muchas mujeres embarazadas les dan náuseas por la mañana, pero algunas mujeres se sienten así todo el día. Las náuseas son frecuentes en los primeros 3 meses del embarazo. Ese signo también podría deberse a enfermedades o parásitos.

La mujer se siente cansada y tiene sueño de día. Eso es frecuente en los primeros 3 ó 4 meses del embarazo. Ese signo también podría deberse a la anemia (vea la página 116), la mala alimentación, los problemas emocionales o el exceso de trabajo.

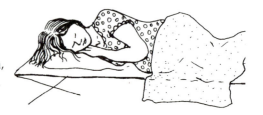

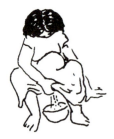

La mujer tiene que orinar seguido. Eso es más frecuente en los primeros 3 meses y en los últimos 2 meses del embarazo. Ese signo también podría deberse a la tensión nerviosa, a una infección de la vejiga (vea la página 128) o a la diabetes (azúcar en la sangre, vea la página 115).

Crece el vientre de la mujer. Después de 3 ó 4 meses, el bebé generalmente ha crecido lo suficiente para que el embarazo se note por fuera. Ese signo también podría deberse a que la mujer tiene cáncer u otro tipo de tumor en el vientre o simplemente a que está engordando.

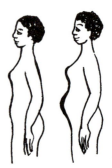

Los pechos de la mujer se agrandan. Los pechos de una mujer embarazada se agrandan cuando se preparan para hacer leche para el bebé. Ese signo también podría deberse a que los pechos muchas veces se agrandan justo antes de la regla.

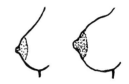

La mujer siente movimientos suaves en el vientre. La mayoría de las mujeres empiezan a sentir los movimientos del bebé cuando llevan de 16 a 20 semanas de embarazo (alrededor del cuarto o quinto mes). Ese signo también podría deberse a gases en el vientre.

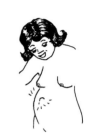

Signos definitivos de embarazo

La mujer siente que el bebé se mueve. La mayoría de las mujeres empiezan a sentir las patadas del bebé cuando llevan 5 meses de embarazo.

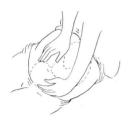

Se puede sentir el cuerpo del bebé dentro del vientre. Alrededor del sexto o séptimo mes, una partera hábil generalmente puede encontrar la cabeza, el cuello, la espalda, los brazos, las nalgas y las piernas del bebé cuando palpa el vientre de la madre.

Se oyen los latidos del corazón del bebé. Alrededor del quinto o el sexto mes, a veces es posible oír los latidos del corazón con instrumentos como un estetoscopio o un fetoscopio. Alrededor del séptimo o el octavo mes, una partera hábil generalmente puede oír los latidos del corazón del bebé cuando pone una oreja sobre el vientre de la madre (vea la página 139).

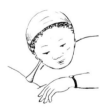

Una prueba de embarazo indica que la mujer está embarazada. La prueba se puede hacer en un laboratorio o en casa con un equipo que se consigue en algunas farmacias. Algunas pruebas usan un poco de orina de la mujer. Otras pruebas se hacen con una pequeña muestra de su sangre. La prueba puede ser cara y, por lo general, no es necesaria. Sin embargo puede ser útil, por ejemplo, si una mujer necesita averiguar si está embarazada antes de tomar una medicina que podría hacerle daño a un bebé.

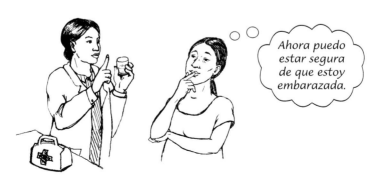

Ahora puedo estar segura de que estoy embarazada.

¿Cuánto tiempo lleva embarazada? ¿Cuándo se espera que nazca el bebé?

Averigüe cuántos meses de embarazo lleva la mujer en la primera consulta. Eso también le indicará la fecha en que debería dar a luz (la fecha probable de parto).

Hay 3 formas de calcular el tiempo que lleva el embarazo y la fecha probable de parto:

- Contar los meses a partir de la fecha de su última regla.
- Medir el tamaño de la matriz.
- Hacerle una ecografía a la mujer en un hospital.

Nota: Es normal—y no peligroso—que un bebé nazca hasta 3 semanas antes o 2 semanas después de la fecha probable de parto.

Cómo usar la última regla para calcular la fecha probable de parto

Si una mujer sangra regularmente cada 4 semanas, su embarazo empezará más o menos 2 semanas después del primer día de su última regla.

Para averiguar si puede usar este método para calcular la fecha probable de parto, primero tendrá que hacerle 3 preguntas a la madre:

1. Antes de quedar embarazada, ¿Siempre le venía la regla cada 4 semanas (1 vez al mes)?

2. ¿Fue normal su última regla (no sangró menos o más de lo usual)?

3. ¿Recuerda la fecha del primer día en que le comenzó su última regla?

Si la mujer contesta que "no" a cualquiera de las 3 preguntas, usted no puede estar segura de que calculará correctamente la fecha probable de parto con este método.

Si contesta que "sí" a las 3 preguntas, usted podrá calcular la fecha probable de parto y cuántas semanas de embarazo lleva la mujer.

Recuerde que el embarazo dura más o menos 40 semanas o 280 días. Eso equivale más o menos a 9 meses del calendario o a 10 meses lunares a partir de la última regla.

Cómo usar un calendario para calcular la fecha

Para calcular la fecha probable de parto, sume 9 meses y 7 días al día en que comenzó la última regla de la mujer.

(También puede hacer el cálculo restando 3 meses y luego sumando 7 días a la fecha de la última regla).

En la página 527 aparece un instrumento útil para calcular la fecha probable de parto usando la fecha de la última regla.

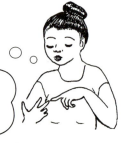

Su última regla comenzó el 6 de mayo.

Si sumo 9 meses, la fecha sería el 10 de febrero. Si luego sumo 7 días, eso me indica que el bebé debería nacer alrededor del 17 de febrero.

Para averiguar qué tan avanzado va el embarazo, cuente el número de semanas que han pasado entre el primer día de su última regla y la fecha actual.

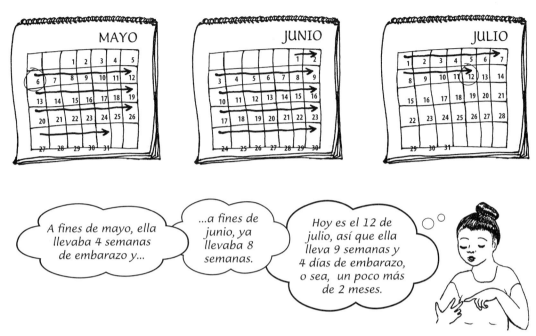

Cómo usar la luna para calcular la fecha

Si usted no usa un calendario, puede calcular la fecha probable de parto usando la luna. Si la regla de una mujer generalmente le viene cada luna (cada 4 semanas), el bebé nacerá más o menos 10 lunas después del primer día de su última regla. Si la regla de la mujer empezó cuando la luna estaba en cuarto creciente, el bebé nacerá cuando pasen otros 10 cuartos crecientes. Si la regla le comenzó con la luna nueva, el bebé nacerá en cuanto pasen otras 10 lunas nuevas.

Por ejemplo:

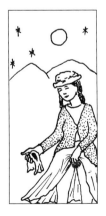

Si la regla le empezó con la luna llena,

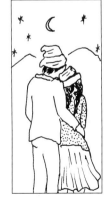

ella probablemente se embarazó cuando había luna nueva.

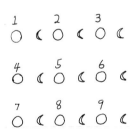

La fecha probable de parto es 10 meses lunares después del primer día de la última regla—

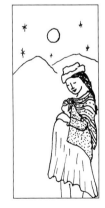

en este caso, 10 **lunas llenas** después del primer día en que ella tuvo su última regla.

Cómo medir la matriz para calcular la fecha

Con práctica, una partera puede calcular el tiempo que lleva el embarazo al sentir el tamaño de la matriz. Use este método si:

- la mujer no recuerda cuándo le comenzó la última regla.
- el sangrado de la última regla fue más ligero o más abundante que de costumbre.
- a la mujer no le baja la regla con regularidad.
- la mujer estaba dando el pecho y no estaba sangrando con regularidad cuando se embarazó.

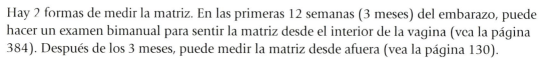

Hay 2 formas de medir la matriz. En las primeras 12 semanas (3 meses) del embarazo, puede hacer un examen bimanual para sentir la matriz desde el interior de la vagina (vea la página 384). Después de los 3 meses, puede medir la matriz desde afuera (vea la página 130).

Cómo usar una ecografía para calcular la fecha

Una máquina de ecografías (o ultrasonido) toma una "foto" del bebé en la matriz usando ondas de sonido (vea la página 434). Generalmente, las ecografías que se hacen en los 3 primeros meses del embarazo muestran con bastante certeza el tiempo que lleva el embarazo. Las ecografías probablemente no son peligrosas para el bebé, pero son caras y es raro que sean necesarias.

¿Qué edad tiene la madre?

El embarazo puede causarle problemas a una mujer de cualquier edad. Pero las muchachas muy jóvenes y las mujeres ya mayores suelen tener más problemas.

A veces, las jovencitas que se embarazan antes de los 17 años de edad no han terminado de crecer. Es posible que la pelvis de una joven no haya crecido lo suficiente para dar a luz de una forma normal. Las jovencitas también corren un mayor riesgo de tener otros problemas, como preeclampsia, partos prolongados y bebés que nacen antes de tiempo. Las muchachas que se embarazan cuando aún son muy jóvenes pueden ser madres dedicadas y maravillosas, pero muchas de ellas necesitarán más consejos y apoyo que otras mamás.

Es posible que las madres ya mayores también tengan más problemas con el embarazo y el parto.

Para las mujeres mayores y para las muchachas muy jóvenes podría ser más seguro dar a luz en un hospital bien equipado que en casa.

¿Cuántas veces ha dado a luz?

Generalmente tienen menos problemas con el parto las mujeres que ya han dado a luz a 1 ó 2 bebés que nacieron vivos y sanos.

Otras mujeres podrían tener más problemas. Los primeros partos muchas veces son más difíciles que los partos siguientes. Quizás sea mejor que una primeriza dé a luz cerca de un hospital. Esté pendiente de los signos de peligro y tenga transporte listo para las emergencias.

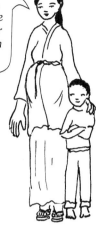

Yo ya tuve un parto normal. Probablemente no voy a tener problemas con el siguiente.

Una mujer que ha dado a luz a 5 o más bebés corre un mayor riesgo de tener algunos de los siguientes problemas:

- un parto prolongado
- la matriz desgarrada (después de un parto prolongado y difícil)
- prolapso de la matriz
- un bebé en una posición que complica el parto
- sangrado abundante después del parto

Por esas razones, podría ser más seguro que una mujer que ya ha tenido 5 o más partos dé a luz en un hospital o en un lugar cercano a la ayuda médica.

¿Perdió o abortó un embarazo anterior?

Pérdida

Una pérdida (también llamada **aborto espontáneo**) ocurre cuando un embarazo se termina antes de cumplir los 6 meses, cuando el bebé aún es demasiado pequeño para vivir fuera de la madre. Las pérdidas son frecuentes. Muchas veces suceden antes de que la mujer sepa siquiera que está embarazada.

Generalmente es difícil saber por qué un embarazo se termina, pero algunas causas de las pérdidas se pueden prevenir. El paludismo, las infecciones de transmisión sexual, las lesiones, la violencia y la tensión nerviosa pueden causar la pérdida de un embarazo.

A veces, las pérdidas ocurren cuando una mujer se ha expuesto a venenos o sustancias químicas tóxicas. Por ejemplo, las mujeres que trabajan en el campo muchas veces respiran o manejan plaguicidas que pueden causar pérdidas. Esas mujeres tienen pérdidas con mucha más frecuencia que otras mujeres.

Algunas pérdidas se pueden prevenir al tratar enfermedades e infecciones que padecen las mujeres y al ayudarlas a evitar las situaciones de violencia y el contacto con los venenos. Pero algunas mujeres pierden un embarazo tras otro y no se sabe por qué. Si usted atienda a una mujer que ha tenido muchas pérdidas, consiga ayuda médica para averiguar la causa y para ayudarla a llevar su embarazo el tiempo completo.

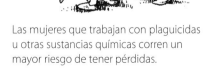

Las mujeres que trabajan con plaguicidas u otras sustancias químicas corren un mayor riesgo de tener pérdidas.

Aborto

Muchas mujeres usan plantas medicinales y otros remedios para bajar la regla en la fecha prevista o para evitar o interrumpir un embarazo. Es posible que estos remedios no causen problemas, pero pregúntele a la mujer si alguna vez tuvo un problema —como dolor, sangrado abundante, o infección— después de usar una planta medicinal u otro tipo de medicina.

Si una mujer u otra persona hacen algo al cuerpo de la mujer para interrumpir un embarazo, a esto lo llamamos un aborto. En los lugares donde el aborto es legal y accesible, a una mujer generalmente se le puede hacer un aborto sin peligro para su salud ni para sus futuros embarazos. Hay 3 tipos de abortos que se pueden hacer sin peligro:

- **Aborto por aspiración al vacío.** Un trabajador de salud usa un aparato o una jeringa especial (AMEU) para vaciar la matriz (vea el Capítulo 23, página 416). Generalmente, los abortos por aspiración al vacío no causan problemas si se hacen correctamente.

- **Aborto por legrado.** Un trabajador de salud vacía la matriz raspando su interior con un instrumento esterilizado. Si una mujer se ha sometido a 3 o más abortos por legrado, ella podría tener cicatrices en la matriz. Las cicatrices podrían causar problemas con un embarazo posterior. Consiga consejos médicos.

- **Aborto con medicamentos.** Una mujer toma medicinas que interrumpen el embarazo y vacían la matriz. Las medicinas que se pueden tomar con mayor seguridad para este fin son la mifepristona, seguida de misoprostol 2 días después. Para saber usar estas medicinas correctamente, vea la página 485.

En lugares donde el aborto es ilegal, una mujer que intenta interrumpir un embarazo puede hacerse daño o puede entregarse a una persona que hace abortos en condiciones peligrosas. Un aborto malhecho puede causar sangrado abundante, una infección grave, infertilidad, o muerte. Para saber ayudar a una mujer después de un aborto malhecho, vea el Capítulo 22, página 400.

Si una mujer se enfermó, se lesionó o sangró mucho después de cualquier tipo de aborto, es posible que tenga cicatrices en la matriz que podrían causar problemas en este embarazo o durante el parto. Será mejor que ella dé a luz en un hospital, o en un lugar cercano donde puede conseguir ayuda médica sin demora si la necesita.

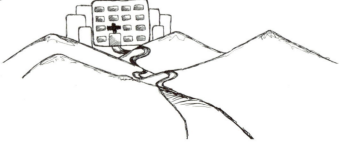

¿Tuvo problemas con un embarazo o un parto anterior?

Si una mujer tuvo problemas con un embarazo o un parto anterior, es posible que también tenga problemas esta vez.

Pídale a la madre que le cuente lo que le sucedió con cada uno de sus embarazos y sus partos anteriores. Déjela que le diga todo lo que le pasó: **lo bueno y lo malo.** Luego hágale las preguntas que aparecen a continuación para averiguar más acerca de los problemas que tuvo con sus otros embarazos y para prepararse para éste. Si puede, apunte lo que averigüe. (Explicamos muchos de los problemas más detalladamente en otras partes de este libro. Diríjase a la página indicada para averiguar más sobre el problema).

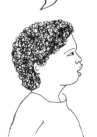

Sangré mucho con mis dos hijos. Estuve muy débil durante muchos días después de cada parto.

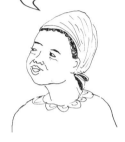

Como sangraste con tus partos anteriores, debemos prepararnos en caso de que también sangres esta vez.

¿Estuvo muy cansada o débil (anémica)?

Generalmente, cuando las mujeres embarazadas se sienten cansadísimas o muy débiles es porque tienen anemia (falta de hierro en la sangre). Si la mujer tuvo anemia con otro embarazo, es probable que vuelva a tener ese problema con el embarazo actual. La anemia causa muchos problemas durante el embarazo y el parto, pero se puede prevenir comiendo muchos alimentos ricos en proteína y en hierro y tomando pastillas de hierro. (Vea la página 116).

¿Tuvo la presión alta?

Si tuvo la presión alta con un embarazo anterior, es probable que le suceda lo mismo esta vez. La presión alta puede ser un signo de preeclampsia. (Vea la página 124).

¿Tuvo preeclampsia?

Si una mujer tuvo preeclampsia con un embarazo anterior, ella está en peligro. Podría volver a tener preeclampsia. Revísele la presión regularmente durante este embarazo y esté pendiente de otros signos del problema. (Vea la página 125). Prepárese para conseguir ayuda médica si le da preeclampsia.

¿Tuvo convulsiones (ataques)?

Si la madre tuvo convulsiones con un embarazo o un parto anterior, consiga consejos médicos. Ella probablemente tuvo eclampsia. Es probable que le vuelva a dar y ella debe dar a luz en un hospital. (Vea la página 181).

¿Tuvo diabetes (azúcar en la sangre)?

Si tuvo diabetes con un embarazo anterior, es probable que le vuelva a dar esa enfermedad. Si es posible, ella debe hacerse una prueba para detectar la diabetes. La diabetes en la madre puede provocar una pérdida o puede causarles otros problemas a la madre o al bebé después del parto. (Vea la página 115).

¿Se prolongó mucho el parto o tuvo que pujar por mucho tiempo?

¿Se tardó más de 24 horas en dar a luz a su primer bebé o más de 12 horas en dar a luz a sus otros hijos (vea la página 186)? ¿Pujó más de 2 horas? Pregúntele si ella o su bebé tuvieron problemas a causa del parto prolongado. Si el parto fue saludable y el bebé nació bien, es probable que no vaya a tener problemas con este parto. Si hubo problemas con el parto, pregúntele si sabe por qué se tardó tanto. ¿Ella estaba anémica? ¿Era el bebé muy grande o estaba en una mala posición? ¿Tenía ella mucho miedo? Quizás usted necesite conseguir consejos médicos.

¿Tuvo una fístula?

Si tuvo un parto prolongado que le produjo una fístula (una abertura en el tejido de la vagina), esta vez deberá dar a luz en un hospital. (Vea la página 273).

¿Tuvo un parto muy rápido (de menos de 3 horas)?

Si la madre tuvo un parto anterior muy rápido, asegúrese de que ella y su familia sepan qué hacer en caso de que usted no llegue a tiempo. Usted puede enseñarle a la familia cómo atender el parto en una emergencia.

¿Tuvo un parto adelantado?

Si ella tuvo un bebé que nació con más de un mes de anticipación, pregúntele si tiene signos de una infección vaginal (vea la página 328). Si ella tiene vaginosis bacteriana el parto podría comenzar antes de tiempo. Prepárese en caso de que este bebé también nazca antes de tiempo y esté atenta a signos de que comienza el parto. (Vea la página 149).

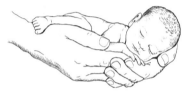

¿Dió a luz a un bebé muy pequeño (de menos de 2 kilos y medio ó 5 libras)?

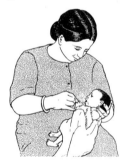

Averigüe si el bebé nació antes de tiempo (es normal que estos bebés sean pequeños). Si el bebé nació cuando se le esperaba, pregúntele a la madre si ella tuvo anemia, presión alta o preeclampsia. También pregúntele si no comió lo suficiente, si fumó o si usó drogas. Cualquiera de esas cosas podría haber impedido que el bebé creciera bien.

Revise a la madre para ver si el bebé que está esperando ahora está creciendo de una forma normal. Si le parece que es muy pequeño para su edad, probablemente convendría que la madre dé a luz en un hospital o en un lugar cercano a él, porque los bebés muy pequeños pueden tener más problemas de salud. (Vea las páginas 221 y 256).

¿Tuvo un bebé muy grande (de más de 4 kilos ó 9 libras)?

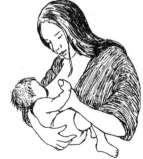

Pregúntele si tuvo un parto difícil. Si no fue difícil, es probable que el parto actual tampoco lo sea. Revise a la madre para ver si tiene signos de diabetes (vea la página 115). Además, revise el tamaño del bebé para ver si éste también le parece muy grande. Si es posible, pídale a la madre que se haga la prueba para detectar la diabetes.

¿Sangró mucho antes o después del parto?

Si la madre sangró mucho con un embarazo o con un parto anterior, es probable que eso le vuelva a suceder. Pídale que le diga todo lo que recuerde acerca del sangrado. ¿Necesitó atención médica? ¿Tenía anemia? ¿Estaba tan débil que no podía pararse? Las respuestas a esas preguntas le ayudarán a prepararse para lo que podría pasar en este parto. Si es posible, una mujer que haya sangrado mucho anteriormente deberá dar a luz en un hospital. Prepárese para tratar un sangrado abundante después del parto. (Vea la página 224).

¿Tuvo problemas con la placenta?

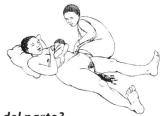

Si la placenta no salió fácilmente en un parto anterior (vea la página 227), es posible que eso vuelva a suceder. Prepárese para tratar el sangrado. Sería mejor que ella dé a luz en un hospital o en un lugar cercano a él.

¿Tuvo fiebre o una infección de la matriz durante o después del parto?

Quizás no tenga problemas con este parto, pero el riesgo de infección será mayor que para otras mujeres. Asegúrese de buscar signos de una infección vaginal (vea la página 320).

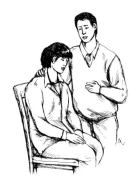

¿Se sintió muy triste (se deprimió) después del parto?

Si la mujer se deprimió después de un parto anterior, le podría volver a pasar lo mismo. Prepárese para ayudarle si eso le sucede (vea la página 274).

¿El bebé se enfermó o murió antes, durante o después del parto?

Averigüe si el bebé estuvo enfermo o murió. Si algunos de sus bebés han muerto, es posible que ella tenga un problema de la sangre, llamado incompatibilidad Rh (vea la página 405). O tal vez las muertes se hayan debido a otras causas. Revise a la madre para ver si tiene la presión alta (vea la página 122), diabetes (vea la página 115), anemia (vea la página 116), desnutrición (vea la página 117) o una enfermedad. Cualquiera de esas cosas puede causar la muerte de un bebé. Consiga consejos médicos.

¿Tuvo el bebé malformaciones congénitas?

- Algunas malformaciones congénitas son hereditarias ("de familia"). Pregúntele de qué tipo de malformación se trata y si algún pariente suyo o del padre del bebé también tiene esa malformación. Es posible que el próximo bebé tenga el mismo problema.
- Algunas malformaciones se deben a enfermedades como el herpes o la rubéola. Si la mujer tuvo herpes o rubéola durante un embarazo anterior, probablemente no le causarán malformaciones a este bebé. Las mujeres embarazadas deben evitar a las personas que están enfermas.
- Algunas malformaciones ocurren cuando la madre se expone a sustancias químicas tóxicas, drogas o medicinas. (Vea las páginas 45 a 47).
- Algunas malformaciones se deben a la mala alimentación. (Vea las páginas 33 a 39).
- Algunas malformaciones ocurren sin que nadie sepa por qué.

Para mayor información sobre las malformaciones congénitas, vea la página 266.

¿Dió a luz por cesárea?

Para hacer una cesárea, un doctor hace un corte en el vientre y en la matriz de la madre para sacar al bebé. Luego, el doctor cose la matriz y el vientre para cerrarlos. Esa operación deja una cicatriz en la matriz y otra en el vientre. A veces, se hace una cesárea cuando el bebé no cabe en la pelvis de la madre. Otras veces se hace cuando el bebé está en peligro y necesita nacer rápidamente.

> **Nota:** Las cesáreas salvan vidas, pero en algunos lugares se hacen con demasiada frecuencia—generalmente porque son más convenientes para el doctor o porque las mujeres creen que será más fácil dar a luz por cesárea. Pero eso no es cierto. Las cesáreas sólo deben usarse en casos de emergencia.

La mayoría de las mujeres pueden dar a luz por la vagina sin peligro aunque ya haya tenido un parto por cesárea. Pero hay una posibilidad muy pequeña de que la cicatriz de la matriz se desgarre durante el parto. Si eso sucede, la mujer podría sangrar por dentro y ella o el bebé podrían morir. Por eso, lo más seguro es que una mujer que haya tenido un parto por cesárea dé a luz en un hospital, o en un lugar cercano a él. Si la madre piensa dar a luz en casa, asegúrese de que ella pueda recibir atención médica si tiene problemas con el parto.

La mujer debe dar a luz en un hospital en cualquiera de las siguientes circunstancias:

- Ella dio a luz por cesárea hace menos de 2 años.
- El bebé por nacer es grande o está en una posición que complica el parto.
- La madre tuvo una cesárea porque a ella no se le desarrolló bien la pelvis cuando era niña. Ese problema generalmente se debe a la mala alimentación.
- La cicatriz de la matriz va de arriba a abajo (no de lado a lado).
  Por desgracia, no se puede saber nada acerca de la cicatriz de la matriz al mirar el vientre. La cicatriz en el vientre podría ser de una forma y la cicatriz en la matriz de otra. La única manera de averiguarlo es revisar el expediente médico de la mujer en el hospital o hablar con el doctor que le hizo la cesárea.

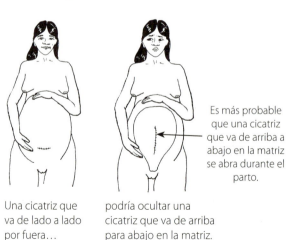

Una cicatriz que va de lado a lado por fuera… podría ocultar una cicatriz que va de arriba para abajo en la matriz.

Es más probable que una cicatriz que va de arriba a abajo en la matriz se abra durante el parto.

¿Tiene buena salud?

Es más probable que una mujer sana tenga un embarazo sin problemas. El Capítulo 4 (páginas 32 a 47) ofrece consejos generales para mantener la buena salud. Vea también el Capítulo 18 (páginas 320 a 337) para aprender cómo prevenir y tratar las infecciones vaginales. Algunos problemas de salud generales pueden causar problemas graves durante el embarazo.

Si una mujer embarazada tiene uno de los siguientes problemas ahora, debe conseguir ayuda médica para planear lo que necesitará durante el embarazo y para decidir si debería dar a luz en un hospital:

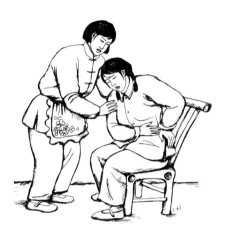

- diabetes (vea la página 115)
- VIH/SIDA (vea la página 99)
- infección de la vejiga o de los riñones (vea la página 128)
- paludismo (vea la página 98)
- fiebre de más de 38°C (100.4°F) más de 2 días (vea la página 178)
- presión alta (vea la página 122)
- enfermedad del hígado (hepatitis y particularmente hepatitis B, vea la página 336)
- problemas del corazón
- tuberculosis que no se ha tratado
- deformidades de las caderas o de la parte baja de la espalda

Si una mujer tuvo ALGUNA VEZ uno de los siguientes problemas, cuando esté embarazada debe consultar a un doctor o a un trabajador de salud con experiencia, para averiguar si aún tiene un problema:

- hepatitis (vea la página 336)
- infección de los riñones (vea la página 128)
- preeclampsia (vea la página 125)
- fiebre frecuente
- tuberculosis

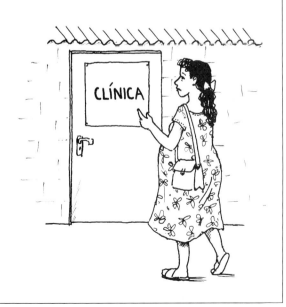

Paludismo (malaria)

El paludismo es una infección de la sangre que causa fiebre y escalofríos. Se da con frecuencia en las jovencitas, en las mujeres que se embarazan por primera vez y en las mujeres que ya tienen otras enfermedades. El paludismo es más peligroso para las mujeres embarazadas que para la mayoría de la demás gente. Si una mujer embarazada tiene malaria, es más probable que tenga anemia, que pierda el embarazo, o que se muera. Además, es más probable que su bebé sea muy pequeño, que nazca antes de tiempo o que nazca muerto.

Los zancudos (mosquitos) propagan el paludismo. Para prevenir el paludismo, evite las picaduras de zancudo.

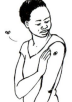

- Elimine el agua estancada y no se acerque a los lugares donde se críen los zancudos.
- Use los remedios locales para alejar los zancudos. Algunas personas untan la piel con aceite de citronela.
- Póngase repelente al amanecer y al atardecer cuando los mosquitos generalmente salen a picar.
- Duerma bajo mosquiteros tratados con insecticida.

 ¡ADVERTENCIA! **No ponga insecticida en la ropa de cama.**
Los insecticidas son venenos. Lávese las manos después de tocar los mosquiteros tratados con insecticida. No deje que los niños los toquen ni que se los pongan en la boca.

En los lugares donde hay mucho paludismo, todas las mujeres embarazadas deben recibir medicinas que previenen esta enfermedad peligrosa. Las medicinas para el paludismo pueden ser caras y pueden tener efectos secundarios, pero es menos peligroso tomar esas medicinas que enfermarse de paludismo.

En muchos lugares, las medicinas que antes se usaban para prevenir o para tratar el paludismo ya no sirven. En diferentes partes del mundo se están usando nuevas medicinas o combinaciones de medicinas. Además, una persona que esté muy enferma podría necesitar un tratamiento diferente que una persona que sólo esté un poco enferma. Algunas de las medicinas que normalmente se usan para el paludismo son peligrosas durante el embarazo.

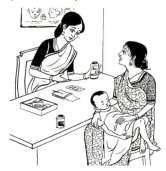

Si una mujer ya tiene paludismo, debe recibir tratamiento de inmediato. En muchos lugares, se recomienda la cloroquina para tratar el paludismo. Esta medicina no hace daño durante el embarazo.

Para tratar el paludismo con cloroquina
- dé 600 mg de cloroquina.................................. por la boca, 1 vez al día, durante 2 días
  luego dé 300 mg de cloroquina........................... por la boca, 1 vez, el tercer día

Si la mujer no empieza a mejorarse el segundo día, podría necesitar otro tipo de medicina. Consiga ayuda médica.

En algunos lugares, la cloroquina no sirve. Si en su región hay mucho paludismo, averigüe cuáles medicinas recomiendan las autoridades de salud de su zona.

Esta combinación de medicinas que es eficaz en todos lados y se puede dar sin peligro después de los primeros 3 meses del embarazo.

Para tratar el paludismo después del tercer mes del embarazo
- dé 300 mg de artesunato .... por la boca, 1 vez al día, durante 7 días

   y también
- dé 600 mg de clindamicina .... por la boca, 2 veces al día, durante 7 días

VIH/SIDA

El SIDA es una enfermedad que impide que el cuerpo resista las infecciones. El SIDA se debe a un virus (un tipo de microbio) muy pequeño llamado VIH. Una persona puede tener el VIH muchos años antes de enfermarse. Pero tarde o temprano, el virus impedirá que el cuerpo resista las infecciones y la persona empezará a enfermarse. Cuando la persona se enferma cada vez más y las enfermedades no desaparecen, la persona tiene SIDA. La buena alimentación y algunas medicinas pueden ayudarle a la persona a resistir las infecciones causadas por el VIH y permitirle que viva más tiempo. Sin embargo, no hay ninguna forma de curar el VIH/SIDA en sí. Después de algún tiempo, la persona se enfermará cada vez más y morirá.

Cómo se transmite el VIH

El VIH vive en los líquidos del cuerpo de las personas infectadas, como por ejemplo, la sangre, el semen, los líquidos de la vagina y la leche materna. El virus se propaga cuando uno o más de esos líquidos entran al cuerpo de otra persona. Eso quiere decir que el VIH se transmite cuando:

una persona infectada tiene relaciones sexuales con otra persona, sin usar condones.

se usan agujas o instrumentos que no están limpios para perforar o cortar la piel.

la sangre infectada entra en las cortadas o en las heridas abiertas de otra persona.

una madre infectada le pasa el virus a su bebé durante el embarazo o el parto, o cuando le da el pecho.

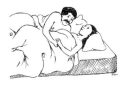 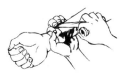

En lugares donde no se analiza la sangre para ver si contiene VIH, la gente también puede contraer el VIH al hacerse una transfusión de sangre.

Es imposible saber a simple vista si una persona tiene VIH/SIDA. Existe una prueba de sangre en algunos lugares, pero la mayoría de la gente no sabe con certeza si tiene el virus hasta que esté muy enferma. Por eso, es importante protegerse usando condones (vea la página 302) y esterilizando los instrumentos y equipos que se usan para los procedimientos médicos y para cortar o perforar la piel (vea la página 59).

El VIH no puede sobrevivir fuera del cuerpo humano más de unos cuantos minutos. No puede vivir por sí mismo en el aire o en el agua. Eso quiere decir que **una persona no puede transmitir o contraer el VIH de estas formas:**

- tocarse, abrazarse o besarse
- compartir alimentos
- dormir en la misma cama
- usar la misma ropa, ropa de cama o letrinas
- mediante las picaduras de insectos

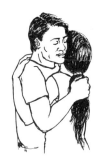

Los abrazos no transmiten el VIH.

Las parteras pueden ayudar a detener el VIH/SIDA

El VIH/SIDA es un problema cada vez mayor por todo el mundo. Como partera, usted puede ayudar a detener el problema. Una manera importante en que puede ayudar es enseñarles a los hombres y a las mujeres a protegerse con condones.

Aunque las personas a su alrededor sepan cómo se transmite el VIH, es posible que no se protejan por otras razones.

- Algunas personas, sobre todo los jóvenes y las mujeres, tienen muy pocas oportunidades de elegir con quién tener relaciones sexuales. Si no quieren tener relaciones sexuales, o si quieren usar condones, es posible que sus parejas no les hagan caso.
- Algunas personas simplemente no quieren usar condones. Quizás no les guste cómo se sienten. Otras personas no tienen suficiente dinero para comprar condones o viven en lugares donde son difíciles de conseguir. Algunas personas quizás teman que usar un condón es un signo de infidelidad.
- Algunas personas han perdido todas las esperanzas. Si muchas personas a su alrededor están enfermas o están muriendo de SIDA, quizás sientan que no hay manera de prevenir la enfermedad y no traten de hacerlo.

Es difícil vencer esos obstáculos. Pero la salud y el futuro de todos nosotros dependen de que detengamos el VIH/SIDA, así que es importante que lo intentemos. Encuentre formas de hablar con las personas y de animarlas a que también hablen del porqué a la gente le cuesta protegerse. ¿Cuáles son los obstáculos sociales, económicos y espirituales que ustedes enfrentan?

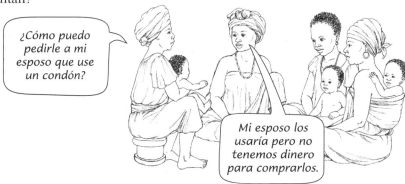

Cómo cuidar a las mujeres embarazadas que tienen VIH/SIDA

Las mujeres infectadas por VIH pueden tener más problemas con el embarazo. Éstos son algunos de los problemas que esas mujeres tienen con frecuencia:

- pérdidas.
- fiebres e infecciones.
- candidiasis de la vagina, de la boca o del estómago.
- infecciones de transmisión sexual.
- problemas después del parto, como sangrado abundante e infecciones.

Además, más o menos 1 de cada 3 bebés de madres infectadas por VIH se infectan también.

Aunque todavía no hay ninguna forma de curar el VIH/SIDA, sí hay medicinas que pueden ayudar a las personas infectadas a vivir mucho más tiempo. También hay medicinas que ayudan a evitar que una madre embarazada le pase el VIH a su bebé. Para mayor información sobre el tratamiento del VIH/SIDA, vea la página 335. Además, vea la página 293 para saber cómo la madre puede proteger a su bebé del VIH cuando le esté dando el pecho.

Es importante que una mujer embarazada que tiene VIH/SIDA reciba tratamiento tanto para su enfermedad como atención regular para su embarazo. Ayúdele a conseguir atención médica cerca de donde esté. Si hay un hospital bien equipado en su zona, tal vez a ella le convendría dar a luz allí.

Las personas que tienen VIH/SIDA se merecen el respeto de los demás

Como el SIDA es mortal, la gente le tiene miedo. A veces, ese temor hace que la gente trate mal a las personas que tienen VIH/SIDA. Los malos tratos no ayudan a detener el contagio de la enfermedad; sólo causan más sufrimiento. Como partera, usted puede poner el ejemplo en su comunidad al tratar a las mujeres que tienen VIH/SIDA de una forma respetuosa y atenta. Entre otras cosas, usted no debe decirle a nadie más que una persona tiene VIH/SIDA.

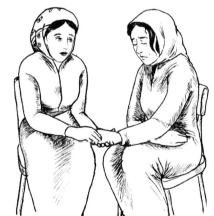

¿Se vacunó la madre contra el tétanos? ¿Cuándo se vacunó?

A una persona le da tétanos (trismo) cuando los microbios del tétanos que normalmente viven en la tierra o en los excrementos le entran al cuerpo por una herida. A una madre le puede dar tétanos si alguien le pone algo que no esté esterilizado en la matriz o en la vagina al hacerle un aborto, o durante o después del parto. A un bebé le puede dar tétanos si alguien le corta el cordón del ombligo con algo que no esté esterilizado o si le pone tierra, excremento o cualquier otra cosa en el cordón.

Vacunas contra el tétanos

Todos deben recibir una serie de vacunas para evitar el tétanos. Lo mejor es recibir las vacunas al principio de la niñez para nunca enfermarse.

Siga este programa para dar las vacunas contra el tétanos:

- **Vacuna 1:** es mejor ponérsela a los niños, pero se puede poner a cualquier edad
- **Vacuna 2:** 4 semanas después de la vacuna 1
- **Vacuna 3:** por lo menos 6 meses después de la vacuna 2
- **Vacuna 4:** 1 a 3 años después de la vacuna 3
- **Vacuna 5:** 1 a 5 años después de la vacuna 4.

Después de esa serie, todos necesitan ponerse la vacuna por lo menos 1 vez cada 10 años.

Las personas que hayan recibido todas las vacunas no se enfermarán si se exponen al tétanos.

Las mujeres embarazadas que no han recibido la serie completa de vacunas ya mencionada deberán recibir 2 vacunas, la segunda 4 semanas después de la primera. Esas vacunas sólo las protegerán 3 años, así que si usted no ve a una mujer tan seguido y no puede ponerle la serie completa, tendrá que volver a ponerle las 2 vacunas la próxima vez que se embarace.

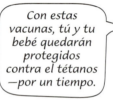

Con estas vacunas, tú y tu bebé quedarán protegidos contra el tétanos —por un tiempo.

¡Qué bueno!

Para proteger a las mujeres embarazadas contra el tétanos

Siga este programa de vacunación:

- **Vacuna 1:** la primera vez que atienda a la mujer embarazada
- **Vacuna 2:** es mejor ponerla 4 semanas después de la primera vacuna y por lo menos 4 semanas antes del final del embarazo. Pero no es peligroso poner la segunda vacuna antes si es necesario.

Las vacunas que le dé a la mujer embarazada también protegerán al bebé contra el tétanos las primeras semanas después de que nazca. Pero para que siga protegido, hay que vacunar al bebé después del parto.

Es difícil saber cuánta protección la mujer ya tiene contra el tétanos. La mayoría de las personas que han recibido las vacunas no recuerdan si se las pusieron o no. Si no sabe si una madre ya recibió las vacunas, es mejor que suponga que no las ha recibido. Vacúnela durante este embarazo—una vacuna extra no le hará daño.

¿Está tomando medicinas ahora?

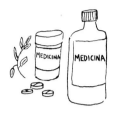

Lo mejor es que la mujer evite tanto las medicinas modernas como las plantas medicinales durante el embarazo. Hay muchas medicinas que pueden perjudicar al bebé que se está desarrollando en la matriz.

Si una mujer necesita tomar una medicina, vea las páginas verdes al final de este libro para averiguar si esa medicina se puede tomar **sin peligro** durante el embarazo. Si la medicina no aparece allí, consulte a un médico o a un trabajador de salud.

Complementos y tónicos

Hay algunas medicinas modernas y plantas medicinales que no son peligrosas y que se llaman complementos o tónicos. Las vitaminas prenatales y las pastillas de hierro son complementos saludables que no hacen daño. Ayudan al cuerpo a obtener las vitaminas y minerales que necesita.

Algunas plantas no se usan para curar enfermedades, sino que se usan para fortalecer el cuerpo. Esas plantas contienen vitaminas y minerales que ayudan al bebé a crecer. Son útiles durante el embarazo y no causan daño. Algunos ejemplos son la ortiga, la alfalfa y las hojas de frambuesa. Esas plantas tienen diferentes nombres en diferentes partes del mundo. Por lo tanto, antes de dar una hierba tónica a una mujer embarazada, consulte a una persona que tenga experiencia con las plantas medicinales.

La ortiga mayor (Urtica dioica) contiene calcio, vitamina K, ácido fólico y otras sustancias nutritivas importantes.

Pero protéjase las manos cuando vaya a cortarla porque si no ¡se pinchará!

¿Ha tenido problemas alguna vez con alguna medicina?

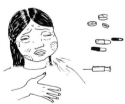

Si en cualquier ocasión la mujer tuvo un problema de salud después de tomar una medicina, como por ejemplo, ronchas, hinchazón o dificultades para respirar, **no le dé esa medicina.** Esos problemas son signos de una alergia. Si la mujer toma una medicina a la cual es alérgica, podría enfermarse gravemente o incluso morir. Una reacción alérgica podría sucederle en cualquier ocasión, el resto de la vida.

Apunte el nombre de la medicina para que ustedes dos puedan recordarlo. Explíquele a la mujer que nunca más debe usar esa medicina y que siempre debe decirles a los médicos o trabajadores de salud lo que le pasó cuando la usó.

> **Nota:** Hay medicinas que vienen en "familias". Todas las medicinas que forman parte de la misma familia se parecen entre sí. Por ejemplo, la penicilina y la ampicilina pertenecen a la misma familia. Por eso tienen nombres parecidos. Si una mujer es alérgica a una de las medicinas de una familia, es probable que también sea alérgica a otras medicinas de la misma familia. Para saber más, vea la página 470. Las medicinas que no pertenecen a la misma familia a la cual la mujer es alérgica no son más nocivas para ella que para cualquier persona.

¿Cuáles otras cosas en su vida podrían afectar al embarazo y al parto?

El dinero

La falta de dinero les causa muchos problemas a las mujeres y a sus familias. Les causa problemas físicos, como por ejemplo no poder alimentarse bien. También les causa problemas emocionales, como por ejemplo angustias, miedo y tristeza. Todos esos problemas pueden dificultar mucho más el embarazo, el parto y la crianza de los hijos.

Como mínimo, durante el embarazo, una mujer necesita alimentos saludables y alguna forma de conseguir ayuda médica en caso de una emergencia.

Si una mujer que usted está atendiendo no tiene suficiente dinero para esas cosas, ayúdele a conseguirlas o a pedirlas prestadas.

Las condiciones en el hogar

- ¿Hay un lugar limpio y privado donde la madre pueda dar a luz?
- ¿Hay agua limpia a la mano?
- ¿Hay alguien en su casa que tenga una enfermedad grave que ella podría contraer (una enfermedad contagiosa)?
- ¿Hay alguien que fume cigarrillos en la casa? ¿Hay una estufa que llene la casa de humo? El humo es muy dañino.

Ayúdele a encontrar un lugar limpio y seguro para dar a luz.

La distancia de los servicios médicos

- ¿Podrá llegar a sus consultas prenatales? ¿Podrá usted ir a verla a ella?
- Si ella vive muy lejos, ¿podrá usted enseñarle a hacerse parte de la consulta por sí misma?
- ¿Qué tan lejos queda una maternidad, una clínica o un hospital? ¿Será necesario que ella se quede en otro lugar a fines del embarazo para estar más cerca de la ayuda médica?
- ¿Hay un teléfono o una radio que ella puede usar para una emergencia?

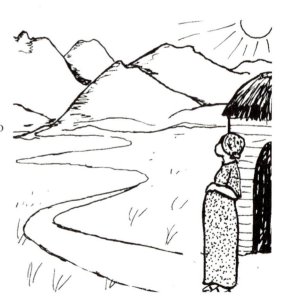

El trabajo

- ¿Cuánto trabajo hace ella en su casa y fuera de su casa?
- ¿Tiene tiempo para descansar?
- ¿Se expone ella a peligros en su trabajo—por ejemplo, a sustancias químicas? (Vea la página 47). ¿Sería posible protegerla contra los peligros de su trabajo?

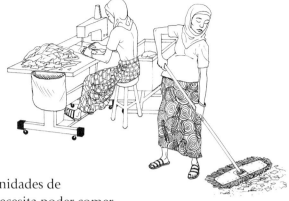

Es importante que la mujer tenga oportunidades de descansar regularmente en su trabajo. Ella necesita poder comer, beber líquidos y orinar con frecuencia. Su trabajo no debe forzar mucho el cuerpo.

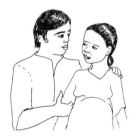

La familia

Su compañero y otros parientes pueden apoyarla y compartir las responsabilidades del embarazo. Pueden ayudar con los quehaceres de la casa, cuidar a los otros niños, ayudar a la mujer a comer y a descansar lo suficiente y disfrutar el embarazo con ella.

Algunas mujeres necesitan más apoyo

Las mujeres que no cuentan con mucho apoyo de su familia o de su compañero, o que no tienen un compañero, a veces necesitan más atención.

Las mujeres solteras muchas veces son madres maravillosas y dedicadas, pero su vida puede ser más dura que la de las madres casadas. A veces, la gente las trata mal porque suponen ciertas cosas acerca de su moralidad y no hace caso de sus necesidades. Trate a las madres solteras con la amabilidad que ellas se merecen y deles más atención si no tienen familiares o amigos que les ayuden.

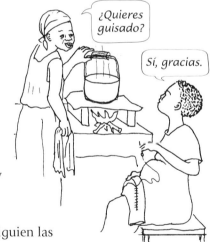

A veces, **las madres muy jóvenes** se casaron porque alguien las obligó cuando aún eran muchachitas y muchas veces tuvieron que casarse con hombres mucho mayores que ellas. Estas jovencitas en particular necesitan apoyo.

Las mujeres cuyos compañeros las maltratan necesitarán el apoyo de su familia, de sus amigos y de usted. Algunas mujeres tienen compañeros que se emborrachan o usan drogas, que se ausentan mucho de la casa, que tienen relaciones sexuales con otras personas o que maltratan a la mujer. Tal vez una mujer en esas situaciones necesite dejar a su compañero o quizás decida quedarse con él hasta que tenga un lugar donde pueda estar a salvo. Para mayor información sobre las personas que tratan mal a su pareja, vea el libro ***Donde no hay doctor para mujeres***.

105

Las familias salvan vidas

El compañero y la familia de la madre generalmente son la clave para un buen plan de emergencia. Averigüe si la mujer necesita tener permiso para conseguir ayuda médica en una emergencia. Por ejemplo, si en su comunidad es costumbre que el marido dé su consentimiento antes de que una mujer pueda ir a un hospital, él debe darlo durante el embarazo. De esa manera, si él está ausente a la hora del parto, no habrá ningún retraso en conseguir atención médica de salvación.

Enséñele al marido, a la suegra y a otros parientes cercanos cuáles son los signos de advertencia que indican que hay que llevar a la mujer a donde pueda recibir atención médica.

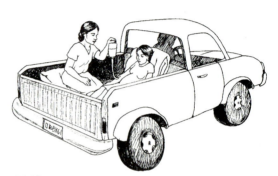

Signos de advertencia en el embarazo y el parto—¡consiga ayuda médica rápido!

- la bolsa de aguas se rompe antes de tiempo—y el parto no comienza en un plazo de 24 horas (vea la página 174)
- el parto se prolonga demasiado—más de 24 horas (vea la página 186)
- preeclampsia (vea la página 125)
- infección (vea la página 178)
- sangrado abundante (vea la página 224)

Hacer un plan de transporte

Cualquier mujer puede tener problemas graves que requieren ayuda médica. Si a una mujer le da sangrado fuerte, una infección, preeclampsia u otro problema grave durante el parto, ella podría tener dificultades para obtener atención de emergencia. Si una familia vive lejos de donde hay ayuda médica y no tiene carro, es posible que no pueda llegar allí. Quizás la familia sea pobre y tenga miedo de que no pueda pagar lo que el hospital les cobre.

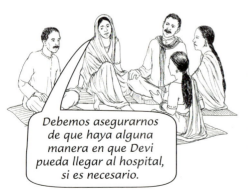

Debemos asegurarnos de que haya alguna manera en que Devi pueda llegar al hospital, si es necesario.

Si nadie piensa en cómo obtener ayuda médica sino hasta que se presente un problema, es posible que para entonces no haya una solución. Pero si se hacen preparativos mucho antes del parto, la mujer, su familia, su partera y su comunidad pueden hacer un plan que podría salvarle la vida a la mujer o a su bebé. Haga un plan de transporte con cada mujer, antes del parto. Pida que la familia y la comunidad ayuden a crear el plan.

Un plan comunitario de transporte debe tomar en cuenta todas las razones por las cuales la gente se tarda en obtener ayuda médica. Para que usted entienda esas razones, hable con otras parteras que hayan perdido a una madre o un bebé durante el parto. También hable con las familias que hayan perdido un bebé o una madre. Pregúnteles cuándo supieron por primera vez que había un problema y cuánto se tardaron en obtener ayuda. Pregunte por qué la partera y la familia no fueron por ayuda más pronto. Si es posible, estas familias podrían reunirse para hablar entre sí. Invite a los líderes de la comunidad a escuchar lo que las familias y las parteras quieran decir.

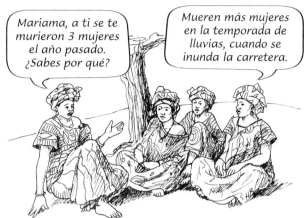

Mariama, a ti se te murieron 3 mujeres el año pasado. ¿Sabes por qué?

Mueren más mujeres en la temporada de lluvias, cuando se inunda la carretera.

Una partera o una familia podrían tardarse en obtener atención de emergencia por muchas razones:

- Tal vez la mujer, su familia o sus vecinos opinen que el marido u otro pariente debe dar permiso para que la mujer pueda recibir atención médica.
- La partera podría temer que la gente del hospital la culpe por causar el problema.
- La familia o la partera podrían sentir que no hay esperanza: que ir a un hospital no servirá de nada.
- Quizás la familia no tenga dinero.
- Tal vez no haya un carro, una camioneta u otro tipo de transporte.

Después de que se nombran las razones del porqué las familias de la comunidad no consigan ayuda, busque soluciones. Tal vez encuentre la solución dentro de la familia. Si el marido necesita dar permiso para que la mujer vaya al hospital, puede darlo de antemano, por si no está en casa cuando ocurra el parto. Algunos problemas los puede solucionar mejor la comunidad entera. En algunos pueblos, todas las familias contribuyen con una pequeña cantidad de dinero cada año. Cualquier persona de la comunidad que necesite ayuda médica puede usar ese fondo común de dinero para pagar el transporte a un hospital en una emergencia.

Si todos entienden los problemas que las mujeres enfrentan a la hora del parto, pueden trabajar juntos para ayudar a las mujeres a obtener atención médica. Si usted habla con las familias y las comunidades sobre la necesidad de la atención de emergencia, podrá ayudarles a hacer un plan que les funcione.

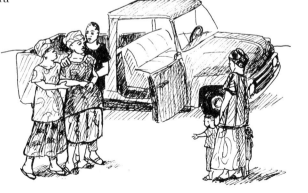

Capítulo 8
La atención prenatal

En este capítulo:

Hablar con la madre 109

Observe su salud general 110
¿Tiene náuseas o vómitos? 110
¿Se siente débil? 111
¿Tiene sangrado de la vagina? 112
¿Tiene dolor en el vientre, la espalda o las piernas? 113
¿Le falta el aliento? 114
¿Tiene signos de diabetes? 115

Revisar el cuerpo de la madre 116

Buscar signos de anemia 116
Buscar signos de mala alimentación o falta de yodo 117
Pesar a la madre 118
Tomarle la temperatura a la madre .. 119
Tomar el pulso de la madre 120
Medirle la presión arterial a la madre 122
Buscar signos de preeclampsia (toxemia de embarazo) 125
Buscar signos de una infección de la vejiga o de los riñones 128

Revisar al bebé 130

Medir la matriz 130
Encontrar la posición del bebé 135

Después de la consulta 144

Acordar un tiempo para la próxima consulta prenatal 144

Registro de atención prenatal 145

La atención prenatal

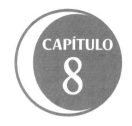

CAPÍTULO 8

La consulta prenatal consta de 3 partes principales: hablar con la madre, revisar el cuerpo de la madre y revisar al bebé. Si puede, apunte lo que averigüe acerca de la madre y del bebé cada vez que atienda a la mujer.

Para cada parte de la consulta, indicamos los signos saludables y los signos de advertencia. Si usted observa un signo de advertencia, siga las instrucciones que le indiquen qué hacer en ese caso. Tal vez usted misma pueda atender a la mujer o quizás necesite conseguir ayuda médica. A veces recomendamos que consiga consejos médicos. Eso quiere decir que usted necesita consultar a un trabajador de salud más calificado o a un doctor quien le puede ayudar a decidir si hay una emergencia o si la mujer está bien. Si ningún doctor le puede aconsejar, entonces usted debe enviar a la mujer a un hospital donde puede conseguir ayuda.

 ¡ADVERTENCIA! Estos son los signos de advertencia más importantes que puede tener una mujer embarazada:

1. **sangrado de la vagina** (vea la página 112)
2. **dolor fuerte en el vientre** (vea la página 113)
3. **fiebre alta** (vea la página 120)
4. **presión alta, dolor de cabeza, mareos o vista borrosa** (vea la página 125)

Cada vez que examine a la madre, recuérdele que debe conseguir ayuda médica si aparece cualquiera de esos signos.

Hablar con la madre

Empiece la consulta hablando con la madre. Pregúntele cómo se ha sentido y qué tal va el embarazo. Averigüe si tiene molestias o preguntas.

Cada vez que la atienda, haga las preguntas que aparecen en las páginas 110 a 114.

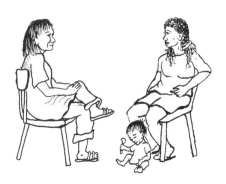

Observar su salud general

SIGNOS SALUDABLES   La madre se ve, se oye y se siente sana y contenta.

SIGNOS DE ADVERTENCIA   La madre se ve, se oye o se siente mal o triste.

Mientras esté hablando con la madre, fíjese en todo lo que pueda acerca de su salud general.

Por ejemplo:

- ¿Tiene bastante energía—o está cansada y enferma?
- ¿Se mueve con facilidad—o está tiesa y se mueve lentamente?
- ¿Parece pensar y hablar con claridad—o está confundida?
- ¿Tiene la piel sana—o con llagas y ronchas?
- ¿Se ve contenta—o está triste?

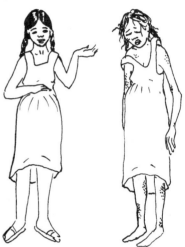

Si le parece que, en general, la madre tiene mala salud, dele más cuidados, aunque no sepa exactamente qué es que anda mal. Preste atención si siente que algo anda mal y recuérdele a la madre que le avise de inmediato si las cosas empeoran. Es posible que necesite consejos médicos.

¿Tiene náuseas o vómitos?

SIGNOS SALUDABLES   La madre no tiene náuseas ni vómitos, o tiene náuseas leves en los primeros 3 ó 4 meses.

SIGNOS DE ADVERTENCIA

- La madre vomita mucho o ni siquiera tolera agua en el estómago.
- La madre sólo puede orinar un poquito, deja de orinar o tiene orina muy oscura.
- La madre sube menos de 1 kilo (2 libras) en un mes después de los primeros 3 meses.

Muchas mujeres tienen náuseas los primeros 3 ó 4 meses del embarazo. Generalmente eso no es peligroso. Pero una mujer va a tener problemas si vomita mucho, se siente tan mal que no puede comer, o no tolera líquidos. Ella y su bebé podrían desnutrirse. Además, las náuseas podrían indicar que algo más anda mal.

Si la madre tiene náuseas leves al principio del embarazo, vea la página 73 para algunos remedios útiles que podría darle a la madre. Si los remedios no le hacen efecto o si vomita mucho, consiga consejos médicos. Hay medicinas que calman el estómago para que ella pueda comer.

Si la madre tiene diarrea (excrementos sueltos y aguados) u otros signos de una enfermedad, además de vómitos, consiga consejos médicos. Será necesario averiguar si tiene una infección, paludismo, úlceras (llagas en el estómago) o parásitos (lombrices u otros animalitos muy pequeños y dañinos, que viven en los intestinos de la gente).

Si la madre tiene parásitos pero no le están causando muchos problemas, probablemente no deberá tomar medicinas sino hasta después del parto. Algunas medicinas contra los parásitos pueden hacerle daño al bebé, sobre todo durante los 3 primeros meses del embarazo. Si los parásitos están enfermando mucho a la mujer y ella no está subiendo de peso de una forma normal, o si tiene otros signos de que está enferma, consiga consejos médicos.

Si la madre no tolera líquidos (los vomita) y deja de orinar, consiga ayuda médica de inmediato. Tal vez la madre ya esté muy deshidratada, lo cual es muy peligroso. Ella va a necesitar que le pongan suero por la vena (suero intravenoso, vea la página 350) y va a tener que tomar medicina. Si usted está capacitada para poner un suero, póngale uno a la madre mientras la lleva a conseguir ayuda médica.

Si otras personas también tienen náuseas, vómitos o diarrea, tal vez haya algún problema con el agua de la zona. No va a servir de nada que le dé a la madre medicinas contra los parásitos si ella se va a volver a infectar cuando tome el agua contaminada. Si el agua está contaminada, nadie debe tomarla sino hasta después de hervirla o de cocinar con ella. Para maneras sencillas de purificar el agua, vea el libro ***Donde no hay doctor para mujeres.***

¿Se siente débil?

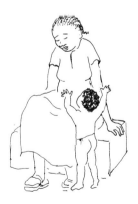

SIGNOS SALUDABLES La madre tiene bastante energía.

SIGNOS DE ADVERTENCIA La madre se siente débil o cansada todo el tiempo, sobre todo después del cuarto mes.

Es normal que una mujer embarazada tenga ganas de dormir los primeros 3 meses y las últimas 4 ó 5 semanas del embarazo. Pero debe tener bastante energía el resto del embarazo.

Si una mujer está débil o cansada por mucho tiempo, es posible que tenga uno o varios de estos problemas:

- mala alimentación (vea las páginas 33 a 42)
- anemia (vea la página 116)
- depresión (vea la página 274)
- demasiado trabajo
- una enfermedad

Ayúdele a averiguar a qué se debe su debilidad. Una madre que se siente muy débil corre un mayor riesgo de tener problemas durante el parto. Podría tener un parto prolongado y difícil, sangrar mucho o contraer una infección después del parto. Su bebé también corre un mayor riesgo de enfermarse.

¿Tiene sangrado de la vagina?

SIGNOS SALUDABLES

- Nada de sangrado.
- Sangrado muy leve o manchado durante unos cuantos días, los primeros meses, sin dolor.
- Moco rosado o un poco sangriento 2 ó 3 días antes de que comience el parto. Ése es el tapón mucoso.

SIGNOS DE ADVERTENCIA

- Sangrado que se parece a la regla en cualquier momento del embarazo.
- Sangrado con dolor en cualquier momento del embarazo.
- Sangrado sin dolor en la segunda mitad del embarazo (placenta previa).

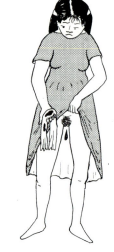

Sangrado con dolor los primeros 6 meses

Si la madre tiene sangrado con dolor podría estar sufriendo una pérdida. Si sólo tiene sangrado leve (manchado), hay poco riesgo de una pérdida.

Consiga ayuda médica si:

- el sangrado se parece a la regla o es más abundante.
- la madre lleva más de 3 meses de embarazo.
- la madre tiene fiebre.
- la madre tiene dolor fuerte o la vagina le huele mal.

Para saber cómo ayudar a una mujer que tiene problemas después de una pérdida, vea el Capítulo 22, página 400.

Placenta previa

El sangrado sin dolor, sobre todo en la segunda mitad del embarazo, podría indicar que la placenta está cubriendo el cuello de la matriz (o una parte del cuello de la matriz), en vez de estar en su lugar cerca de la parte de arriba de la matriz. A ese problema se le llama placenta previa. Cuando el cuello de la matriz se empieza a abrir hacia el final del embarazo, el lado de la placenta que da hacia la matriz queda desprotegido. Es como una herida abierta. La sangre de la madre fluye a través de la placenta y sale por la vagina. Eso es muy peligroso. La madre y el bebé podrían morir.

No le haga nunca un examen vaginal (tacto) a una mujer que podría tener placenta previa. Dele tratamiento para choque (vea la página 239) y **¡consiga ayuda médica de inmediato!**

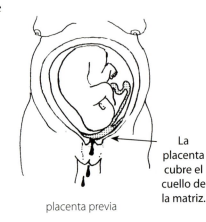

placenta previa

La placenta cubre el cuello de la matriz.

¿Tiene dolor en el vientre, la espalda o las piernas?

SIGNOS SALUDABLES No tiene dolor en el vientre, en la espalda ni en las piernas, o tiene dolores que no son peligrosos, sólo incómodos, como por ejemplo:

- Cólicos leves e irregulares en la parte alta del vientre, por todo el vientre o dentro del vientre (contracciones de preparación, vea la página 150).
- Dolores intensos y repentinos hacia un lado de la parte baja y delantera del vientre, que duran unos cuantos minutos y luego se quitan (vea la página 79).
- Dolor en la parte baja de la espalda que se mejora con el descanso, el masaje o el ejercicio.
- Dolor fuerte en las nalgas, que baja por una pierna y que se mejora con el descanso.

SIGNOS DE ADVERTENCIA
Si la madre tiene uno de los siguientes dolores, podría haber un problema.

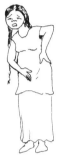

- En los primeros 6 meses, dolores en el vientre que se vuelven más intensos podrían indicar el comienzo de una pérdida. (Vea la página 91).
- Dolor en una pierna, que no se quita, podría ser signo de una embolia. (Vea la página 273).
- Dolor constante en la parte baja del vientre, que se extiende hacia los costados o la espalda —o dolor de espalda que no se quita con el descanso, el masaje o el ejercicio— podría deberse a una infección de la vejiga o de los riñones, sobre todo si la mujer tiene fiebre también. (Vea la página 128).
- Dolor en el vientre junto con fiebre puede ser un signo de una infección de la matriz. (Vea la página 179).
- Dolor constante en el vientre a finales del embarazo podría indicar que la placenta se está desprendiendo de la pared de la matriz. (Vea la página 114).
- Dolor fuerte y constante en el vientre o en un costado los primeros 3 meses podría indicar que la madre tiene un embarazo tubárico. (Vea más adelante).

Dolor constante al comienzo del embarazo (embarazo tubárico)

El bebé normalmente crece en la matriz. Pero, raras veces, puede empezar a desarrollarse en la trompa que conecta al ovario con la matriz. A eso se le llama un embarazo tubárico, y es muy peligroso.

Al principio la trompa se estira. Pero a medida que el embarazo va creciendo, es posible que la madre sienta un bulto doloroso o simplemente dolor en un costado. Luego, antes de que cumpla 3 meses de embarazo, la trompa se reventará y sangrará. El sangrado generalmente se queda dentro del cuerpo, donde nadie lo puede ver, pero puede ser suficiente como para matar a la madre. Si piensa que el embarazo podría estar creciendo en la trompa, **¡consiga ayuda médica de inmediato!** Esté pendiente de los signos de choque (vea la página 239).

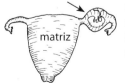

Un embarazo tubárico reventará la trompa y causará un sangrado.

Dolor y sangrado constantes hacia el final del embarazo (placenta desprendida)

El dolor en el vientre los últimos meses del embarazo podría indicar que la placenta se separó de la pared de la matriz. A eso se le llama desprendimiento o abrupción de la placenta (vea la página 184). La madre podría estar sangrando mucho por dentro. Si la matriz se llena de sangre podría sentirse dura. Eso es muy peligroso. La madre y el bebé podrían morir. **¡Consiga ayuda médica de inmediato!** Esté pendiente de los signos de choque (vea la página 239).

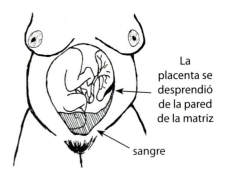

La placenta se desprendió de la pared de la matriz

sangre

placenta desprendida

> **Nota:** Una mujer embarazada puede tener un dolor en el vientre a causa de una enfermedad que no esté relacionada con el embarazo. El dolor podría deberse a apendicitis (una infección de una parte del intestino, que causa fiebre, dolor del lado derecho del vientre y falta de apetito), parásitos (con náuseas o diarrea) o úlceras (a veces con vómitos y excrementos negros como alquitrán). Consiga consejos médicos si piensa que la madre podría tener una de esas enfermedades.

¿Le falta el aliento?

SIGNOS SALUDABLES Es normal que a la madre le falte un poco el aliento, sobre todo a fines del embarazo.

SIGNOS DE ADVERTENCIA Si a la madre le falta mucho el aliento, eso es un signo de advertencia, sobre todo si ella también tiene otros signos de enfermedad.

A muchas mujeres les falta un poco el aliento cuando llegan al octavo o noveno mes del embarazo. A medida que el bebé va creciendo, aplasta los pulmones de la madre, de modo que a ella le queda menos espacio para respirar. Es posible que a ella le cueste menos trabajo respirar una vez que el bebé baje en el vientre poco antes de que el parto comience.

La falta de aliento también se puede deber a:

- alergias
- anemia (vea la página 116)
- problemas del corazón
- tuberculosis (una enfermedad contagiosa de los pulmones)
- asma
- una infección de los pulmones
- un coágulo en un pulmón (vea la página 273)

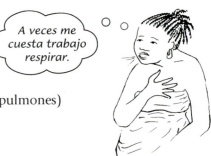

A veces me cuesta trabajo respirar.

Si a la madre le cuesta trabajo respirar todo el tiempo, o si le cuesta mucho respirar una sola vez, o si usted piensa que podría tener una de las enfermedades mencionadas, consiga consejos médicos.

¿Tiene signos de diabetes?

SIGNOS DE ADVERTENCIA Si una mujer tiene algunos de los siguientes signos de advertencia, podría tener diabetes. Las mujeres con diabetes no siempre tienen todos estos signos. Pero mientras más signos tenga, mayor es la probabilidad de que una mujer tenga diabetes.

- La mujer tuvo diabetes con un embarazo anterior.
- Tuvo alguna vez un bebé que nació muy grande (pesó más de 4 kilos o 9 libras), nació enfermo, murió al nacer o murió sin que nadie supiera por qué.
- La madre es gorda.
- Tiene sed todo el tiempo.
- Tiene candidiasis vaginal con frecuencia (vea la página 326).
- Sus heridas tardan en sanar.
- Necesita orinar más seguido que otras mujeres embarazadas.
- Su matriz es más grande de lo normal para los meses de embarazo que lleva.

Cuando una mujer tiene diabetes, su cuerpo no puede utilizar la azúcar que está en la sangre. Hay una prueba de sangre que detecta la diabetes. Pregúnteles a las autoridades de salud de su zona si ofrecen esa prueba. El mejor momento de hacer la prueba es alrededor de los 6 meses (24 semanas) de embarazo.

Una prueba sencilla para detectar la diabetes

Pídale a la mujer que orine en un recipiente (por ejemplo, en un frasco o una taza) y deje el recipiente afuera. Si se le trepan hormigas, es probable que haya azúcar en la orina de la mujer. Ése es un signo de diabetes.

Cómo ayudar a una mujer que tiene diabetes

La diabetes puede enfermar mucho a la mujer y puede hacer que el parto sea más peligroso. El bebé podría ser muy grande, podría tener malformaciones congénitas, o podría enfermarse mucho y morir después del parto.

Generalmente la diabetes del embarazo se mejora si la mujer come de una forma saludable, descansa y hace ejercicio. A veces es necesario que tome medicina para evitar problemas graves.

Si piensa que una mujer tiene diabetes, ella necesita conseguir ayuda médica. Probablemente debe hacer planes para dar a luz en un hospital. Debe comer una variedad de alimentos saludables (vea las páginas 33 a 42), servirse comidas pequeñas y frequentes, y evitar el azúcar y los dulces.

Para mayor información sobre la diabetes, vea el libro **Donde no hay doctor** u otro libro general sobre la salud.

Revisar el cuerpo de la madre

Buscar signos de anemia

SIGNOS SALUDABLES Buena salud en general y bastante energía.

SIGNOS DE ADVERTENCIA
- Las uñas, las encías y el interior de los párpados se ven pálidos.
- Debilidad o cansancio.
- Mareos o desmayos.
- Pulso rápido (más de 100 latidos por minuto).
- Dificultad para respirar.

También hay una prueba de sangre que detecta la anemia.

Cuando una persona tiene anemia, generalmente se debe a que no come suficientes alimentos con hierro (vea la página 36). El hierro ayuda a la sangre a llevar oxígeno del aire que respiramos a todas las partes del cuerpo. Algunos tipos de anemia se deben a una enfermedad y no a la falta de hierro. Y algunos tipos de anemia son hereditarios (genéticos). Los alimentos ricos en hierro y las pastillas de hierro no curan esos tipos de anemia.

Muchas mujeres embarazadas tienen anemia, sobre todo las mujeres pobres. Las mujeres con anemia tienen menos fuerza para el parto y corren un mayor riesgo de sangrar mucho, de enfermarse después del parto o incluso de morir.

Cómo tratar la anemia

La anemia común y corriente generalmente se cura comiendo alimentos ricos en hierro (como frijoles, camotes y carne) y alimentos ricos en vitamina C (como naranjas, toronjas, otras frutas cítricas y tomates) y tomando complementos de

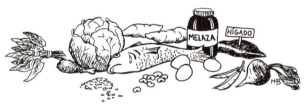
Alimentos ricos en hierro

hierro. Será necesario que vuelva a revisar a la madre más o menos 4 semanas después de que empiece a tratarse con esos métodos. Si no se está mejorando, consiga consejos médicos. Es posible que tenga una enfermedad o que necesite un complemento de hierro más potente.

Para tratar la anemia con complementos de hierro
- dé 300 a 325 mg de sulfato ferroso.................................. por la boca, 2 veces al día con comida

---

Si una mujer está muy anémica el noveno mes del embarazo, debe hacer planes para dar a luz en un hospital.

Buscar signos de mala alimentación o falta de yodo

SIGNOS SALUDABLES | Buena salud en general y mucha energía.

SIGNOS DE ADVERTENCIA

Signos de mala alimentación en general:

- No tener ganas de comer.
- No subir de peso.
- Debilidad y mala salud en general.
- Llagas, ronchas u otros problemas de la piel.
- Encías adoloridas o sangrantes.
- Diarrea o problemas del estómago.
- Ardor o entumecimiento de los pies.

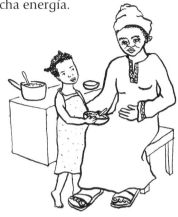

Signos de falta de yodo:

- Bocio (bulto en la parte delantera de la garganta).
- Niños bajos de estatura, niños sordos o con cretinismo, una discapacidad que afecta el cerebro.

Para maneras de tomar más yodo, vea la página 38.

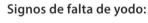

Cómo remediar la mala alimentación

La mejor forma de prevenir o de remediar la mala alimentación es ayudar a la gente a comer bien. Averigüe qué ha estado comiendo la madre. Para ayudarla a comer mejor, vea las páginas 33 a 42. Recuerde que los tónicos y las pastillas de vitaminas pueden ser provechosos durante el embarazo, ¡pero no pueden sustituir la buena alimentación!

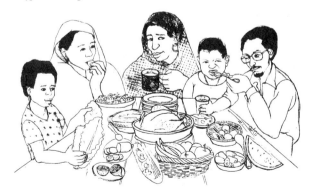

Una mujer mal alimentada corre un mayor riesgo de tener un parto difícil, un bebé demasiado pequeño y más dificultades para recuperarse del parto. Si le preocupa que una mujer pudiera tener un parto difícil porque está mal alimentada, consiga consejos médicos.

Pesar a la madre

SIGNOS SALUDABLES La madre sube de 9 a 18 kilos (de 20 a 40 libras) de una forma lenta y regular a lo largo del embarazo. Eso equivale a 1 ó 2 kilos (de 2 a 4 libras) cada mes.

SIGNOS DE ADVERTENCIA

- La madre está muy delgada o sube menos de 9 kilos (20 libras) durante el embarazo.
- La madre sube más de 19 kilos (42 libras) durante el embarazo.
- La madre sube de peso repentinamente—más de 1 kilo y medio (3 libras) en 1 semana o 3 kilos (más de 6 libras) en un mes, sobre todo en los 2 últimos meses del embarazo.

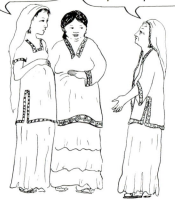

Rania tiene la barriga mucho más grande que yo. ¿Estoy subiendo de peso lo suficiente?

Las dos están subiendo bien de peso—un poquito cada mes. ¡No te preocupes!

La mayor parte del aumento de peso de la mujer durante el embarazo se debe al bebé, a la placenta y a la bolsa de aguas. La mujer también acumula algo de grasa. Eso es saludable.

Si usted tiene una báscula, pese a la madre cada vez que la atienda. Si puede, use siempre la misma báscula.

Qué hacer si hay signos de advertencia

La madre está muy delgada o no sube de peso lo suficiente

Algunas mujeres son pequeñas o delgadas y es posible que sigan igual durante el embarazo. Eso es normal. Pero todas las mujeres embarazadas deben ir subiendo de peso de una forma regular. Si una madre no sube de peso lo suficiente, trate de averiguar la razón. Hágale preguntas a la madre acerca de:

- lo que come (vea la página 33).
- los signos de que tenga parásitos (vea la página 37).
- el uso de drogas (vea la página 46).
- las náuseas y los vómitos (vea la página 73).
- el VIH/SIDA (vea la página 99).
- los problemas con el dinero (quizás no le alcance para comprar comida, vea la página 104).

La madre está muy gorda o sube mucho de peso

Las mujeres de todos los tamaños pueden estar sanas y pueden tener partos sin riesgos. Pero a veces un aumento muy grande de peso puede ser un signo de advertencia de la diabetes. Si una mujer está muy gorda, o si sube mucho de peso con el embarazo, busque otros signos de diabetes (vea la página 115).

La madre sube de peso repentinamente

Si la madre sube de peso repentinamente hacia el final del embarazo, es posible que vaya a tener gemelos (vea la página 143) o que tenga preeclampsia (vea la página 125).

Tomarle la temperatura a la madre

SIGNOS SALUDABLES La temperatura de la madre es más o menos de 37°C (98.6°F). Su piel no se siente caliente cuando la toca.

SIGNOS DE ADVERTENCIA La madre tiene fiebre, o sea una temperatura de 38°C (100.4°F) o más alta. Su piel se siente caliente cuando la toca.

Cómo tomar la temperatura

Ponga el dorso de una mano sobre la frente de la mujer y el dorso de la otra mano sobre su propia frente o la frente de otra persona sana. Si la mujer tiene fiebre, usted deberá poder sentir que tiene la piel más caliente que una persona sana.

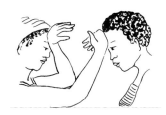

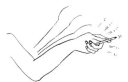 Si tiene un termómetro, límpielo bien con agua pura y jabón o con alcohol. Sacúdalo hasta que baje a menos de 36°C (96°F).

Ponga el termómetro bajo la lengua de la madre y déjelo allí 3 minutos. Ella debe tener la boca cerrada.

Saque el termómetro y dele vuelta hasta que vea la línea plateada. El punto donde la línea termina marca la temperatura.

Generalmente hay una pequeña flecha que marca el punto de la temperatura "normal".

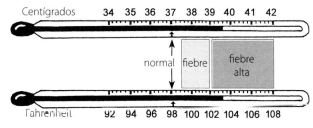

Siempre limpie el termómetro después de usarlo, ya sea con jabón y agua fría o con alcohol. ¡No use agua caliente porque podría romperlo!

Los termómetros de vidrio contienen mercurio, un metal muy venenoso. Tenga cuidado con los termómetros de vidrio y si se rompen no los recoja con las manos destapadas. No deje que los niños jueguen con los termómetros ni con el mercurio. Si puede, consiga un termómetro digital.

termómetro digital

Qué hacer si la madre tiene fiebre

La fiebre puede deberse a:

- una enfermedad, por ejemplo la gripe o el paludismo (vea la página 98).
- una infección en alguna parte del cuerpo, por ejemplo un infección de la vejiga (vea la página 128) o de la matriz (vea la página 179).

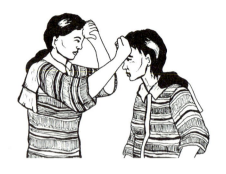

La deshidratación también puede causar una fiebre leve.

Intente averiguar a qué se debe la fiebre y trate el problema. Además de tratar la causa, hay que bajar una fiebre alta de inmediato.

Para bajar la fiebre

- dé 500 a 1000 mg de paracetamol .... por la boca, cada 4 a 6 horas

La mujer debe tomar 1 taza de agua cada hora. Si está tan enferma que no puede tomar agua, dele líquidos por el recto (página 342) o por la vena (página 350).

Si la fiebre no baja en 8 horas, consiga ayuda médica.

Tomar el pulso de la madre

SIGNOS SALUDABLES El pulso de la madre es de 60 a 80 latidos por minuto, cuando ella está en reposo.

SIGNOS DE ADVERTENCIA El pulso de la madre es de 100 latidos o más cuando ella está en reposo.

El pulso indica qué tan rápido está latiendo el corazón. Cada quien tiene un pulso diferente. Eso es normal.

Cómo tomar el pulso

1. Espere hasta que la madre esté relajada y en reposo.
2. Ponga las yemas de dos de sus dedos sobre el pulso. No use el pulgar.

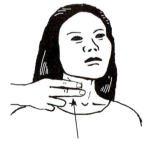

Usted podrá encontrar el pulso a un lado de la garganta, abajito de la quijada...

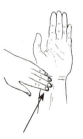

...o en la muñeca, abajo del pulgar.

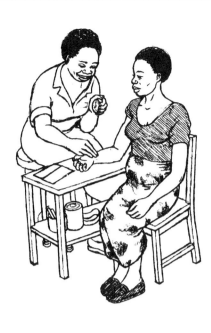

3. Cuente el número de latidos en 1 minuto:

- Si tiene un reloj con segundero, cuente el número de latidos del pulso de la madre en 1 minuto. Apunte la cifra. (Al principio, quizás sea mejor que le pida a alguien que mire el reloj y que le avise cuando pase 1 minuto. A muchas personas les cuesta trabajo contar bien mientras miran un reloj. Suelen contar un latido cada segundo, aunque el pulso sea más rápido o más lento).

- Tómele el pulso aunque no tenga un reloj con segundero. Usted aprenderá a sentir si es más lento, normal o más rápido que el pulso de usted o de otras mujeres. O puede usar un contador hecho en casa, en vez de un reloj (vea la página 443).

Qué hacer si la mujer tiene el pulso rápido

Si la madre tiene un pulso de 100 latidos o más por minuto, es posible que tenga uno o varios de los siguientes problemas:

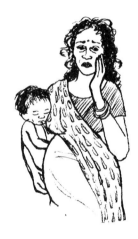

- tensión nerviosa, miedo, angustias o depresión (vea las páginas 104 y 274)
- anemia (vea la página 116)
- una infección, como por ejemplo:
  el paludismo (vea la página 98)
  infección de la vejiga (vea la página 128)
  infección de la matriz (vea la página 179)
- sangrado abundante (vea la página 112)
- drogas dañinas en la sangre (por ejemplo, cocaína, metanfetaminas o píldoras para adelgazar, vea la página 46)
- problemas de la tiroides
- problemas del corazón

Si piensa que podría tener cualquiera de esos problemas, diríjase a la página indicada para mayor información. Si no sabe a qué se debe el pulso rápido, consiga consejos médicos.

Nota: Algunos curanderos revisan otras características del pulso. Por ejemplo, en muchas partes de Asia, los curanderos se fijan en qué tan fuerte es el pulso y qué tan fácil es de sentir. En este libro, sólo enseñamos cómo medir la rapidez del pulso. Si usted normalmente revisa otras características del pulso, también trate de medir la rapidez.

Medirle la presión arterial a la madre

SIGNOS SALUDABLES La presión permanece entre 90/60 y 140/90 y no sube mucho durante el embarazo.

SIGNOS DE ADVERTENCIA Presión alta. La madre tiene la presión alta en cualquiera de estas circunstancias:

- El número más alto es más de 140.
- El número más bajo es más de 90.

(La presión muy baja es también un signo de advertencia, pero generalmente se debe solamente al choque o al sangrado fuerte. Vea la página 182).

El corazón es como una bomba, que bombea sangre por todo el cuerpo. La presión alta indica que el corazón tiene que esforzarse más para empujar la sangre por vasos sanguíneos que estén apretados o encogidos. (Los vasos sanguíneos son las venas y las arterias). Los números de la presión arterial indican cuánta fuerza se necesita para bombear la sangre.

Cuando una mujer tiene la presión alta durante el embarazo, a la sangre le cuesta más trabajo llevarle alimentos al bebé. Por eso el bebé no crece tan rápido como debería. La presión muy alta también puede causarle a la madre problemas de los riñones, sangrado en la matriz antes del parto o sangrado en el cerebro.

La presión alta también puede ser un signo de la preeclampsia (vea la página 125). La preeclampsia puede hacer que el bebé nazca antes de tiempo o puede causar sangrado, convulsiones o incluso la muerte de la madre.

> La presión no es lo mismo que el pulso. Es posible tener el pulso lento y la presión alta.

Por esas razones, es muy importante tomarle la presión a la madre.

Cómo medir la presión arterial

Hay varios tipos de instrumentos para medirla:

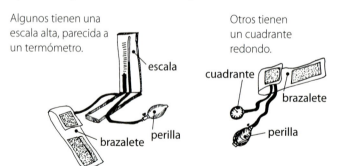

Algunos tienen una escala alta, parecida a un termómetro.

Otros tienen un cuadrante redondo.

Los instrumentos para medir la presión generalmente vienen con un estetoscopio. (En la página 445 mostramos cómo hacer un estetoscopio casero).

Cuando vaya a medirle la presión a la madre, primero dígale lo que le va a hacer y por qué.

Revisar el cuerpo de la madre

1 Destápele el brazo a la madre y enróllele el brazalete, más arriba del codo.

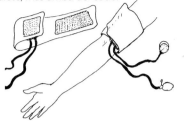

2 Cierre la válvula de la perilla de inflado, dándole vuelta al tornillo hacia la derecha. El tornillo se volverá más corto.

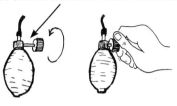

3 Busque el pulso justo abajo del brazalete, del lado opuesto al codo. Coloque el estetoscopio sobre el pulso y coloque los otros extremos del aparato en sus oídos.

4 Bombee la perilla para que el brazalete se infle.

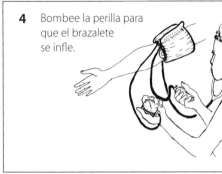

5 A medida que bombee, la aguja se moverá. Cuando alcance 200, deje de bombear.

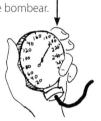

6 Luego abra la válvula un poquitito para que el aire salga lentamente.

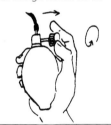

7 La aguja empezará a bajar otra vez. (Si la válvula está cerrada, quedará en 200).

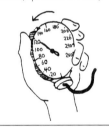

8 A medida que el aire salga, usted empezará a oír el pulso de la madre a través del estetoscopio.

Fíjese dónde está la aguja o el mercurio:
1. cuando empiece a oír el pulso (ése será el número más alto), **y**
2. cuando el pulso desaparezca o se vuelva muy leve (ése será el número más bajo).

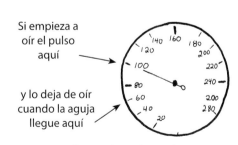

Si empieza a oír el pulso aquí

y lo deja de oír cuando la aguja llegue aquí

entonces la presión es de: 100/60.

Tómele la presión a la madre cada vez que la atienda. Apúntela en un cuadro o en la misma hoja de papel, para que pueda notar si cambia con el tiempo.

Si a la mujer le está subiendo la presión, pídale que vuelva cada semana, hasta que usted esté segura de que la presión ya dejó de subir.

Si en cualquier ocasión sube a más de 140/90, la presión está demasiado alta y podría ser un signo de advertencia.

13 sept.	100/60
12 oct.	110/62
15 nov.	94/58
10 dic.	100/66
12 enero	110/72

La presión de esta mujer sube y baja un poco cada mes. Eso es normal.

Si la presión es de 140/90 o más alta

Si la madre tiene la presión alta la primera vez que se la mida, pídale que se acueste sobre el lado izquierdo. Ayúdele a relajarse (la tensión y las angustias pueden hacer que la presión suba). Espere de 10 a 30 minutos y luego vuelva a medirle la presión.

- Si la presión baja a un nivel normal, probablemente todo está bien. Si puede, pídale a la madre que regrese en unos días para que usted pueda volver a medirle la presión. Pídale que descanse acostada de lado todos los días.

- Si la presión no baja, podría haber un problema. Para averiguarlo, vuelva a medirle la presión por lo menos 3 veces la semana siguiente (o todos los días, durante 3 días). Si la presión sigue alta, consiga consejos médicos. Enséñele a la madre los signos de peligro de la preeclampsia y revísela para averiguar si ella tiene cualquiera de esos signos (vea la página 125). Si tiene esos signos, consiga ayuda médica rápidamente. Probablemente, lo más seguro será que ella dé a luz en un hospital.

- Si el número más alto de la presión sobrepasa 160, o si el número más bajo sobrepasa 100, consiga ayuda médica de inmediato. La madre necesita ayuda médica. En algunos casos, podría ser necesario que se quede hospitalizada hasta que nazca el bebé.

Cuidados en casa para la presión alta moderada (de 140/90 a 160/100)

Si la madre no puede ir al doctor o si el doctor le recomienda reposo en casa, ella debe:

- **Descansar en cama lo más posible.** Lo mejor es que se acueste sobre el lado izquierdo. Si no puede quedarse en cama, debe descansar lo más que pueda a lo largo del día, aunque sólo sea varios minutos cada 1 ó 2 horas. La madre puede practicar relajarse y sentirse tranquila mientras descansa. Es muy importante que descanse durante los últimos 3 meses del embarazo.

- **Comer bien.** Ayude a la mujer a comer diferentes frutas, verduras y alimentos con proteína. Los alimentos ricos en proteína, calcio o magnesio pueden ayudar a evitar la preeclampsia. Para bajar la presión puede ser útil comer pepinos, betabeles (remolacha, betarragas) o plátanos, o tomar jugo de limón.

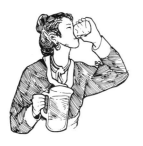

- **Beber muchos líquidos.** La mujer debe beber de 6 a 8 vasos o más de agua limpia u otros líquidos saludables, todos los días.
- **Evitar los alimentos muy salados.** Está bien comer un poco de sal, pero las mujeres con la presión alta deben evitar los alimentos con mucha sal, como las papitas fritas, las nueces y el maní (cacahuates) salados, la cecina y otras carnes embutidas o curadas con sal.

Buscar signos de preeclampsia (toxemia de embarazo)

La preeclampsia es un problema muy peligroso que puede ocurrir hacia el final del embarazo, durante el parto o en los primeros días después del parto. Puede causar convulsiones (eclampsia) o incluso la muerte.

| SIGNOS SALUDABLES | La mujer tiene presión arterial normal.

SIGNOS DE ADVERTENCIA

Los 2 signos más definitivos de la preeclampsia son:

- la presión alta (140/90 o más alta).
- proteína en la orina (vea la página 126).

Si una mujer tiene ambos signos, ya tiene preeclampsia y necesita atención médica de inmediato.

Si la mujer tiene la presión alta y cualquiera de estos signos de preeclampsia, ella probablemente tiene preeclampsia y usted necesita conseguir ayuda médica:

- Dolores de cabeza fuertes.
- Vista borrosa o vista doble.
- Dolor repentino, fuerte y constante en la parte alta del vientre, abajito del punto alto entre las costillas. A ella le podría parecer un malestar por haber comido algo que le cayó mal al estómago.

  Si piensa que el dolor podría deberse a un malestar del estómago, puede darle un antiácido. Si el dolor no se mejora en 20 minutos, es un signo de peligro.

- Reflejos exaltados. Para ver si tiene los reflejos exaltados, haga esta prueba con el pie de la madre:

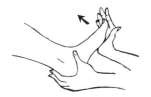

Pídale a la mujer que se acueste y sosténgale el pie así. Empújelo con fuerza y luego suéltelo.

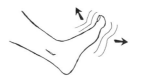

Si el pie se sacude 2 veces o más, eso es un signo de peligro.

Una mujer con preeclampsia necesita ayuda médica de inmediato

Si una mujer tiene la presión alta y cualquier otra signo de preeclampsia (proteína en la orina, dolores de cabeza fuertes, vista borrosa, dolor en la parte alta del vientre o reflejos exaltados), hay que llevarla al hospital sin demora. Ella debe ir acostada sobre el lado izquierdo. Alguien debe acompañarla en caso de que tenga una convulsión. Para más información sobre convulsiones, vea la página 181.

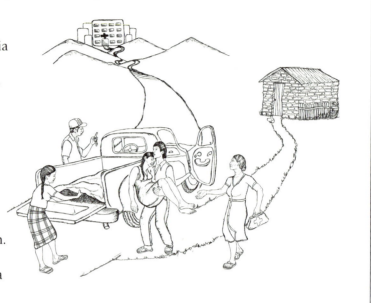

Éstos son otros signos de advertencia de la preeclampsia:

- hinchazón de la cara y de las manos (sobre todo si la madre tiene la hinchazón cuando despierta por la mañana).
- aumento de peso repentino.

Si ella tiene esos signos, siga controlando su salud y el embarazo con regularidad.

Cómo averiguar si la mujer tiene preeclampsia

1. Mídale la presión a la mujer.
   La presión alta siempre es un signo de advertencia.
2. Si puede, haga una prueba de orina para ver si contiene proteína. Hay 2 métodos para hacer esa prueba.

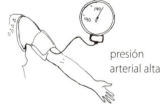

presión arterial alta

Método 1: Use las tiritas de plástico llamadas *Uristicks, Albusticks* o *Labsticks*.

Tal vez pueda conseguir una botella de estas tiritas en una farmacia o en alguna dependencia de salud pública de su zona. Las tiritas tienen cuadros de diferentes colores que cambian de amarillo a verde oscuro. Pídale a la madre que orine sobre la tirita y luego compare el color de los cuadros con la tabla de colores que aparece en la etiqueta de la botella. Si el cuadro se pone verde oscuro, hay proteína en la orina. Ésta es la manera más precisa de hacer la prueba.

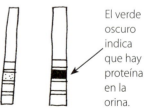

El verde oscuro indica que hay proteína en la orina.

Método 2: Caliente la orina de la madre para ver si contiene proteína.

Pídale a la madre que se lave bien los genitales y que orine en un envase limpio. Luego vacíe la orina en un tubo de ensayo. No lo llene hasta el borde sino que deje un espacio de 2 centímetros y medio (1 pulgada). Caliente la parte alta del tubo a fuego lento, sobre un pequeño quemador o con una vela hasta que la orina hierva. (No deje de darle vueltas al tubo, porque si no se quebrará).

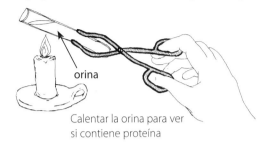

Calentar la orina para ver si contiene proteína

Si la orina queda transparente, no contiene proteína. Si se vuelve turbia y blanca, añádale varias gotas de vinagre (ácido acético al 2%). Si la orina se aclara, no contiene proteína. Si permanece turbia o se pone más blanca, sí contiene proteína. Si la mujer tiene proteína en la orina y la presión alta, tiene preeclampsia. Cuando una mujer tiene preeclampsia grave, la orina se puede volver muy turbia, blanca y espesa.

3. Pregúntele a la madre si ha tenido dolores de cabeza, mareos o problemas de la vista.

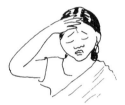

Si tiene esos problemas con frecuencia o de una forma intensa, sobre todo si comienzan en los últimos 3 meses del embarazo, podrían ser signos de preeclampsia.

4. Examine a la madre para ver si tiene hinchazón. A la hinchazón también se le llama retención de agua o edema.

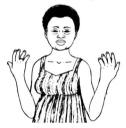

La hinchazón es frecuente durante el embarazo y generalmente no es un signo de advertencia grave. La hinchazón es normal si afecta a los tobillos y los pies y si se quita cuando la madre descansa con los pies en alto. Si la madre tiene hinchazón, necesita beber suficiente agua, tomar más descansos a lo largo del día y descansar con los pies en alto siempre que pueda.

La hinchazón puede ser un signo de preeclampsia si:

- la mujer tiene la cara o las manos hinchadas **y**
- tiene la hinchazón desde que despierta por la mañana

Qué hacer si nota signos de advertencia

Si la madre tiene signos de advertencia, consiga ayuda médica (aunque falten varios meses para el parto). Tal vez sea más seguro que ella dé a luz en un hospital. Si es necesario que dé a luz en casa, prepárese para tratar problemas. Lea las secciones sobre el sangrado (vea la página 224), las convulsiones (página 181) y los bebés muy pequeños (página 221).

Si a la madre le aconsejan que guarde reposo en casa, recomiéndele que siga las instrucciones para el cuidado en casa de la presión alta (vea la página 124).

Buscar signos de una infección de la vejiga o de los riñones

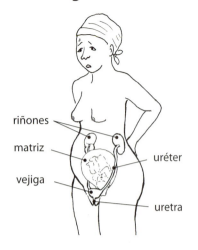

Los riñones, los uréteres, la vejiga y la uretra están conectados y funcionan juntos para deshacerse de los desechos del cuerpo. Primero, los riñones limpian la sangre y convierten los desechos en orina. La orina pasa a la vejiga a través de los uréteres. La orina queda en la vejiga hasta que la persona orina. La orina sale de la vejiga por otro tubo llamado 'uretra'.

Si microbios dañinos entran en la uretra podrían causar una infección que puede extenderse fácilmente hasta la vejiga o los riñones.

SIGNOS SALUDABLES No tiene dolor, comezón ni ardor cuando orina.

SIGNOS DE ADVERTENCIA

Infección de la vejiga

- sensación constante de que necesita orinar, aunque acaba de hacerlo
- comezón o ardor al orinar o justo después de orinar
- dolor en la parte baja del vientre
- proteína en la orina

Infección de los riñones

- cualquiera de los signos de infección de la vejiga
- orina turbia o sangrienta
- dolor en la parte baja de la espalda, a veces en los costados
- fiebre
- sentirse muy enferma o débil

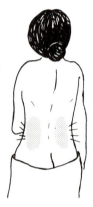

El dolor en los costados de la espalda puede ser normal o puede ser un signo de una infección de los riñones.

A veces, una mujer puede tener una infección de la vejiga sin que haya signos.

(El dolor de espalda a lo largo de la columna vertebral es frecuente con el embarazo. Los masajes, el ejercicio y las compresas calientes pueden ayudar a aliviarlo).

Una mujer corre un mayor riesgo de tener una infección de la uretra, la vejiga o los riñones cuando esté embarazada. Las infecciones de la vejiga y los riñones pueden ser peligrosas para la madre y, si no se tratan de inmediato, pueden hacer que el parto comience antes de tiempo.

Nota: Si la madre siente comezón o ardor cuando orina, podría tener una infección de la vagina o una infección de transmisión sexual. Para tratar estas infecciones, vea el Capítulo 18, página 320.

Qué hacer si nota signos de una infección de la vejiga

Anime a la madre a **beber 1 vaso de líquido cada hora mientras esté despierta.** Los líquidos ayudan a sacar la infección del cuerpo. Es provechoso sobre todo tomar agua y jugos de fruta.

Anime a la madre a comer frutas ricas en vitamina C, como naranjas, guayabas, fresas, mangos, piña o papaya.

Use las plantas medicinales de su zona que sirven para combatir las infecciones o para sanar lesiones. Por ejemplo, éstos son 2 remedios que tal vez podría usar:

- **té de barbas de elote**—hierva las barbas de un elote (choclo, maíz tierno) y luego tómese la bebida.
- **té de altea**—remoje pedacitos picados de la raíz de la altea o malvavisco (*Altea oficinalis*) en agua fría toda la noche y después tómese el agua.

Si la infección no empieza a mejorarse rápidamente, o **si la madre tiene algún signo de una infección de los riñones, dele antibióticos.** Por más tiempo que se demore en tratar una infección, más difícil será curarla. Si la mujer no se mejora después de tomar antibióticos por 2 días, consiga ayuda médica.

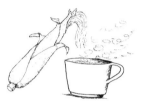

Hierva un manojo grande de barbas de elote en agua y luego tómese 1 ó 2 tazas.

Vea las páginas verdes al final de este libro antes de dar esta medicina o cualquier otra.

Para tratar una infección que no se está mejorando o una infección del riñón
- dé 500 mg de amoxicilina.. por la boca, 3 veces al día, durante 7 días

Si la mujer es alérgica a la amoxicilina
- dé 960 mg de trimetoprim-sulfa .... por la boca, 2 veces al día, durante 7 días
(160 mg de trimetoprima y 800 mg de sulfametoxazol)

Pero no dé trimetoprim-sulfa en los últimos 3 meses del embarazo.

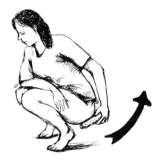

Para prevenir las infecciones de la vejiga

Para prevenir las infecciones de la vejiga, enséñeles a las mujeres a limpiarse de adelante hacia atrás después de orinar u obrar. Esto evita que los microbios de los excrementos entren en la uretra. Recuérdeles a los compañeros de las mujeres a lavarse las manos y los genitales antes de tener relaciones sexuales. Además, las mujeres deben orinar antes e inmediatamente después de tener relaciones.

Revisar al bebé

Medir la matriz

SIGNOS SALUDABLES

- El tamaño de la matriz coincide con la fecha probable de parto.
- La matriz crece aproximadamente el ancho de 2 dedos cada mes.

SIGNOS DE ADVERTENCIA

- La primera vez que usted mide la matriz, el tamaño no coincide con la fecha probable de parto.
- La matriz crece menos o más del ancho de 2 dedos cada mes.

Para medir la matriz, hay que encontrar el punto más alto de la matriz. Eso indica 3 cosas:

1. **Cuántos meses de embarazo lleva la madre ahora.**
2. **La fecha probable de parto.** Si usted pudo calcular la fecha probable de parto usando la última regla de la madre (vea la página 88), la medida de la matriz podría ayudarle a confirmar si esa fecha probablemente es la correcta. Si no pudo calcular la fecha probable de parto a partir de la última regla, la medida de la matriz podrá ayudarle a hacer el cálculo. Haga la medición y el cálculo la primera vez que atienda a la madre.
3. **Qué tan rápido está creciendo el bebé.** Cada vez que atienda a la madre, mídale la matriz para ver si el bebé está creciendo a un paso normal. Si está creciendo demasiado rápido o demasiado lento, podría haber un problema.

Cómo medir la matriz

A medida que el bebé vaya creciendo en la matriz, usted podrá sentir cómo la matriz va creciendo en el vientre de la madre. El punto más alto de la matriz sube en el vientre aproximadamente el ancho de 2 dedos cada mes. A los 3 meses, el punto más alto de la matriz generalmente se encuentra justo arriba del pubis de la madre (donde comienza el vello púbico). Como a los 5 meses, el punto más alto de la matriz generalmente se encuentra justo a la altura del ombligo de la madre. Entre los 8 meses y medio y los 9 meses, el punto más alto de la matriz casi alcanza las costillas de la madre. A veces, los bebés bajan un poco en el vientre en las semanas justo antes del parto.

Para sentir la matriz, pídale a la madre que se acueste boca arriba con la cabeza y las rodillas apoyadas. Su toque debe ser firme pero suave al mismo tiempo.

Cómo encontrar el punto más alto de la matriz.

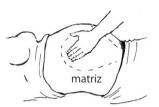

Con los dedos, recorra un lado del vientre hacia arriba.

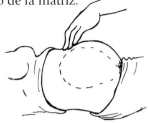

Encuentre el punto más alto de la matriz (la matriz se siente como una bola dura bajo la piel).

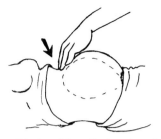

Usted podrá sentir el punto más alto siguiendo con los dedos la curva del vientre hacia adentro.

Para medir la matriz usando el método de los dedos

1. Si el punto más alto de la matriz se encuentra más abajo del ombligo, cuente cuántos dedos faltan para alcanzar el ombligo. Si el punto más alto de la matriz ya pasa del ombligo, mida a cuántos dedos arriba del ombligo ya está.

   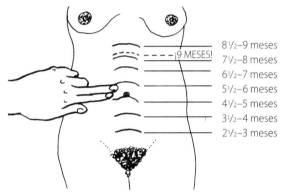

   Para saber cuántos meses de embarazo lleva la mujer, compare el número de dedos con este dibujo (cada línea representa más o menos el ancho de 2 dedos).

2. Apunte la medida, con un dibujo o con números:

   Para hacer un dibujo: Haga un círculo que represente el vientre de la madre, con un punto que muestre el ombligo y una curva que muestre el punto más alto de la matriz. Luego dibuje el número de dedos que caben entre el ombligo y el punto más alto de la matriz. Por ejemplo:

   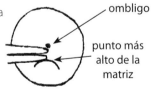

   Este dibujo muestra que el punto más alto de la matriz está a 2 dedos más **abajo** del ombligo de la madre.

   Esta mujer lleva más o menos 4 meses y medio de embarazo.

   Este dibujo muestra que el punto más alto de la matriz está a 3 dedos más **arriba** del ombligo.

   Esta mujer lleva más o menos 6 meses y medio de embarazo.

   Para usar números: Apunte el número de dedos que usó para medir la matriz. Ponga un signo de "+" frente al número si el punto más alto de la matriz está más arriba del ombligo. Ponga un signo de "–" frente al número si el punto más alto de la matriz está más abajo del ombligo. En el ejemplo anterior, el dibujo a la izquierda sería de **–2** y el dibujo a la derecha sería de **+3**.

Capítulo 8: La atención prenatal

3. Calcule (o confirme) la fecha probable de parto.

   Por ejemplo, si la medida de la matriz indica que la mujer lleva 7 meses de embarazo, se puede esperar que el bebé nazca más o menos en 2 meses. Si usted ya había calculado la fecha probable de parto basándose en la última regla de la madre, compare las 2 fechas para ver si coinciden. Si las 2 fechas no son bastante cercanas, vea la página 133.

   El punto más alto de la matriz está a 4 dedos más arriba del ombligo— ¡justo donde debería estar a los 7 meses!

Cómo medir la matriz usando una cinta métrica

Puede usar este método después de que la matriz haya crecido hasta la altura del ombligo de la madre.

1. Coloque la cinta métrica sobre el vientre de la madre. Afirme el **cero** sobre el punto más alto del pubis. Siga la curva del vientre y afirme la cinta sobre el punto más alto de la matriz.

2. Apunte cuánto mide la matriz en centímetros desde el punto más alto del pubis hasta el punto más alto de la matriz.

3. Los doctores, las enfermeras y muchas parteras aprenden a contar el embarazo en semanas en vez de meses. Empiezan a contar a partir del primer día de la última regla, aunque la mujer probablemente se embarazó 2 semanas después. Contando de esa forma, la mayoría de los embarazos duran 40 semanas.

   Durante la segunda mitad del embarazo, lo que la matriz mide en centímetros es más o menos igual al número de semanas del embarazo. Por ejemplo, si hace 24 semanas que la madre tuvo su última regla, la matriz generalmente medirá de 22 a 26 centímetros. La matriz debe crecer más o menos 1 centímetro cada semana, o 4 centímetros cada mes.

Qué hacer si la matriz no es del tamaño que usted esperaba

Si usted está midiendo la matriz correctamente, pero no encuentra el punto más alto donde piensa que debiera estar, eso podría indicar 1 de 3 cosas:

- La fecha probable de parto que calculó usando la última regla no es la correcta.
- La matriz está creciendo demasiado rápido.
- La matriz está creciendo demasiado despacio.

La fecha probable de parto que calculó usando la última regla no es la correcta

La fecha probable de parto que calculó usando la última regla podría ser incorrecta por diferentes razones. Tal vez la mujer no recuerde bien la fecha de su última regla. O tal vez no le bajó la regla por alguna otra razón y luego se embarazó. En ese caso, la mujer llevará menos tiempo embarazada de lo que usted piensa y la matriz será más pequeña de lo que esperaba. O, a veces, una mujer sangra un poco después de quedarse embarazada y piensa que tuvo su regla. Esa mujer llevará 1 ó 2 meses más de embarazo de lo que usted pensaba, así que la matriz será más grande de lo que esperaba.

Si la fecha probable de parto no coincide con el tamaño de la matriz la primera vez que usted examine a la madre, anote la diferencia. Espere y vuelva a medir la matriz de 2 a 4 semanas después. Si la matriz crece más o menos el ancho de 2 dedos o 4 centímetros cada mes, la fecha probable que usted obtuvo midiendo la matriz probablemente es la correcta. La fecha que obtuvo usando la última regla probablemente estaba equivocada.

Recuerde: Las fechas probables de parto no son exactas. Las mujeres muchas veces dan a luz 2 ó 3 semanas antes o después de la fecha probable. Eso no es peligroso.

La matriz crece demasiado rápido

Si la matriz crece más del ancho de 2 dedos cada mes, o más de 1 centímetro cada semana, eso podría deberse a diferentes causas:

- Es posible que la madre tenga gemelos. Para saber cómo averiguar si hay gemelos, vea la página 143.
- Tal vez la madre tenga diabetes (vea la página 115).
- Quizás la madre tenga demasiada agua en la matriz.
- Es posible que la madre tenga un embarazo molar (un tumor en lugar de un bebé).

La madre tiene demasiada agua en la matriz

El exceso de agua no siempre es un problema, pero puede hacer que la matriz se estire demasiado. Entonces la matriz no podrá contraerse lo suficiente para empujar al bebé durante el parto o para dejar de sangrar después. Rara vez puede ser un signo de que el bebé tenga malformaciones congénitas. Para ver si hay demasiada agua en la matriz, haga esta prueba:

Pídale a una ayudante que ponga una mano a lo largo del centro del vientre de la madre.

Ponga una de sus manos de un lado del vientre de la madre. Dele golpecitos del otro lado del vientre con su otra mano.

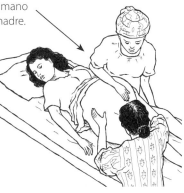

Si hay demasiada agua, es posible que sienta una ola cruzar el vientre de un lado al otro. (La mano de la ayudante impide que la ola avance a través de la piel de la madre). Si hay demasiada agua, consiga consejos médicos. Tal vez sería más seguro que la madre dé a luz en un hospital.

La madre tiene un tumor (embarazo molar)

A veces una mujer se embaraza, pero en vez de que crezca un bebé, crece un tumor. A eso se le llama embarazo molar.

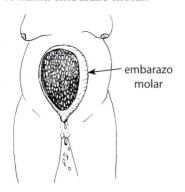
embarazo molar

Éstos son otros signos de un embarazo molar: no se oyen los latidos del corazón del bebé, no se siente el cuerpo del bebé, la madre tiene muchas náuseas a lo largo del embarazo, y le salen manchitas de sangre o de tejido (a veces en forma de uvas) de la vagina.

Si nota signos de un embarazo molar, consiga ayuda médica lo antes posible. El tumor podría volverse canceroso y podría matar a la mujer. A veces, eso ocurre muy rápido. Un doctor podrá sacar el tumor y salvar a la mujer.

La matriz crece demasiado despacio

El crecimiento lento puede ser signo de uno de estos problemas:

- La madre podría tener la presión alta (vea la página 124). La presión alta puede impedir que el bebé reciba la alimentación que necesita para crecer bien. Si usted no tiene equipo para medir la presión, consiga ayuda médica.

- Es posible que la madre no coma bien. Averigüe qué ha estado comiendo. Si ella es tan pobre que no puede comprar suficientes alimentos nutritivos, trate de encontrar alguna manera de ayudarle a ella y a su bebé. Las madres y los niños sanos le dan vigor a la comunidad entera.

- Quizás la madre tenga muy poca agua en la matriz. A veces, hay menos agua de lo normal, pero no hay ningún problema. En otras ocasiones, la falta de agua puede indicar que el bebé no es normal o que tendrá problemas durante el parto. Si piensa que la madre tiene muy poca agua, consiga consejos médicos.

- Tal vez la madre beba alcohol, fume o use drogas. Esas cosas pueden hacer que el bebé sea pequeño.

- El bebé podría estar muerto. Los bebés muertos no crecen, así que la matriz también deja de agrandarse. Si la madre lleva 5 meses de embarazo o más, pregúntele si ha sentido al bebé moverse últimamente. Si hace 2 días que el bebé no se mueve, algo podría andar mal.

Si la madre lleva más de 7 meses de embarazo, o si usted escuchó los latidos del corazón del bebé en una visita anterior, trate de escucharlos ahora. Si no lo logra, consiga ayuda médica. Algunos hospitales tienen equipo que pueden usar para saber si el bebé aún está vivo.

Si el bebé murió, es importante que la madre dé a luz pronto. Está bien que dé a luz en casa, pero es posible que sangre mucho y también corre un mayor riesgo de tener una infección. Si el parto no empieza en 2 semanas, llévela al hospital. Allí podrán darle medicina para comenzar el parto.

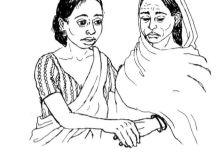

Nota: Cuando una madre pierde a su bebé, ella necesita cariño, atención y comprensión. Asegúrese de que no dé a luz sola. Si da a luz en el hospital, alguien debe quedarse con ella.

Encontrar la posición del bebé

SIGNOS SALUDABLES

- Hay 1 solo bebé en la matriz.
- El bebé está de cabeza a la hora de nacer.

SIGNOS DE ADVERTENCIA

- El bebé viene de nalgas o de pies a la hora de nacer.
- El bebé está atravesado a la hora de nacer.
- Hay gemelos.

Hay 2 formas de encontrar la posición del bebé: palpando el vientre de la madre y escuchando dónde se oye más fuerte el corazón del bebé. Es posible que necesite hacer las dos cosas para estar segura de la posición del bebé.

Palpar el vientre de la madre

Podría ser difícil encontrar la posición del bebé antes del sexto o el séptimo mes. Aun así, inténtelo. Quizás no entienda lo que sienta la primera vez, pero tal vez sí lo entienda la próxima vez que trate de sentir al bebé. Será más fácil encontrar la posición del bebé en los 2 últimos meses del embarazo. Usted se volverá más hábil para encontrar la posición del bebé mientras más practique.

Para empezar, ayude a la madre a acostarse boca arriba con las rodillas y la cabeza apoyados. Asegúrese de que esté cómoda.

Luego pálpele el vientre. Usted estará tratando de averiguar 3 cosas:

- ¿Está el bebé en posición vertical (para arriba y abajo)?
- ¿Está el bebé dando la cara hacia adelante o hacia atrás?
- ¿Tiene el bebé la cabeza hacia abajo o las nalgas hacia abajo?

¿Está el bebé en posición vertical?

La mayoría de los bebés están en posición vertical para el séptimo mes.

Para averiguar si el bebé está en posición vertical, ponga una mano de cada lado del vientre. Empuje firme pero suavemente, primero con una mano y luego con la otra.

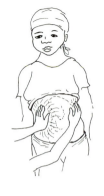
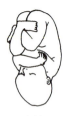

posición vertical: con la cabeza o las nalgas hacia abajo

Revise la forma del bebé con cuidado. ¿Le parece que los extremos del bebé están en los costados de la madre? En ese caso, es probable que el bebé esté atravesado. Muchos bebés están así los primeros meses del embarazo, pero la mayoría se acomodan con la cabeza hacia abajo más o menos para los 8 meses. Los bebés no pueden nacer por la vagina si están atravesados. Cuando un bebé está en posición atravesada y no se puede voltear una vez que haya comenzado el parto, será necesario sacarlo por cesárea en el hospital (vea la página 96). Si el bebé sigue atravesado después de 8 meses, consiga ayuda médica.

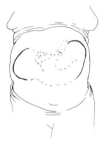
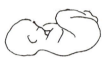

posición atravesada: con la cabeza y las nalgas hacia los lados

Si la madre tiene mucha grasa en el vientre, o si los músculos del vientre son muy fuertes, podría ser difícil sentir la posición del bebé. Si le cuesta mucho trabajo sentir al bebé, pídale a la madre que tome mucho aire, que lo suelte despacio y que relaje el cuerpo mientras usted palpa el vientre.

¿Hacia qué lado está dando la cara el bebé?

Ahora palpe el vientre de la madre para ver si siente algo grande y duro (la espalda del bebé). Si no siente la espalda del bebé, trate de encontrar muchos bultitos:

Si encuentra algo grande y duro, el bebé probablemente está dando la cara hacia la espalda de la madre.

Si siente muchos bultitos en vez de una sola forma grande y dura, probablemente está sintiendo los brazos y las piernas. El bebé probablemente está dando la cara hacia el frente de la madre.

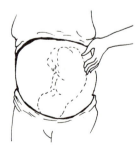
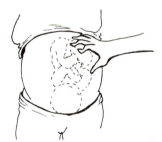

Si el bebé está dando la cara hacia el frente de la madre, vea la página 190.

Revisar al bebé

¿Tiene el bebé la cabeza o las nalgas hacia abajo?

Para el último mes antes del parto, la mayoría de los bebés se han acomodado con la cabeza hacia el cuello de la matriz. Esa posición se llama de cabeza abajo, y es la más fácil para el parto.

Si el bebé tiene la cabeza hacia arriba, con las nalgas hacia la vía del parto, se dice que está de nalgas.

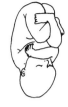 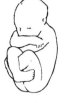

cabeza abajo   de nalgas

Para el séptimo o el octavo mes, generalmente la cabeza del bebé ha bajado en la pelvis de la madre. Para encontrar la cabeza del bebé, siga estos 4 pasos:

1. Encuentre el pubis de la madre con sus dedos. Usted podrá sentir ese hueso abajito de la piel, donde está el vello púbico.

Pídale a la madre que tome mucho aire y que luego lo suelte lentamente.

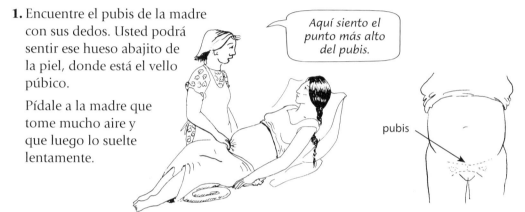

Aquí siento el punto más alto del pubis.

pubis

A medida que la madre suelte el aire, empuje profundamente justo arriba del pubis. Tenga cuidado y deténgase si la lastima.

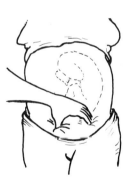

Si siente un objeto redondo y duro que puede mover un poco de lado a lado, probablemente se trata del lado o la parte trasera de la cabeza del bebé.

Si no siente nada en la parte baja del vientre de la madre, el bebé podría estar atravesado.

Si no está claro que la forma sea redonda, podría tratarse de la cara o las nalgas del bebé.

O, a veces, las nalgas del bebé sí están arriba, pero la cabeza no está derechita.

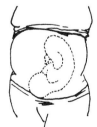 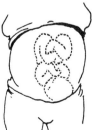 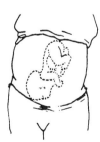

La cabeza podría estar doblada hacia un lado o hacia atrás. (Ésos podrían ser signos de que el bebé no va a caber por la pelvis de la madre a la hora de nacer).

2. Si la parte más baja del bebé no se ha metido hasta el fondo de la pelvis de la madre, trate de mover esa parte del bebé de lado a lado.

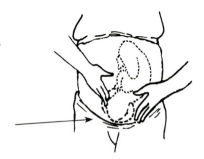

> Si toda la espalda se menea cuando usted mueve la parte baja del bebé, es posible que el bebé esté de nalgas. Si la espalda no se mueve, es posible que esté cabeza abajo.

3. Ahora palpe la parte más alta de la matriz de la madre. ¿Siente algo redondo y duro, como una cabecita? ¿O tiene otra forma—como las nalgas, la espalda o las piernas? Si la parte más alta de la matriz se siente más como una cabecita que lo que sintió en la parte de abajo del vientre, el bebé podría estar de nalgas.

4. Ponga una mano sobre la espalda del bebé. Al mismo tiempo, con la otra mano empuje la parte más alta del bebé cuidadosamente hacia un lado.

Si toda la espalda se menea cuando usted mueve la parte más alta, es probable que el bebé esté cabeza abajo.

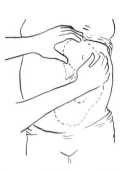

Si la espalda se queda donde está cuando usted mueve la parte alta del bebé, es posible que usted esté moviendo la cabeza (como el cuello se dobla, la espalda no se mueve). Si usted está moviendo la cabeza, el bebé está de nalgas.

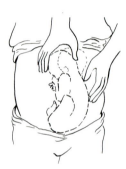

En la página 142, hay más información sobre los bebés que están de nalgas durante el embarazo. Si el bebé está de nalgas a la hora del parto, vea la página 215.

A medida que palpe el vientre de la madre, trate de imaginarse en cuáles posiciones podría estar el bebé. Imagínese dónde podrían estar sus manitas y sus piernas. Imagínese cómo sentiría la madre las patadas del bebé si estuviera en diferentes posiciones.

Luego pregúntele a la madre dónde siente las patadas más fuertes y dónde siente movimientos más pequeños. ¿Es allí donde usted había pensado que estaban las piernas y las manos? Si no, es posible que usted no haya encontrado bien la posición del bebé.

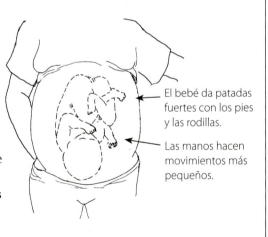

El bebé da patadas fuertes con los pies y las rodillas.

Las manos hacen movimientos más pequeños.

Cuando usted revise la posición del bebé, es posible que sienta 2 cabecitas o 2 nalgas. Tal vez hay gemelos. Vea la página 143.

Escuchar los latidos del corazón del bebé

Los latidos del corazón del bebé dan información sobre la posición del bebé dentro de la madre y sobre la salud del bebé. Escuche los latidos del corazón cada vez que atienda a la madre, a partir de los 5 meses.

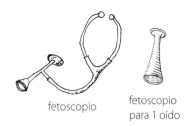

fetoscopio

fetoscopio para 1 oído

Para los últimos 2 meses del embarazo, muchas veces es posible oír los latidos del corazón del bebé al poner una oreja sobre el vientre de

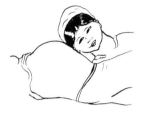

la madre en un cuarto sin ruidos. Será más fácil que usted oiga los latidos si tiene un fetoscopio o un estetoscopio. Puede hacer un fetoscopio sencillo de madera o de barro o con un tubo hueco de carrizo o bambú (vea la página 445). O puede comprar un fetoscopio.

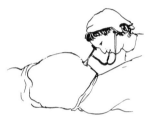
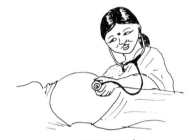
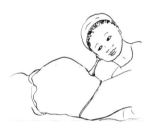

fetoscopio para 2 oídos   estetoscopio   fetoscopio para 1 oído

Los latidos del corazón del bebé son leves y rápidos. Tal vez le parezca que se oyen como el tictac de un reloj bajo una almohada, sólo que los latidos son más rápidos. El corazón de un bebé late 2 veces más rápido que el corazón de un adulto sano—por lo general de 120 a 160 latidos por minuto.

Nota: Si oye un ruido "silbante" (shii-oo shii-oo shii-oo) probablemente se trata del pulso del bebé en el cordón. Los sonidos del cordón indican qué tan rápido está latiendo el corazón del bebé, pero no sirven para encontrar la posición de la criatura.

Si los latidos son lentos, probablemente lo que está escuchando es el pulso de la madre. Trate de encontrar los latidos del bebé en otra parte del vientre.

Cómo encontrar los latidos del corazón del bebé

Piense en la posición en que cree que el bebé está acomodado. Entonces trate de escuchar los latidos cerca de donde piense que debería estar el corazón del bebé. Tal vez tenga que escuchar en muchas partes antes de que encuentre el lugar donde los latidos se oyen más fuertes y más claros.

Aquí es donde los latidos se oyen más fuertes:

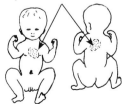

Escuchar los latidos del corazón para encontrar la posición del bebé

¿Dónde se oyen más fuertes los latidos del corazón: arriba o abajo del ombligo de la madre?

Si los latidos se oyen más fuertes **abajo** del ombligo de la madre, el bebé probablemente está cabeza abajo.

Si los latidos se oyen más fuertes **arriba** del ombligo de la madre, el bebé probablemente está de nalgas.

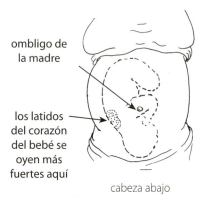
cabeza abajo

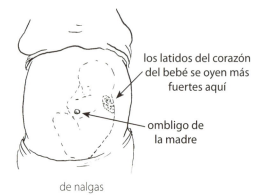
de nalgas

A veces, cuando el bebé está dando la cara hacia el frente de la madre, es más difícil escuchar los latidos del corazón porque estorban los brazos y las piernas del bebé. Escuche cerca de los costados de la madre o directamente en medio del vientre para oír el corazón.

Si puede, haga un dibujo sencillo en una hoja para apuntar el lugar donde escuchó los latidos del corazón del bebé.

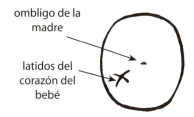

En este dibujo, el punto en el centro es el ombligo de la madre y la **X** muestra dónde se oyeron los latidos del corazón.

Este registro muestra que el bebé no se volteó cabeza abajo sino hasta los 7 meses. Luego siguió moviéndose de lado a lado. Por eso, la **X** primero está del lado izquierdo del vientre de la madre, luego del lado derecho y después otra vez del lado izquierdo. Ese tipo de movimiento es normal.

registro de la posición del bebé

5 meses	13 sept.	(·x)	
6 meses	12 oct.	(x·)	
7 meses	15 nov.	(·) (x)	cabeza abajo
8 meses	10 dic.	(·) (x)	cabeza abajo
8 ½ meses	12 enero	(·) (x)	cabeza abajo
9 meses	28 enero	(·) (x)	cabeza abajo

Cómo revisar el ritmo del corazón del bebé

SIGNOS SALUDABLES El corazón del bebé late de 120 a 160 veces por minuto.

SIGNOS DE ADVERTENCIA Si el corazón del bebé late menos de 120 veces o más de 160 veces por minuto, quizás algo ande mal. Si el corazón está latiendo menos de 100 o más de 180 veces por minuto, el bebé necesita ayuda médica.

Siga estos pasos para revisar el ritmo del corazón del bebé:

1. Use un reloj con segundero, tal como usaría para tomarle el pulso a la madre (vea la página 120). Si no tiene un reloj, compare los latidos del corazón del bebé con el pulso de usted, cuando esté tranquila y en descanso. (O haga un contador con materiales caseros; vea la página 443). El corazón del bebé debe latir más o menos 2 veces más rápido que el pulso de usted.

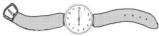

2. Cuente el número de latidos en un minuto. Si le cuesta trabajo contar al mismo tiempo que mira el reloj, pídale a alguien que le diga cuándo empezar a contar y cuándo detenerse.

   Si los latidos del bebé le parecen muy lentos, siéntale el pulso a la madre en la muñeca mientras escucha los latidos. Si el pulso de la madre es igual a los latidos que está escuchando, lo que está oyendo son los latidos de la madre.

3. Apunte dónde oyó los latidos y el número de latidos por minuto.

Si el corazón del bebé late más de 160 veces por minuto, espere un ratito y vuelva a revisarlo. A veces el corazón late más rápido cuando el bebé se mueve. Si el corazón sigue latiendo más de 160 veces por minuto (y sobre todo si está latiendo 180 veces o más por minuto), la madre podría tener una infección. Tome el pulso y la temperatura de la madre. Si tiene el pulso rápido o fiebre, vea la página 179.

Si el corazón del bebé late demasiado despacio, el bebé podría estar en peligro. Si el corazón está latiendo de 100 a 120 veces por minuto, trate de mover al bebé un poco. Quizás esté dormido. Revise el corazón otra vez para ver si late más rápido cuando el bebé está despierto.

Si el corazón está latiendo menos de 100 veces por minuto, consiga ayuda médica. ¡El bebé está en peligro! Quizás en el hospital puedan hacerle una cesárea a la madre para sacar pronto al bebé.

> **Nota:** Los latidos **tenues** no indican que el bebé sea débil. Sólo indican que usted puso el oído lejos de la espalda o del pecho del bebé, o que es difícil oír a través del vientre de la madre. Por ejemplo, es posible que la pared del vientre sea gruesa si la madre es gorda.

Qué hacer si nota signos de advertencia

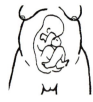

El bebé está de nalgas

Muchos bebés nacen de nalgas sin ningún problema, sobre todo si la madre ya tuvo otros bebés y los partos fueron fáciles. Pero los bebés que nacen de nalgas corren un mayor riesgo de quedarse atorados o de tener otros problemas graves (vea la página 215).

Tal vez sea posible lograr que el bebé se voltee. Pruebe estos métodos:

- Levante las caderas de la madre. Eso alza al bebé fuera de la pelvis para que pueda darse la vuelta y ponerse cabeza abajo. La madre se acuesta boca arriba y se pone algo blando (como una almohada) debajo de las caderas 15 minutos, 3 veces al día. Es mejor hacer eso cuando el bebé se está moviendo mucho.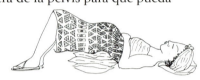

  Después de que esté acostada así 15 minutos, la madre debe caminar 5 minutos. Si ella piensa que sintió que el bebé se dio vuelta, no debe volver a subir las caderas de la manera indicada sino hasta que usted le haya revisado para ver si el bebé sigue de nalgas.

- Pídale a la madre que se arrodille y que descanse la cabeza en el suelo. Ésa es otra manera de sacar al bebé de la pelvis para que se pueda dar vuelta.

- Háblele al bebé, enfoque la luz de una linterna o ponga música muy cerca de la barriga de la madre a la altura del pubis. Tal vez el bebé se dé vuelta para estar más cerca de la luz o los sonidos.

- Tal vez en su zona haya plantas medicinales que le puedan ayudar.

> **¡ADVERTENCIA! No intente voltear el bebé usando masaje al menos que a usted le han enseñado a hacerlo sin peligro y que pueda conseguir ayuda médica.** Es muy peligroso empujar el vientre de la madre con la intención de voltear el bebé. Vea la página 369.
>
> No trate nunca de voltear al bebé si la bolsa de aguas ya se rompió o si alguna vez la madre ha tenido presión alta, sangrado vaginal durante el embarazo, cirugía en la matriz o una cesárea.

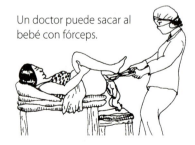

Un doctor puede sacar al bebé con fórceps.

Si el bebé no se ha volteado cabeza abajo cuando llegue el momento de parto, será más seguro que la madre dé a luz en un hospital. Si el bebé se queda atorado, los doctores podrán sacarlo con fórceps (un instrumento para jalar) o podrán hacer una cesárea.

Si un bebé que está de nalgas va a nacer en casa, es importante que esté presente una partera muy hábil (para saber atender un parto de nalgas, vea la página 215).

Recuerde que a veces el parto de nalgas puede ser aún más peligroso. No intente atender un parto de nalgas si:

- éste es el primer parto de la madre.
- la madre ya ha tenido partos largos o difíciles.
- el bebé es grande.
- la madre está débil o ha estado enferma y por eso no puede pujar bien.
- la partera no es muy hábil o no tiene mucha experiencia con los partos de nalgas.

El bebé está atravesado

Si para el octavo mes el bebé está atravesado—no tiene la cabeza ni para arriba ni para abajo—podría probar el método de levantar las caderas de la madre. Si el bebé no se voltea, usted debe hacer lo necesario para que el bebé nazca por cesárea en un hospital.

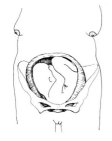
Este bebé debe nacer por cesárea.

Los bebés que están atravesados no pueden pasar por el hueco de la pelvis de la madre para nacer. Si usted trata de ayudar al bebé a nacer sin cesárea, la matriz de la madre se desgarrará durante el parto y, si no reciben atención médica, tanto el bebé como la madre morirán.

Si en cualquier momento el bebé se voltea cabeza abajo—aunque sea el día del parto—la madre podrá dar a luz en casa. Recuerde que tratar de voltear a un bebé atravesado es tan peligroso como tratar de voltear a un bebé de nalgas. (Vea la página 369).

Gemelos (mellizos, cuates, jimaguas)

Puede ser muy difícil saber con certeza que una madre está embarazada con gemelos.

Signos de gemelos:

- La matriz crece más rápido o más grande de lo normal.
- Cuando usted palpa el vientre de la madre, puede sentir 2 cabezas o 2 nalgas.
- Usted puede oír los latidos de 2 corazones diferentes. Eso no es fácil, pero a veces es posible en los últimos meses.

Éstas son 2 maneras de tratar de oír los latidos de gemelos:

1. Encuentre los latidos del corazón del bebé. Luego pídale a una ayudante que busque otros lugares donde los latidos se oigan bien. Si ella encuentra un lugar así, pídale que escuche los latidos allí mientras usted los escucha en el otro lugar.

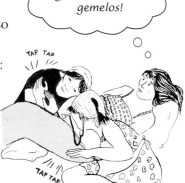

Cada una de ustedes puede marcar con la mano el ritmo de los latidos que oigan. Si llevan el mismo ritmo, es posible que estén escuchando al mismo bebé. Si los ritmos no son exactamente iguales, es posible que estén escuchando a 2 bebés.

2. Si no tiene una ayudante, pero sí tiene un reloj con segundero o un contador hecho en casa, cuente el número de latidos por minuto en los 2 lugares donde los haya escuchado. Si los latidos no están iguales en los 2 lugares, es posible que esté oyendo a 2 bebés.

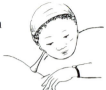

Si piensa que la madre tenga gemelos (aunque sólo haya podido oír 1 corazón), consiga ayuda médica. La madre podrá hacerse una ecografía (vea la página 434) en un hospital para ver si hay gemelos.

Como los partos de gemelos generalmente son más difíciles o peligrosos que los partos de un solo bebé, es más seguro que ocurran en un hospital. Como hay una mayor probabilidad de que los gemelos nazcan antes de tiempo, después del sexto mes, la madre debe tener algún tipo de transporte disponible a todas horas. Si el hospital queda muy lejos, tal vez la madre preferiría mudarse a un lugar más cercano en los últimos meses del embarazo. Asegúrese de tener un plan para conseguir ayuda en caso de una emergencia (vea la página 106).

Si es necesario que los bebés nazcan en casa, 2 parteras muy hábiles deben asistir el parto. Esté atenta de los signos de adelantarse el parto. Para mayor información sobre los partos de gemelos, vea la página 219.

Después de la consulta

Acordar un tiempo para la próxima consulta prenatal

Cuando termine de revisar la madre y el bebé, averigüe si la madre tiene otras preguntas o si necesita hablar con usted de alguna otra cosa. Si usted encontró signos de advertencia, explíquele claramente lo que indican y lo que ella necesita hacer para cuidarse. Si ella necesita conseguir ayuda médica, asegúrese de que sepa a dónde ir y cuándo debe ir. Antes de despedirse, fijen una cita para la próxima consulta. Asegúrese de que la madre sepa dónde y cuándo recibirá su atención prenatal la próxima vez.

En la siguiente página aparece una ficha que puede usar para llevar un registro de atención prenatal. Si puede, haga copias de la ficha y llénela para cada una de las mujeres que atienda. Usted podrá consultar la ficha cada vez que atienda a la mujer y a la hora del parto para ver cómo han cambiado las cosas y para recordar los signos de advertencia que se han presentado.

Adapte la ficha o haga su propio registro para apuntar otras cosas que piense que son importantes de recordar.

Registro de atención prenatal

Nombre de la madre: _____ Edad: _____ Número de hijos: _____ Fecha del último parto: _____

Fecha de la última regla: _____ Fecha probable de parto: _____ Problemas con otros partos: _____

fecha del control	mes de embarazo	salud general y problemas menores	anemia	peso	temperatura	pulso	presión arterial	signos de preeclampsia	proteína en la orina	otros signos de advertencia	tamaño de la matriz	posición del bebé en la matriz	ritmo del corazón del bebé

el embarazo

El parto
INTRODUCCIÓN

Al final del embarazo, el cuerpo de la mujer comienza el trabajo de abrirse y de expulsar al bebé al mundo. Ése es el trabajo que llamamos "parto".

Cada parto es diferente. Algunos partos son largos y otros son cortos, algunos son muy difíciles y otros no. Pero todos los partos siguen una misma secuencia:

- Las contracciones (dolores de parto) abren el cuello de la matriz (cérvix),
- la matriz empuja al bebé hacia abajo por la vagina,
- el bebé nace, y después
- nace la placenta.

En esta sección del libro, le explicamos cómo prepararse para el parto y algunas maneras generales de atender a la mujer durante el parto. Después explicamos el parto, dividido en 3 partes o etapas diferentes.

- En la primera etapa, **se abre el cuello de la matriz.** Esa etapa comienza cuando las contracciones empiezan a abrir el cuello de la matriz y termina cuando ya está completamente abierto. (Vea el Capítulo 11).
- En la segunda etapa, **el bebé atraviesa por la vagina y nace.** Esa etapa comienza cuando el cuello de la matriz está abierto, que es cuando la mujer generalmente quiere pujar. Termina después de que nace el bebé. (Vea el Capítulo 12).
- En la tercera etapa, **nace la placenta.** Esa etapa empieza después de que nace el bebé. Termina después de que nace la placenta. (Vea el Capítulo 13).

La mayoría de los bebés nacen sin ningún problema. Pero a veces, las cosas salen mal y la madre o el bebé pueden quedar en grave peligro. Generalmente hay signos de advertencia antes de que los problemas sucedan.

En esta sección del libro, le explicamos cuáles signos de advertencia debe buscar durante el parto para que sepa si va bien o si podría presentarse un problema. También le explicamos cómo tratar algunos problemas y cuándo debe llevar a una mujer al hospital si tiene un problema que no se puede tratar en casa. Para asegurar la salud de las mujeres y los bebés durante el parto, usted, la mujer, la familia y la comunidad deben planear con anticipación lo que harán en una emergencia (vea la página 106).

Recuerde: Éstos son los signos de advertencia más importantes, que indican que una mujer que está de parto necesita conseguir ayuda médica:

- fiebre alta (vea la página 179)
- presión alta (vea la página 180)
- se prolonga demasiado el parto (vea la página 186)
- sangrado abundante (vea la página 224)

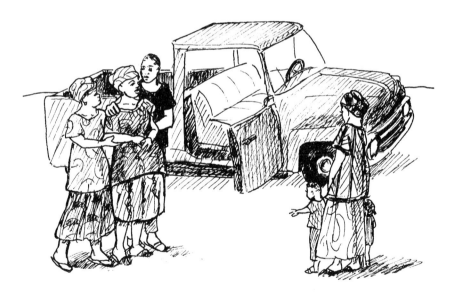

Capítulo 9
Preparase para el parto

En este capítulo:

Signos de que el parto está por comenzar 149

Cuándo acudir al parto 151

Lo que debe llevar al parto 151

Esterilizar sus instrumentos y lavarse las manos 153

Prepararse para el parto

CAPÍTULO 9

Prepárese para el parto en cuanto la madre tenga signos de que comenzará pronto.

Signos de que el parto está por comenzar

No hay ninguna forma de saber con certeza cuándo comenzará un parto, pero hay algunos signos que indican que va a empezar pronto.

En las semanas antes del parto, es posible que el bebé baje en el vientre, que la madre sienta más contracciones o que la madre sencillamente se sienta diferente. Es posible que otros signos no aparezcan sino hasta 1 ó 2 días antes del parto. Tal vez haya cambios en los excrementos de la madre o salga un poco de moco sangriento de la vagina. A veces, la bolsa de aguas se rompe.

El bebé baja en el vientre (se encaja)

Muchas veces, el bebé baja en el vientre de la madre más o menos 2 semanas antes del parto. Pero si la madre ha dado a luz antes, es posible que este bebé no baje sino hasta que comience el parto.

Las contracciones se vuelven más intensas o más frecuentes

Durante el parto, la matriz se encoge y se endurece. A eso se le llama una contracción porque la matriz se contrae, es decir, se aprieta.

Para entender cómo funcionan las contracciones, piense en lo que sucede cuando usted exprime una tela gruesa. Se aprieta y se endurece.

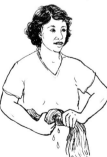

La matriz se contrae de la misma forma durante el parto. Usted puede ver cómo se abulta, así:

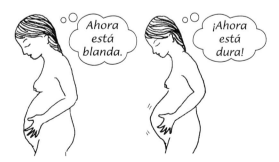

Ahora está blanda.

¡Ahora está dura!

Hay 2 tipos de contracciones: contracciones de preparación y contracciones de parto. **Las contracciones de preparación** ocurren a lo largo de todo el embarazo. Muchas veces, la madre las siente en la parte más alta del vientre (o por todo el vientre). Son leves e irregulares. Muchas mujeres ni siquiera las notan. Es posible que las contracciones de preparación empiecen y se detengan varias veces. Muchas veces se quitan cuando la mujer cambia lo que está haciendo. Por ejemplo, si empiezan cuando la mujer está caminando, tal vez se detengan cuando ella se siente.

Es posible que las contracciones de preparación se vuelvan más fuertes y frecuentes unos días antes de que comience el parto de verdad.

Las contracciones de parto comienzan cuando ya se acerca más el nacimiento. La madre generalmente las siente más abajo en el vientre o en la espalda y se vuelven mucho más fuertes que las contracciones de preparación. Las contracciones de parto por lo general se vuelven cada vez más fuertes y pueden ser muy intensas o dolorosas.

La madre se siente diferente

A veces una mujer puede sentir que el parto ya se acerca. Tal vez se sienta ensoñada, muy callada y consciente de su cuerpo. O quizás sólo sienta ganas muy fuertes de quedarse en casa a esperar. Todos esos sentimientos son normales.

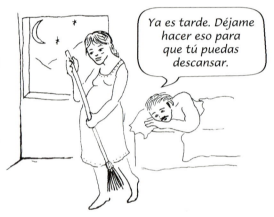

Ya es tarde. Déjame hacer eso para que tú puedas descansar.

A algunas mujeres les dan ganas de limpiar y arreglar su casa antes de que empiece el parto. Ese deseo es normal, pero la mujer no debe trabajar demasiado. El parto podría comenzar en cualquier momento y ella necesita guardar sus fuerzas. Su familia puede ayudarle a hacer los quehaceres para que ella pueda descansar.

Cambian los excrementos

A muchas mujeres les da diarrea antes de que comience el parto. Eso ayuda a limpiar el cuerpo para que la mujer esté más cómoda durante el parto.

Sale el tapón de moco

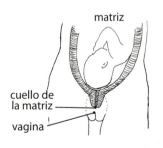

Durante la mayor parte del embarazo, la pequeña abertura del cuello de la matriz está tapada de moco.

En los últimos días del embarazo, el cuello de la matriz puede empezar a abrirse. A veces, el moco y un poco de sangre salen del cuello de la matriz y de la vagina.

El tapón de moco puede salir todo junto de una sola vez o puede gotear durante varios días. Cuando sale el moco, se sabe que el cuello de la matriz se está ablandando, adelgazando y empezando a abrir. El parto probablemente comenzará en 1 ó 2 días.

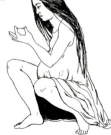

Tenga cuidado de no confundir el tapón de moco con el flujo (líquido de la vagina) que muchas mujeres tienen las últimas 2 semanas antes del parto. Ese flujo es de moco transparente y no ensangrentado.

Se rompe la bolsa de aguas (la fuente)

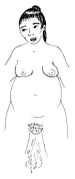

Cuando la bolsa de aguas se rompe, el líquido puede salir en un chorro grande o puede gotear lentamente. La mayor parte del tiempo, la bolsa de aguas se rompe durante el parto. Cuando la fuente se rompe antes del parto, generalmente el parto comienza pocas horas después.

Si pasan 6 horas después de que se haya roto la fuente y el parto no ha comenzado, hay un riesgo de infección. El riesgo va aumentando con el tiempo. Quizás usted decida hacer algo para que el parto comience (vea la página 191). Si el parto no ha comenzado 24 horas después de que se haya roto la fuente (es decir, después de todo 1 día y 1 noche), lleve a la mujer al hospital.

Si la ayuda médica queda muy lejos, deberán ponerse en camino antes.

Cuándo acudir al parto

Usted debe ir a cuidar a la madre cuando suceda una de estas cosas:

- empiezan las contracciones del trabajo de parto
- se rompe la bolsa de aguas
- la madre siente que la necesita

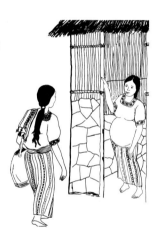

Si usted encuentra que el parto apenas está empezando (y usted vive cerca de allí), generalmente estará bien que se vaya a su casa un rato. Pídale a la madre que la llame cuando el parto se vuelva más intenso. Pero antes de irse, piense en estas preguntas:

- ¿Es la primera vez que la mujer da a luz? Los primeros bebés generalmente se tardan más en nacer.
- Si no es el primer parto, ¿fueron rápidos o lentos los partos anteriores? Si un parto anterior fue rápido, este parto podría tardarse aun menos.
- ¿Qué tan lejos está la ayuda médica?

Lo que debe llevar al parto

Lleve a un ayudante

Cuando vaya a un parto, lo ideal es que lleve a un ayudante. Si hay una emergencia, una persona podrá encargarse del bebé mientras la otra ayuda a la madre. O una persona puede ir por ayuda mientras la otra se queda para encargarse del problema.

Si no tiene un ayudante, enseñe a una de las personas que están presentes (como el esposo de la madre, su hermana, su suegra o una amiga) cómo ayudarle a usted durante el parto.

Lleve su equipo y otros materiales

Cuando piense que una mujer va a dar a luz ya pronto, asegúrese de que tenga todos los materiales y los instrumentos que va a necesitar para el parto. La madre probablemente tendrá algunos de los materiales en casa. Usted deberá llevar los demás. Es una buena idea que todas las parteras preparen un equipo con estos instrumentos y materiales.

Los materiales más importantes que hay que tener para el parto
Si sólo puede conseguir algunos materiales, consiga éstos:

Agua limpia para beber o para lavarse

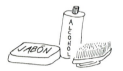
Jabón y (si es posible) alcohol y un cepillo para limpiarse las manos y restregarse las uñas

Hilo esterilizado para amarrar el cordón

Tijeras u hojas de rasurar esterilizadas para cortar el cordón

Guantes limpios (o bolsas de plástico muy limpias) para usar siempre que toque los genitales de la madre, al bebé, o sangre o excremento

Aspirador de moco o perilla de hule para aspirar la boca y la nariz del bebé después del parto

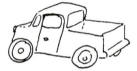
Alguna manera de llegar al hospital en una emergencia

Otras cosas que facilitan el parto

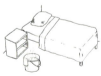
Un lugar limpio donde se pueda dar a luz

Muchos paños o trapos muy limpios para la madre durante el parto y para el bebé después del parto

Combustible para hervir agua

Tazones para lavarse y para la placenta

Comida para la madre y para sus ayudantes

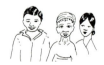
Personas cariñosas que ayuden con el parto

Otras cosas muy útiles que la partera puede llevar en su equipo

Un delantal y una pañoleta muy limpios

Sus apuntes o la ficha de control de embarazo de la madre, un lápiz y un papel

Un buen manual sobre el parto

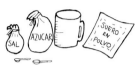

Una linterna de mano

Un reloj con segundero o un contador

Un estetoscopio

Equipo para medir la presión arterial

Hierbas medicinales que usted sepa usar

Ingredientes para hacer suero de rehidratación (vea la página 160) o sobres con los ingredientes ya mezclados, que usted misma puede preparar

Un fetoscopio

Un termómetro

Paquetes de gasa esterilizada

Aguja e hilo de suturar esterilizados para coser desgarros

2 pinzas hemostáticas esterilizadas (para comprimir el cordón o para comprimir venas sangrantes si la madre se desgarra)

Tijeras redondeadas y esterilizadas para cortar el cordón antes de que el bebé salga por completo ¡(sólo para una emergencia)!

Jeringa y agujas esterilizadas y medicinas de emergencia

Pomada de tetraciclina (o povidona yodada al 2.5% o nitrato de plata) para los ojos del bebé

Una cinta métrica para medir al bebé

Una pequeña balanza para pesar al bebé

Recuerde: Todos esos materiales son útiles, pero usted puede ser una partera excelente aunque no los tenga. Las cosas más importantes que debe llevar al parto son su sabiduría, su experiencia y su cariño.

Esterilizar sus instrumentos y lavarse las manos

Cuando llegue al parto, asegúrese de que todos sus instrumentos estén esterilizados (vea la página 59). Todos los instrumentos que vaya a meter en la vagina o que vaya a usar para cortar la piel deben estar esterilizados. Algunos ejemplos son los guantes, las tijeras o las hojas de rasurar para cortar el cordón y las tijeras para hacer una episiotomía (un corte en la abertura de la vagina).

Lávese las manos con frecuencia durante el parto y asegúrese de que tenga las uñas cortadas al ras. Su ropa debe estar limpia (un delantal limpio evitará que le caigan a usted sangre y líquidos del cuerpo).

Capítulo 10
Dar buenos cuidados durante el parto

En este capítulo:

Lo que sucede durante el parto 155

Se abre el cuello de la matriz 155
La madre puja y nace el bebé 156
Nace la placenta 157
Las primeras horas 157

Cuidar a la madre durante el parto 157

Apoyar el trabajo de parto 158
Proteger el trabajo de parto 158
Guiar el trabajo de parto. 159

Prepararse para las emergencias 163

Estar pendiente de los signos de advertencia 163
Tratar las emergencias. 164
Llevar a la mujer al hospital 164

Apuntar lo que suceda durante el parto 164

Ficha de parto (hoja de parto, partograma) 165

Dar buenos cuidados durante el parto

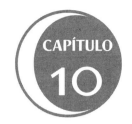

CAPÍTULO 10

Lo que sucede durante el parto

En este capítulo, damos información general sobre el parto y explicamos algunas maneras de que una partera puede apoyar a la mujer durante todo el parto.

Es más fácil explicar el parto por etapas. Por eso, en este libro lo dividimos en 3 etapas: cuando el cuello de la matriz se abre, cuando la madre puja y el bebé nace y cuando nace la placenta. En este capítulo damos algo de información sobre esas etapas. Hablamos más acerca de cada etapa por separado en los capítulos 11, 12 y 13.

Se abre el cuello de la matriz

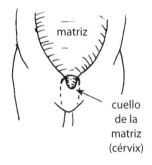

matriz

cuello de la matriz (cérvix)

En la primera etapa del parto, el cuello de la matriz se abre lo suficiente para que el bebé salga de la matriz. Para mayor información sobre la primera etapa, vea el Capítulo 11, "Se abre el cuello de la matriz", en la página 166.

Durante el embarazo, el cuello de la matriz está largo y firme, como el dedo gordo de un pie. Durante la mayor parte del embarazo, nada puede entrar por el cuello de la matriz ni salir de él, porque la abertura, que es muy pequeña, está tapada de moco.

Hacia el final del embarazo, las contracciones de preparación empiezan a acortar y a ablandar el cuello de la matriz. Aun antes de que empiece el parto, el cuello de la matriz se puede abrir un poco y es posible que salga el tapón de moco.

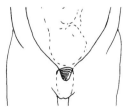

Durante el embarazo, el cuello de la matriz está largo, firme y cerrado.

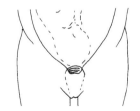

Al final del embarazo y al principio del parto, el cuello de la matriz se vuelve más corto y más blando.

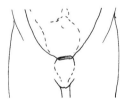

Durante el parto, el cuello de la matriz se acorta y se ablanda mucho, y se abre.

Las contracciones de parto empujan al bebé hacia abajo y abren el cuello de la matriz:

- Las contracciones empujan la cabeza del bebé hacia abajo y con fuerza contra el cuello de la matriz. Eso ayuda a abrir el cuello de la matriz y mueve al bebé hacia la abertura de la vagina.

- Las contracciones van abriendo el cuello de la matriz lentamente. Cada vez que la matriz se contrae, jala una pequeña parte del cuello de la matriz hacia arriba para que se abra. Entre las contracciones, el cuello de la matriz se relaja. Eso sigue hasta que el cuello de la matriz está completamente abierto y el bebé puede caber en la abertura y puede atravesarla para nacer.

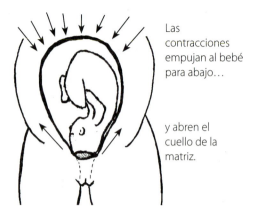

Las contracciones empujan al bebé para abajo…

y abren el cuello de la matriz.

Las contracciones se tienen que volver muy fuertes para abrir el cuello de la matriz por completo. El hoyito del cuello de la matriz se tiene que abrir hasta que tenga un ancho de 10 centímetros (4 pulgadas) y el bebé quepa por allí.

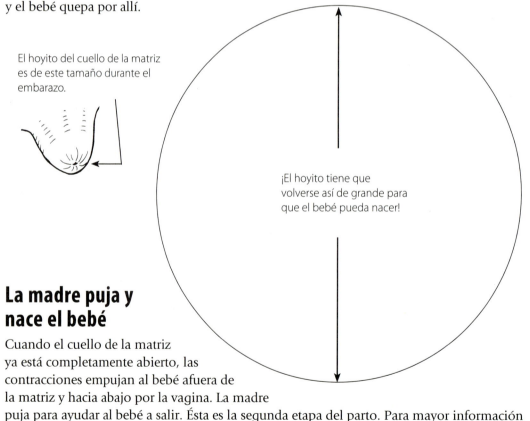

El hoyito del cuello de la matriz es de este tamaño durante el embarazo.

¡El hoyito tiene que volverse así de grande para que el bebé pueda nacer!

La madre puja y nace el bebé

Cuando el cuello de la matriz ya está completamente abierto, las contracciones empujan al bebé afuera de la matriz y hacia abajo por la vagina. La madre puja para ayudar al bebé a salir. Ésta es la segunda etapa del parto. Para mayor información sobre la segunda etapa, vea el capítulo 12, "La madre puja y nace el bebé", en la página 194.

Nace la placenta

El bebé aprende a respirar inmediatamente después de que nace (tercera etapa). La placenta se desprende de la matriz y sale por la vagina. Para mayor información sobre la tercera etapa, vea el Capítulo 13, "Nace la placenta", en la página 222.

Cuando el bebé nace, aún está conectado a la placenta dentro del cuerpo de la madre mediante el cordón. La sangre de la placenta le da unos cuantos minutos al bebé para empezar a respirar. En poco tiempo, el bebé puede respirar por sí mismo y ya no necesita la placenta.

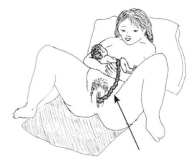

El cordón está grueso y azul, y está pulsando—todavía está llevando sangre al bebé. No lo corte.

El cordón está delgado y blanco, y no está pulsando—ya dejó de llevar sangre al bebé. Puede cortar el cordón ahora sin peligro.

La placenta normalmente se desprende de la pared de la matriz en los primeros minutos después de que nace el bebé. Por lo general sale con un par de pujos y entonces el bebé tiene que respirar por sí mismo.

Las primeras horas

En las primeras horas después del nacimiento, la madre empieza a recuperarse del parto y el bebé se empieza a acostumbrar a su nuevo mundo.

El lugar donde la placenta estaba prendida de la matriz se empieza a apretar y a cerrar, y el sangrado de la madre disminuye. La matriz de la madre se pondrá firme. Tal vez ella sienta contracciones fuertes después del parto. Esas contracciones son saludables y ayudan a detener el sangrado.

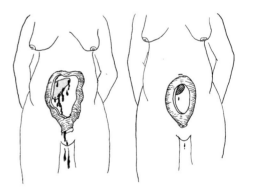

El bebé debe empezar a tomar el pecho. Debe orinar por lo menos una vez, y es posible que obre por primera vez.

Cuidar a la madre durante el parto

En esta parte del capítulo, le explicamos las formas en que una partera puede apoyar, proteger y guiar el parto para facilitarlo y disminuir los riesgos. Las ideas de esta sección son útiles para todas las etapas del parto.

En los 3 capítulos que siguen, explicamos más detalladamente cómo atender cada etapa del parto.

Apoyar el trabajo de parto

Cuando usted apoya el trabajo de parto, le ayuda a la madre a relajarse en vez de ponerse tensa en contra de las contracciones. Aunque ese apoyo no evitará que el parto sea intenso, sí lo puede hacer más fácil, más breve y de menos riesgo.

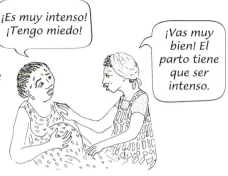

Cada mujer necesita un tipo de apoyo diferente. Pero todas las mujeres necesitan bondad, respeto y atención. Mire y escuche a la madre para averiguar cómo se siente. Anímela, para que se sienta fuerte y segura de sí misma durante el parto. Ayúdele a relajarse y a acoger el trabajo de parto.

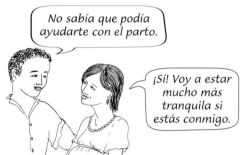

No es necesario que usted sola apoye a la madre. El apoyo puede ser más provechoso cuando lo da el marido de la madre, su familia o sus amigas. No hay ninguna regla que diga quién debería apoyar a la madre. Lo que importa es que esas personas quieran a la madre y estén dispuestas a ayudarle. Y lo más importante es que sean personas que la madre quiera tener a su lado.

Proteger el trabajo de parto

Usted protege el trabajo de parto cuando evita que algo o alguien lo altere. Aquí tiene algunos ejemplos:

No deje que asistan al parto personas groseras o inconsideradas. La madre no debe tener que preocuparse de los problemas familiares. A veces, hasta los amigos serviciales y cariñosos pueden interferir con el parto. En algunos partos, la mejor manera de ayudar a la madre es pedirles a todos que se salgan del cuarto para que ella pueda estar de parto sin distracciones.

No use medicinas ni procedimientos que no sean necesarios. Algunas parteras (y doctores) piensan que los partos son más seguros mientras más exámenes, medicinas e instrumentos se usen. Pero eso generalmente no es cierto. Esas cosas pueden dificultar el parto o causar problemas.

 ¡ADVERTENCIA! No le dé medicinas a la madre para apurar el parto, porque añaden riesgos que no son necesarios. Las inyecciones o las pastillas que se usan para apurar el parto pueden aumentar el dolor y hasta matar tanto a la madre como al bebé. Hay formas de estimular el parto que no son peligrosas. Vea la página 191.

Guiar el trabajo de parto

Guiar el parto es ayudar a que avance de la forma más sana. Una forma de guiar el parto es ayudar a la madre a cuidarse el cuerpo. En diferentes momentos, podría sugerirle que beba algo, que orine, que descanse o que se mueva. En los siguientes 3 capítulos, le daremos muchos otros consejos para guiar al parto.

Ayude a la madre a tomar por lo menos 1 taza de líquido cada hora

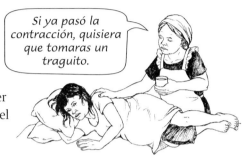

Si ya pasó la contracción, quisiera que tomaras un traguito.

Una mujer que está de parto usa el agua que tiene en el cuerpo rápidamente. **Debe beber por lo menos 1 taza de líquido cada hora.** Si no bebe lo suficiente, podría deshidratarse (no tener suficiente agua en el cuerpo). Eso puede hacer que el parto se tarde mucho más y que sea más difícil. La deshidratación también puede hacer que la mujer se sienta agotada.

Éstos son signos de la deshidratación:

- labios secos
- ojos hundidos
- piel menos elástica
- calentura leve (menos de 38°C ó 100.4°F)
- respiración rápida y profunda (más de 20 respiraciones por minuto)
- pulso rápido y débil (más de 100 latidos por minuto)
- ritmo rápido del corazón del bebé (más de 160 latidos por minuto)

Levántele la piel del dorso de la mano con 2 dedos y luego suéltela.

Si la piel no vuelve inmediatamente a como estaba antes, la mujer está deshidratada.

Si piensa que la madre podría estar deshidratada, dele de inmediato agua con azúcar o miel, jugo de fruta o suero de rehidratación (vea la página siguiente).

Algunas mujeres no pueden beber mucho líquido durante el parto. Las hace sentirse mal o lo vomitan. Si la madre está vomitando y no puede tomarse una taza entera de líquido de una sola vez, deje que tome traguitos después de cada contracción. Así tomará líquido sin causarse molestias del estómago. A veces, las mujeres que se sienten mal aguantan mejor tomar estas bebidas: agua de coco, jugo de fruta mezclado con agua, agua con azúcar o miel, o té de hierbabuena, de jengibre o de manzanilla con azúcar o miel.

Si la madre no puede beber nada, o si ya está muy deshidratada, dele líquidos por el recto (vea la página 342) o póngale suero intravenoso (vea la página 350).

Suero de rehidratación

Si el parto se tarda mucho o si la madre no ha comido o tomado mucho líquido, dele suero de rehidratación. (De hecho, todas las mujeres que están de parto pueden tomar este suero). El suero ayuda a mantener equilibradas las sustancias químicas en la sangre de la madre para que ella no se enferme.

Tal vez usted pueda conseguir paquetes de sales y azúcar ya mezclados, como *Sueroral*, para hacer el suero de rehidratación. Si usa paquetes de ese tipo, tenga cuidado de mezclarlos correctamente y pruebe el suero usted primero. No debe ser más salado que las lágrimas.

Otra opción es que usted misma prepare el suero a la hora del parto o que lleve consigo los ingredientes secos ya medidos y mezclados en sobrecitos.

2 maneras de hacer suero de rehidratación

Con azúcar y sal
(Puede usar melaza o miel en lugar de azúcar).

En 1 litro de **agua** limpia, mezclar:

- media cucharadita rasa de **sal** ....con 8 cucharaditas rasas de **azúcar**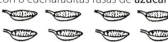

(Antes de añadir el azúcar, ¡pruebe el suero para asegurarse de que no esté más salado que las lágrimas!)

Con cereal en polvo y sal
(Lo mejor es que use arroz en polvo. Si no, use maíz molido, harina de trigo, orgo o puré de papas cocidas).

En 1 litro de **agua** limpia, mezclar:

- media cucharadita rasa de **sal** ....con 8 cucharaditas copeteadas (ó 2 puñados) de **cereal** en polvo

(Antes de añadir el cereal, ¡pruebe el suero para asegurarse de que no esté más salado que las lágrimas!)

Hervir de 5 a 7 minutos para hacer un atole aguado. Enfriar el suero rápidamente para dárselo a la madre.

Cada vez que le vaya a dar el suero a la madre, pruébelo primero para asegurarse de que no se haya echado a perder. Cuando hace calor, las bebidas hechas con cereal se pueden echar a perder en unas cuantas horas.

Si puede, añádale media taza de jugo de fruta, de agua de coco o de puré de plátano maduro al suero. Eso le dará potasio a la madre, que podría ayudarle a beber más líquidos.

Si es necesario, adapte la forma de hacer el suero a lo que esté disponible en su zona. Si no se usan envases de 1 litro, cambie las cantidades a las cosas que ustedes usen para medir, pero mantenga las mismas proporciones. Si no tiene tazas o cucharaditas de medir, use una pizca de sal y un pequeño puñado de azúcar. Si hay atoles o gachas para los niños pequeños, añádales una pizca de sal y suficiente agua para que estén bastante aguados y úselos como suero.

Nota: Si a la madre le da hambre durante el parto, es bueno que coma alimentos que sean fáciles de digerir, como pan, arroz o yogur.

Insista que la madre orine por lo menos cada 2 horas

Si la madre tiene la vejiga llena, es posible que las contracciones se vuelvan más débiles y que el parto se tarde más. Si la vejiga está llena, también puede causar dolor, retención de la placenta y sangrado después del parto. Recuérdele a la madre que orine porque tal vez a ella se le olvide.

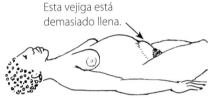

Para averiguar si la vejiga está llena, palpe la parte baja del vientre de la madre. Cuando la vejiga está llena, se siente como una bolsa de plástico llena de agua. Cuando está muy llena, se le puede ver la forma debajo de la piel de la madre. No espere hasta que se llene tanto.

Esta vejiga está demasiado llena.

Si la madre tiene la vejiga llena, necesita orinar. Si no puede caminar, póngale una bandeja o más paños debajo de las nalgas y deje que orine donde está. Tal vez le ayude meter una mano en agua tibia.

Si la madre no puede orinar, hay que ponerle una sonda (un tubo esterilizado) en la vejiga para vaciar la orina. Para más información sobre cómo poner una sonda, vea la página 352. Si usted no ha recibido capacitación para poner una sonda, consiga ayuda médica.

Ayude a la madre a descansar entre una contracción y otra

Para ahorrar sus fuerzas, la madre debe descansar entre las contracciones, aun cuando el parto apenas esté empezando. Eso quiere decir que cuando no tenga una contracción, necesita relajar el cuerpo, respirar profundamente y, a veces, sentarse o acostarse. Tal vez pueda dormir al principio del parto.

Cuando las contracciones son intensas, muchas mujeres se sienten muy cansadas. Por eso, quizás teman que no van a tener suficientes fuerzas para pujar hasta que nazca el bebé. Pero el cansancio es la forma en que el cuerpo hace que la madre descanse y se relaje. Si todo va bien, ella tendrá toda la fuerza que necesita. Para maneras de ayudar a la madre a relajarse, vea la página 169.

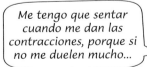
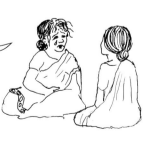

Ayude a la madre a cambiar de posición cada hora

Ayude a la madre a moverse durante el parto. Ella puede acuclillarse, sentarse, arrodillarse o ponerse en otras posiciones. Todas esas posiciones son buenas. Los cambios de posición ayudan al cuello de la matriz a abrirse de una manera más pareja.

Si la madre se para y camina puede apurar el parto. Para relajarse, tal vez le ayude a la madre bambolearse parada o mecerse en una silla, o quizás incluso le ayude bailar.

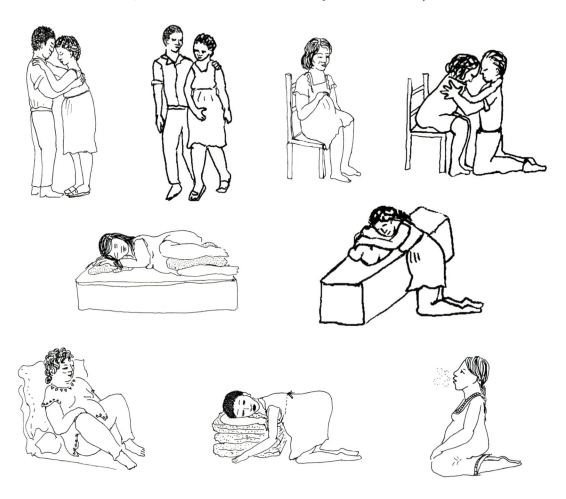

La madre NO debe acostarse boca arriba sin apoyo alguno.
Esa posición aplasta y cierra los vasos sanguíneos que les llevan sangre a la madre y al bebé.

Está bien que la madre se acueste de lado con una manta doblada entre las piernas (vea los dibujos de arriba), o boca arriba, con algo que le apoye la parte de arriba del cuerpo—siempre que ella cambie de posición por lo menos cada hora.

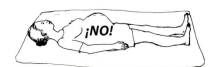

Cambie la ropa de cama cuando se moje o se ensucie

A la mayoría de las mujeres les sale mucho líquido de la vagina a lo largo del parto. Ese líquido podría ser del tapón de moco (vea la página 150) o las aguas de la fuente.

Cuando la madre se siente o se acueste, ponga toallas o paños limpios debajo de ella para que el líquido caiga allí.

Cambie los paños o las toallas cuando se mojen mucho o se ensucien. Revise el líquido para ver si tiene demasiada sangre fresca o coágulos (vea la página 183), o aguas marrones, amarillas o verdes (vea la página 174).

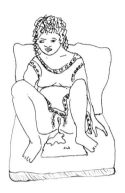

Prepararse para las emergencias

La mayoría de las madres tienen partos saludables. Si usted usa la información en los siguientes capítulos, podrá prevenir muchos problemas. Sin embargo, toda mujer, aunque esté muy sana, puede tener problemas graves.

Las parteras ayudan a prevenir los problemas de salud de 3 maneras:

1. Las parteras **están pendientes** de los signos de advertencia, es decir, las señales que indican que puede haber un problema.
2. Las parteras **tratan** las emergencias cuando pueden.
3. Las parteras **llevan** a las mujeres que tienen problemas de salud o signos de advertencia graves a un doctor o un hospital.

Estar pendiente de los signos de advertencia

Los siguientes capítulos sobre el parto mencionan muchos signos de advertencia. La mayoría de los signos le indican a usted que debe vigilar a la madre y esperar a ver qué pasa. Es posible que algunos signos de advertencia desaparezcan. Otros signos son muy graves. Si una mujer tiene un signo de advertencia muy grave o si los signos de advertencia no desaparecen, hay que conseguir ayuda de inmediato.

Tal vez usted conozca signos de advertencia que no aparecen en este libro. Piense en los problemas de salud que afectan a las mujeres embarazadas de su comunidad. Generalmente, ¿a las mujeres les dan signos que indican que tienen esos problemas?

A veces, las parteras no notan un signo de que algo anda mal, pero tienen la sensación de que podría haber un problema. Si a usted le da esa sensación, pida ayuda a otras parteras, trabajadores de salud o doctores. Tal vez ellos descubran un problema que usted no notó.

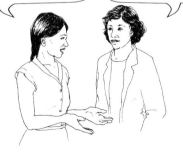

Me pareció que algo no andaba bien, así que traje a la madre aquí al hospital.

Me da mucho gusto que la hayas traído porque tiene una infección.

Tratar las emergencias

Este libro explica cómo actuar rápidamente para tratar las hemorragias, el choque y otras emergencias. Asegúrese de que usted tenga la capacitación debida y de que esté lista para tratar tantas emergencias como pueda.

Llevar a la mujer al hospital

A veces se presentan problemas durante el parto que las parteras no pueden tratar en casa o en una clínica pequeña. Si el parto se ha prolongado demasiado, o si la madre tiene sangrado muy abundante, preeclampsia, fiebre alta u otros problemas graves, es posible que la partera no le pueda salvar la vida. En esas situaciones, la madre está en grave peligro y la partera debe llevarla a un hospital de inmediato.

Una mujer o un bebé que tiene un problema grave necesita un hospital bien equipado, donde haya instrumentos, medicinas y trabajadores de salud que tengan experiencia. Aunque usted atienda en casa a una mujer que tiene un problema grave, es una buena idea conseguir ayuda médica para asegurarse de que esté bien.

Antes del parto, ayude a la madre y a su familia a hacer un plan para transportarla al hospital. En la página 106 le damos algunas ideas. Sepa dónde está el hospital más cercano. Asegúrese de que haya algún tipo de transporte (como una camioneta y una persona que sepa manejarla) y dinero para pagar la gasolina y los servicios. (Si la madre no tiene dinero, usted de todas formas debe conseguir ayuda médica en una emergencia). Para más información sobre cómo trabajar con los hospitales y otros trabajadores de salud, vea el Capítulo 24, página 432.

Apuntar lo que suceda durante el parto

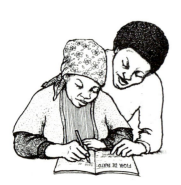

Si puede, apunte todo lo que suceda durante el parto. Apunte cada cuándo orina, come y bebe algo la madre. Cada vez que le tome la temperatura, la presión y el pulso, apúntelos. Sus apuntes le ayudarán a saber si el parto está avanzando de una forma normal. Si tiene que llevar a la mujer a un hospital, los doctores podrán usar sus apuntes para entender qué es lo que sucedió y por qué. Si usted guarda las fichas de parto de todas las mujeres que atiende, podrá repasarlas para averiguar cuáles cosas les facilitó o les dificultó más el parto a la mayoría de las madres, y si hubo signos tempranos de los problemas que ellas tuvieron.

Ficha de parto (hoja de parto, partograma)

Nombre de la madre: _____ Fecha probable de parto: _____

Fecha en que empezó el parto: _____ Hora en que se rompió la bolsa de agua: _____

fecha	hora	presión (revisar cada hora)	pulso (revisar cada 4 horas)	temperatura (revisar cada 4 horas)	posición del bebé (revisar por lo menos 1 vez)	latidos del corazón del bebé (revisar cada hora)	abertura del cuello de la matriz	contracciones

Capítulo 11
Se abre el cuello de la matriz: la primera etapa del parto

En este capítulo:

Lo que sucede en la primera etapa del parto 167

Cómo el parto avanza en
   la primera etapa 168

Qué hacer cuando recién llegue al lugar del parto 168

Ayudar a la madre a relajarse 169

Tocar a la madre 169   La respiración de la madre 170
Sonidos que hace la madre. 169

Signos que debe revisar durante la primera etapa 170

La posición del bebé. 170   Sangrado 183
Los latidos del corazón del bebé 172   Dolor en la matriz. 183
La bolsa de aguas (la fuente) 174   Signos de que el parto avanza 185
El pulso de la madre 178   El parto se prolonga demasiado . . . 186
La temperatura de la madre 178   Cómo estimular el parto
La presión arterial de la madre. 180   sin peligro. 191

Se abre el cuello de la matriz: la primera etapa del parto

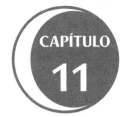

CAPÍTULO 11

La primera etapa del parto (también llamada dilatación) comienza cuando las contracciones empiezan a abrir el cuello de la matriz. Termina cuando el cuello de la matriz ya está completamente abierto. Generalmente, la primera etapa del parto es la más larga, pero su duración varía de un parto a otro. La primera etapa podría durar menos de 1 hora o podría tardarse 1 día y 1 noche, o más.

Lo que sucede en la primera etapa del parto

La primera etapa tiene 3 partes: fase lenta, fase activa y abertura final.

En la **fase lenta**, las contracciones generalmente son leves y cortas (duran más o menos 30 segundos) y ocurren cada 15 ó 20 minutos. La madre las siente en la parte baja del vientre o de la espalda. Las contracciones pueden ser un poco dolorosas, como los cólicos de la regla o de la diarrea leve. O es posible que no sean dolorosas—tal vez la madre sólo sienta presión o apretones. Durante estas contracciones, la madre generalmente puede caminar, hablar y trabajar.

A medida que el parto avanza, las contracciones se vuelven más largas, intensas y frecuentes. Por lo general, empiezan a ocurrir cada 3 a 5 minutos. Ésta es la **fase activa**. En esta fase, el parto se vuelve muy intenso para la mayoría de las mujeres. Normalmente, la madre tiene que dejar todo lo que está haciendo y concentrar toda su atención cuando tiene una contracción. Es posible que se canse y que necesite descansar entre una y otra contracción.

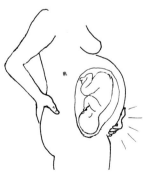

En la **fase de abertura final**, es posible que las contracciones ocurran cada 2 ó 3 minutos y que duren hasta 1 minuto y medio. A veces, la madre siente que las contracciones nunca se detienen. Pero si usted le pone una mano sobre el vientre, podrá sentir cómo la matriz se ablanda y luego se endurece otra vez.

Cómo el parto avanza en la primera etapa

Cada parto puede avanzar de una forma diferente:

- Algunos partos empiezan con contracciones leves, que se vuelven más intensas lenta y constantemente, a lo largo de varias horas.
- Algunos partos empiezan lentamente y de repente se aceleran.
- Algunos partos empiezan con contracciones fuertes, que luego se vuelven más leves o que incluso parecen detenerse, y luego se vuelven fuertes otra vez.
- Algunos partos avanzan de otras formas.

No hay problema con ninguno de esos partos, siempre y cuando las contracciones se vuelvan suficientemente fuertes para abrir el cuello de la matriz por completo.

Qué hacer cuando recién llegue al lugar del parto

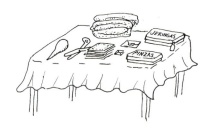

Cuando llegue a un parto, pregúntele a la madre cómo se siente. Asegúrese de que todo esté limpio y acomode sus instrumentos y materiales. Cualquier cosa que vaya a cortar la piel y todos los instrumentos para el parto deben estar esterilizados.

Hable con la mujer y su familia para asegurarse de que puedan conseguir ayuda médica en caso de una emergencia.

Lávese las manos muy bien por 3 minutos (vea la página 53). Si es posible que alguien más toque sus instrumentos, los genitales de la madre o al bebé, pídale que se lave las manos de la misma forma.

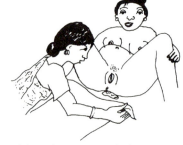

Nota: Las manos no quedan limpias mucho tiempo. Usted tendrá que volver a lavárselas si toca cualquier cosa que no sean los genitales de la madre.

Lávese las manos y cámbiese los guantes después de tocar excrementos o cualquier otra cosa.

La madre también debe bañarse. Si es posible, debe lavarse los genitales, las manos y el cuerpo cuando comienza el parto.

Hable con la mujer y con su familia sobre lo que podría pasar durante el parto y conteste las preguntas que tengan. Escoja a un pariente que pueda ayudarle en una emergencia y explíquele a esa persona el tipo de ayuda que usted podría necesitar.

Ayudar a la madre a relajarse

El parto puede ser más difícil cuando la mujer tiene miedo o está tensa. Es frecuente que una mujer tenga miedo a la hora del parto, sobre todo si es la primera vez que da a luz. Tal vez la madre sienta menos miedo si usted le explica que el dolor que tiene es normal. A veces, lo mejor que se puede hacer es ayudar a la madre a relajar el cuerpo.

Tocar a la mujer

Hay formas de tocar a la madre que le pueden ayudar con el parto, pero averigüe cómo quiere ella que la toque. Estos son algunos ejemplos de lo que a muchas mujeres les agrada:

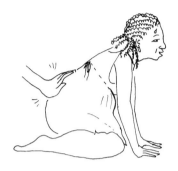

- Empujar firmemente la parte baja de la espalda durante las contracciones, con una mano, sin moverla.

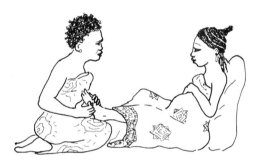

- Darle masajes a la madre, sobre todo de los pies o de la espalda, entre una contracción y otra. (No le sobe el vientre. Eso no acelerará el parto y podría hacer que la placenta se desprenda de la matriz).

- Ponerle paños calientes o fríos sobre la parte baja de la espalda o del vientre. Si la madre está sudando, probablemente le gustaría que le ponga un paño húmedo y un poco frío sobre la frente.

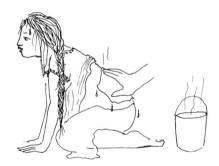

Sonidos que hace la madre

A algunas mujeres les ayuda hacer sonidos mientras el cuello de la matriz se abre. No todas las mujeres quieren hacer sonidos, pero anímelas a que lo prueben para ver si les ayuda.

Los sonidos bajos, como los gruñidos de un animal o el canturreo, a veces ayudan mucho. Algunas mujeres cantan. La madre debe poder hacer los sonidos tan fuertes como ella quiera.

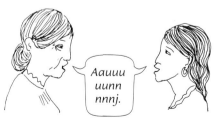

Algunos sonidos pueden hacer que la madre se sienta más tensa. Los chillidos y los gritos generalmente no ayudan. Si ella empieza a hacer sonidos agudos y tensos, pídale que baje el tono. Usted puede hacer sonidos bajos para guiarla.

La respiración de la madre

La manera en que la mujer respira puede influir mucho en cómo ella siente el parto. En la primera etapa del parto, hay muchas formas diferentes de respirar que pueden facilitar el parto. Pruebe usted misma estas formas de respirar.

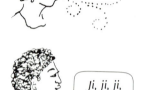

Respiración lenta y suave: Pídale a la mujer que tome aire lentamente. Cuando vaya a soltar el aire, debe hacer un beso con los labios y soplar lentamente. Para respirar lentamente, tal vez ayude que la mujer tome aire por la nariz.

Respiración con "ji, ji": La madre toma aire lenta y profundamente y luego da soplidos rápidos y breves, al mismo tiempo que dice "ji, ji".

Jadeo: La madre respira de una forma rápida y poco profunda.

Soplidos fuertes: La madre sopla rápido y con fuerza.

Anime a la madre a que pruebe diferentes formas de respirar a lo largo del parto.

Signos que debe revisar durante la primera etapa

Tan pronto como usted empieza a atender un parto, debe buscar todos los signos saludables y los signos de advertencia que tienen tanto la madre como su bebé. Hay que revisar ciertos signos (como por ejemplo, la posición del bebé) una sola vez. Pero usted debe revisar otros signos más de una vez—y algunos con más frecuencia que otros.

Si usted sabe hacer un examen vaginal (tacto), tal vez sienta tentación de examinar a la madre así para averiguar cuánto ha avanzado el parto. Pero recuerde que cada vez que usted mete los dedos (o cualquier otra cosa) dentro del cuerpo de la mujer, aumenta el riesgo de infección. Trate de usar otros métodos para averiguar cuánto ha avanzado el parto.

Signos que hay que revisar durante la primera etapa

- la posición del bebé .... cuando comience a atender el parto
- los latidos del corazón del bebé .... cada hora
- el pulso de la madre .... cada 4 horas
- la temperatura de la madre .... cada 4 horas
- la presión de la madre .... cada hora

Revise todos estos signos con más frecuencia si hay signos de advertencia.
Si puede, apunte todos los datos cada vez que revise uno de los signos.

La posición del bebé

Revise la posición del bebé cuando comienza el parto (vea la página 135) para saber:

- si el bebé está cabeza abajo y hacia dónde está dando la cara.
- si el bebé está bajando a través de la pelvis de la madre.

¿Está cabeza abajo el bebé? ¿Hacia dónde está dando la cara?

La mayoría de los bebés se acomodan cabeza abajo y dan la cara hacia la espalda o un costado de la madre. Ésa es la mejor posición para el bebé porque la parte trasera de su cabecita empuja el cuello de la matriz y ayuda a que el parto se vuelva más intenso.

Si el bebé está cabeza abajo, pero está dando la cara hacia el vientre de la madre, el parto podría tardarse más. Pero los bebés que están en esa posición generalmente pueden nacer sin problemas.

Si el bebé no está cabeza abajo, vea la página 190.

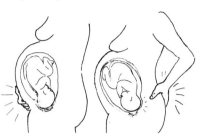

Si el bebé está dando la cara hacia el costado o la espalda de la madre, el dolor generalmente se siente por delante.

Si el bebé está dando la cara hacia el frente de la madre, es posible que ella sienta dolor en la parte baja de la espalda.

¿Está bajando el bebé por la pelvis de la madre?

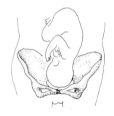
Este bebé aún está arriba.

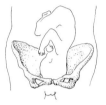
Este bebé ha bajado y está encajado.

Durante la mayor parte del embarazo, el bebé se encuentra más arriba de la pelvis de la madre. Al final del embarazo o al principio del parto, la cabeza del bebé generalmente empieza a bajar entre los huesos de la pelvis de la madre. Cuando eso sucede, se dice que la cabeza está encajada. El encajamiento es un buen signo, porque generalmente indica que el bebé va a poder atravesar la pelvis.

Averigüe si el bebé ya está encajado en la pelvis de la madre:

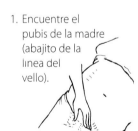

1. Encuentre el pubis de la madre (abajito de la línea del vello).

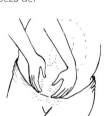

2. Encuentre la cabeza del bebé. Si siente la curva de la cabecita más arriba del pubis, aún no se ha encajado.

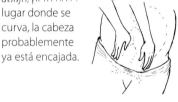

3. Si sólo puede sentir los lados de la cabecita dando derecho hacia abajo, pero no el lugar donde se curva, la cabeza probablemente ya está encajada.

Si la madre ya está en la fase activa del parto, pero la cabeza del bebé aún no ha bajado, quizás las caderas de la madre sean muy angostas o tal vez la cabeza del bebé esté en una mala posición. Esté pendiente de los signos de avance, sobre todo si la madre es una primeriza y aún no se ha encajado la cabeza del bebé (es posible que un bebé no quepa por la pelvis por diferentes razones—vea la página 189). Si la bolsa de aguas se rompe cuando la cabeza aún no ha bajado, las aguas podrían empujar al cordón delante de la cabeza del bebé (prolapso del cordón). Eso es muy peligroso para el bebé (vea la página 179).

Los latidos del corazón del bebé

Escuche los latidos del corazón del bebé 1 vez cada hora, o con más frecuencia si hay algún problema. Para aprender a escuchar los latidos del corazón del bebé, vea la página 139.

El mejor momento de escuchar el corazón del bebé es poco después de que termine una contracción. Los latidos pueden informarle acerca de la posición y el estado del bebé.

Nota: Si no puede oír los latidos del corazón del bebé durante una contracción, eso generalmente no indica que el corazón se haya detenido. Puede ser más difícil oír el corazón porque la pared de la matriz se vuelve más gruesa durante la contracción o porque la contracción empuja al bebé lejos de su oído. Si puede oír el corazón del bebé inmediatamente después de la contracción y está normal, es probable que también latía normalmente durante la contracción.

La posición del bebé

Si encuentra el lugar donde los latidos del corazón se oyen más fuertes, eso le ayudará a saber si el bebé está cabeza abajo, de nalgas o atravesado. Vea la página 135.

El estado de salud del bebé

SIGNOS SALUDABLES Durante el parto, el corazón de un bebé sano late de 120 a 160 veces por minuto. Es posible que se acelere o se vuelva más lento, pero el ritmo debe permanecer entre 100 y 180 latidos por minuto. Si llega a latir más de 180 latidos por minuto o menos de 100 latidos por minuto, debe volver rápidamente a su ritmo normal al final de una contracción o si la madre cambia de posición.

SIGNOS DE ADVERTENCIA El corazón del bebé late menos de 100 veces por minuto o más de 180 veces por minuto.

Ritmo de corazón lento—menos de 100 latidos por minuto, o menos de 120 latidos por minuto durante varios minutos

Cualquiera de estas cosas puede ser la causa de que el corazón del bebé late menos de 100 latidos por minuto:

- El cordón es muy corto o algo lo está aplastando.
- No hay suficiente líquido en la matriz.
- La placenta no funciona bien, generalmente porque la madre tiene la presión alta o el parto se atrasó mucho.
- El bebé no está sano.
- La placenta se está desprendiendo de la matriz.
- Las contracciones son demasiado intensas. (Eso es raro para un parto normal, pero puede ocurrir si se le dan medicinas a la madre para apurar el parto).

Si nota que el corazón del bebé está latiendo lentamente después de una contracción, pero luego vuelve a latir a un ritmo normal, quizás hay un problema. Escuche varias contracciones seguidas. Si el corazón late a un ritmo normal al final de la mayoría de las contracciones, el bebé probablemente está bien. Pídale a la madre que cambie de posición para no aplastar el cordón. Vuelva a escuchar el corazón del bebé después de que la madre se mueva, para ver si eso ayudó. Siga revisando el ritmo del corazón del bebé con frecuencia durante el resto del parto para ver si late más despacio otra vez.

Signos de que el parto avanza

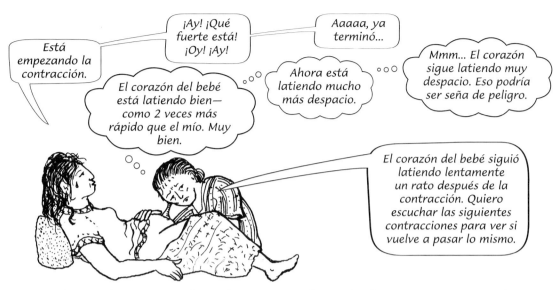

Si el ritmo del corazón del bebé baja a menos de 100 latidos por minuto y sigue lento hasta la siguiente contracción, o casi hasta la siguiente contracción, el bebé está en peligro. Si hay otros signos de advertencia, por ejemplo, si las aguas están verdes o si el parto se ha prolongado mucho, el peligro puede ser mayor. Es posible que el bebé esté muy débil al nacer o que tenga daño cerebral.

Usted debe considerar qué tan lejos están de un hospital y qué tan pronto la madre vaya a dar a luz. Si el bebé ya va a nacer y la madre está lista para pujar, tal vez sea mejor que se queden donde están y que usted ayude al bebé a nacer rápidamente. De lo contrario, lleve a la madre al hospital. Pídale que ponga la cabeza sobre el suelo y que suba las caderas. Esa posición ayuda a llevarle más sangre y oxígeno al bebé.

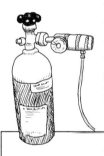

Si es posible, dele oxígeno a la madre.

- dé 6 litros de oxígeno cada minuto

Ritmo de corazón rápido—más de 180 latidos por minuto

Estas cosas pueden acelerar el ritmo del corazón del bebé a más de 180 latidos por minuto:

- la madre está deshidratada (vea la página 159).
- la madre o el bebé tiene una infección (vea la página 179).
- la madre está sangrando (vea la página 183).
- la madre ha estado de parto demasiado tiempo (vea la página 186).
- la matriz de la madre está a punto de desgarrarse (vea la página 184).

Si el ritmo del corazón del bebé sigue demasiado rápido por 20 minutos (ó 5 contracciones), consiga ayuda médica.

La bolsa de aguas (la fuente)

La bolsa de aguas generalmente se rompe al final de la primera etapa del parto, pero puede romperse en cualquier momento. A veces se rompe antes de que empiece el parto y a veces no se rompe sino hasta que el bebé nace. A veces las aguas salen en un chorro y a veces sólo gotean un poco.

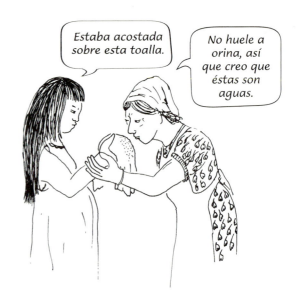

Cuando usted llegue al lugar del parto, pregúntele a la madre si ya se rompió la bolsa de aguas. Si ella no está segura, revísele los genitales y la ropa interior para ver si están mojados. Si hay humedad, podría ser aguas u orina, así que huela la ropa para ver si tiene olor a orina.

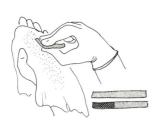

Si el papel se vuelve azul o morado, la humedad se debe a las aguas.

O si tiene papel nitrazina, ponga una tira en la humedad. Si el papel sigue anaranjado, la humedad es orina. Si se pone azul o morado, entonces son las aguas. (Las aguas y la orina pueden estar mezcladas. Si el papel se queda anaranjado o si el líquido huele a orina, pero aún así piensa que la bolsa de aguas ya se rompió, espere y vuelva a hacer la prueba más tarde).

Escuche los latidos del corazón del bebé justo después de que la bolsa de aguas se rompa. Si el ritmo del corazón baja a menos de 100 latidos por minuto, consiga ayuda médica.

Revisar el color de las aguas

Cuando la bolsa de aguas se rompe, el líquido debe ser transparente o un poco rosado. Además está bien si hay puntitos blancos en las aguas. Pero las aguas amarillas o verdes son un signo de advertencia. Indican que el bebé probablemente obró en la matriz. A veces las aguas tienen pedacitos de excremento que se pueden ver.

Los excrementos se empiezan a formar en el cuerpo del bebé durante el embarazo, pero el bebé generalmente no obra sino hasta después del parto. Los primeros excrementos del bebé, llamados meconio, son pegajosos y oscuros, como alquitrán o brea.

Los excrementos en las aguas podrían indicar que el bebé tenga un problema. También existe el peligro de que los excrementos entren en la boca y en la nariz del bebé. Cuando el bebé empiece a respirar, los excrementos pegajosos podrían entrarle en los pulmones y el bebé podría tener dificultades para respirar. A veces, el problema causa una infección de los pulmones, daño cerebral o la muerte.

Qué hacer

Observe las aguas. Si son de un color verde o amarillo muy claro y no hay otros signos de advertencia, quizás no haya ningún problema, porque los excrementos son viejos. Escuche el ritmo del corazón del bebé a lo largo del parto y esté pendiente de otros signos de advertencia.

Si las aguas son más oscuras o contienen trozos de meconio, consiga ayuda médica. En un hospital debe haber instrumentos para despejarle la boca y los pulmones al bebé cuando nazca y para atenderlo si tiene un problema de los pulmones.

Si no puede conseguir ayuda médica, prepárese para ayudar al bebé a respirar en cuanto nazca (vea la página 241).

Nota: Si el bebé está de nalgas, es normal que obre mientras está naciendo. Generalmente, ese excremento no causará problemas.

Considerar cuánto tiempo hace que se rompió la bolsa de aguas

Una vez que la bolsa de aguas se rompe, los microbios pueden entrar rápidamente a la matriz. Para evitar una infección, el bebé necesita nacer dentro de un plazo de un día y una noche (24 horas) después de que la bolsa de aguas se haya roto. Eso quiere decir que el parto necesita empezar 12 horas o menos después de que la bolsa se haya roto.

Mientras esperan a que empiece el parto, ayude a la madre a evitar que le entren microbios a la vagina.

- No le haga exámenes vaginales.
- No ponga nada dentro de la vagina de la madre.
- Asegúrese de que la madre no se siente en agua para bañarse.
- Asegúrese de que la madre no tenga relaciones sexuales y ni se ponga nada en la vagina.
- Pídale a la madre que se limpie los genitales de adelante hacia atrás después de orinar u obrar.
- Cambie con frecuencia la ropa interior de la madre o la ropa de cama que esté usando.

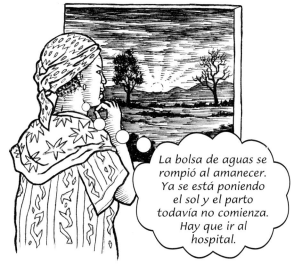

La bolsa de aguas se rompió al amanecer. Ya se está poniendo el sol y el parto todavía no comienza. Hay que ir al hospital.

Puede probar un método casero para ayudar a que el parto comience o se vuelva más intenso (vea la página 191). **No le dé a la madre medicinas como oxitocina o misoprostol en casa para estimular el parto.** Esas medicinas sólo se deben usar en un hospital.

Cuándo hay que conseguir ayuda médica

Consiga ayuda rápidamente si el parto no empieza en un plazo de 8 a 12 horas, o si el parto empieza pero no avanza **y** hay una o más de estas circunstancias:

- El bebé va a nacer antes de tiempo (antes de los 8 meses).
- Hay signos de infección.
- Es posible que la madre tenga una infección de transmisión sexual (vea el Capítulo 18, página 320) o hace poco tuvo una infección de la vejiga o de la vagina.
- La madre se puso algo en la vagina después de que se rompió la bolsa de aguas.

Tal vez quiera ir al hospital aunque no haya signos de advertencia. En el hospital, le pueden dar medicina a la madre para empezar el parto sin causar daño.

Considere cuánto tiempo toma llegar al hospital. Por ejemplo, si el hospital queda a 4 horas de distancia, necesitarán ponerse en camino si la bolsa de aguas se rompió hace 8 horas y el parto aún no ha comenzado. Si el hospital queda a más de un día de distancia, dele antibióticos a la madre para prevenir una infección (vea la página 179) y váyanse lo más pronto posible.

Si decide quedarse en casa:

Dele antibióticos a la madre para prevenir una infección y esté atenta por si le dan signos de una infección. Si tiene un termómetro, tómele la temperatura cada 4 horas. Si aparecen signos de una infección, consiga ayuda médica. Para más información sobre las infecciones durante el parto y cómo tratarlas, vea la página 179.

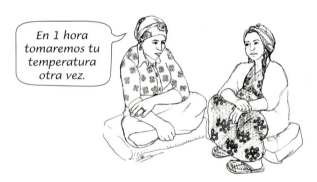

En 1 hora tomaremos tu temperatura otra vez.

Fijarse si el cordón baja por delante del bebé (prolapso del cordón)

Rara vez, cuando la bolsa de aguas se rompe, el cordón baja por la vagina delante de la cabeza del bebé. Es más probable que eso suceda si:

- hay mucho líquido en la bolsa de aguas.
- el bebé es pequeño o tiene menos de 8 meses.
- el bebé está en una posición difícil.
- el bebé estaba muy arriba de la pelvis cuando la bolsa de aguas se rompió.

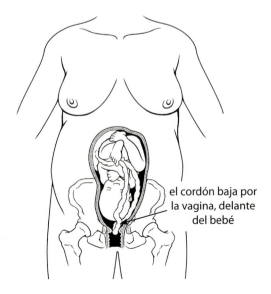

el cordón baja por la vagina, delante del bebé

Si el cordón se atora delante de la cabeza del bebé, o a un lado de la cabeza, puede quedar aplastado entre la cabeza y los huesos de la madre. Cuando eso sucede, la sangre deja de fluir bien por el cordón y no puede llevar suficiente oxígeno al bebé. El bebé podría sufrir daño cerebral o podría morir.

SIGNOS DE ADVERTENCIA

- El cordón sale por la vagina.
- De repente, el ritmo del corazón del bebé se vuelve más lento—sobre todo justo después de que la bolsa de aguas se rompe—y no vuelve al ritmo normal.
- El ritmo del corazón del bebé se vuelve muy lento (menos de 100 latidos por minuto) durante cada contracción.

Qué hacer

Si el bebé está vivo, usted debe actuar de inmediato. Generalmente, lo mejor que se puede hacer es quitar la cabeza del cordón y llevar a la madre al hospital lo antes posible para que le hagan una cesárea.

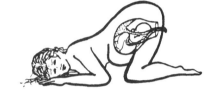

Si no puede ver el cordón, lávese las manos muy bien y póngase guantes muy limpios. Luego trate de sentir el cordón dentro de la vagina, delante de la cabeza del bebé. Toque el cordón con cuidado para ver si lo siente pulsar.

Si puede ver el cordón saliendo por la vagina, tóquelo con cuidado para ver si lo siente pulsar.

Si el cordón está pulsando, es posible que el bebé sobreviva, pero solamente si consiguen ayuda médica de inmediato. Para salvar la vida del bebé, hay que hacerle una cesárea a la madre. En camino al hospital, pídale a la madre que se arrodille, y que baje la cabeza y suba las caderas. Tome la cabeza del bebé de manera que no aplaste el cordón.

Con una mano enguantada, empuje la cabeza del bebé hacia adentro del cuerpo de la madre, para alejar la cabecita del cordón. Toque el cordón lo menos posible, pero si una parte del cordón está colgando de la vagina, trate de meterlo otra vez para que se mantenga calientito y húmedo. (Si no lo puede meter adentro otra vez, envuélvalo en un paño muy limpio).

Si la ayuda médica queda a muchas horas de distancia **y** el bebé va a nacer muy pronto, tal vez necesite ayudar a la mujer a pujar para que el bebé nazca lo más pronto posible en casa. Si el bebé nace vivo, quizás necesite respiración de boca a boca (vea la página 242).

Si el cordón no está pulsando, el bebé ya murió. Quédense en casa y ayude a la madre a dar a luz.

El pulso de la madre

Tome el pulso a la madre cada 4 horas, o con más frecuencia si hay algún problema. Para aprender cómo tomar el pulso, vea la página 120.

Durante el parto, el pulso de la mujer debe ser más o menos igual a lo que era durante el embarazo: de 60 a 100 latidos por minuto entre las contracciones. Es posible que el pulso se acelere durante las contracciones.

El pulso rápido podría deberse a diferentes problemas:

- una infección (vea la página 179)
- una hemorragia (vea las páginas 183 y 184)
- deshidratación (vea la página 159)
- miedo (vea la página 169)

Un pulso rápido puede ser normal durante al parto, sobre todo en la segunda etapa. Eso puede estar bien, siempre y cuando regrese a su ritmo normal después del parto.

El pulso muy lento, o el pulso que cada vez se vuelve más lento, podría ser un signo de hemorragia y choque. Busque signos de sangrado dentro del cuerpo (vea la página 184).

La temperatura de la madre

Tome la temperatura de la madre cada 4 horas, o más seguido si le ha subido la temperatura o si la bolsa de aguas ya se rompió. Para aprender cómo tomar la temperatura, vea la página 119.

Si usted siente la piel de la madre caliente, o si ella tiene una temperatura de 37°C (98.6°F) a 38°C (100.4°F), es posible que esté deshidratada. Dele de tomar más líquidos y tómele la temperatura con frecuencia para ver si le sube más.

SIGNOS DE ADVERTENCIA La madre tiene fiebre—su temperatura es de 38°C (100.4°F) o más alta—o usted siente su piel caliente cuando la toca.

Puede ser normal que a una mujer le suba la temperatura durante el parto, pero una temperatura de más de 38°C (100.4°F) generalmente es signo de una infección.

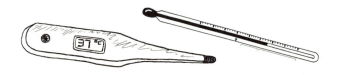

Si la madre tiene fiebre, vea si también tiene alguno de estos signos de infección:

- el ritmo del corazón del bebé es de más de 180 latidos por minuto.
- el pulso de la madre es de más de 100 latidos por minuto.
- la vagina de la madre huele mal.
- la madre siente dolor al orinar.
- la madre tiene el vientre adolorido o el vientre le duele cuando alguien se lo toca.
- la madre tiene dolor en los costados o en los riñones.

Qué hacer

Durante el parto, todo tipo de infección es peligrosa. Por eso, hay que tratar la fiebre de inmediato. Para empezar, dele a la madre muchos líquidos como agua, suero de rehidratación (vea la página 160) o tés de hierbas que bajan la temperatura. A veces ayuda pasar una toalla mojada con agua fresca (no helada) por todo su cuerpo.

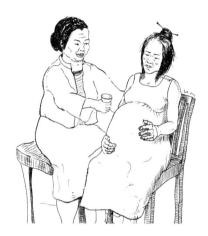

Puede ser difícil averiguar la causa de la fiebre y la infección. Si piensa que la deshidratación de la mujer es grave, dele líquidos por el recto (página 342) o en la vena, si sabe hacerlo (página 350).

Busque signos de una infección de la vejiga o de los riñones (vea la página 128) y del paludismo (vea la página 98). Si no parece tener ninguna de esas infecciones, es posible que tenga una infección de la matriz o de la bolsa de aguas. Deben ir al hospital para que le den antibióticos. Si la ayuda médica está a más de una hora de distancia, dele estos antibióticos en el camino.

Para tratar una infección de la matriz durante el parto
Camino al hospital
- dé 2 g de ampicilina........................ por la boca, 4 veces al día (cada 6 horas)

  y también:
- dé 400 a 500 mg de metronidazol.........por la boca, 3 veces al día.

Si la madre tiene signos de infección después del parto, vea la página 271.

La presión arterial de la madre

Si tiene instrumentos para medir la presión arterial, tómele la presión a la madre cada hora, entre las contracciones (vea la página 122). Cada vez que le mida la presión, anótela. Así podrá notar cambios a medida que el parto avance.

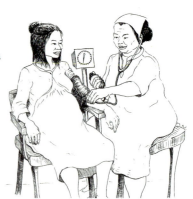

Siempre que la presión permanezca a menos de 140/90 y no varía mucho de la presión que la mujer tuvo durante el embarazo, basta con que le tome la presión cada hora. Si nota que la presión le está subiendo (aunque sea sólo un poco), mídasela cada 30 minutos.

SIGNOS DE ADVERTENCIA

La presión arterial baja

Si, de repente, el número de abajo de la presión baja 15 puntos o más, ese es un signo de peligro. Generalmente indica que la madre está sangrando mucho. Si usted no ve el sangrado, es posible que la placenta se haya desprendido de la matriz (vea la página 184). La madre necesita ayuda médica de inmediato.

La presión arterial sube

La presión de 140/90 ó más es un signo de advertencia. La mujer podría tener preeclampsia. La preeclampsia puede causar convulsiones (eclampsia), desprendimiento de la placenta, sangrado en el cerebro o una hemorragia grave. El bebé podría morir y la madre también. En la página 125 explicamos la preeclampsia más detalladamente.

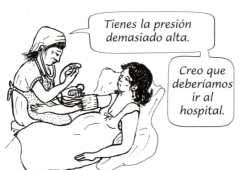

Tienes la presión demasiado alta.

Creo que deberíamos ir al hospital.

Si la presión de la madre es de 140/90 o más alta y hay proteína en la orina, ella ya tiene preeclampsia. Consiga ayuda médica de inmediato.

Si a una mujer le está subiendo la presión, pero usted no está segura de que tenga preeclampsia, busque estos otros signos:

- dolores de cabeza fuertes
- vista doble o borrosa
- dolor repentino y constante en la parte más alta del vientre
- reflejos exaltados (vea la página 125)

Todas esas cosas pueden indicar que la mujer tiene preeclampsia grave y que necesita ayuda médica. Si en cualquier momento la presión le sube a 160/110 o más, no importa que no tenga otros signos—consiga ayuda médica de inmediato.

Cuando la mujer vaya en camino al hospital, debe acostarse sobre el costado izquierdo y estar quieta y tranquila. Si es posible, el interior del vehículo debe estar oscuro. El parto podría avanzar muy rápidamente. Quédese con la madre mientras viajan al hospital en caso de que el bebé nazca o de que ella tenga una convulsión.

A la madre le dan convulsiones (ataques)

La preeclampsia puede causar convulsiones. Cuando eso ocurre, la mujer ya tiene eclampsia.

Durante una convulsión, la mujer puede tener varios de estos signos o todos ellos:

- ojos en blanco
- sacudidas de las manos y la cara
- cuerpo tieso y rígido o tembloroso
- piel azulada
- ruido fuerte y gorgojeante al respirar
- inconsciencia

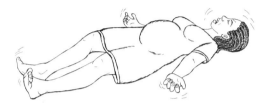

Es posible que la mujer se muerda la lengua, orine u obre. Tal vez tenga varias convulsiones seguidas. Luego, quizás duerma un rato. Cuando despierte, es posible que esté confundida y que no sepa lo que le pasó.

Una convulsión puede durar desde unos cuantos segundos hasta varios minutos. Algunas convulsiones son más fuertes que otras, pero **todas las convulsiones son muy peligrosas**. Más de la mitad de las mujeres que tengan convulsiones durante el parto morirán, o morirán sus bebés, o ambos. Consiga ayuda médica lo antes posible, después de que la convulsión se acabe.

Qué hacer

1. Mantener la calma.
2. No ponerle nada en la boca a la madre. Ella debe poder respirar sin interferencia.
3. Acostar a la madre sobre un costado, para que no aspire vómitos ni saliva.
4. Quitarle los pasadores del pelo y otras cosas puntiagudas o filosas que podrían lastimarla.
5. Darle oxígeno a la madre, si lo tiene (vea la página 173).
6. Darle medicina a la madre.

Medicinas para la eclampsia

Las medicinas para la eclampsia tienen muchos efectos secundarios peligrosos. Por eso, es mejor usarlas en un hospital. Esas medicinas pueden causarles problemas para respirar a la madre o al bebé después de que nazca, sobre todo si a la madre le dan más que la dosis recomendada. En la página que sigue, explicamos cómo usar esas medicinas, porque, en una emergencia, pueden salvarle la vida a una mujer. Pero usted no debe usarlas a menos que tenga la capitación debida y esté en camino al hospital.

Si a la madre le da una convulsión, dele sulfato de magnesio. Si no tiene sulfato de magnesio, dele diacepam.

Sulfato de magnesio para las convulsiones

- dé 10 g de solución de sulfato de magnesio al 50% ....inyecte 5 g profundamente en cada nalga

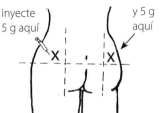

inyecte 5 g aquí   y 5 g aquí

Antes de dar el sulfato de magnesio, cuente cuántas respiraciones da la mujer en un minuto. No le dé sulfato de magnesio si está dando menos de 16 respiraciones por minuto. Si ella empieza a dar menos de 16 respiraciones por minuto después de que le dé el sulfato de magnesio, consiga ayuda médica de inmediato.

Diacepam para las convulsiones (si no tiene sulfato de magnesio)

Durante una convulsión, el diacepam se tiene que dar por el recto. No servirá bien si se inyecta en el músculo y la mujer no podrá tragar pastillas.

Para preparar la medicina:

Lávese y séquese las manos y luego póngase guantes de plástico.

Ponga diacepam inyectable en una jeringa y **quite la aguja del cilindro.**

Meta el cilindro entero de la jeringa a través del ano y empuje el émbolo para vaciar la medicina en el recto de la madre.

Sostenga el cilindro de la jeringa dentro del recto por lo menos 5 minutos. Servirá como un tapón para evitar que la medicina se salga.

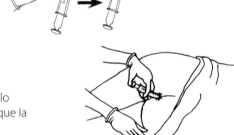

Diacepam inyectable

- dé 20 mg de diacepam inyectable.....................en el recto, después de la primera convulsión.

  después, si ocurren más convulsiones

- dé 10 mg de diacepam inyectable....................en el recto, por lo menos 20 minutos después de la primera dosis.

Si no puede conseguir diacepam inyectable

- muela 20 mg de pastillas de diacepam hasta que las haga polvo y mezcle el polvo fino con agua limpia y apenas tibia (las pastillas no se disolverán, pero mézclelas con el agua de todas formas).

  Primero, quite la aguja del cilindro de una jeringa. Después llene el cilindro con las pastillas molidas y el agua y meta el cilindro entero en el recto—de la misma manera ya mencionada.

(Si un poco del líquido sale del recto, puede poner otros 5 mg de diacepam).

Sangrado

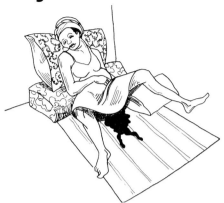

Es normal que salga un poco de sangre de la vagina de la madre. El tapón mucoso puede estar muy rojo y teñido de sangre. Pero durante el parto, estos son signos de advertencia: coágulos de sangre, sangre fresca y muy roja o la pérdida de más de 200 ml (1 taza) de sangre.

Sangrado sin dolor (placenta previa)

Si la madre está sangrando y no tiene dolor entre las contracciones, tal vez tenga placenta previa. Eso quiere decir que la placenta está cubriendo el cuello de la matriz (vea la página 112). Cuando hay placenta previa, generalmente aparecen signos al final del embarazo. Pero, a veces, el primer signo es el sangrado de color rojo vivo (suficiente para empapar una toalla higiénica) durante el parto. Consiga ayuda médica de inmediato.

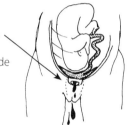

Si la placenta cubre el cuello de la matriz así, saldrá sangre fresca y roja cuando el cuello de la matriz se abre.

Una mujer que tiene placenta previa puede desangrarse rápidamente una vez que el cuello de la matriz está abierto, así que es muy peligroso esperar a ver si el sangrado empeora. Dele tratamiento para choque a la madre en camino al hospital (vea la página 239).

 ¡ADVERTENCIA! No haga nunca un examen vaginal si hay sangrado anormal. Podría perforar o romper la placenta con el dedo y hacer que la madre sangre mucho más.

Dolor en la matriz

Si la madre siente dolor entre las contracciones y la matriz no se ablanda, o si ella siente dolor raro durante las contracciones, eso podría indicar que:

- la placenta se desprendió de la pared de la matriz.
- la matriz se desgarró.
- la matriz está infectada.

Desprendimiento de la placenta (abrupción placentaria)

Si la placenta se desprende de la pared de la matriz, el peligro para la madre y el bebé es muy grave. La madre podría morir desangrada porque el sitio donde la placenta estaba prendida empieza a sangrar. La matriz no se puede apretar para detener el sangrado mientras el bebé aún está adentro. El bebé puede morir o tener problemas graves porque no puede recibir suficiente oxígeno de la madre.

Cuando la placenta se desprende de la matriz, es como una herida abierta.

La matriz se llena de sangre.

SIGNOS DE ADVERTENCIA

- Es posible que la madre tenga sangrado de la vagina, pero **a veces no sale nada de sangre**.
- La madre siente dolor entre las contracciones. Es posible que el dolor sea muy leve al principio, así que preste mucha atención a cualquier dolor fuera de lo usual. El peligro es mayor cuando el dolor se vuelve cada vez más fuerte.
- La matriz está dura entre las contracciones o está dura todo el tiempo.
- La madre tiene el vientre adolorido y le molesta cuando alguien se lo toca.
- La madre tiene signos de choque (vea la página 239).
- El corazón del bebé late muy rápido (más de 180 latidos por minuto) o muy despacio (menos de 100 latidos por minuto), o el bebé podría estar muerto (no se oyen latidos).
- El bebé se mueve menos o no se mueve.

Si nota esos signos de desprendimiento de la placenta, consiga ayuda médica ahora. ¡No espere! Camino al hospital, dele tratamiento para choque a la madre (vea la página 239).

Matriz desgarrada

Cualquiera de estas cosas puede causar un desgarro de la matriz:

- La madre ya tuvo un parto por cesárea.
- La madre ya tuvo 5 partos o más.
- El bebé está en una posición difícil.
- El parto es muy intenso y prolongado.
- La madre tiene una deformidad de la pelvis.
- Alguien ha estado empujando el vientre de la madre, o se le ha golpeado o herido el vientre.
- La madre recibió medicina (tomada o inyectada), como oxitocina, para estimular el parto.

Si nota signos de desgarro de la matriz, ¡lleve a la madre al hospital inmediatamente—aunque quede muy lejos! Ella podría desangrarse muy rápidamente hasta morir y el bebé también morirá. En el camino, dele tratamiento para choque (vea la página 239). La madre va a necesitar una operación para detener el sangrado, sangre para reponer la que haya perdido y antibióticos para evitar una infección.

Como la matriz está dentro de la madre, usted no puede ver si está desgarrada. Pero estos signos le indican que la matriz podría estar desgarrada:

SIGNOS DE ADVERTENCIA

- La madre tiene dolor muy fuerte entre las contracciones, luego siente que algo se le desgarra en el vientre y luego tiene menos dolor.
- Las contracciones se detienen.
- La madre podría tener sangrado de la vagina (aunque a veces no sale nada de sangre).
- La madre tiene signos de choque (vea la página 239).
- El bebé se siente suelto (y a veces más arriba) en el vientre y el corazón deja de latir.

Matriz infectada

Una infección también puede causar dolor en la matriz. Cuando entran microbios dañinos a la matriz, ésta se infecta y la madre se enferma. Los signos de una matriz infectada son parecidas a los signos de otras infecciones (vea la página 178). Durante el parto, una infección de la matriz puede causar dolor en la matriz o arriba de ella, entre las contracciones. Una infección de ese tipo también puede causar choque. Para tratar una infección de la matriz, vea la página 179.

Signos de que el parto avanza

Cada parto es diferente. Algunos partos son rápidos, otros son lentos. Eso es normal. Pero un parto saludable debe avanzar. Es decir, las contracciones deben volverse más intensas y el cuello de la matriz debe abrirse cada vez más.

A medida que el parto se intensifique, usted deberá notar más y más estos signos:

- Las contracciones se vuelven más largas, más intensas y más frecuentes
- La matriz se siente más dura cuando usted la toca durante una contracción.
- Aumenta la cantidad de moco sangriento que sale de la vagina.
- Se rompe la bolsa de aguas.
- La madre eructa, suda o vomita, o le tiemblan las piernas.

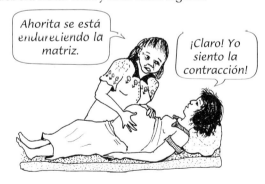

Ahorita se está endureciendo la matriz.

¡Claro! Yo siento la contracción!

- La madre quiere pujar. Eso podría indicar que se acerca la segunda etapa o que ya comenzó. No anime a la madre a pujar hasta que usted esté segura de que está empezando la segunda etapa (vea la página 195). Generalmente, cuando la madre no se puede aguantar las ganas de pujar es porque ya está en la segunda etapa del parto.

¡**ADVERTENCIA!** Algunas parteras animan a las madres a pujar durante la primera etapa—antes de que el cuello de la matriz se haya abierto completamente. Eso es muy peligroso. **Si la madre puja antes de tiempo, el cuello de la matriz podría desgarrarse o hincharse y no se abrirá.** Aunque no se lastime el cuello de la matriz, no le servirá de nada pujar más porque el bebé no va a nacer más rápido. La madre sólo logrará cansarse mucho y el parto será más difícil.

Si puja antes de tiempo, la madre también podría dañarse los músculos y, como resultado, podría tener menos control de la vejiga y del intestino después del parto.

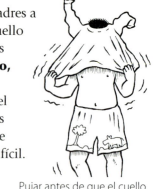

Pujar antes de que el cuello de la matriz esté abierto es como tratar de ponerse una camisa demasiado chica.

Cuándo hacer un examen vaginal (tacto)

La única manera de asegurarse de que el cuello de la matriz esté abierto es hacer un examen vaginal (interno). Pero como el exámen vaginal aumenta el riesgo de infección, y es necesario tener capacitación y guantes para hacerlo, usted no debe hacer un examen de ese tipo a menos que sea por una buena razón. Una vez que haya recibido capacitación, podrá seguir las instrucciones de la página 339 para hacer un examen vaginal, **pero sólo si lo va a hacer por una buena razón.**

Éstas son buenas razones de hacer un examen vaginal:

- un parto prolongado y difícil, que no parece avanzar. Un examen vaginal puede indicarle si el cuello de la matriz se está abriendo.

- prolapso del cordón. Si hace un examen vaginal, puede empujar la cabeza del bebé para que no aplaste del cordón (vea la página 176).

- una emergencia médica. Un examen vaginal puede indicarle si tiene tiempo de conseguir ayuda médica antes de que el bebé nazca.

No haga nunca un examen vaginal si hay sangrado abundante o anormal de la vagina (vea la página 112).

El parto se prolonga demasiado

SIGNOS DE ADVERTENCIA Un parto se prolonga demasiado cuando las contracciones intensas duran más de 12 horas, si la mujer ya ha dado a luz antes, o más de 24 horas si la mujer da a luz por primera vez.

A veces no hay peligro siempre que la madre descanse entre las contracciones, tome líquidos y orine regularmente. Pero un parto prolongado puede causar problemas graves. Por ejemplo, se puede formar una fístula (vea la página 273), la matriz se puede desgarrar, o la madre o el bebé pueden morir. Cuando un parto se esté tardando mucho, esté pendiente de los signos de advertencia. ¿Se están volviendo menos frecuentes las contracciones? ¿La madre tiene signos de una infección? ¿Está quedando agotada? ¿Está latiendo a un ritmo normal el corazón del bebé?

Si no hay signos de que el parto está avanzando, o si el parto dura más de 12 horas, es posible que algo ande mal.

Nota: Nunca le haga sentir culpable a una mujer si el parto es prolongado o difícil. Anímela—no la culpe.

Si el parto no avanza durante la primera etapa, éstas pueden ser algunas de las causas: la madre tiene miedo o está alterada, tensa o agotada. El parto también se volverá más lento o dejará de avanzar si el bebé está en una posición difícil o imposible para nacer, o si no cabe por la pelvis de la madre.

La madre tiene miedo o está alterada o tensa

El miedo y la tensión pueden retrasar el parto. Éstas son algunas de las causas frecuentes de la tensión durante el parto:

- El dolor físico del parto asusta a la madre.
- Es la primera vez que ella da a luz.
- El último bebé de la madre nació muerto o murió después.
- La madre no quiere a este bebé.
- La madre no tiene esposo, compañero o parientes que le ayuden.
- Hay problemas familiares.
- Alguien se aprovechó de la madre sexualmente, ya sea cuando era niña o ya de adulta.

Los vecinos y los parientes poco amistosos no deben asistir al parto, porque pueden hacer que la madre esté más tensa y asustada.

Muchas veces la madre tendrá menos tensión y menos miedo, y el parto avanzará mejor, si ella se siente acompañada y bien apoyada. Intente hablar con ella. Si la madre se siente sola, no quiere al bebé o tiene otros sentimientos complicados, el parto podría prolongarse. A veces, la compasión y la oportunidad de hablar sobre sus temores ayudan a la madre a consolarse.

Ayude a la madre a relajar el cuerpo. Si tiene la cara, las piernas y los brazos relajados, eso ayudará a que el cuello de la matriz se abra y a que el parto avance. Usted puede darle un masaje o un baño calientito o puede ponerle paños calientitos. Sea siempre atenta y respetuosa con ella.

Encuentre otras maneras de ayudarle a sentirse tranquila y en buenas manos:

Te va muy bien, mi amor.

- Ayúdela a acoger con ganas las contracciones. Cuando empiece cada contracción, pídale que respire profundamente y que deje que sus músculos se relajen (para otras ideas sobre la respiración, vea la página 170).
- Dígale lo bien que va y recuérdele lo fuerte que es.
- Pídale que se imagine el cuello de la matriz o la matriz abriéndose y dejando que el bebé salga. Algunas mujeres se imaginan cómo se abren otras cosas—como por ejemplo, las flores.
- Recuérdele que cada contracción ayuda a traerle a su bebé.

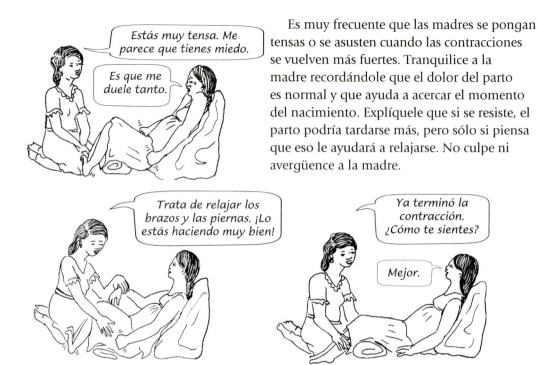

Es muy frecuente que las madres se pongan tensas o se asusten cuando las contracciones se vuelven más fuertes. Tranquilice a la madre recordándole que el dolor del parto es normal y que ayuda a acercar el momento del nacimiento. Explíquele que si se resiste, el parto podría tardarse más, pero sólo si piensa que eso le ayudará a relajarse. No culpe ni avergüence a la madre.

La madre está agotada

Es normal que la madre se canse mucho durante el parto. Pero si la madre se agota, podría tener un parto más largo y peligroso, o el parto podría detenerse. Si la madre está muy cansada, dele té aguado con mucha azúcar o miel de abeja, jugo de fruta o suero de rehidratación (vea la página 160). Averigüe en cuál fase de la primera etapa está el parto: fase lenta, fase activa o fase de abertura final.

Fase lenta

La fase lenta puede durar muchas horas o varios días. Si se prolonga mucho, la madre podría desanimarse y cansarse mucho. Si piensa que todavía falta mucho para que el bebé nazca, la madre debe descansar o dormir entre las contracciones. Ayúdele a ponerse cómoda y a relajarse. Dele líquidos, anímela y tal vez dele también un masaje y un baño (si la bolsa de aguas no se ha roto).

Tal vez en su zona haya plantas o medicinas tradicionales que las parteras usen para ayudar a las mujeres a dormir—por ejemplo: lúpulo (*Humulus lupulus*), pasionaria, granadilla o maracuyá (*Pasiflora*), valeriana (*Valeriana officinalis*) o raíz de kawa (*Piper methysticum*). Si usted sabe de plantas para dormir que no perjudicarán al bebé, puede dárselas a la madre.

Fase activa

Si la mujer está en la fase activa, pero no está avanzando y le parece que faltan varias horas para que el bebé nazca, ayude a la madre a comer, beber líquidos y relajarse. Pero también debe tratar de hacer que el parto avance (vea la página 191). Si ha estado en la fase activa más de 12 horas y todavía falta bastante para que el bebé nazca, llévela al hospital. Llévela antes si el hospital queda muy lejos.

Fase de abertura final

Si el parto ya está en la fase de abertura final, es probable que la madre aguante hasta el final, aunque esté muy cansada. Hay que animarla y ayudarla a tener paciencia.

Si la madre está agotada y las contracciones se detienen por más de 1 hora, o si empiezan pero el parto no avanza, llévela al hospital.

El bebé no cabe en la pelvis de la madre

El bebé no podrá salir si está en una posición difícil o si es tan grande que no puede caber por el hueco de la pelvis de la madre. La madre seguirá de parto hasta que la matriz se desgarre y ella muera desangrada o hasta que ella y el bebé mueran agotados. Aunque por fin sí dé a luz, es posible que se lesione gravemente la vagina, la vejiga o los intestinos (fístula, vea la página 273).

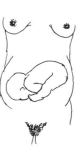

Es más probable que un bebé no quepa si:

- la madre es muy joven y la pelvis no se le ha desarrollado por completo.

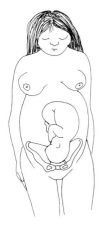

- la madre no comió lo suficiente cuando era niña (y por lo tanto es muy pequeña o tiene una pelvis demasiado pequeña).
- la madre tiene la pelvis mal formada.
- la madre tiene diabetes.
- el bebé es muy grande o creció con demasiada rapidez durante el embarazo.
- la cabeza del bebé todavía estaba muy arriba y podía sentirse más arriba del pubis cuando comenzó el parto.
- a la madre le costó mucho trabajo dar a luz a su último bebé y éste es aun más grande.
- la madre ha estado de parto de 8 a 12 horas sin avanzar. (Si el hospital está lejos, no espere tanto).

Como no hay manera de saber con certeza si el bebé no va a caber, deje que la madre esté de parto unas cuantas horas y vea qué pasa. En la mayoría de los casos, hasta los bebés muy grandes salen bien. Pero si la madre ha estado en la fase activa del parto por más de 12 horas y aún no parece que el bebé vaya a nacer pronto, consiga ayuda médica. Tal vez sea necesario sacar al bebé por cesárea.

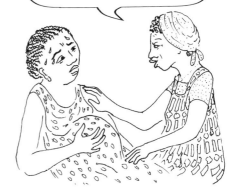

Ya has estado de parto todo el día y este bebé se siente más grande que el último que tuviste. Creo que deberíamos llevarte al hospital.

El bebé está en una posición difícil o imposible para nacer

Generalmente, el parto es más breve cuando el bebé está cabeza abajo, dando la cara hacia la espalda de la madre. Si el bebé está en otra posición, podría ser difícil o imposible que nazca por la vagina de la madre.

El bebé da la cara hacia el vientre de la madre

Muchos de los bebés que están dando la cara hacia adelante pueden nacer sin problemas, pero el parto generalmente se tarda más. Tal vez usted quiera usar métodos suaves para intensificar el parto (vea la página 191). Quizás también sería bueno que:

- le pida a la madre que descanse a gatas, con la cabeza apoyada y las caderas levantadas, por 1 hora o más. (Está bien si necesita pararse y estirar las piernas entre las contracciones).
- le pida a la madre que haga el ejercicio del gato enojado entre las contracciones.

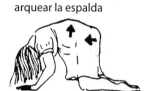

arquear la espalda

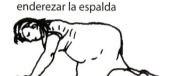

enderezar la espalda

Esas posiciones pueden ayudar al bebé a voltearse y dar la cara hacia la espalda de la madre.

el ejercicio del gato enojado

El bebé presenta la cara o la frente primero

La forma en que el bebé sostiene la cabeza puede retrasar el parto o hacerlo imposible.

Si el bebé presenta la cara o la frente primero, tal vez sea posible que nazca de una manera normal, pero el parto será mucho más difícil. Consiga ayuda médica. No trate de cambiar la posición del bebé.

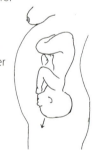

La mayoría de los bebés acomodan la cabeza así:

Eso facilita que la cabeza quepa en la pelvis de la madre.

Pero a veces el bebé presenta la cara primero:

Así es mucho más difícil que quepa en la pelvis de la madre.

Este bebé está presentando la frente primero:

Un bebé en esta posición generalmente no puede caber en la pelvis de la madre.

El bebé está de nalgas

Los bebés que están de nalgas generalmente demoran más en nacer, pero si el bebé es pequeño o nace antes de tiempo, el parto puede avanzar rápidamente. Un parto de nalgas puede ser más peligroso para el bebé que un parto cabeza abajo. A veces es posible voltear el bebé (vea la página 369). Si usted no puede voltear el bebé sin peligro y no tiene experiencia con los partos de nalgas, consiga ayuda médica.

Para más información sobre los partos de nalgas, vea la página 215.

Signos de que el parto avanza

El bebé está atravesado

Un bebé que está atravesado en la matriz de la madre no puede nacer en esa posición.

Tal vez sea fácil voltear al bebé (vea la página 369). Pero inténtelo sólo si la madre ya ha dado a luz antes, si hay descansos de por lo menos 15 a 20 minutos entre las contracciones, si la bolsa de aguas no se ha roto y si usted ya sabe voltear a los bebés con habilidad. Si sería peligroso voltear al bebé o si no hay forma de voltearlo, **¡consiga ayuda médica de inmediato!** Será necesario sacar al bebé por cesárea.

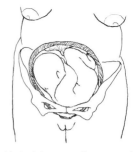

Un bebé que está atravesado no puede caber por el hueco de la pelvis de la madre.

Cómo estimular el parto sin peligro

Si el parto se está tardando demasiado, o si es necesario hacer algo para que empiece, hay maneras de estimularlo que no son peligrosas. Estos métodos no le harán daño a la madre ni al bebé y podrían ayudar a intensificar el parto.

Trate de estimular el parto cuando:

- la bolsa de aguas se rompió, la cabeza está encajada y el parto no ha comenzado o todavía falta mucho para que el bebé nazca.
- la madre ha estado en la fase activa por varias horas, pero el bebé no está por nacer.
- la madre ha estado en la fase lenta por muchas horas. Las contracciones son tan intensas que ella no puede descansar, pero no son suficientemente fuertes para abrir el cuello de la matriz.

No trate de estimular el parto si hay signos de advertencia que le indiquen que debe llevar a la madre al hospital. No estimule el parto sobre todo si el bebé está atravesado en la matriz, si hay sangrado anormal o si el ritmo del corazón del bebé es de menos de 100 latidos por minuto. Si estimula el parto bajo esas circunstancias, podría poner al bebé en peligro y perder el tiempo. Si hay signos de advertencia, **¡consiga ayuda médica!**

Pruebe cualquiera de los siguientes métodos para estimular el parto, pero si no le dan resultado en 1 ó 2 horas, piense en llevar a la madre al hospital. Puede ser peligroso esperar demasiado a que nazca un bebé. Si después de 8 a 12 horas de parto activo usted no nota que esté avanzando, o si el parto deja de avanzar durante varias horas, lleve a la madre al hospital rápidamente. Eso es importante sobre todo si el hospital queda a más de 1 hora de distancia.

(En la página 341 aparecen otras formas de estimular el parto. Esos métodos son más riesgosos, así que sólo se deben usar si no hay otras alternativas).

 ¡ADVERTENCIA! No use nunca medicinas (como la oxitocina o el misoprostol) para empezar un parto en casa. Esas medicinas pueden producir contracciones tan fuertes que pueden matar a la madre o al bebé.

Caminar y moverse

Muchas veces las contracciones se vuelven más fuertes si la mujer se para o camina. Eso sucede porque la cabeza del bebé empuja el cuello de la matriz y produce contracciones más fuertes. A veces, para que las contracciones se vuelvan más fuertes, basta con que la mujer cambie de posición. Para ideas sobre diferentes posiciones, vea la página 162.

Estimular los pezones

Cuando un bebé chupa los pezones de la madre, el cuerpo de ella produce la hormona oxitocina. La oxitocina produce contracciones más fuertes.

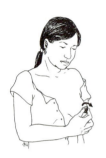

Si la madre tiene un niño más grande que todavía toma el pecho, pídale que lo deje mamar ahora. Si no tiene un niño que toma el pecho, su compañero podría chuparle los pezones. Debe chupar 10 minutos, esperar 10 minutos y luego volver a chupar.

Si la mujer no quiere que nadie le chupe los pezones, ella misma puede sobárselos y exprimírselos. Ella debe seguir exprimiéndose y sobándose hasta que las contracciones se vuelvan intensas. Eso debe suceder en más o menos media hora. Si no, es probable que la estimulación de los pezones no le vaya a servir.

Digitopresión (presión en ciertos puntos del cuerpo)

Un masaje a veces ayuda a empezar o a intensificar el parto. Hay un tipo de masaje que se llama digitopresión. Está basado en la medicina tradicional china. Consiste en oprimir con los dedos ciertos puntos del cuerpo. Si usted sabe de otros tipos de masaje que ayudan a empezar el parto, ¡use esos métodos! (Pero no sobe con fuerza el vientre de la madre. Eso puede causar que la placenta se desprenda de la matriz).

Antes de usar la digitopresión, ayude a la mujer a relajar el cuerpo. Sóbele los pies o póngale un poco de aceite en la parte baja de la espalda y sóbesela. Cuando ella tenga el cuerpo relajado, usted podrá comenzar el masaje de digitopresión.

Oprima con el pulgar los puntos indicados abajo y en la página que sigue. Primero encuentre la zona general y luego mueva el pulgar por allí un poco hasta que encuentre un lugar que le cause un poco de dolor a la mujer cuando usted lo oprima. Cuando encuentre ese lugar, oprímalo de una forma constante y firme, más o menos 1 minuto.

Si el método está funcionando, es posible que la mujer sienta hormigueo o dolor leve alrededor del punto que se está presionando. Quizás también sienta que el bebé se empieza a mover o tal vez sienta energía o un dolor en la parte baja del vientre.

En el interior de las piernas, 4 dedos más arriba de los tobillos

Primero ponga 4 dedos más arriba del hueso del tobillo en el interior de la pierna. Luego empuje el punto justo arriba de sus dedos. Oprima la parte trasera del hueso.

Mueva el pulgar un poco para arriba y para abajo, o en circulitos.

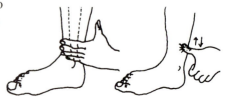

La mano, entre el pulgar y el siguiente dedo

Ponga sus dedos en la palma de la mano de la madre y el pulgar en la parte de afuera. Sobe en circulitos con el pulgar. También sirve oprimir este punto para ayudar a una mujer que está de parto a tener menos dolor.

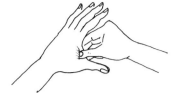

El pie, cerca del dedo gordo

Si los 2 primeros métodos (en la pierna arriba del tobillo y en la mano) no le dan resultado después de 5 a 10 minutos, o si la madre está muy tensa o enojada, vea si ayuda oprimirle la zona cerca del dedo gordo. Sobe en circulitos con el pulgar. **No oprima este punto si la madre está sangrando.**

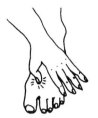

Éstos son otros puntos que a veces dan resultado:

Entre los ojos

Frote suavemente desde este punto en la frente hacia arriba, sobre todo si la madre está muy tensa.

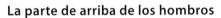

La parte de arriba de los hombros

Oprima con fuerza más o menos medio minuto (o cuente hasta 30). Deténgase 2 ó 3 minutos y luego vuelva a oprimir. Siga así un rato.

También es provechoso oprimir este punto después del parto, si la madre tiene una infección en un pecho.

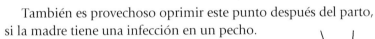

Abajo del hueso del tobillo

Oprima este punto para hacer que baje un bebé que está muy arriba en la pelvis.

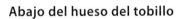

La planta del pie

Si ninguna otra cosa le da resultado, oprima aquí con mucha fuerza. Este punto puede ayudar a una mujer que está muy asustada.

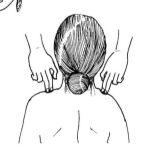

Observe el parto con atención. Si la digitopresión le va a dar resultado, generalmente notará que las contracciones empiezan o se vuelven más intensas en los primeros 10 minutos. Si no funciona de inmediato, la mujer debe caminar un poco y luego usted puede intentar de nuevo. Si la digitopresión está ayudando a estimular el parto, siga haciéndola hasta que las contracciones se mantengan intensas sin ayuda. Eso podría tomar unos cuantos minutos o varias horas.

Capítulo 12
La madre puja y nace el bebé: la segunda etapa del parto

En este capítulo:

Estar pendiente de los signos del comienzo de la segunda etapa 195

Lo que sucede en la segunda etapa del parto 196
Cómo el bebé atraviesa la vagina ... 197

Ayudar a la madre a tener un parto sin problemas 199
Revisar los signos físicos de la madre y del bebé 199
Apoyar a la madre a la hora de pujar 200

Estar pendiente de los signos de advertencia 202
El parto no avanza o avanza muy lento 202
Sangrado 205

Ayudar a la madre a dar a luz 206
Evitar que se desgarre la abertura vaginal 206
Ayudar a que salgan los hombros del bebé 211
Aspirar la boca y la nariz del bebé, si es necesario 208
Recibir el cuerpo del bebé y darle el bebé a la madre 214
Revisar el bebé para ver si tiene el cordón enrollado en el cuello 210
Cortar el cordón cuando se ponga blanco y deje de pulsar 214

El bebé viene de nalgas 215
Cómo atender un parto de nalgas completas o francas 216
Cómo atender un parto podálico ... 218

Cómo atender un parto de gemelos 219
Peligros de los partos de gemelos ... 219
Para atender un parto de gemelos ... 220

El bebé es muy pequeño o nace con más de 5 semanas de anticipación 221

La madre puja y nace el bebé: la segunda etapa del parto

CAPÍTULO 12

Durante la segunda etapa del parto la madre puja para que el bebé salga de la matriz y atraviese por la vagina hasta que nazca. La segunda etapa comienza cuando el cuello de la matriz está completamente abierto y termina cuando el bebé ya nació. Es normal que la segunda etapa dure desde unos cuantos minutos hasta 2 horas.

Estar pendiente de los signos del comienzo de la segunda etapa

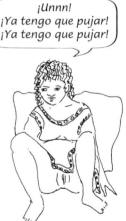

¡Unnn! ¡Ya tengo que pujar! ¡Ya tengo que pujar!

La madre puede empezar a pujar sin peligro en cuanto el cuello de la matriz se haya abierto por completo **y** ella tenga muchas ganas de pujar. La única forma de asegurarse de que el cuello de la matriz ya está completamente abierto es hacer un examen o tacto vaginal (vea la página 339). Pero recuerde: el exámen vaginal puede causar una infección. Es mejor no hacerlo. Con experiencia, usted generalmente podrá darse cuenta si la madre está lista para pujar sin hacerle un tacto.

En vez de hacer un examen vaginal, busque los siguientes signos. Si la madre tiene 2 o más de estos signos, es probable que la segunda etapa ya comenzó.

- La madre siente ganas incontrolables de pujar (tal vez diga que necesita obrar). Tal vez detenga el aliento o gruña durante las contracciones.
- Las contracciones se vuelven menos frecuentes, pero siguen siendo fuertes o se vuelven aun más intensas.
- La madre cambia de humor. Tal vez ella tenga sueño o esté más alerta.
- Aparece una línea morada entre las nalgas de la madre a medida que se separan a causa de la presión de la cabeza del bebé.
- Los genitales externos o el ano de la madre se abultan durante las contracciones.
- La madre siente que la cabeza del bebé está empezando a entrar en la vagina.

el parto

Evitar que la madre puje antes de tiempo

Si la madre empieza a pujar antes de que el cuello de la matriz se haya abierto por completo, el bebé no podrá salir, porque una parte del cuello de la matriz le cerrará el paso. Además, si la madre puja antes de tiempo, es posible que el cuello de la matriz se le hinche y deje de abrirse. Eso prolongará el parto. Aunque usted sepa que el cuello de la matriz está completamente abierto, no anime a la madre a que puje, sino hasta que ella no se pueda aguantar las ganas. Si la madre puja demasiado pronto, lo único que logrará es cansarse.

Si la madre ha estado pujando más de 30 minutos sin avance y usted recibió capacitación para hacer exámenes vaginales, examine a la madre ahora. Si siente aunque sea una parte muy pequeña del cuello de la matriz, pídale a la madre que se acueste con la cabeza agachada y las caderas en alto. Esa posición aleja al bebé del cuello de la matriz para que baje la hinchazón y pueda empezar a abrirse otra vez.

Ayude a la madre a quedarse en esa posición sin pujar más o menos una hora. Cuando el cuello de la matriz esté completamente abierto, ella podrá tratar de pujar otra vez.

Lo que sucede en la segunda etapa del parto

Durante la segunda etapa, cuando el bebé está en la parte más alta de la vagina, se puede ver que los genitales de la madre se abultan durante las contracciones. Es posible que el ano se abra un poco. Entre las contracciones, los genitales se relajan.

Los genitales se abultan **durante las contracciones.**

Los genitales se relajan **entre una contracción y otra.**

Cada contracción (y cada pujo de la madre) mueven al bebé más para abajo. Entre las contracciones, la matriz de la madre se relaja y jala al bebé un poco hacia adentro (pero no tan adentro como estaba antes de la contracción).

Después de un rato, se puede ver parte de la cabeza del bebé bajando por la vagina durante las contracciones. El bebé se mueve como las olas del mar: sale y entra, sale y entra, pero cada vez se acerca más al nacimiento.

Cada contracción acerca más al bebé al momento de nacer.

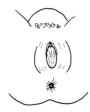

Durante una contracción, se ve la cabeza del bebé.

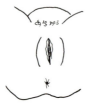

Entre las contracciones, la cabeza del bebé se vuelve a meter en la vagina.

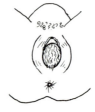

Con cada contracción se ve un poco más de la cabeza del bebé.

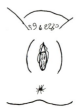

La cabeza se vuelve a meter, pero no tan adentro como antes.

Lo que sucede durante la segunda etapa del parto

Cuando la cabeza del bebé haya estirado la abertura de la vagina más o menos al tamaño de la palma de una mano, la cabeza se quedará junto a la abertura—incluso entre las contracciones. A eso se le llama coronamiento.

Una vez que la cabeza nace, el resto del cuerpo por lo general la sigue fácilmente, con 1 ó 2 pujos.

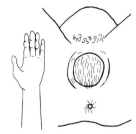

Cuando la cabeza corona, la abertura vaginal está un poco más grande que la palma de una mano.

Cómo el bebé atraviesa la vagina

Los bebés cambian de posición a medida que atraviesan la vagina. Estos dibujos sólo muestran parte del cuerpo de la madre, para que usted pueda ver más fácilmente cómo se mueve el bebé por dentro.

Esto es lo que sucede por dentro:　　　　　　　　　　Esto es lo que se ve desde afuera:

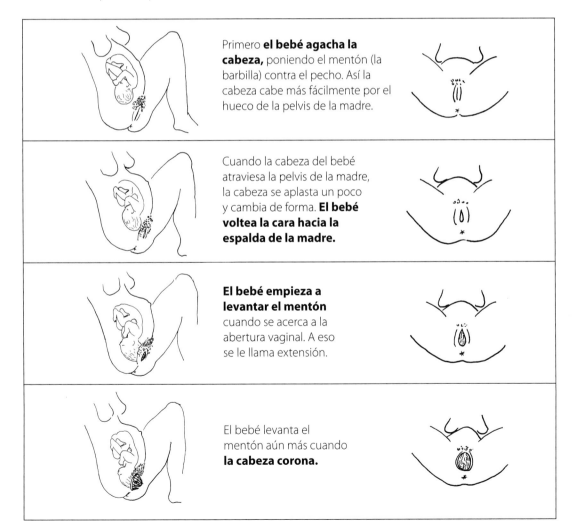

Primero **el bebé agacha la cabeza,** poniendo el mentón (la barbilla) contra el pecho. Así la cabeza cabe más fácilmente por el hueco de la pelvis de la madre.

Cuando la cabeza del bebé atraviesa la pelvis de la madre, la cabeza se aplasta un poco y cambia de forma. **El bebé voltea la cara hacia la espalda de la madre.**

El bebé empieza a levantar el mentón cuando se acerca a la abertura vaginal. A eso se le llama extensión.

El bebé levanta el mentón aún más cuando **la cabeza corona.**

Capítulo 12: La madre puja y nace el bebé: la segunda etapa del parto

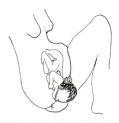 El bebé sigue levantando el mentón a medida que **la cabeza va saliendo.** Así la cabeza nace sin atorarse.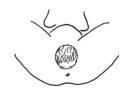

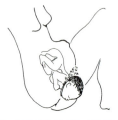 El bebé sigue levantando el mentón hasta que la cabeza nace. Al principio el bebé sigue dando la cara hacia la espalda de la madre, mientras que tiene los hombros inclinados hacia un lado. hombros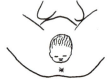

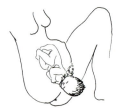 Pronto **el bebé voltea la cabeza hacia la pierna de la madre.** Ahora el bebé tiene la cara alineada con los hombros. hombros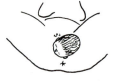

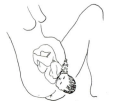 Entonces, **el bebé voltea el cuerpo entero adentro de la madre.** Ahora tiene los hombros verticales. El bebé tiene la cara hacia la pierna de la madre. hombros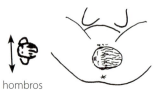

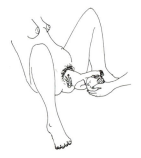 El resto del bebé sale con facilidad.

Nota: Los bebés se mueven así si están cabeza abajo, dando la espalda hacia el vientre de la madre. Pero muchos bebés no se acomodan así. Los bebés que dan la cara hacia el vientre de la madre o que vienen de nalgas se mueven de otra manera. Observe cada parto con cuidado para ver la forma en que los bebés en diferentes posiciones se mueven de maneras distintas.

Ayudar a la madre a tener un parto sin problemas

Revisar los signos físicos de la madre y del bebé

Los signos físicos de la madre

Tómele la presión y el pulso a la madre más o menos cada 30 minutos durante la segunda etapa para ver si tiene signos de preeclampsia, infección o sangrado. Apunte las cifras cada vez.

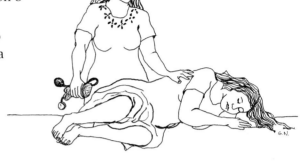

Si la presión de la madre es de 140/90 o más alta, es posible que tenga preeclampsia (vea la página 180). Si el número más bajo de repente baja más de 15 puntos, la madre podría estar sangrando (vea la página 183). Si su pulso es de más de 100 latidos por minuto entre las contracciones, es posible que esté deshidratada (vea la página 159), que tenga una infección (vea la página 179) o que esté sangrando (vea la página 183).

Los signos físicos del bebé

Es más difícil oír el corazón del bebé en la segunda etapa porque generalmente se encuentra más abajo en el vientre de la madre.

Quizás una partera con experiencia y buen equipo pueda oír el corazón del bebé entre una contracción y otra. Se puede oír mejor muy abajo en el vientre de la madre, cerca del pubis. Está bien que el ritmo del corazón baje hasta 70 latidos por minuto cuando la madre puja durante una contracción. Pero debe volver a subir rápidamente en cuanto haya terminado la contracción.

Si el ritmo del corazón no se vuelve a acelerar en 1 minuto o menos, o si permanece a menos de 100 latidos por minuto durante varios minutos, el bebé podría estar en peligro.

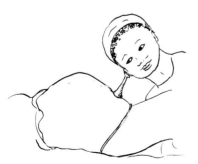

Pídale a la madre que cambie de posición (vea la página siguiente) y vuelva a revisar el ritmo del corazón del bebé. Si sigue lento, pídale a la madre que deje de pujar durante unas cuantas contracciones. Asegúrese de que ella respire profundamente para que el bebé reciba aire. Para saber por qué el ritmo del corazón puede estar lento, vea la página 172.

Si el corazón está latiendo demasiado rápido, vea la página 173.

Apoyar a la madre a la hora de pujar

Cuando el cuello de la matriz esté abierto, el cuerpo de la madre empujará al bebé hacia afuera. Algunos doctores y algunas parteras se alteran mucho a la hora de pujar. Les gritan a las madres una y otra vez que pujen, pero ellas generalmente no necesitan mucha ayuda para pujar. El cuerpo puja de una manera natural. Cuando las mujeres reciben ánimo y apoyo, generalmente encuentran una manera cómoda de pujar y dar a luz.

Deje que la madre escoja la posición que le parezca más cómoda

Medio sentada

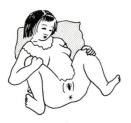

Esta posición puede ser la más cómoda y permite que la partera guíe la salida de la cabeza del bebé más fácilmente.

Acostada de lado

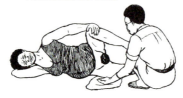

Esta posición es relajante y ayuda a evitar que la vagina se desgarre.

A gatas

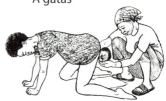

Ésta es una buena posición cuando la mujer siente los dolores del parto en la espalda. También puede ayudar cuando se atoran los hombros del bebé (vea la página 211).

Parada

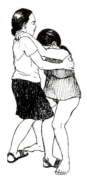

Acuclillada o sentada sobre una almohada

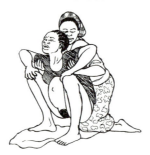

Sentada sobre alguien o sobre un taburete de parto

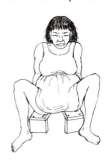

Estas 3 posiciones pueden ayudar a bajar al bebé cuando el parto va despacio.

Nota: Generalmente no es bueno que la madre se acueste boca arriba durante un parto normal. Esa posición puede aplastar los vasos sanguíneos que les llevan sangre a la madre y al bebé y puede hacer que el parto se tarde más. Pero si el bebé está naciendo muy rápido, está bien que la madre se acueste boca arriba.

Si la madre necesita ayuda para pujar

Generalmente, el bebé baja mejor cuando la madre sigue sus propias ganas de pujar. Pero, a veces, las madres necesitan consejos para encontrar posiciones cómodas o buenos métodos para pujar. Tal vez una madre necesite ayuda si no le dan ganas de pujar aun después de que el cuello de la matriz haya estado completamente abierto varias horas—o si parece que la forma en que está pujando no ayuda al bebé a bajar por la vagina. Si la madre tiene miedo o está tensa, tal vez le cueste trabajo abrirse y dejar que el bebé salga. O quizás necesite ayuda para pujar si el bebé está en peligro (tiene muy lento el ritmo del corazón) y necesita nacer muy rápido.

Éstas son 3 formas de pujar que muchas veces dan buen resultado:

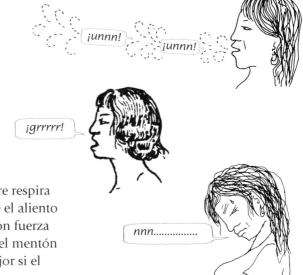

Pujar con jadeo: La madre jadea y da varios pujos cortos y fuertes durante cada contracción.

Pujar con gemidos: La madre respira hondo. Luego da un gemido o un gruñido largo y bajo, y puja con fuerza durante la contracción.

Pujar deteniendo el aliento: La madre respira hondo 2 veces, y la segunda vez detiene el aliento y, luego, durante la contracción, puja con fuerza tanto como puede. Ella debe mantener el mentón agachado. Este método puede ser el mejor si el bebé está saliendo lentamente.

Cada vez que la madre puja, debe mantener la boca y las piernas relajadas y abiertas, el mentón agachado y las nalgas para abajo.

A veces, al pujar, las madres empujan para abajo y jalan para arriba al mismo tiempo. Cuando jalan para arriba, detienen al bebé en vez de moverlo más hacia afuera. Eso retrasa el parto y lo hace más doloroso. Anime a la madre a que baje las nalgas y a que mantenga los muslos relajados y abiertos. También puede tratar de pujar deteniendo el aliento.

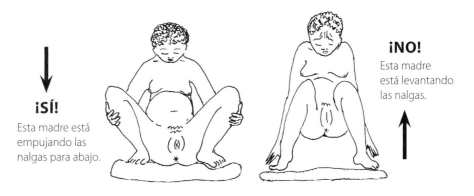

¡SÍ! Esta madre está empujando las nalgas para abajo.

¡NO! Esta madre está levantando las nalgas.

Si la madre está tensa o si le está costando trabajo pujar bien, quizás le ayuden estas cosas:

Pídale a la madre que cambie de posición.

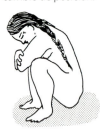

Pídale a la madre que abra la boca y que relaje la quijada.

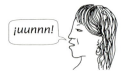

Póngale paños limpios, húmedos y calientitos en los genitales.

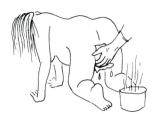

Póngase un guante limpio y métale un dedo como 2 cm en la vagina y empuje derecho para abajo, hacia las nalgas. (No le sobe la vagina).

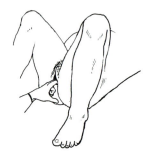

Pídale a la madre que jale las rodillas hacia el cuerpo.

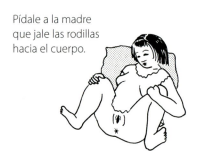

Para ayudar a la madre a pujar bien

Si una madre tiene dificultades para pujar, no la regañe ni la amenace. Y **no insulte ni le pegue nunca a una mujer para hacerla pujar.** Si le asusta o le molesta, el parto podría tardarse más. Mejor, explíquele cómo pujar bien. Cada contracción es una nueva oportunidad. Felicítela por hacer el intento.

Avísele a la madre cuando vea que se le hinchan los genitales de afuera. Explíquele que eso indica que el bebé está bajando. Cuando vea la cabeza, deje que la madre la toque. Tal vez eso también le ayude a pujar mejor.

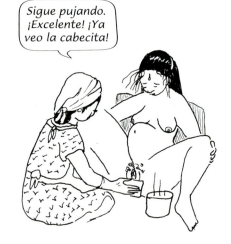

Sigue pujando. ¡Excelente! ¡Ya veo la cabecita!

Estar pendiente de los signos de advertencia

El parto no avanza o avanza muy lento

Esté atenta del tiempo que toma cada parto. **Si el parto se está tardando demasiado, lleve a la mujer al hospital.** Ésa es una de las cosas más importantes que una partera puede hacer para prevenir problemas graves o incluso la muerte de una mujer.

Para que nazca un bebé primerizo, es posible que la madre necesite pujar bien con contracciones intensas por 2 horas enteras (y a veces más tiempo). Para los demás bebés,

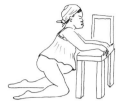

generalmente es necesario pujar menos de 1 hora. Fíjese qué tan rápido está bajando la cabeza por la vía del parto. El parto es normal y saludable siempre que el bebé siga bajando (aunque sea despacio), el ritmo del corazón del bebé permanezca normal y la madre tenga fuerza. La madre deberá seguir pujando hasta que corone la cabeza del bebé.

Si la madre puja por mucho tiempo sin que el parto avance, puede haber problemas graves. Por ejemplo, puede aparecer una fístula (vea la página 273), la matriz se puede desgarrar, o el bebé o la madre podrían morir. Si no ve que los genitales de la madre se hinchen después de que ella haya estado pujando con fuerza 30 minutos, o si se hinchan un poco pero luego ya no más, es posible que la cabeza no esté bajando. Si después de que la madre haya estado pujando 1 hora, el bebé no está bajando para nada, ella necesita ayuda.

El bebé aún no nace después de que la madre ha estado pujando bien con contracciones intensas por 1 ó 2 horas

Si no ve signos de que la cabeza del bebé está bajando o si le parece que el bebé está atorado, averigüe por qué el parto no avanza. Un parto se puede prolongar o detenerse a la hora de pujar por estas razones:

- la madre tiene miedo.
- la madre está agotada.
- la madre tiene llena la vejiga.
- la madre necesita cambiar de posición.
- el bebé está en una posición difícil o imposible para nacer.
- el bebé no cabe en la pelvis de la madre.

En la página 191 le sugerimos varias formas ayudar a una mujer cuyo parto no avanza porque ella tiene miedo o está agotada.

La madre tiene la vejiga llena

El parto se puede prolongar o se puede detener por completo si la vejiga está llena. Si la madre pasa muchas horas de parto con la vejiga llena, se le podría formar una fístula o ella podría tener otros problemas. Ayude a la madre a orinar o, si es necesario, póngale una sonda (vea la página 352).

La madre necesita cambiar de posición

Si una posición no ayuda a bajar al bebé, pruebe otras. La posición que generalmente da mejor resultado es en cuclillas. Esa posición abre la pelvis y aprovecha la gravedad para ayudar al bebé a bajar.

Dele a la madre algo de qué sostenerse. Por ejemplo, podría agarrarse de la perilla de una puerta o de una cuerda amarrada al techo, que pueda jalar para abajo cuando puje.

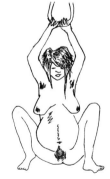

Para que el bebé baje, a veces ayuda que la madre se acuclille.

El bebé está en una posición difícil o imposible para nacer

Vea la página 190 para una descripción de las posiciones difíciles o imposibles para nacer.

Si el bebé está dando la cara hacia el vientre de la madre, tal vez ella pueda pujar mejor si se pone a gatas o en cuclillas. Tal vez eso ayude a que el bebé se voltee hacia la espalda de la madre a medida que vaya bajando.

A veces el bebé tiene la cabeza agachada como corresponde, pero la tiene inclinada hacia un lado (asinclítico). Quizás ayude que la madre camine, levantando una pierna y después la otra—como si estuviera subiendo escaleras o una colina empinada.

Si el bebé viene presentando la cara o la frente primero, el parto podría ser muy difícil o imposible. Si piensa que ése podría ser el problema, consiga ayuda médica de inmediato. Mientras vayan en camino, ayude a la madre a dejar de pujar (vea la página 207).

El bebé no cabe en la pelvis de la madre

Si la pelvis de la madre es muy angosta por dentro o si la cabeza del bebé es muy grande, es posible que el parto se vuelva más lento o se detenga. (El tamaño de las caderas de la madre por fuera no importa). Si la madre sigue pujando varias horas sin que el parto avance, la matriz podría desgarrarse, se podría formar una fístula (vea la página 273) o ella y el bebé podrían morir de agotamiento.

Si el bebé no cabe en la pelvis de la madre, es probable que la primera etapa del parto también duró más de lo normal.

Si el parto no avanza, consiga ayuda médica

Lleve a la madre al hospital si usted ya probó diferentes métodos para ayudar al bebé a bajar—como, por ejemplo, pujar mejor, cambiar de posición, vaciar la vejiga, tomar suero de rehidratación, digitopresión y otros—y el parto no avanza aunque la mujer lleva 1 hora de pujar bien. Es peligroso esperar hasta que aparezcan otros signos de peligro.

Si están lejos de un hospital, no esperen más de 1 hora—consiga ayuda médica de inmediato. **Miles de mujeres mueren cada año porque no recibieron ayuda médica a tiempo.**

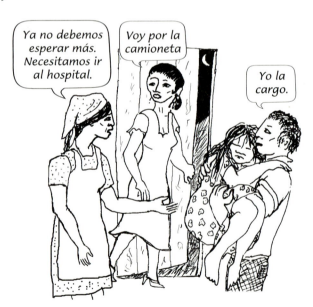

Mientras vayan en camino, ayude a la madre a dejar de pujar (vea la página 207). Pídale que baje la cabeza y suba las caderas (o que se ponga en otra posición con las caderas levantadas) para quitar algo de la presión contra la cabeza del bebé.

¡ADVERTENCIA! **No empuje nunca el vientre de la madre para acelerar el parto.** Si hace eso, la placenta podría desprenderse de la matriz o la matriz se podría desgarrar. ¡Eso puede matar al bebé o a la madre!

Sangrado

En la segunda etapa, es normal que salga un poco de sangre de la vagina, sobre todo si se trata de moco sangriento. Ése es un signo de que el bebé está bajando. Pero un chorro de sangre fresca podría indicar que la placenta se desprendió o que la matriz se desgarró (vea la página 184).

Placenta desprendida (abrupción)

Si la madre tiene signos del desprendimiento de la placenta (un chorro de sangre sale de repente de la vagina, el corazón del bebé late demasiado rápido o demasiado despacio, la matriz está tiesa o adolorida, choque) llévela a un hospital de inmediato.

Si el bebé ya va a nacer y no hay tiempo de llegar al hospital, pídale a la madre que dé pujos tan largos y fuertes como pueda. Saque al bebé rápido—tal vez sólo tenga unos cuantos minutos para actuar. Si es necesario, corte la abertura vaginal para agrandarla de manera que el bebé pueda salir más rápido (vea la página 354). Si el bebé se tarda demasiado en nacer, él y la madre podrían morir.

¡Esté preparada! Tal vez el bebé necesite ayuda adicional para empezar a respirar (vea la página 240) y es posible que la madre sangre mucho después del parto (vea la página 224). Consiga ayuda para que alguien atienda al bebé mientras usted atiende a la madre.

¡Puja fuerte! El bebé tiene que nacer ahora.

Matriz desgarrada

Si la matriz se desgarra, las contracciones se detendrán y es posible que la madre sienta dolor constante y fuerte. Los latidos del corazón del bebé se volverán muy lentos y luego se detendrán. Si piensa que la matriz podría haberse desgarrado, dele a la madre tratamiento para choque (vea la página 239). **Consiga ayuda médica de inmediato, aunque quede muy lejos.**

Ayudar a la madre a dar a luz

Evitar que se desgarre la abertura vaginal

Es posible que la abertura vaginal de la madre se desgarre cuando salga la cabeza del bebé.

Algunas parteras nunca tocan la vagina ni tocan al bebé durante el parto. Ése es un buen hábito porque su intervención puede causar infecciones, lesiones o sangrado. Pero tal vez usted pueda prevenir un desgarro si sostiene la vagina durante el parto.

Muchas veces la vagina se desgarra aunque se haya intentado evitarlo.

> **Para cortar la cicatriz de una circuncisión**
>
> En algunas comunidades, es frecuente la circuncisión de las niñas (a veces llamada corte de los genitales femeninos). El corte de los genitales femeninos produce cicatrices que quizás no se estiren lo suficiente para dejar que el bebé salga.
>
> Si a la madre le hicieron un corte en los genitales, tal vez sea necesario que usted abra la cicatriz con otro corte antes de que la cabeza del bebé empiece a coronar. En la página 367 damos más información sobre el corte de los genitales femeninos y la forma de cortar la cicatriz de una circuncisión.

Usted no debe cortar la abertura vaginal para dejar que el bebé salga, excepto en las mujeres que tienen una cicatriz en los genitales o en una emergencia. Para averiguar cómo cortar la abertura vaginal en una emergencia, vea la página 354.

Sostener la abertura vaginal

Estas instrucciones se pueden usar cuando el bebé esté en la posición más frecuente: dando la cara hacia la espalda de la madre.

1. Lávese bien las manos y póngase guantes esterilizados.

2. Con una mano, empuje firmemente el perineo (la piel entre la abertura vaginal y el ano). Esa mano mantendrá agachado el mentón del bebé—para que la cabeza salga con más facilidad. Use un pedacito de tela o de gasa para cubrir el ano.

3. Con la otra mano, mueva con cuidado la coronilla del bebé para abajo, hacia las nalgas de la madre, y para afuera.

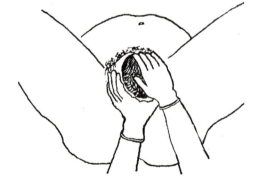

Ayudar a la madre a dar a luz

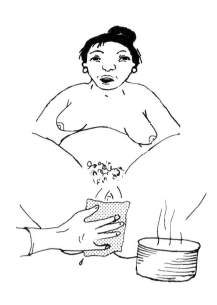

Poner paños calientes

Los paños calientitos, puestos alrededor de la abertura de la vagina, ayudan a llevarle sangre a la piel. Eso la vuelve más suave y elástica.

1. Hierva agua en una olla durante 20 minutos para matar los microbios. Si puede, añádale un poco de desinfectante (como yodo o *Isodine*). Si no tiene desinfectante, añádale un poco de sal al agua. Deje que el agua se enfríe un poco antes de que la use. El agua debe estar caliente, pero no tanto que queme a la madre.
2. Remoje un paño limpio en el agua y luego exprímalo.
3. Oprima el paño suavemente contra los genitales de la madre.

Ayudar a la cabeza a salir despacio

Si la cabeza del bebé sale despacio, la vagina de la madre tiene más tiempo para estirarse y por eso es menos probable que se desgarre. Para que la cabeza salga más despacio, ayude a la madre a dejar de pujar justo antes de que la cabeza corone.

Ayude a la madre a dejar de pujar

Las ganas de pujar pueden ser muy fuertes, así que no siempre es fácil que la madre se detenga. Es mejor advertirle a la madre que le va a pedir que deje de pujar antes de que el bebé corone.

Cuando quiera que la madre deje de pujar, dígale que sople rápido y con fuerza. (Es difícil soplar y pujar al mismo tiempo). O, si la cabeza del bebé no está saliendo y la madre puede controlar cuánto puja, pídale que puje un poquito y que luego se detenga y sople. Eso le dará tiempo a la piel de estirarse. Con cada pequeño pujo, la cabeza debe salir cuando mucho 1 centímetro más. Un centímetro es así de largo: |←→|

Una vez que salga la parte más ancha de la cabeza, es posible que el resto salga sin que la madre tenga que pujar más.

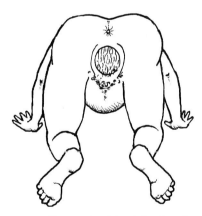

Esta madre debe **dejar de pujar**. La cabeza del bebé está a punto de coronar.

el parto

207

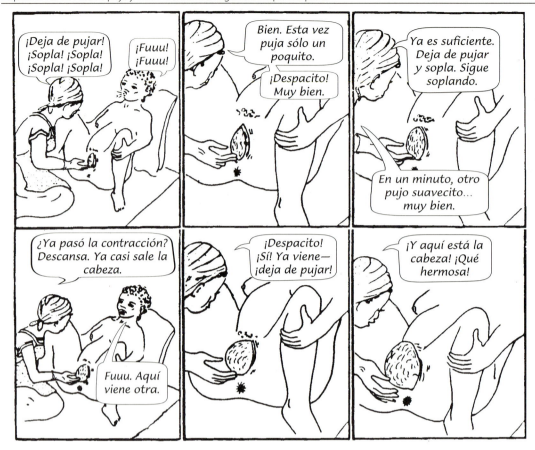

 ¡ADVERTENCIA! No retrase la salida de la cabeza si:

- **salió un chorro de sangre antes de que naciera el bebé** (vea la página 205).
- **hay prolapso del cordón** (vea la página 176).
- **el corazón del bebé está latiendo muy despacio** (vea la página 172).
- **usted piensa que el bebé podría estar en peligro.**

En cualquiera de esas circunstancias, el bebé necesita nacer lo antes posible.

Aspirar la boca y la nariz al bebé, si es necesario

Una vez que la cabeza haya salido, pero antes de que el resto del cuerpo nazca, tal vez sea necesario aspirarle la boca y la nariz del bebé para ayudarle a respirar. Si el bebé tiene un poco de moco o agua en la boca o en la nariz, usted puede limpiárselas cuidadosamente con un dedo enrollado en un paño limpio. No es necesario aspirárselas.

Si las aguas estaban amarillas o verdes, el bebé podría tener meconio (excremento) en la boca y en la nariz. Cuando empieza a respirar, el meconio podría entrar en los pulmones. Usted debe limpiarle la boca al bebé con un aspirador de moco o con una perilla de hule. Pero no use esos instrumentos a menos que estén esterilizados (vea la página 59 para aprender cómo esterilizar sus instrumentos).

Cómo hacer un aspirador (atrapador) de moco

Usted necesita un frasco pequeño, un tapón que selle bien la boca del frasco y 2 tubitos delgados y blandos que sean fáciles de limpiar. Esterilice los tubos antes y después de usarlos.

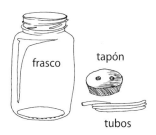

Haga 2 hoyos en el tapón. Haga los hoyos de tal tamaño que los tubos apenas quepan por ellos.

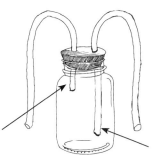

Meta uno de los tubos por un hoyo hasta que quede justo debajo del tapón.

Meta el otro tubo por el otro hoyo y empújelo hasta que casi toque el fondo del frasco.

Cómo usar un aspirador del moco

Primero, ponga el tubo que casi llega hasta el fondo del frasco en la boca del bebé. El tubo no debe bajarle más de 10 centímetros (4 pulgadas) por la garganta.

Chupe el otro tubo mientras mueve el primer tubo dentro de la boca del bebé. El líquido que esté en la boca o en la nariz del bebé caerá en el frasco, pero no llegará a la boca de usted. Después de que le limpie la boca al bebé, límpiele la nariz de la misma forma.

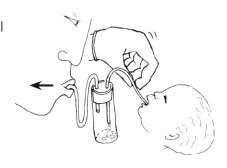

Cómo usar una perilla de hule

Esterilice la perilla de hule antes de usarla. Aspire la boca y la garganta hasta que ya no tengan moco. Luego aspire la nariz. (Antes de que use la perilla en un parto, le conviene ensayar su uso aspirando agua).

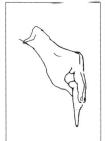
Apriete la perilla.

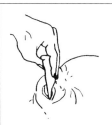
Meta la perilla con cuidado en la garganta del bebé.

Deje de apretar la perilla y, al mismo tiempo, muévala por la garganta y la boca.

La perilla aspirará el moco. (No apriete la perilla mientras esté en la boca del bebé).

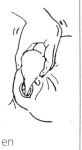

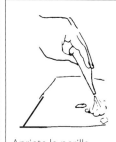
Apriete la perilla para sacarle el moco.

Si es posible que un bebé haya inhalado aguas o excremento, hay que sostenerlo con la cabecita un poco más abajo que el resto del cuerpo, para que el líquido y el excremento puedan salir. Siga aspirando o limpiando la boca hasta que le haya sacado todo el excremento que pueda.

Pero recuerde que **no es necesario aspirarles la boca a la mayoría de los bebés.** La aspiración puede hacer que el bebé tenga problemas para respirar. Use la aspiración únicamente cuando haya meconio.

Revisar el bebé para ver si tiene el cordón enrollado en el cuello

Si hay una pausa entre la salida de la cabeza y la salida de los hombros, vea si el bebé tiene el cordón enrollado en el cuello.

Si el bebé tiene el cordón alrededor del cuello, pero el cordón está suelto, páseselo por encima de la cabeza o de los hombros.

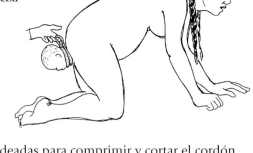

Si el cordón está muy apretado o si le da más de una vuelta al cuello, trate de soltarlo y pasarlo por encima de la cabeza del bebé.

Si no puede soltar el cordón y el cordón está impidiendo que el bebé salga, quizás sea necesario comprimirlo con unas pinzas y cortarlo.

Si puede, use pinzas hemostáticas y tijeras redondeadas para comprimir y cortar el cordón en esta situación. Si no tiene esos instrumentos, use hilo limpio y una hoja de rasurar nueva o esterilizada. Tenga mucho cuidado de no cortar a la madre ni el cuello del bebé.

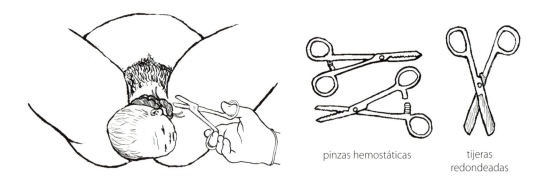

pinzas hemostáticas

tijeras redondeadas

 ¡ADVERTENCIA! Si corta el cordón antes de que nazca el bebé, la madre tendrá que pujar con fuerza para sacar al bebé rápido. Sin el cordón, el bebé estará sin oxígeno hasta que empiece a respirar.

Ayudar a que salgan los hombros del bebé

Después de que salga la cabeza y el bebé voltee la cara hacia la pierna de la madre, espere la siguiente contracción. Pídale a la madre que puje un poquito en cuanto sienta la contracción. Generalmente, los hombros saldrán sin ningún problema.

Para prevenir desgarros, trate de sacar los hombros uno por uno.

Si la madre está a gatas   Si la madre está medio sentada

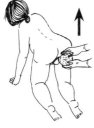 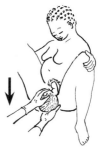

Saque el primer hombro moviendo la cabeza del bebé suavemente hacia las nalgas de la madre.

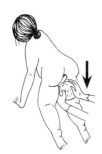 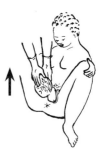

Saque el otro hombro moviendo al bebé hacia el vientre de la madre.

¡ADVERTENCIA! ¡No le doble mucho la cabeza al bebé! Guíe la cabeza. No la jale.

Se atoran los hombros del bebé

A veces los hombros del bebé no salen porque un hombro está atorado detrás del pubis de la madre.

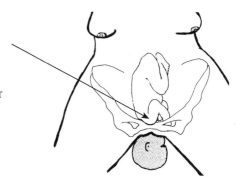

Generalmente hay signos de advertencia antes de que eso suceda. Tal vez la madre tenga que pujar mucho y muy fuerte para que la cabeza salga, en vez de que salga fácilmente después de que corone. Quizás el mentón no salga por completo. A veces se ve como si el cuerpo de la madre jalara la cabeza otra vez para adentro, como una tortuga que mete la cabeza en su caparazón.

A veces, cuando la cabeza sale, queda muy pegada a los genitales de la madre. Quizás el bebé no voltee la cara hacia la pierna de la madre. Los hombros no saldrán aunque la madre puje muy fuerte.

¡Un bebé está en peligro si se le atoran los hombros! La presión de la vagina contra el cuerpo del bebé hace que fluya sangre a la cabeza del bebé. Primero la cabeza se pone azul y luego morada. Después de varios minutos, es posible que los vasos sanguíneos del cerebro del bebé empiecen a romperse y a sangrar a causa de la presión; eso le causará daño cerebral. Con tiempo, el bebé morirá.

Qué hacer

Tal vez usted tenga que hacer cosas que le causen dolor a la madre, pero que son necesarias para salvarle la vida al bebé y para evitar que se le dañe el cerebro. **Usted necesita actuar rápidamente.**

Aquí tiene 4 métodos para ayudar a los hombros a salir. Pruebe un solo método a la vez, en el orden en que aparecen aquí.

1. Presionar con las manos arriba del pubis.

Mueva a la madre rápidamente hasta la orilla de la cama. Si ella está en el piso, póngale algo debajo de las caderas para levantarlas del piso. Usted va a necesitar espacio para la cabeza del bebé cuando la jale para abajo.

Ayude a la madre a agarrarse las rodillas y jalarlas lo más para atrás que pueda. Pídale a sus ayudantes que detengan las piernas de la madre en esa posición.

Pídale a un ayudante o a cualquier otra persona que esté presente que empuje con fuerza justo arriba del pubis de la madre—no el vientre de la madre. El ayudante debe empujar para abajo con fuerza.

Pídale a la madre que puje con toda la fuerza que tenga.

Sostenga la cabecita (no el cuello) del bebé y jálela suavemente para abajo, hacia el ano, mientras cuenta hasta 30. Cuando salga el hombro, jale la cabecita suavemente para arriba y atienda el resto del parto de una forma normal.

Si este método no le da resultado, pruebe el siguiente.

2. La madre se pone a gatas.

Pídale a la madre que se ponga a gatas. Asegúrese de que la madre tenga más alta la cabeza que las caderas.

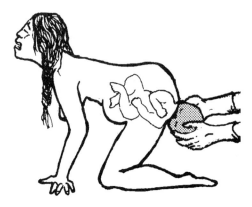

Sostenga la cabecita del bebé y jálela suavemente para abajo, hacia el vientre de la madre, mientras cuenta hasta 30. Cuando vea el hombro, jale suavemente para arriba y atienda el resto del parto de una forma normal.

Si este método tampoco le da resultado, pruebe el siguiente.

3. Empujar los hombros del bebé desde adentro.

Con la madre aún a gatas, meta una mano enguantada en la vagina y guíese por la espalda del bebé. Ponga los dedos detrás del hombro más cercano a la espalda de la madre.

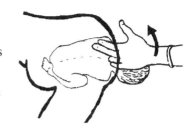

Empuje el hombro hacia adelante hasta que se mueva a un lado.

Ayude al bebé a salir de la manera acostumbrada, jalando hacia abajo mientras cuenta hasta 30.

Si este método tampoco le da resultado, pruebe el siguiente.

4. Jalar el brazo del bebé para sacarlo por la vagina.

Meta una mano en la vagina y muévala a lo largo de la espalda del bebé.

Pase la mano hacia el frente del cuerpo del bebé, dóblele el bracito y tómele una mano. Jale la mano de modo que le atraviese el pecho y salga por la vagina. Es algo muy difícil de hacer.

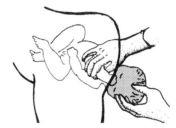

Ahora el bebé podrá nacer fácilmente. Agarre el cuerpo del bebé (no el brazo) y ayude al bebé a salir.

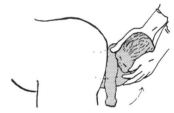

Si ninguno de los métodos le dan resultado, es mejor que le rompa la clavícula al bebé para sacarlo en vez de dejarlo morir. Meta un dedo, engánchelo en la clavícula del bebé, jale para arriba, hacia la cabeza del bebé, y rompa el hueso. Será necesario que jale muy fuerte.

 ¡ADVERTENCIA! Nunca hay que darle tirones al cuello del bebé ni doblarlo demasiado. Los nervios del bebé podrían desgarrarse.

A los bebés que se atoran generalmente les cuesta trabajo respirar una vez que nacen. Prepárese para ayudar al bebé a respirar (vea la página 240).

Recibir el cuerpo del bebé y darle el bebé a la madre

Por lo general, una vez que salen los hombros, el resto del cuerpo del bebé sale sin ningún problema. Recuerde que a la hora de nacer, los bebés están mojados y resbalosos. ¡Tenga cuidado de no dejar que el bebé se le caiga!

Si le parece que todo está bien, ponga el bebé encima del vientre de la madre y deje que tome pecho de una vez. No es necesario que espere hasta que la placenta haya salido o hasta que se haya cortado el cordón. Seque al bebé con un paño limpio y luego tápelo con una manta nueva y limpia para que se mantenga calientito. Asegúrese de que tenga la cabeza tapada con un gorrito o una manta.

Cortar el cordón cuando se ponga blanco y deje de pulsar

Generalmente no es necesario cortar el cordón de inmediato. Es bueno dejar el cordón conectado porque ayuda al bebé a tener suficiente hierro en la sangre. Además, así el bebé se queda donde debe estar: encima del vientre de la madre.

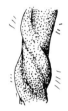

¡Espere!   Está bien que lo corte.

Cuando el bebé acaba de nacer, el cordón se ve gordo y azul. Si usted lo toca con un dedo, sentirá cómo pulsa. Eso indica que el bebé aún está recibiendo oxígeno de la madre.

Cuando la placenta se desprenda de la pared de la matriz, el cordón se volverá más delgado, se pondrá blanco y dejará de pulsar. Ahora se puede cortar. (Algunas personas no cortan el cordón sino hasta que la placenta haya nacido. Ésa es una sana costumbre).

Cómo cortar el cordón

Use hilo esterilizado o una pinza esterilizada para amarrar o comprimir bien el cordón más o menos a una distancia del ancho de 2 dedos de la barriga del bebé. (Si se corta el cordón lejos del cuerpo, el bebé corre un mayor riesgo de que le dé tétanos o trismo). Haga un nudo llano (nudo de rizo).

Haga otro nudo o ponga otras pinzas esterilizadas un poco más allá de donde haya comprimido el cordón la primera vez.

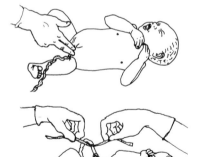

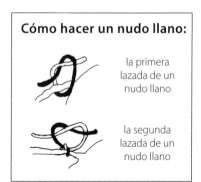

Cómo hacer un nudo llano:

la primera lazada de un nudo llano

la segunda lazada de un nudo llano

Corte el cordón entre los nudos o las pinzas con una hoja de rasurar, unas tijeras o un cuchillo esterilizados. (Puede usar cualquier objeto que sea suficientemente filoso, siempre que lo haya esterilizado usando uno de los métodos mostrados en las páginas 59 a 67).

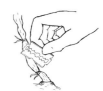

Deje puesto el nudo o la pinza hasta que se caiga el pedacito que queda del cordón. Eso generalmente ocurre durante la primera semana.

 ¡ADVERTENCIA! **¡No le ponga tierra ni estiércol al cordón!**
La tierra y el estiércol no lo protegen. Al contrario, pueden causar infecciones graves. Para proteger el cordón, manténgalo limpio y seco.

El bebé viene de nalgas

Los bebés que vienen de nalgas pueden estar en una de estas 3 posiciones:

nalgas francas
(con las piernas estiradas)

nalgas completas
(con las piernas dobladas)

podálica
(pies primero)

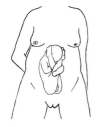 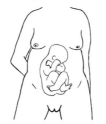 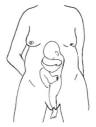

De los partos de nalgas, el tipo más fácil y menos peligroso de atender es el de nalgas francas.

Peligros de los partos de nalgas

A veces los partos de nalgas ocurren sin problemas, pero muchas veces son peligrosos para el bebé. Son peligrosos particularmente para un bebé primerizo, porque nadie sabe si la madre tiene una pelvis suficientemente grande para el parto.

Los partos de nalgas tienen peligros graves:

- Puede haber prolapso del cordón en cuanto las aguas se rompan (vea la página 176).
- La cabeza del bebé se puede atorar en el cuello de la matriz. Eso puede suceder si el cuerpo del bebé (que generalmente es más pequeño que la cabeza) atraviesa el cuello de la matriz antes de que éste se haya abierto completamente.
- La cabeza del bebé se puede atorar en la pelvis de la madre, después de que el cuerpo haya salido. Si el cordón queda aplastado entre la cabeza del bebé y la pelvis de la madre, el bebé podría morir o podría sufrir daño cerebral a causa de la falta de aire.

Si es posible, los bebés que vienen de nalgas deben nacer en un hospital, sobre todo los que están en posición podálica. Si la ayuda médica queda muy lejos, o si no es posible que la madre dé a luz en un hospital, asegúrese de que pueda ayudar con el parto una partera que tenga experiencia atendiendo partos de nalgas.

Cómo atender un parto de nalgas completas o francas

No deje que la madre puje sino hasta que esté segura de que el cuello de la matriz está completamente abierto. Aun cuando sienta muchas ganas de pujar, la madre debe esperar unas cuantas contracciones más para estar segura.

Cuando el cuello de la matriz está completamente abierto, anime a la madre a que puje de la forma que a ella le parezca mejor. Anímela a que puje bien y con fuerza. Las nalgas y la barriga del bebé generalmente nacerán sin ayuda.

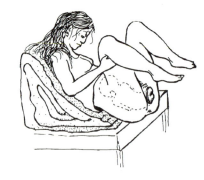

Las piernas generalmente salen solas. Si no están saliendo, meta los dedos y jale las piernas suavemente hacia abajo. No jale al bebé.

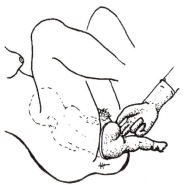

Para soltar el cordón un poco, jale suavemente una parte del cordón hasta que salga de la vagina. En general, evite tocar el cordón mucho.

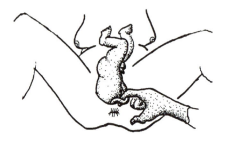

Envuelva al bebé en una manta o un paño limpio para que no le dé frío. Si le da frío, es posible que trate de tomar aire cuando aún esté dentro de la madre y los pulmones se le llenarán de líquido.

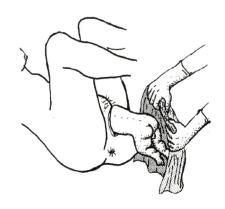

Quizás sería conveniente pedir a un ayudante que empuje el pubis (no el vientre) de la madre. Eso es para mantener agachada la cabecita del bebé, no para empujar al bebé para afuera. Mueva el cuerpo del bebé con cuidado para abajo, de modo que salga el hombro de arriba. Sostenga al bebé de las caderas o más abajo.

¡Tenga cuidado! Podría lastimar al bebé por dentro si le empuja la espalda o la barriga.

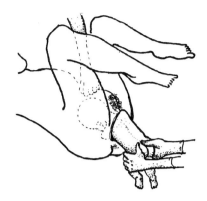

Si el hombro de arriba no sale, tal vez tenga que meter los dedos en la vagina de la madre para sacar el brazo del bebé. Trate de agarrar el brazo sintiendo primero el hombro y luego siguiéndolo para abajo. Jale el codo con cuidado para que el brazo cruce el pecho del bebé. Ayude a que salga el hombro de arriba.

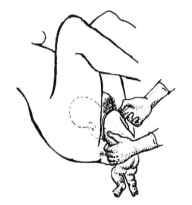

Levante al bebé con cuidado para que salga el hombro de abajo.

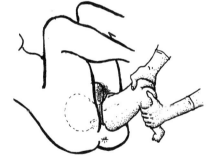

Ahora el bebé debe voltearse y dar la cara hacia las nalgas de la madre. Sostenga al bebé con su brazo y métale uno de sus dedos en la boca. Ponga su otra mano sobre los hombros del bebé, con un dedo contra la parte trasera de la cabecita para mantenerla agachada. El bebé necesita tener la barbilla cerca del pecho para que pueda atravesar fácilmente la pelvis de la madre.

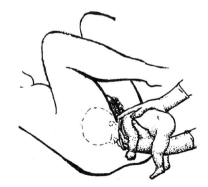

Baje al bebé hasta que le vea el pelo en la parte trasera de la cabecita. **¡No lo jale con fuerza! No le doble el cuello — ¡podría rompérselo!**

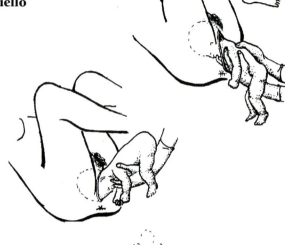

Mantenga agachada la cabecita del bebé mientras le levanta el cuerpo para que salga la carita. Deje que la parte trasera de la cabecita quede dentro de la madre.

La madre necesita relajarse, ya no pujar y ponerse a soplar (será más fácil que deje de pujar si sopla). Deje que la cabeza salga lo más despacio que sea posible.

La parte trasera de la cabeza necesita salir lentamente. Si sale demasiado rápido, el cerebro del bebé podría sangrar y el bebé podría morir o sufrir daño cerebral.

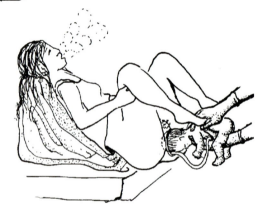

Cómo atender un parto podálico

Un parto podálico es más peligroso que un parto de nalgas francas o completas. En un parto podálico es muy probable que el cordón salga antes que el bebé (prolapso del cordón).

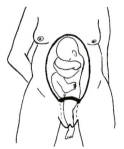

Si un bebé está en posición podálica, es mucho más seguro que la madre dé a luz en un hospital. Trate de retrasar el parto (vea la página 207). Pídale a la madre que se arrodille con la cabeza para abajo y las caderas levantadas y consiga ayuda médica.

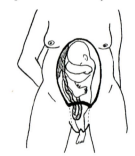

Si no hay forma de llegar al hospital, no deje que la madre puje hasta que usted esté segura de que el cuello de la matriz está completamente abierto (vea la página 339). Pídale a la madre que se acueste; tal vez eso evite que el cordón salga antes que el bebé. Siga las instrucciones en las páginas 216 a 218 para atender un parto de nalgas completas o francas.

Cómo atender un parto de gemelos

Peligros de los partos de gemelos

A veces los gemelos (mellizos, cuates o jimaguas) nacen sin ningún problema, pero los partos de gemelos pueden ser más difíciles o peligrosos que los partos de un solo bebé. El riesgo de que los gemelos mueran es más de 3 veces mayor que el riesgo de otros bebés, por estas razones:

- Es más probable que los gemelos nazcan antes de tiempo, y que sean pequeños y débiles.
- Es más probable que haya prolapso del cordón (sobre todo del cordón del segundo gemelo).
- Es posible que la placenta del segundo gemelo se empiece a desprender de la pared de la matriz después de que nazca el primer gemelo. Eso puede causar un sangrado peligroso.
- Es más probable que la madre sangre mucho después del parto.
- Si el segundo gemelo no nace poco después del primero, la matriz podría infectarse. Al segundo gemelo también podría darle una infección.
- Es más probable que uno o los dos gemelos estén en una posición difícil o imposible para nacer. O tal vez se estorben la salida el uno al otro y por eso no puedan nacer.

Por esas razones, recomendamos que los gemelos nazcan en un hospital. Si el viaje es muy difícil, palpe el vientre de la madre para averiguar la posición de los bebés. Así sabrá cuáles problemas podrían presentarse a la hora del parto.

Cuando los dos bebés están atravesados, no pueden nacer por la vagina.

Es muy peligroso tratar de atender el parto en casa.

Es aun mejor que ambos bebés estén en posición vertical.

Pero el bebé que viene de nalgas correrá todos los mismos peligros que los demás bebés que nacen de nalgas.

Cuando un bebé está cabeza abajo, es un poco menos peligroso atender el parto en casa.

Si el bebé que está cabeza abajo nace primero, tal vez el otro bebé se dé vuelta.

Lo mejor es que los dos bebés estén cabeza abajo, pero aun así el parto será más peligroso que el parto de un solo bebé.

Para atender un parto de gemelos

Si una madre va a tener gemelos en casa, asegúrese de que por lo menos 2 parteras hábiles atiendan el parto.

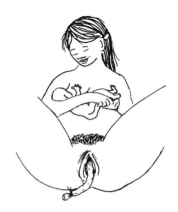

1. Atienda el parto del primer bebé como si fuera el parto de un solo bebé.

2. Corte el cordón del primer bebé y amarre con fuerza o sujete bien con una pinza la punta del cordón que está saliendo de la madre. A veces los gemelos comparten la misma placenta y el segundo bebé podría desangrarse a través del cordón del primero.

3. Después de que nazca el primer bebé, averigüe la posición del segundo bebé. Si está atravesado, vea la información más abajo.

4. El segundo bebé debe nacer dentro de un plazo de 15 a 20 minutos. Ayúdele a nacer como a cualquier otro bebé.

Problemas que puede haber cuando nacen gemelos

Pasan 2 horas después del nacimiento del primer gemelo sin más contracciones

Para que el parto vuelva a empezar, pídale a la madre que le dé el pecho al primer bebé. Si el bebé no quiere mamar, hay que estimular los pezones de la madre como si estuviera exprimiendo la leche a mano (vea la página 285). Si el segundo bebé viene cabeza abajo o de nalgas, vea si sirve romper la bolsa de aguas. Pero no la rompa si el segundo bebé está atravesado.

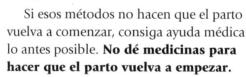

Si esos métodos no hacen que el parto vuelva a comenzar, consiga ayuda médica lo antes posible. **No dé medicinas para hacer que el parto vuelva a empezar.**

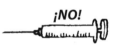

¡NO!

Si el segundo bebé no nace en un plazo de 2 horas, es posible que la placenta se empiece a desprender de la matriz, que el cuello de la matriz se empiece a cerrar o que el segundo bebé y la matriz se infecten.

El segundo bebé está atravesado

Si la ayuda médica queda cerca, váyanse ahora. Si queda muy lejos y usted tiene experiencia en voltear a los bebés, pruebe lo siguiente:

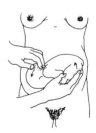

1. Trate de voltear al bebé cabeza abajo (vea la página 369).

2. Si no puede voltear al bebé cabeza abajo, trate de moverlo para que quede con las nalgas para abajo.

3. Si no puede mover al bebé a ninguna de esas posiciones, lleve a la madre a un hospital. Será necesario sacar al bebé por cesárea.

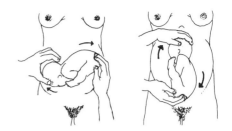

La madre sangra antes de que nazca el segundo gemelo (o la primera placenta sale antes de que nazca el segundo gemelo)

El sangrado después del nacimiento de un gemelo y antes del nacimiento del segundo gemelo puede indicar que la placenta se está desprendiendo antes de tiempo (vea la página 184). **Saque al segundo bebé lo más rápido que pueda.**

Estimule los pezones, rompa la bolsa de aguas y pídale a la madre que puje con mucha fuerza.

El bebé es muy pequeño o nace con más de 5 semanas de anticipación

Un bebé que es muy pequeño o que nace antes de tiempo puede tener problemas como éstos:

- una posición difícil o imposible para nacer (por ejemplo, el bebé puede estar atravesado).
- un cráneo más blando. El bebé se puede lesionar fácilmente durante el parto.
- dificultades para mantenerse calientito después de nacer.
- dificultades para respirar y para mamar.

Por estas razones, es mejor que esos bebés nazcan en un hospital. Si nacen en casa, es importante que reciban atención médica lo antes posible.

Si va a atender el parto de un bebé muy pequeño o un parto adelantado, prepárese bien:

Tenga listas muchas mantas calientitas para tapar al bebé en cuanto nazca. Seque al bebé y vístalo solamente con un pañal. Póngalo sobre el pecho desnudo de la madre y tape a los dos con mantas. La mejor forma de mantener calientito a un bebé es ponerlo sobre el vientre de la madre. Ésa también es una buena idea para un bebé que nazca en camino al hospital.

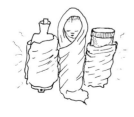

Si tiene una bolsa de agua caliente, la puede usar para calentar al bebé. Pero es importante que siempre envuelva al bebé y la bolsa de agua caliente en mantas o paños. No deje nunca que una bolsa de agua caliente toque la piel de un bebé.

Para averiguar cómo cuidar a los bebés que son muy pequeños o que nacen antes de tiempo, vea la página 256.

Capítulo 13
Nace la placenta: la tercera etapa del parto

En este capítulo:

Revisar los signos físicos de la madre 223

Sangrado después de dar a luz 224
Sangrado abundante antes de que
   salga la placenta 226
Signos de que la placenta
   ya se desprendió 226
Apoyar el nacimiento de
   la placenta 227

Revisar la placenta y el cordón 233
Sangrado después de que
   haya nacido la placenta 236
   La matriz no se endurece 236
   Vagina desgarrada 239
   Choque 239

Atender al bebé 240

Mantener al bebé calientito y seco ... 240
Revisar los signos físicos del bebé ... 240
   La respiración 240
   El ritmo del corazón 243
   El tono muscular 244

Los reflejos 244
El color 244
Ayudar al bebé para que tome
   el pecho 245

Nace la placenta:
la tercera etapa del parto

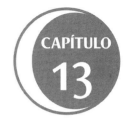

CAPÍTULO 13

Después de que el bebé nace, debe salir la placenta. Ésa es la tercera etapa del parto (también llamada alumbramiento). La tercera etapa generalmente dura menos de 1 hora.

Esos momentos pueden ser maravillosos y emocionantes para la familia. Esté atenta a todos los signos para asegurarse que todo esté normal y saludable. Pero también asegúrese de que la madre y su familia tengan tiempo para estar con el nuevo bebé.

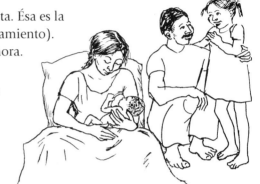

Si tiene una ayudante, una de ustedes puede atender a la madre mientras la otra atiende al bebé. Si usted está trabajando sola, necesitará decidir a quién atender primero:

- Si la madre está sana y no está sangrando mucho, atienda al bebé primero.
- Si la madre tiene signos de algún problema, atiéndala a ella primero y luego ocúpese del bebé.
- Si tanto la madre como el bebé tienen problemas, ayude a la madre primero, aunque esa decisión le parezca difícil.

Revisar los signos físicos de la madre

Después del parto, usted necesita vigilar a la madre para ver si le dan signos de infección, preeclampsia o sangrado abundante (que puede causar choque). Mídale la presión y el pulso a la madre cada 30 minutos. Tómele la temperatura cada 4 horas. Haga estas revisiones con más frecuencia si nota signos de advertencia.

Sangrado después de dar a luz

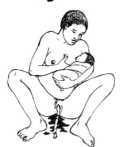

Durante la tercera etapa, el mayor peligro para la madre es el sangrado muy abundante. Normalmente, la placenta nace poco después del nacimiento del bebé. Luego, la matriz se contrae (se aprieta y se encoge) para detener el sangrado del lugar donde la placenta estaba prendida. Si la madre no está sangrando ni tiene otros problemas, usted puede vigilarla y esperar mientras la familia acoge al nuevo bebé.

Pero si la madre empieza a sangrar, usted necesita actuar. Si la madre pierde mucha sangre, es más probable que se enferme o se sienta muy cansada después del parto, o se podría desangrar hasta morir. Por todo el mundo, el sangrado muy abundante después del parto es una de las causas más frecuentes de muerte en las mujeres.

Por lo general, el sangrado después del parto viene del lugar donde la placenta estaba prendida. Durante el embarazo, los vasos sanguíneos de la madre mandan sangre a la placenta a través de la pared de la matriz. Mientras la placenta esté prendida de la pared de la matriz, la madre no sangrará. Cuando la placenta sale, los vasos sanguíneos pueden sangrar demasiado si la matriz no se contrae rápidamente para cerrarlos.

Si una parte de la placenta o la placenta entera ya se desprendió, pero aún está en la matriz, puede mantener la matriz abierta. Incluso un pequeño pedazo de la placenta o un coágulo de sangre puede impedir que la matriz se cierre. Cuando la matriz está abierta, los vasos sanguíneos de la madre siguen bombeando sangre y la madre pierde sangre rápidamente. Entonces, para detener el sangrado después de que nazca el bebé, usted necesita asegurarse de que la matriz esté vacía y ayudarle a encogerse hasta que se vuelva una pequeña bola dura.

Para decidir cómo ayudar a la madre, primero necesita averiguar si la placenta ya nació. **Después de que la placenta haya nacido,** hace bien sobar la matriz para que se contraiga y deje de sangrar. Muchas mujeres necesitan que alguien les sobe la matriz para que se apriete y se encoja.

Cómo sobarle la matriz a la madre

Ponga una mano encima de la matriz y apriete al mismo tiempo que hace círculos con esa mano. La matriz debe ponerse firme y debe estar en el centro del vientre, no hacia la derecha ni la izquierda. Revise la matriz cada 1 ó 2 minutos durante un rato. Si se vuelve a ablandar, sóbela hasta que se vuelva a apretar.

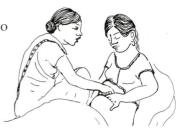

Medicinas que ayudan a contraer la matriz

Hay medicinas que ayudan a la matriz a apretarse, encogerse y expulsar cualquier cosa que todavía quede adentro. Algunas medicinas, como la oxitocina y el misoprostol, se pueden dar antes o después de que nazca la placenta. Pero otra medicina, la ergometrina, causa 1 sola contracción fuerte. No hay que dar ergometrina sino hasta que la placenta haya nacido y la matriz esté vacía. De lo contrario, el cuello de la matriz se puede cerrar con la placenta atrapada adentro de la matriz. Para más información sobre el uso de medicinas para detener el sangrado, vea la página 231.

El "manejo activo" de la tercera etapa del parto

La ciencia médica ha comprobado que ciertas formas de atender a las mujeres son las que salvan más vidas y que causan el menor daño. A lo largo de este libro, le sugerimos que atienda a las mujeres de esas formas.

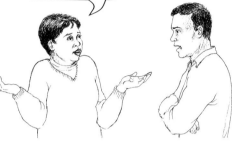

La mayoría de los partos ocurren sin problema. ¿Por qué debemos intervenir cuando no es necesario?

Muchas mujeres mueren en el parto. Esto les salvará la vida.

Pero la medicina no es sencilla. Entre los trabajadores de salud hábiles y experimentados hay opiniones contradictorias sobre cómo mantener sana a la gente. Además, en muchas partes del mundo no existen ciertas medicinas o instrumentos que pueden salvar vidas. Aquí tiene un ejemplo:

Hoy en día, los grupos médicos internacionales recomiendan que las parteras y los doctores "manejen" la tercera etapa del parto. Lo que eso quiere decir es que siempre hagan lo siguiente:

1. darles oxitocina u otras medicinas (vea la página 228) a todas las mujeres inmediatamente después de que den a luz,
2. guiar la placenta hacia afuera poco después del nacimiento del bebé y
3. sobar la matriz después de que nazca la placenta.

Las investigaciones médicas sobre los partos en los hospitales han demostrado que menos mujeres tienen sangrado abundante después del parto si se maneja la tercera etapa de esa forma. Si las autoridades de salud de su comunidad le recomiendan el manejo activo del parto, le aconsejamos que siga esa recomendación.

No obstante, en este libro describimos el manejo de la tercera etapa sólo después de que se presente un problema. Eso se debe a varias razones:

- La mayoría de las parteras no tienen oxitocina o sólo tienen muy poca. Además, muchas parteras tienen pocas agujas esterilizadas para poner inyecciones de oxitocina. Es posible que las parteras necesiten guardar la poca oxitocina que tengan para cuando una mujer ya esté sangrando.
- La mayoría de las mujeres no sangran demasiado después del parto. No todas las mujeres necesitan oxitocina y muchas mujeres no quieren recibir una medicina que no necesitan.
- Puede ser muy peligroso sacar la placenta a mano. Usted podría romper el cordón accidentalmente o incluso podría jalar la matriz afuera del cuerpo de la mujer. Si trabaja en un hospital donde es posible operar a una mujer en una emergencia, sacar la placenta a mano tal vez evite el sangrado. Pero si el parto ocurre lejos de la ayuda médica para emergencias, sacar la placenta a mano podría causar problemas que usted no podrá solucionar.

Sangrado abundante antes de que salga la placenta

Generalmente, cuando la placenta se desprende de la matriz, sale un pequeño chorro de sangre. Eso es normal. Puede salir hasta 1 taza o más de sangre sin causar problemas, pero debe detenerse rápidamente. No es normal que haya sangrado abundante o constante mientras la placenta aún está adentro. La causa principal de muerte durante el parto es el desangramiento después de que nazca el bebé.

Hay 3 maneras de que la mujer puede perder demasiada sangre (hemorragia) después de dar a luz:

- **Sangrado rápido y abundante.** La madre podría perder mucha sangre de una sola vez o podría sangrar mucho durante varios minutos. Muchas veces, ella se sentirá débil muy pronto y como si fuera a desmayarse. **¡Ésta es una emergencia!**
- **Chorrito lento.** Ese tipo de sangrado es más difícil de notar. Pero cualquier sangrado constante, aunque se trate sólo de un chorrito, indica que la madre está en peligro.
- **Sangrado oculto**. Ese tipo de sangrado no se puede ver porque la sangre se acumula en la matriz o en la vagina. Ese tipo de sangrado también es muy peligroso y es fácil no darse cuenta de ello. Cuando haya sangrado oculto, la madre se sentirá débil y como si fuera a desmayarse. El pulso se le acelerará o se volverá más lento, y si ella sigue sangrando, la presión arterial le bajará. Es posible que la matriz vaya subiendo en el vientre a medida que la matriz se llene de sangre.

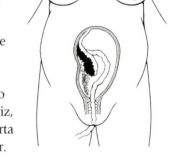

Por lo general, el sangrado que ocurre después del parto viene del lugar donde la placenta estaba prendida de la matriz. La sangre es oscura o de color rojo vivo y generalmente es espesa. Usualmente, si la mujer está sangrando antes de que haya nacido la placenta es porque parte de la placenta ya se separó de la matriz, pero otra parte todavía está prendida. La placenta mantiene abierta la matriz, así que la matriz no se puede apretar y dejar de sangrar.

A veces, el sangrado viene de un desgarro de la vagina, del cuello de la matriz o de la matriz. Generalmente, esa sangre sale en un chorrito lento y constante. La sangre por lo general es aguada y de color rojo vivo.

No es normal que la madre sangre mucho después del parto, ni que se sienta mareada o a punto de desmayarse. Usted necesita actuar para detener el sangrado. Por lo general, el sangrado se detendrá cuando la placenta salga. Si usted no puede averiguar la causa del sangrado, consiga ayuda médica.

Signos de que la placenta ya se desprendió

La placenta generalmente se desprende de la matriz en los primeros minutos después del nacimiento del bebé, pero es posible que se tarde en salir. Éstos son signos de que la placenta ya se desprendió de la matriz:

- **Sale un pequeño chorro de sangre de la vagina de una sola vez**. No se trata de un goteo o flujo continuo.

Revisar los signos físicos de la madre

- **El cordón se ve más largo.** Cuando la placenta se desprende de la pared de la matriz, se acerca más a la abertura de la vagina. Por eso, el cordón se ve más largo, porque una mayor parte está afuera del cuerpo de la madre.
- **La matriz sube.** Antes de que la placenta se desprenda, la parte más alta de la matriz está abajito del ombligo de la madre. Una vez que la placenta se desprende, la parte más alta de la matriz sube y queda al nivel del ombligo o más arriba de él.

Si pasan 30 minutos después de que nazca el bebé y aún no hay signos de que la placenta se haya desprendido, asegúrese de que el bebé ya haya empezado a mamar. Cuando la madre da el pecho al bebé, la matriz se contrae. Eso ayuda a expulsar la placenta. Si la placenta no sale después de que el bebé haya tomado el pecho, pídale a la madre que orine. Si la vejiga está llena, podría retrasar la salida de la placenta. Si aun así, la placenta no sale, vea la información que sigue en esta página.

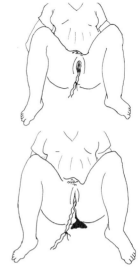

Cuando sale un chorrito de sangre y el cordón se ve más largo, probablemente es porque la placenta ya se desprendió.

Apoyar el nacimiento de la placenta

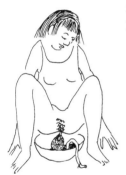

Si después de 1 hora, la placenta aún no ha nacido por sí misma, o si la madre está sangrando mucho, siga estos pasos:

1. Asegúrese de que la madre ya le esté dando el pecho a su bebé. Si ella no está sangrando mucho, debe tratar de orinar.
2. Póngase guantes limpios.
3. Pídale a la madre que se siente o se acuclille encima de un tazón. Pídale que puje cuando sienta una contracción. También puede tratar de pujar entre las contracciones. Por lo general, la placenta saldrá fácilmente.
4. Las membranas (la bolsa) que contenían al bebé y las aguas deben salir con la placenta. Si algunas de las membranas aún están adentro de la madre después de que haya salido la placenta, sostenga la placenta con las dos manos. Dele vuelta despacio y con cuidado hasta que las membranas estén torcidas. Es más difícil que se rompan dentro de la madre cuando están torcidas. Luego jale las membranas para afuera **despacio** y **con cuidado**.
5. Palpe la matriz de la madre. Debe estar más o menos del tamaño de una toronja o un coco, o más pequeña, y debe estar dura. Si no está dura y pequeña, vea la páginas 236.

el parto

227

Cuándo darle oxitocina a la madre

Si la placenta no nace por sí misma, o siempre que la madre esté sangrando mucho, dele oxitocina. Esta medicina ayudará a la matriz a contraerse y así expulsar la placenta. Antes de darle oxitocina a la madre, palpe su vientre suavemente para asegurarse de que no haya otro bebé en la matriz.

Para estimular la salida de la placenta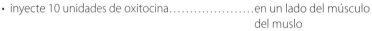

- inyecte 10 unidades de oxitocina.....................en un lado del músculo del muslo

Puede dar otras 10 unidades de oxitocina después de 10 minutos. (Vea la página 345 para la forma de poner inyecciones sin peligro).

o, como otra opción:

- dé 600 mcg (microgramos) de misoprostol......................por la boca, una sola vez

---

Cómo tomar el cordón para guiar la placenta hacia afuera

Si la madre está sangrando mucho y no puede pujar para expulsar la placenta, usted puede tomar el cordón y guiar la placenta **suavemente** hacia afuera.

Si la madre no está sangrando y no hay ningún peligro, no toque el cordón. Sólo debe sacar la placenta por el cordón en una emergencia.

 ¡ADVERTENCIA! **¡Es peligroso jalar el cordón!** Si la placenta aún está prendida de la matriz, el cordón podría romperse o usted podría jalar la matriz afuera del cuerpo de la mujer. Si la matriz está afuera, la madre podría morir. **No tome nunca el cordón para guiar la placenta hacia fuera a menos que sepa que la placenta ya se desprendió de la matriz.**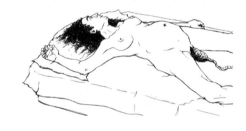

1. Para saber si la placenta ya se desprendió, empuje la matriz suavemente hacia arriba desde un punto un poco más arriba del pubis.

Encuentre el punto más bajo de la matriz. Empuje la matriz hacia arriba y observe el cordón.

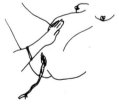

Revisar los signos físicos de la madre

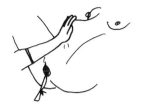
Si el cordón se vuelve a meter adentro de la vagina, es posible que la placenta aún esté prendida de la matriz.

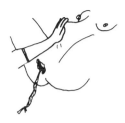
Si el cordón se queda en el mismo lugar, es probable que la placenta ya esté desprendida. Si es así, está bien tomar el cordón para guiar la placenta hacia afuera.

2. Proteja la matriz. Ponga una mano sobre el vientre de la madre, arribita del pubis. Presione la matriz sólo un poquito para mantenerla en su lugar.

3. Espere a que la madre tenga una contracción. Cuando venga la contracción, jale el cordón suavemente hacia abajo y afuera con un movimiento continuo. Un tirón fuerte o repentino podría desgarrar el cordón. Pídale a la madre que puje mientras usted jala para sacar la placenta.

4. Si le parece que la matriz baja cuando usted jala el cordón, DETÉNGASE. Si siente que el cordón se está desgarrando, DETÉNGASE. Si la madre le dice que siente dolor cuando usted jala el cordón o si la placenta no sale, DETÉNGASE. Es posible que la placenta aún no se haya desprendido. Espere hasta la siguiente contracción y vuelva a intentar.

5. Jale el cordón suavemente hasta que salga la placenta.

6. Sobe la matriz (vea la página 224).

Si aun así, la placenta no sale y la madre sigue sangrando, o si se siente muy débil o como si se fuera a desmayar, o si tiene otros signos de choque (vea la página 239), ella está en grave peligro. Consiga ayuda médica de inmediato.

Camino al hospital, dele tratamiento de choque (vea la página 239).

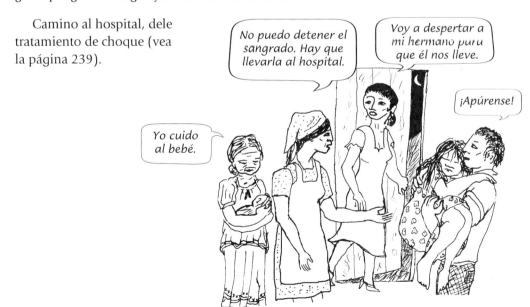

Cómo sacar la placenta con la mano

Si piensa que la mujer va a morir desangrada antes de que puedan llegar al hospital, tal vez necesite meter la mano en la matriz para desprender la placenta y sacarla.

 ¡ADVERTENCIA! ¡Es muy peligroso sacar la placenta con la mano! Podría causarle una infección grave a la madre o desgarrarle el cuello de la matriz, la placenta o la matriz, y aumentar el sangrado. Además, sacar la placenta con la mano es muy doloroso para la madre y puede producirle choque fácilmente (vea la página 239). No saque la placenta con la mano a menos que sea la única forma de salvarle la vida a una mujer.

1. Restriéguese rápidamente las manos y los brazos hasta los codos con agua hervida y jabón. Salpíquese las manos con alcohol o *Isodine*, si tiene. Póngase guantes esterilizados. Use guantes largos si los tiene. Después de ponerse los guantes, no toque nada más que el cordón y el interior de la madre.

2. Afirme el cordón con una mano y con la otra mano siga el cordón hasta el interior de la vagina. Va a ser necesario que meta la mano entera. Es posible que la placenta esté desprendida y reposando en la vagina o en el fondo de la matriz. En ese caso, saque la placenta, sobe la matriz hasta que se endurezca y póngale a la madre una inyección de 10 unidades de oxitocina.

3. Si una parte de la placenta todavía está prendida a la pared de la matriz, tal vez usted necesite meter la mano hasta allí y desprenderla con los dedos.

   Ponga una mano sobre el vientre de la madre para presionar y hacer firme la matriz. Ponga la otra mano en forma ahuecada, uniendo el pulgar y los demás dedos. Guíese con cuidado por el cordón hasta el interior de la matriz.

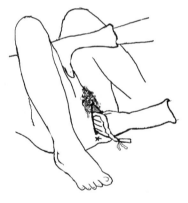

   Localice la pared de la matriz y tóquela cuidadosamente con los dedos para encontrar el borde de la placenta. Es posible que eso le cause mucho dolor a la madre. Pídale a otra persona que la apoye y pídale a ella que respire profundamente.

   Despegue el borde de la placenta de la pared de la matriz usando el costado de su dedo meñique. Luego deslice sus dedos entre la placenta y la matriz y despegue el resto de la placenta con cuidado. (Es un poco como pelar una naranja u otra fruta de cáscara gruesa). Saque la placenta en la palma de su mano. Tenga cuidado de no dejar adentro ningún coágulo o pedazo de la placenta.

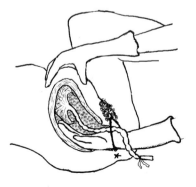

1. Dé medicina para detener el sangrado.

Para detener el sangrado de la matriz
- inyecte 10 unidades de oxitocina........................en un lado del músculo del muslo

o, como otra opción:
- inyecte 0.2 mg de ergometrina............en un lado del músculo del muslo, cada 4 horas

o, como otra opción:
- dé 0.2 mg de ergometrina en pastillas .... por la boca, cada 6 a 12 horas

   Las pastillas no actúan tan rápido como las inyecciones. No dé más de 5 dosis (1.0 g en total). No le dé ergometrina a una mujer que tenga la presión alta.

o, como otra opción:
- meta 1000 mcg (microgramos) de misoprostol....................................en el recto

   Póngase un guante para meter las pastillas en el recto de la mujer. Luego bote el guante y lávese las manos.

2. Sobe la matriz con firmeza o use presión a dos manos (vea la página 237) para detener el sangrado.

3. Lleve a la madre al hospital lo antes posible. Si tiene signos de choque, manténgala con la cabeza inclinada para abajo y las caderas y las piernas inclinadas para arriba (vea la página 239). Si la madre perdió mucha sangre, póngale suero intravenoso, si puede (vea la página 350). Si no puede ponerle suero intravenoso, ayúdele a beber suero de rehidratación (vea la página 160) o póngale líquidos por el recto (vea la página 342). Ella también corre un alto riesgo de que le dé una infección.

Para prevenir una infección si se va a tardar más de 1 hora en conseguir ayuda médica
- dé 1 g de amoxicilina.. por la boca, 1 sola vez

   y también:
- dé 1 g de metronidazol... por la boca, 1 sola vez

   Tendrá que darle más antibióticos a la mujer si le empiezan a dar signos de una infección (vea la página 271).

Si la matriz sale con la placenta

Rara vez la matriz se voltea al revés y sale del cuerpo de la madre detrás de la placenta. Eso puede ocurrir si se jala el cordón antes de que la placenta se haya desprendido de la pared de la matriz o se empuja la matriz para hacer que la placenta salga. Pero también puede suceder por sí sola, sin que nadie haga nada mal.

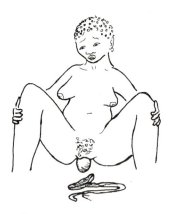

Si ve esto, es porque la matriz se volteó al revés (de adentro para afuera).

Qué hacer

1. Restriéguese las manos y los brazos hasta los codos (vea la página 53) y póngase guantes esterilizados.
2. Si tiene solución antiséptica (por ejemplo, *Isodine*), échele a la matriz rápidamente.

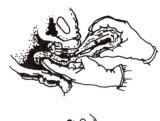

3. Meta la matriz suave pero firmemente a través de la vagina y el cuello de la matriz y colóquela en su posición normal. Si no puede empujarla de regreso a su lugar, quizás necesite ir rodándola con los dedos.

   Meta primero la parte más cercana al cuello de la matriz y siga rodando la matriz hasta que tenga el fondo de la matriz en la punta de los dedos. Ésa es la parte que necesitará meter de último. No empuje con mucha fuerza.

   Si no puede empujar la matriz hasta su lugar, métala adentro de la vagina y lleve a la mujer al hospital. Dele tratamiento para el choque (vea la página 239).

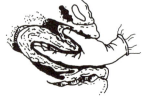

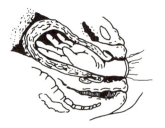

4. Una vez que la matriz esté en su lugar, sóbela para que se endurezca. Quizás necesite usar presión a 2 manos para detener el sangrado (vea la página 237). Dé oxitocina, ergometrina o misoprostol para detener el sangrado (vea la página 231).

5. Acueste a la madre boca arriba con una almohada, unas cobijas u otro material acolchado debajo de las caderas. Dele antibióticos para prevenir una infección (vea la página 231).

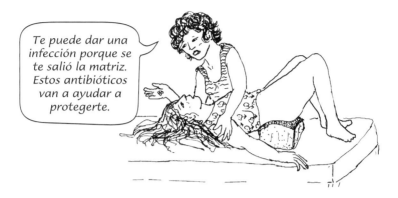

Te puede dar una infección porque se te salió la matriz. Estos antibióticos van a ayudar a protegerte.

Después de meter la matriz de vuelta adentro del cuerpo de la mujer, consiga ayuda médica.

Revisar la placenta y el cordón

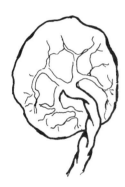

Usted siempre debe revisar la placenta para asegurarse de que esté completa. No importa si la placenta nació sin ayuda o si usted la guió o la sacó afuera.

Por lo general, la placenta sale entera, pero a veces un pequeño pedazo se queda adentro de la matriz. Después, eso puede causar sangrado o una infección. Para asegurarse de que toda la placenta haya salido, revísela de arriba y de abajo. También revise las membranas de la bolsa de aguas y asegúrese de que el cordón se ve normal.

Use guantes cuando revise la placenta y las membranas para protegerse contra microbios que estén en la sangre de la madre.

El lado de arriba de la placenta

El lado de arriba de la placenta (el lado que daba hacia el bebé) es liso y brillante. El cordón está prendido de ese lado y se ramifica en muchos vasos sanguíneos de color azul oscuro, que se ven como raíces de árboles.

Aunque es muy raro, a veces hay un pedazo adicional conectado a la placenta. Busque vasos sanguíneos que salen del borde de la placenta y no dan a ningún lado. Eso podría indicar que quedó un pedazo adicional adentro de la madre.

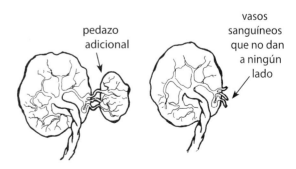

pedazo adicional

vasos sanguíneos que no dan a ningún lado

Tal vez un pedazo adicional aún esté adentro de la madre.

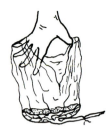

Las membranas
Las membranas se ven mejor sobre la parte de arriba de la placenta. Estarán rotas, pero asegúrese de que estén completas.

El lado de abajo de la placenta
El lado de abajo de la placenta (el lado que estaba prendido de la pared de la matriz) tiene muchos bultos. A veces tiene manchas duras y blancas o manchas oscuras. Eso no es peligroso. Para revisar ese lado de la placenta, ahueque las manos y sostenga la placenta de modo que todos los bultos encajen. Busque hoyos o un borde desigual, donde podría faltar un pedazo. Es posible que el pedazo aún esté adentro de la madre.

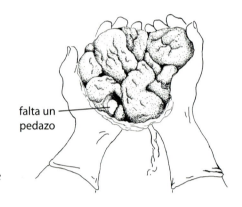

falta un pedazo

Revise cada placenta cuidadosamente después de cada parto, de la misma forma en que revisa cuidadosamente a cada bebé. Así usted aprenderá qué es lo normal y podrá darse cuenta rápidamente cuando algo no esté bien.

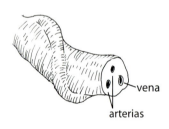

vena

arterias

El cordón
Si mira el cordón con atención, verá que tiene 3 hoyos—1 grande y 2 más pequeños. Éstos son las arterias y la vena (los vasos sanguíneos) que llevaban la sangre del bebé a la placenta y luego de regreso al bebé.

Algunos cordones sólo tienen 2 vasos sanguíneos y algunos de los bebés con ese tipo de cordón tienen problemas después. Un doctor debe revisar a esos bebés.

Si un pedazo de la placenta se queda adentro de la matriz
Si falta un pedazo de la placenta o de las membranas, es posible que aún esté en la matriz.

Para ayudar a la madre a expulsar el pedazo, pídale que le dé el pecho al bebé o que se estimule los pezones como si fuera a sacar la leche a mano (vea la página 285). Si la madre está sangrando, dele oxitocina o misoprostol (vea la página 228).

Si el pedazo no sale, consiga ayuda médica.

Qué hacer

Si la mujer está sangrando tanto que está en peligro de morir antes de que consiga ayuda, trate de sacar los pedazos usted misma.

1. Restriéguese las manos y los brazos, y póngase guantes esterilizados.

2. Envuélvase los dedos de una mano con un pedazo de gasa esterilizada. Como la matriz es muy resbalosa, la gasa le servirá para recoger los pedacitos de la placenta. (O amárrele un hilo a un pedazo de tela resistente, como gasa, esterilícelo y guárdelo en su botiquín. El hilo quedará afuera de la madre para que usted pueda jalar la gasa para afuera fácilmente). Asegúrese de usar un tipo de tela fuerte que no se vaya a desgarrar y dejar pequeños restos dentro de la matriz de la madre.

3. Meta los dedos encubiertos con gasa dentro la matriz de la madre e intente limpiar todos los pedacitos de la placenta o de las membranas que aún estén allí. La madre sentirá mucho dolor. Asegúrese de explicarle lo que está haciendo y por qué lo está haciendo. Explíquele que mientras se queda cualquier pedazo de tejido dentro de la matriz, será imposible que la matriz se contraiga y deje de sangrar.

4. Una vez que haya sacado los pedazos, dele antibióticos a la madre para prevenir una infección. Vea la página 231.

   La madre va a necesitar atención médica aunque usted logre sacar el pedazo de la placenta que quedó en la matriz. Tal vez necesite una transfusión de sangre y corre el riesgo de que le dé una infección grave. Llévela al hospital lo antes posible.

Qué hacer con la placenta

La gente hace diferentes cosas con la placenta. Algunas personas la queman. Otras la secan y la usan como medicina. Otras personas simplemente la botan a la basura. Para muchas personas es un rito importante enterrar la placenta. En algunas comunidades, la gente necesita regresar al sitio donde su placenta está enterrada antes de morir.

El enterrar la placenta también es una forma segura de proteger a la comunidad contra los microbios que viven en ella. Si va a enterrar la placenta, asegúrese de hacer un hoyo profundo para evitar que los animales la desentierren. Si no quiere enterrar la placenta, otra forma segura de deshacerse de ella es quemarla. Vea la página 67 para mayor información sobre formas de proteger a la comunidad contra los microbios que viven en la sangre.

Sangrado después de que haya nacido la placenta

La matriz no se endurece

La causa más frecuente del sangrado abundante después del parto es que la matriz no se contrae. Al contrario, después de que nace la placenta, la matriz se vuelve más grande y se siente blanda.

Es posible que la matriz no se endurece porque:

- la madre tiene la vejiga llena.
- un pedazo de la placenta o de las membranas todavía está en la matriz.
- la matriz necesita más oxitocina para que se contraiga.
- la matriz necesita más estimulación para que se contraiga.
- la matriz está infectada.

Qué hacer

Si la matriz está blanda, hay maneras sencillas de hacer que se endurezca:

Vuelva a revisar la placenta para ver si le falta un pedazo

Si un pedazo de la placenta todavía está en la matriz, podría impedir que la matriz se contraiga por completo.

Ayude a la madre a dar el pecho

Cuando el bebé mama, el cuerpo de la madre produce su propia oxitocina. La oxitocina hace que la matriz se contraiga así como hizo durante el parto. Eso ayuda a disminuir el sangrado.

Cuando la madre da el pecho, la matriz se contrae y deja de sangrar.

Ayude a la madre a orinar

Tal vez la matriz se pueda contraer más fácilmente una vez que la madre orine. Si después de 4 horas aún no ha podido orinar, quizás sea necesario ponerle una sonda en la vejiga para ayudarle a orinar. Para ideas de cómo ayudar a la madre a orinar e instrucciones para poner una sonda, vea la página 352.

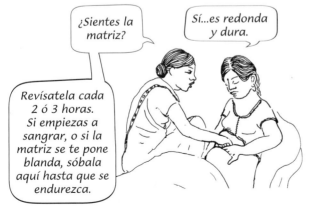

¿Sientes la matriz?

Sí...es redonda y dura.

Revísatela cada 2 ó 3 horas. Si empiezas a sangrar, o si la matriz se te pone blanda, sóbala aquí hasta que se endurezca.

Sobe la matriz

Para saber cómo sobar la matriz, vea la página 224. Enséñeles a la madre y a su familia cómo revisar la matriz y cómo sobarla para que se ponga firme.

Dé medicinas

Si no le da resultado sobar la matriz, dele a la madre oxitocina, ergometrina o misoprostol. Vea la página 231.

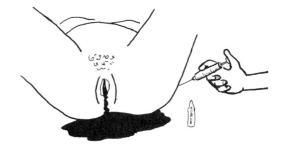

Haga presión a 2 manos (compresión bimanual)

Si la madre está sangrando mucho y no deja de sangrar aunque le sobe la matriz, pruebe la presión a 2 manos.

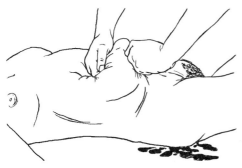

Sobe la matriz hasta que se endurezca.

Con una mano ahuecada, cubra la parte alta de la matriz por fuera. Ponga la otra mano arriba del pubis y empuje la matriz hacia arriba. Así estará apretando la matriz entre las 2 manos.

Deje de presionar poco a poco, en cuanto el sangrado se disminuya y la matriz se sienta firme.

Levante la matriz, dóblela hacia adelante y apriétela con fuerza.

Si conoce hierbas o plantas que detienen el sangrado y no son peligrosas, se las puede dar a la madre ahora. No le ponga hierbas ni plantas en la vagina.

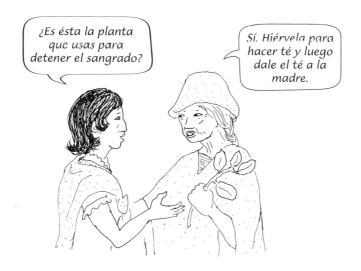

Haga presión dentro de la vagina

Si no ha podido detener el sangrado de otra manera, haga presión con una mano dentro de la vagina y la otra afuera sobre la matriz.

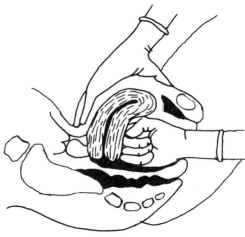

1. Restriéguese las manos y póngase guantes esterilizados.
2. Explíquele a la madre lo que está haciendo.
3. Achique la mano lo más que pueda y métala en la vagina. Mueva la mano hacia la parte trasera de la vagina, arriba del cuello de la matriz, y haga un puño. **No meta la mano en la matriz.** Su mano probablemente le causará dolor a la madre, así que muévala suavemente.
4. Con la otra mano, sostenga la matriz desde afuera. Mueva la matriz para abajo, hacia su puño, y apriete la matriz a medida que la mueva. La matriz debe empezar a endurecerse.
5. Cuando la matriz se sienta dura, suelte **lentamente** la parte de arriba de la matriz y saque la otra mano de la vagina. Si hay coágulos de sangre en la vagina, retírelos con la mano.
6. Póngale suero intravenoso a la madre, si sabe hacerlo (vea la página 350).

Vigile a la madre hasta que se detenga el sangrado

Siga presionando la matriz hasta que esté firme y el sangrado se detenga. Si la madre tiene signos de choque (vea la página 239), dele tratamiento de choque y llévela al hospital de inmediato.

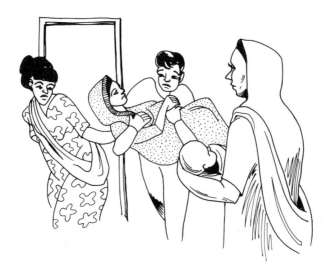

Vagina desgarrada

Si la madre está sangrando mucho y la matriz está dura, es posible que la madre tenga la vagina desgarrada y que esté sangrando de allí. Tal vez usted necesite tocar la vagina por dentro con una mano enguantada para ver si hay un desgarro. Para mayor información sobre los desgarros y la forma de coserlos, vea las páginas 248 y 356.

Si no puede coser un desgarro que está sangrando mucho, trate de disminuir el sangrado y consiga ayuda médica de inmediato. Enrolle de 10 a 15 piezas de gasa esterilizada o de otra tela pequeña y esterilizada para formar un cojín grueso y empújelo con firmeza contra la parte del desgarro que esté sangrando. Sosténgalo allí hasta que lleguen al hospital.

Choque

Cualquier persona que sangre mucho puede caer en estado de choque. Si una madre sangra mucho, ya sea antes o después de que nazca la placenta, esté pendiente de estos signos:

- ella se siente mareada, débil, confundida o como si se fuera a desmayar.
- suda frío y se pone pálida.
- tiene el pulso débil y rápido, de más de 100 latidos por minuto.
- la presión arterial está bajando.
- respiración rápida.
- a veces pierde la conciencia.

Una mujer en estado de choque necesita ayuda cuanto antes. Usted debe tratar el choque para salvarle la vida.

Para ayudar a una mujer en estado de choque, consiga ayuda médica. Mientras tanto, haga lo siguiente:

- acueste a la mujer con los pies más arriba de la cabeza, y la cabeza volteada hacia un lado.
- manténgala calientita y tranquila.

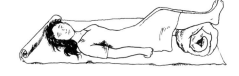

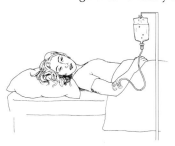

- dele líquidos. Si está conciente, puede tomar agua o suero de rehidratación (página 160). Si no está conciente, dele líquidos por el recto (página 342) o suero intravenoso (página 350).
- si está inconsciente, no le dé nada por la boca —ni medicinas, ni bebidas, ni comida.

Es posible que usted pueda conseguir un traje de presión que ayuda a prevenir el choque en emergencias. Vea la página 502.

> **Nota:** Las mujeres que tienen mala salud antes de dar a luz corren un mayor riesgo de tener problemas graves a causa del sangrado después del parto. Una de las mejores maneras de prevenir los problemas durante el parto es ayudar a las mujeres a comer bien y a evitar enfermedades durante el embarazo.

Atender al bebé

Ponga al bebé sobre el vientre de la madre en cuanto nazca, incluso antes de que corte el cordón. El cuerpo de la madre mantendrá calientito al bebé, y el olor de la leche de la madre lo animará a mamar. Trate al nuevo bebé con cuidado.

Nota: En muchos hospitales, los doctores o las enfermeras alejan al bebé de la madre para examinarlo. Eso les conviene a los doctores y las enfermeras, pero no es lo mejor para el bebé. No hay que alejar al bebé de la madre, excepto en una emergencia.

Mantener al bebé calientito y seco

Mientras mueve el bebé, séquele todo el cuerpo con una toalla o un paño limpio. Los bebés se enfrían fácilmente y el frío puede enfermar o debilitarlos. Cubra al bebé con un paño limpio y seco. Asegúrese de taparle la cabeza y no deje que le den corrientes de aire.

Si hace calor, no envuelva al bebé con paños o mantas gruesas. Si el bebé se calienta demasiado, podría deshidratarse. Un bebé sólo necesita una capa más de ropa que un adulto.

Revisar los signos físicos del bebé

Algunos bebés están alertas y fuertes desde que nacen. Otros se tardan un poco, pero después de unos cuantos minutos respiran y se mueven mejor, se vuelven más fuertes y se ponen menos azules.

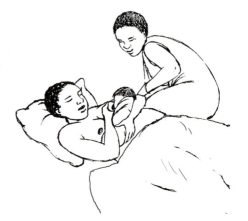

Para ver qué tan sano está un bebé, observe:

- la respiración
- los latidos del corazón
- el tono muscular
- los reflejos
- el color

Usted puede revisar estos signos mientras el bebé toma el pecho.

La respiración

Los bebés deben empezar a respirar de una forma normal en menos de 1 ó 2 minutos después de nacer. Los bebés que lloran después de nacer generalmente están respirando bien. Pero muchos bebés respiran bien y no lloran para nada.

Si un bebé tiene dificultades para respirar, necesita ayuda.

Atender al bebé

Esté pendiente de estos signos de dificultad para respirar:

- Las fosas nasales del bebé se abren mucho a medida que trata de respirar.
- La piel entre las costillas del bebé se hunde cuando trata de respirar.
- El bebé respira demasiado rápido: más de 60 respiraciones por minuto.
- El bebé respira demasiado lento: menos de 30 respiraciones por minuto.
- El bebé gruñe o hace ruidos cuando respira.

Si un bebé tiene dificultad para respirar, déjelo sobre el vientre de la madre y **sobe la espalda del bebé con su mano, de arriba a abajo, con firmeza.** Nunca golpee o lastime a un bebé ni lo levánte por los pies para hacerlo llorar. Si un bebé sigue con dificultad para respirar, dele oxígeno si lo tiene. Vigile al bebé: si estos problemas no se mejoran, tal vez necesite ayuda médica.

Para darle oxígeno a un bebé que no está respirando bien

• dé 5 litros de oxígeno.................................cada minuto, por 5 a 10 minutos

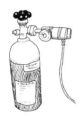

Si tiene una mascarita de oxígeno para un bebé, póngalo en la cara del bebé. Si no tiene una máscara, haga un hueco con su mano sobre la cara del bebé y sostenga el tubo de oxígeno cerca de su nariz (a 1 ó 2 centímetros de la cara).

Cuando el bebé esté respirando mejor, apague lentamente el oxígeno, durante varios minutos.

Probablemente no servirá aspirarle la boca y la nariz a un bebé que no está respirando bien. Eso podría dificultarle más la respiración.

El bebé no respira

Un bebé que no está respirando 1 minuto después de nacer, o que sólo está haciendo esfuerzos para respirar, necesita ayuda de inmediato. Si no respira pronto, podría sufrir daño cerebral o morir. Es posible salvar a la mayoría de los bebés que no respiran. Si usted sigue los pasos en la página 242, el bebé probablemente se recuperará bien.

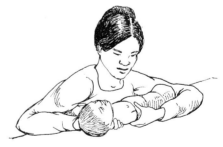

el parto

241

Cómo dar respiración boca a boca

1. Acueste al bebé boca arriba. Debe estar sobre una superficie firme, como una cama firme, una mesa, una tabla o el piso. Mantenga calientito al bebé. Póngalo encima de un paño caliente y cúbralo con otro paño, pero déjele el pecho destapado.

2. Acomódele la cabeza al bebé de modo que dé la cara directo hacia arriba. Eso le abrirá la garganta para ayudarle a respirar. Usted podrá colocar al bebé en esa posición fácilmente poniéndole un pequeño paño enrollado debajo de los hombros. No le doble la cabeza mucho hacia atrás porque volverá a cerrarle la garganta. Tal vez el bebé empiece a respirar cuando lo ponga en esa posición.

3. Si el bebé tenía meconio espeso cuando nació, aspírele la garganta rápidamente (vea la página 208).

4. Ponga su boca sobre la boca y la nariz del bebé. O ciérrele la boca al bebé y póngale su boca sobre la nariz.

5. Suelte aire en la nariz y la boca del bebé. Use sólo la cantidad de aire que le quepa fácilmente en las mejillas. No sople. Si usa mucho aire podría lastimarle los pulmones al bebé. Para empezar, dele de 3 a 5 respiraciones lentas. Eso le sacará el líquido que tenga en los pulmones. Luego dele bocanadas pequeñas y rápidas más o menos cada 3 segundos.

6. Observe el pecho del bebé. Debe inflarse a medida que usted le dé bocanadas de aire.

7. Si el pecho del bebé no se levanta, vuelva a acomodarle la cabeza al bebé—el aire no le está entrando en los pulmones.

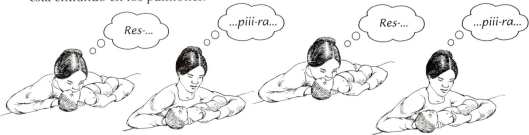

8. Dé más o menos 30 respiraciones por minuto, aunque no es tan importante que dé el número exacto.

9. Esté pendiente de la respiración del bebé. Si empieza a llorar o a respirar por lo menos 30 respiraciones por minuto, deje de darle respiración boca a boca. Quédese cerca de él y vigílelo para asegurarse de que esté bien.

Si el bebé no respira, o si respira menos de 30 respiraciones por minuto, siga dándole respiración boca a boca.

 ¡ADVERTENCIA! Los pulmones de los bebés son pequeños y delicados. **No sople con fuerza,** porque podría romper los pulmones. Suelte pequeñas bocanadas de aire de las mejillas, no del pecho.

Si un bebé no empieza a respirar por sí mismo después de darle respiración boca a boca durante 20 minutos, probablemente nunca respirará. El bebé morirá. Deje de darle respiración de boca a boca y explíquele a la familia lo que pasó.

Nota: Cuando le da respiración boca a boca a un bebé, hay un pequeño riesgo de que usted o el bebé se contagien de una infección. Para disminuir el riesgo, puede ser útil tapar la boca del bebé con gasa o un pedacito de tela muy delgada. O tal vez pueda usted comprar una máscara especial. La máscara se pone sobre la boca del bebé y la partera le pasa aire al bebé a través de la máscara. Sólo use una máscara que esté diseñada específicamente para ese uso.

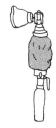

Es posible que también pueda comprar una bolsa y máscara hechas para dar respiración boca a boca. Este tipo de bolsa puede darle justo la cantidad correcta de aire al bebé, pero usted debe recibir capacitación antes de usarla.

El ritmo del corazón

El corazón de un recién nacido debe latir de 120 a 160 veces por minuto—es decir, como 2 veces más rápido que el corazón de un adulto. Escuche el corazón del bebé con un estetoscopio o póngale 2 dedos encima del corazón. Cuente los latidos durante 1 minuto.

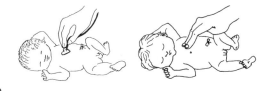

Escuche el corazón de cada bebé que atienda para que aprenda a distinguir entre lo que es y no es normal.

Si el ritmo del corazón de un bebé es de menos de 100 latidos por minuto, o incluso si el corazón no le está latiendo, dele al bebé respiración de boca a boca.

Si el corazón le está latiendo más de 180 veces por minuto, consiga ayuda médica. El bebé podría tener un problema del corazón.

Cuando una familia pierde a un bebé

Cuando un bebé se muere, la madre, el padre y otros parientes sentirán esa pérdida de distintas maneras. Algunos se sienten enojados, otros tratan de no pensar en lo que pasó, algunos se sienten agobiados de pena. Para muchas familias, la muerte de un bebé es un momento espiritual cuando los rituales religiosos son muy importantes. Como partera, usted puede apoyar a la familia según las costumbres de su comunidad y también de la manera que mejor ayude a esa familia en particular. Algunas personas desearán hablar con alguien sobre su dolor, o tal vez lo que más deseen es que alguien les ayude con los quehaceres del hogar.

Es posible que una madre que ha perdido un bebé también necesite ayuda física. Ella tendrá las mismas necesidades que tiene cualquier mujer que acaba de dar a luz. Tendrá leche y sus pechos pueden hincharse y causarle mucho dolor. Para ayudarle a aliviar el dolor en los pechos, vea la página 288. Quizás hayan plantas medicinales en su zona que ayuden a secar la leche de pecho, pero no le dé medicinas occidentales con ese fin, pueden ser peligrosas.

El tono muscular

Un bebé que sostiene las piernas y los brazos apretados y cerca del cuerpo, y las rodillas y los codos doblados, tiene músculos fuertes y sanos, o buen tono muscular. Un bebé que está 'aguado' (flácido) no tiene buen tono muscular. Tiene las piernas y los brazos abiertos y sueltos. Algunos bebés están aguados cuando nacen porque no recibieron suficiente oxígeno antes de nacer. Pero los brazos y las piernas de un bebé sano se deben fortalecer en unos cuantos minutos.

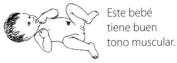
Este bebé tiene buen tono muscular.

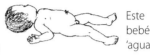
Este bebé está 'aguado'.

Mientras más tiempo permanecen aguados los brazos y las piernas, mayor es la probabilidad de que el bebé esté en peligro. Un bebé que está aguado no respirará bien. Si el bebé sólo está un poco aguado, sóbele la espalda y háblele. Tal vez eso le ayude al bebé a despertar y esforzarse más para respirar. Si el bebé está muy aguado, sobre todo después del primer minuto, aspírele o límpiele la boca y la nariz. Quizás también necesite oxígeno.

Los reflejos

Los reflejos son las reacciones naturales del cuerpo. Por ejemplo, cuando una persona se va a caer, saca las manos para detenerse, sin ni siquiera pensarlo. O si un insecto le vuela hacia el ojo, la persona parpadea. Los buenos reflejos son una indicación de que el cerebro y los nervios están funcionando bien.

Al nacer, un bebé sano debe tener estos reflejos:

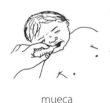
mueca

- **Mueca.** El bebé debe hacer una mueca si usted le aspira la boca y la nariz.
- **Reflejo de Moro.** Si alguien mueve el bebé de repente o si él oye un ruido fuerte, abre mucho los brazos de una forma tiesa y también abre las manos.
- **Estornudos.** Un bebé sano estornuda cuando tiene agua o moco en la nariz.

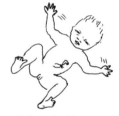
Reflejo de Moro: brazos muy abiertos

Si el bebé no tiene ninguno de esos reflejos, pero está respirando y el corazón le está latiendo más de 100 veces por minuto, consiga ayuda médica.

El color

La mayoría de los bebés se ven azules o incluso morados cuando nacen, pero en 1 ó 2 minutos se ponen de un color más normal.

Los bebés de piel más oscura no se ven tan azules como los bebés de piel clara. Fíjese si los bebés de piel oscura tienen las manos y los pies azulados. Todos los bebés se pueden ver oscuros o pálidos si no les está llegando suficiente aire a los pulmones.

El bebé está muy pálido o sigue azul después de unos cuantos minutos

Está bien si las manos o los pies de un bebé permanecen un poco azules muchas horas. Pero no es normal que el cuerpo de un bebé permanezca azul o pálido más de 5 minutos. La mayor parte del tiempo, cuando los bebés permanecen pálidos o azules es porque no están respirando bien.

Los bebés también pueden estar azules:

- cuando tienen frío.
- cuando tienen una infección (vea la página 256).
- cuando tienen problemas del corazón.

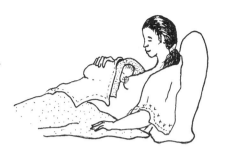

Tome la temperatura al bebé (vea la página 255) o tóquelo para ver si está calientito. Envuelva al bebé en mantas o paños y tápele la cabeza. Si el bebé tiene un gorrito, póngaselo.

Si el bebé sigue azul o pálido una vez que esté calientito, es un signo de que necesite ayuda para respirar. Si tiene oxígeno, déselo ahora. Revísele el ritmo del corazón y la respiración. Si al bebé le está costando trabajo respirar, vea la página 240.

Si el bebé sigue azul o pálido después de que le dé oxígeno, consiga ayuda médica.

Ayudar al bebé para que tome el pecho

Si todo está normal después del parto, la madre debe darle el pecho a su bebé de inmediato. Al principio tal vez necesite ayuda. El Capítulo 16, a partir de la página 280, trata sobre dar el pecho y explica cuáles posiciones sirven bién.

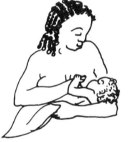

La primera leche que sale del pecho es amarillenta y se llama calostro. Algunas mujeres piensan que el calostro es dañino para el bebé y no le dan el pecho el primer día después del parto. Pero, **¡el calostro es muy importante!** Protege al bebé contra las infecciones. Además, el calostro contiene toda la proteína que el recién nacido necesita.

Es provechoso para la madre y el bebé que ella le dé el pecho lo antes posible.

- Dar el pecho hace que la matriz se encoja. Eso ayuda a que la placenta salga y ayuda a prevenir el sangrado abundante.
- Dar el pecho ayuda a drenar el líquido que el bebé tenga en la nariz y en la boca para que respire mejor.
- Dar el pecho es una buena manera de juntar a la madre y el bebé para que empiecen a conocerse.
- Dar el pecho consuela al bebé.
- Dar el pecho puede ayudar a la madre a relajarse y a alegrarse de su nuevo bebé.

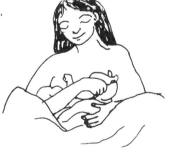

Si le parece que el bebé no puede mamar, vea si tiene mucho moco en la nariz. Para que el moco salga, acueste al bebé atravesado sobre el pecho de la madre, con la cabecita de lado e inclinada hacia abajo. Acaríciele la espalda, desde la cintura hasta los hombros. Una vez que salga el moco, ayude al bebé a tomar el pecho de la madre otra vez.

Capítulo 14
Las primeras horas después del parto

En este capítulo:

Atender a la madre 247

Revise los signos físicos de la madre . 247
Limpie los genitales, el vientre y las piernas de la madre 247
Prevenga el sangrado abundante. ... 248
Revise los genitales de la madre para ver si hay desgarros u otros problemas 248
Ayude a la madre a orinar 249

Ayude a la madre a beber y a comer. 250
Observe los sentimientos de la madre hacia su bebé 251
Esté pendiente de signos de infección 251
Ayude a la madre a dar el pecho
Deje sola a la familia un rato 252

Atender al bebé 252

Revisar el aspecto general del bebé .. 253
Signos físicos: respiración, ritmo del corazón, temperatura........... 254
El cuerpo del bebé. 256
   El peso. 256
   El tamaño del cuerpo........... 259
   La cabeza. 259
   Las orejas y los oídos 260
   Los ojos. 260
   La nariz y la boca 261
   El cuello 262
   El pecho 262

   Los hombros, los brazos y las manos. 262
   La barriga 263
   Los genitales y el ano............ 263
   Las caderas y las piernas 264
   Los pies. 265
   La espalda. 265
   La piel 265
   El color 266
   Las malformaciones congénitas ... 266
La vacuna BCG 267

Limpiar el lugar y contestar las preguntas que tenga la familia 267

Las primeras horas después del parto

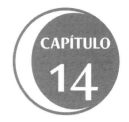

CAPÍTULO 14

Una vez que haya salido la placenta, el cuerpo de la madre debería empezar a recuperarse del parto. El bebé debería respirar normalmente y empezar a mantenerse calientito por sí mismo.

La partera debe quedarse con la madre y el bebé unas cuantas horas después del parto para asegurarse de que estén sanos y para ayudar a la nueva familia a comer y a descansar.

Atender a la madre

Revise los signos físicos de la madre

Revísele la temperatura, el pulso y la presión a la madre regularmente—por lo menos cada hora si ella tiene cualquier problema de salud.

Limpie los genitales, el vientre y las piernas de la madre

Ayude a la madre a lavarse después del parto. Límpiele la sangre que tenga en el cuerpo y cambie la ropa de cama que esté sucia.

Lávese las manos y póngase guantes antes de que toque los genitales de la madre, así como lo hizo durante el parto (vea las páginas 53 a 55). Limpie los genitales de la madre muy suavemente, usando agua muy limpia y un paño esterilizado. Si tiene desinfectante, como por ejemplo, Isodine, añádale un poco al agua. No use alcohol ni otros desinfectantes que arden. Puede usar un poco de jabón suave o incluso un poco de sal, si no tiene desinfectante.

Limpie los genitales desde la vagina hacia atrás y abajo. Tenga cuidado de no arrastrar nada desde el ano a la vagina. Hasta un resto de excremento tan pequeño que no se ve podría causarle una infección a la madre.

Prevenga el sangrado abundante

Después del parto, es normal que la mujer sangre tanto como sangra con la regla. La sangre también debe verse como la de la regla: vieja y oscura, o rosada. La sangre sale en chorritos cuando la matriz se contrae o cuando la madre tose, se mueve o se pone en pie.

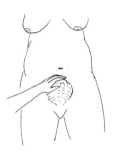

Palpe la matriz para ver si se está encogiendo.

El sangrado abundante es peligroso. Para revisar el sangrado durante las primeras horas después del parto:

- palpe la matriz para ver si se está encogiendo. Revísela justo después de que salga la placenta. Luego revísela cada 5 ó 10 minutos durante 1 hora. En las siguientes 1 ó 2 horas, revísela cada 15 a 30 minutos. Si la matriz está dura, se está encogiendo como debe ser. No la toque excepto para revisarla. Si está blanda, vea la página 236 para saber lo que necesita hacer.
- revise los paños o las toallas de la madre para ver si hay demasiada sangre—500 ml (2 tazas, más o menos) es demasiada.
- revise la presión y el pulso de la madre cada hora. Esté pendiente de los signos de choque (vea la página 239).

Revise los genitales de la madre para ver si hay desgarros u otros problemas

Con una mano enguantada, revise los genitales de la madre con cuidado para ver si tienen desgarros, coágulos de sangre o un hematoma (sangrado debajo de la piel). Además, fíjese si el cuello de la matriz ha bajado hasta la abertura de la vagina (prolapso del cuello de la matriz).

Si la madre tiene un desgarro

Si usted no sabe cómo coser un desgarro, si no hay ningún lugar cerca donde alguien pueda coser el desgarro, o si el desgarro es pequeño, es probable que pueda cicatrizarse sin que lo cosan.

Pídale a la madre que descanse 2 semanas en cama con las piernas juntas la mayor parte del tiempo. Ella debe mover las piernas regularmente, pero no debe subir ni bajar escaleras o colinas empinadas. Otra persona tendrá que hacer la limpieza y preparar las comidas para la familia. Para que sane más rápido, la madre necesita comer bastantes alimentos saludables.

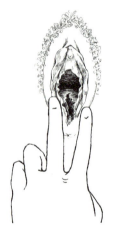

Para aprender a coser un desgarro, vea la página 356.

Si la madre tiene un hematoma o dolor en la vagina

A veces, aunque la matriz se aprieta y se endurece, y al parecer no hay mucho sangrado, la madre se siente mareada y débil. Si eso sucede, es posible que haya sangrado en la vagina, debajo de la piel. Eso se llama un hematoma. Muchas veces, la piel de la zona está hinchada, oscura, adolorida y blanda.

Atender a la madre

Aunque los hematomas son dolorosos, generalmente no son graves a menos que se agranden mucho. Si el hematoma se está agrandando, oprima la zona hinchada con una gasa esterilizada 30 minutos o hasta que deje de agrandarse. Si la madre tiene signos de choque, dele tratamiento para choque (vea la página 239) y consiga ayuda médica para que le abran el hematoma y pueda salir la sangre atrapada. Si sabe hacerlo, usted misma puede abrir el hematoma con un bisturí esterilizado. Después de que se drene la sangre, oprima la zona con una gasa esterilizada, hasta que el sangrado se detenga.

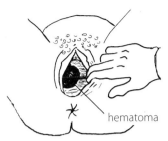
hematoma

Si el cuello de la matriz se ve en la abertura de la vagina

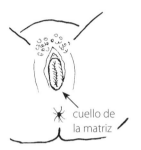
cuello de la matriz

Si ve que el cuello de la matriz está en la abertura de la vagina, es porque la matriz bajó hasta la vagina (prolapso de la matriz). Por lo general, este problema no es peligroso y el cuello de la matriz volverá a subir a su lugar en unos cuantos días. Tal vez usted pueda empujar la matriz más adentro con una mano enguantada. Ayude a la madre a levantar las caderas de modo que le queden más altas que la cabeza. Pídale que haga ejercicios de apretamiento (vea la página 44) por lo menos 4 veces todos los días.

Vigile a la madre durante las próximas 2 semanas por si le dan signos de una infección (vea las páginas 271 a 272).

Si el cuello de la matriz permanece en la abertura de la vagina por 1 mes o más, la madre debe conseguir consejos médicos. Un prolapso del cuello de la matriz puede causar problemas cuando la mujer se embarace de nuevo.

Ayude a la madre a orinar

La vejiga llena puede causar sangrado y otros problemas. La vejiga de la madre probablemente estará llena después del parto, pero es posible que ella no sienta ganas de orinar. Pídale que orine en las primeras 2 ó 3 horas. Si ella está demasiado cansada para levantarse y caminar, puede acuclillarse encima de un tazón sobre la cama o el suelo y orinar allí. También puede quedarse acostada y orinar en una toalla o un paño gruesos. Si no puede orinar, quizás usted pueda ayudarle vaciándole un tazón de agua limpia y calientita sobre los genitales mientras ella trata de orinar.

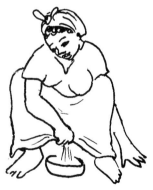
La madre debe tratar de orinar poco después del parto.

Si la madre no ha logrado orinar después de 4 horas:

1. Revísele la vejiga (vea la página 161).
   Si no está llena, ayude a la madre a beber líquidos.
2. Vea la página 352, donde le damos ideas para ayudar a una mujer a orinar.
3. Si aun así no puede orinar, quizás sea necesario ponerle una sonda (vea la página 352).
   Si a usted no le han enseñado a poner una sonda, consiga ayuda médica.

Ayude a la madre a beber y a comer

La mayoría de las madres tienen ganas de comer algo poco después del parto y es bueno que una madre coma cualquier tipo de alimento nutritivo que quiera. Si no tiene hambre, por lo menos debe beber algo. El jugo de fruta es bueno porque da energía. A muchas mujeres les agrada tomar algo caliente como un té de hierbas. Algunos jugos, como el de naranja, también tienen vitamina C, que puede ayudarla a sanar. (Pero hay que evitar los refrescos, como la Coca Cola, que contienen mucha azúcar y sustancias químicas, y que no son nutritivos). Anime a la madre a que coma pronto, en las primeras horas, y a que beba líquidos con frecuencia.

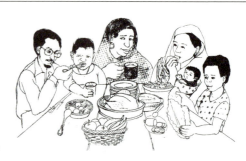

Necesitas muchos alimentos y bebidas saludables para que recuperes tus fuerzas.

Si la madre no puede (o no quiere) comer o beber nada después de 2 ó 3 horas

- Es posible que la madre esté enferma. Busque signos de sangrado abundante (vea la página 236), de infección (vea la página 271) o de una enfermedad que quizás le esté quitando las ganas de comer.
- Tal vez la madre esté deprimida (se siente triste o enojada, o quizás no sienta nada). Anímela a que hable sobre sus sentimientos y sus necesidades.
- Quizás la madre crea que hace daño comer ciertos alimentos después del parto. Pero ella necesita comer para recuperarse del parto y para poder cuidar a su bebé.

Para alimentarse después del parto

Es posible que las parteras, los curanderos, los familiares y los doctores les den diferentes consejos a las mujeres sobre lo que deben comer durante el embarazo y después del parto. La información sobre la alimentación que aparece en este libro está basada en las ideas que aprenden la mayoría de los doctores, enfermeras y parteras en el mundo occidental. Otros sistemas de medicina y costumbres locales recomiendan otras formas de comer, como por ejemplo, evitar los alimentos picantes o sólo comer alimentos 'calientes'. Algunas de esas ideas pueden ser provechosas aun cuando no tengan valor para las personas que practican la medicina occidental.

Por otro lado, ciertas prácticas sí son peligrosas, como por ejemplo, no comer proteína. No basta con comer un solo tipo de comida, y el evitar ciertos alimentos puede causar problemas de salud graves. Después del parto, las mujeres necesitan comer tanto o más de lo que comían cuando estaban embarazadas. Necesitan la misma variedad de alimentos: alimentos principales, frutas, verduras y alimentos con proteína. Hable con la madre y su familia sobre lo que ella piensa comer después del parto. Ayúdela a comer una buena variedad de alimentos saludables. Para mayor información sobre la alimentación, vea las páginas 33 a 42.

Observe los sentimientos de la madre hacia su bebé

A la madre no le interesa el bebé

Algunas madres no se alegran de tener un nuevo bebé. Eso se puede deber a muchas razones. Es posible que la madre esté muy cansada o que esté enferma o sangrando. Tal vez no quiso tener un bebé o quizás le preocupe que no lo pueda cuidar. Es posible que esté muy deprimida.

Qué hacer

- Revise a la madre para ver si tiene signos de haber perdido mucha sangre o de tener una infección.
- Tal vez usted decida hablar con la madre sobre sus sentimientos o quizás opine que sería mejor dejarla en paz, observarla y esperar a ver qué pasa.
- Si la madre está deprimida, o si usted sabe que se deprimió mucho después de un parto anterior, pídales a sus familiares que le presten más atención y apoyo en las siguientes semanas. Generalmente, ese tipo de depresión desaparece con el tiempo, pero a veces eso toma semanas o meses.
- Asegúrese de que un familiar cuide al nuevo bebé.

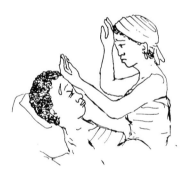

Esté pendiente de signos de infección

Muchas veces, una nueva madre tiene la temperatura un poco más alta de lo normal, sobre todo si hace calor.

Pero si la madre se siente mal, si tiene fiebre o el pulso rápido, o si tiene la matriz adolorida, es posible que tenga una infección. Es más probable que tenga una infección si la bolsa de aguas se rompió al principio del parto, si el parto tardó mucho o si ella se agotó durante el parto.

Qué hacer

1. Busque signos de deshidratación (vea la página 159).
2. Dele mucha agua y otros líquidos de tomar.

Si sigue con fiebre, es posible que tenga una infección. Vea la página 271.

Ayude a la madre a dar el pecho

El pecho les hace más provecho a la madre y al bebé. Si la madre no está segura de que quiera darle el pecho a su bebé, pídale que lo intente aunque sea sólo las primeras semanas o meses. Es mejor que el bebé tome el pecho por un tiempo corto a que no lo tome nunca.

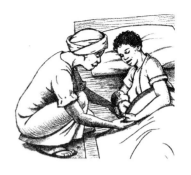

Asegúrese de que la madre entienda que si le da el pecho a su bebé:

- la matriz volverá a su tamaño normal más pronto.
- el bebé correrá un menor riesgo de que le dé diarrea y otras enfermedades.
- la madre tendrá más dinero para su familia. (Es más caro alimentar a un bebé con biberón o mamila).

Vea el Capítulo 26, a partir de la página 280, para más información sobre el amamantamiento.

> Para ayudar a una madre con VIH/SIDA a alimentar a su bebé, vea la página 293.

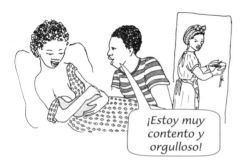

¡Estoy muy contento y orgulloso!

Deje sola a la familia un rato

Si la madre y el bebé están sanos, déjelos solos un rato. Los nuevos padres necesitan tiempo para estar juntos y para estar con su nuevo bebé. Quizás también necesiten estar solos para conversar, reírse, llorar o celebrar de alguna manera.

Atender al bebé

Después del parto, cuando la madre y el bebé estén tranquilos, revise al bebé de pies a cabeza. Muchos problemas de salud se pueden curar o prevenir si los encuentra al principio.

Lávese las manos, como lo hizo para el parto, y póngase guantes limpios. Es fácil que a un recién nacido le dé una infección, así que todo lo que toque al bebé debe estar lo más limpio que sea posible. Sin embargo, no hay necesidad de bañar al bebé de inmediato. El bebé se va a enfriar, aunque lo bañe en agua tibia. Se puede esperar varias horas o incluso varios días sin peligro. Para protegerse a sí misma contra una infección, use guantes hasta que el bebé esté limpio y seco.

Mantenga al bebé calientito mientras lo revisa. Tápele la cabeza y las partes del cuerpo que no le esté revisando. Si puede, caliente el cuarto donde estén. Trate al nuevo bebé suavemente. Los bebés sienten todo lo que sienten los adultos. El tratar a los bebés con ternura les ayuda a sentirse fuertes y protegidos.

Revise el aspecto general y los otros signos físicos del bebé tan pronto como pueda después del parto. Está bien esperar unas horas para revisarle todo el cuerpo.

Si puede, apunte todo lo que observe en un cuadro. El cuadro le ayudará a recordar cada paso del examen y a notar cambios que ocurran con el tiempo. Aquí tiene un ejemplo de un cuadro que podría usar:

Nombre de la madre			Nombre del bebé			
signos físicos	hora 1	hora 2	hora 3	hora 4	hora 5	hora 6
aspecto general						
respiración						
ritmo del corazón						
temperatura						

peso y tamaño	hombros, brazos y manos
cabeza (cráneo)	barriga
orejas y oídos	genitales
ojos	caderas
nariz y boca	piernas y pies
cuello	espalda
pecho	piel

Revisar el aspecto general del bebé

La forma en que un bebé se ve y se oye le puede indicar muchas cosas acerca de su salud. ¡Fíjese en todo! ¿Es grande o pequeño el bebé? ¿Es gordo o delgado? ¿Le parece que los brazos, las piernas, los pies, las manos, el cuerpo y la cabeza son del tamaño correcto? ¿Está tenso o relajado el bebé? ¿Se mueve mucho o está quieto? Escuche cómo llora el bebé. Todos los bebés lloran de una manera un poco diferente, pero el llanto raro, alto y penetrante podría ser signo de una enfermedad.

El bebé está 'aguado', débil o no despierta

Muchos bebés tienen mucho sueño los primeros días después del parto. Deben despertar de vez en cuando para tomar el pecho. Cuando el bebé esté despierto, debe responder a los ruidos y a las caricias. Si el bebé no responde, o si le parece que en las primeras horas es más lento, débil o 'aguado' (flácido) de lo normal, es posible que tenga uno de estos problemas:

- dificultad para respirar (vea la página 254)
- una infección (vea la página 277)
- sueño a causa de medicinas o hierbas que se le dieron a la madre durante el parto
- falta de azúcar en la sangre (vea la página 254)

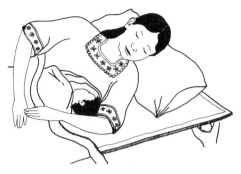

Falta de azúcar en la sangre

Un bebé muy débil podría necesitar más azúcar en la sangre. Eso es probable sobre todo si el bebé es muy grande o muy pequeño, si el parto fue muy difícil o prolongado, o si la madre tiene diabetes (vea la página 115). Tal vez el bebé no pueda entrar en calor o quizás tiemble.

La madre debe darle el pecho al bebé lo más posible —la leche de pecho contiene azúcar.

Si después de 12 horas el bebé no se ve más despierto y alerta, **consiga ayuda médica**.

Signos físicos: respiración, ritmo del corazón, temperatura

Revise los signos físicos del bebé cada hora, durante las primeras 2 a 6 horas después del parto, o con más frecuencia si el bebé tiene problemas.

El ritmo de la respiración

Cuente las respiraciones del bebé durante 1 minuto entero, viendo cómo le sube y le baja la barriga. Es normal que la respiración se vuelva más lenta o más rápida de un momento a otro. El nuevo bebé debe respirar de 30 a 60 veces en un minuto, cuando esté descansando.

Si un bebé está respirando demasiado rápido, demasiado lento o con dificultad, es posible que le esté costando trabajo obtener suficiente aire, o que tenga otros problemas.

El bebé tiene dificultad para respirar o respira más de 60 veces por minuto

Si un bebé tiene dificultad para respirar o si respira más de 60 veces por minuto, esos son signos de advertencia. Podrían indicar que el bebé tiene una infección, que aspiró su propio excremento, que tiene medicinas o drogas en la sangre que recibió de la madre, o que tiene otros problemas.

Qué hacer:

- Mantenga calientito al bebé.
- Busque signos de infección (vea la página 277).
- Acueste al bebé con la cabeza más abajo que las nalgas para ayudar a drenar los mocos. Aspire la garganta y la nariz del bebé (vea la página 209)—sobre todo si piensa que él podría haber aspirado excremento.
- Anime al bebé a tomar el pecho.
- Si el bebé deja de respirar, dele respiración boca a boca (vea la página 242).
- Consiga ayuda médica.

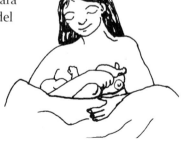

El ritmo del corazón

El corazón de un nuevo bebé debe latir de 120 a 160 veces en 1 minuto. Ese ritmo podría variar desde 100 latidos por minuto hasta 180 latidos por minuto.

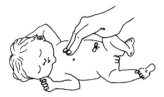

Si el corazón le está latiendo demasiado rápido, es posible que el bebé tenga una infección (vea la página 256).

Si el corazón le está latiendo demasiado despacio, dele respiración de boca a boca (página 242). Si el ritmo del corazón no se vuelve normal, consiga ayuda médica.

La temperatura

Mantenga calientito al bebé

Para estar sanos, los bebés necesitan mantenerse calientitos. Pero ellos no pueden mantenerse calientitos tan fácilmente como los adultos. La manera más fácil de mantener calientito a un bebé es ponerlo junto a la piel de la madre. La temperatura de la madre es la temperatura ideal para el bebé. Tape a los dos con mantas y asegúrese de cubrirle la cabeza al bebé.

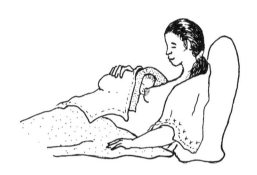

Si la madre tiene que dejar al bebé un ratito (por ejemplo, si se levanta para orinar), otra persona puede cargarlo. Pero antes de tomar el bebé, esa persona debe lavarse bien las manos.

La temperatura y la salud

La temperatura de un bebé sano es alrededor de 37°C (98.6°F).

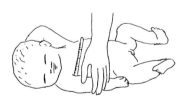

Para tomarle la temperatura al bebé, póngale la punta plateada del termómetro en la axila con cuidado. Luego sosténgale el bracito al bebé contra el cuerpo por 3 minutos. Si no tiene un termómetro, toque la nuca del bebé al mismo tiempo que toca a una persona sana. Si usted siente que el bebé está mas frío que la persona sana, tiene la temperatura demasiado baja.

Si la temperatura de un bebé es de 36.5°C (97.7°F) o más baja, hay que calentar al bebé rápidamente. No se demore. El bebé debería entrar en calor si está junto a la piel de su madre, y entre sus pechos (vea la página 257). Si eso no le da resultado, trate de calentarlo con bolsas de agua caliente.

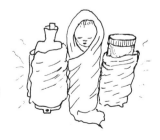

Llene las bolsas (o use frascos) con agua caliente y envuélvalas en paños para no quemar al bebé. Ponga las bolsas junto al cuerpo del bebé.

Las infecciones

Generalmente, cuando un bebé tiene una infección, tiene la temperatura baja, de 36.5°C (97.7°F) o menos. Estos son otros signos de infección:

- El bebé no puede mantenerse calientito aunque esté envuelto en mantas.
- El bebé tiene la temperatura alta (fiebre), sobre todo si la tiene alta más de 4 horas.
- El bebé respira más de 60 veces por minuto.
- El bebé se ve enfermo.
- El bebé no mama bien.
- El corazón del bebé late débil y rápidamente.

Si el bebé tiene uno o varios de estos signos, consiga ayuda médica. Si la ayuda más cercana está a más de 2 horas de distancia, dele antibióticos al bebé en el camino. Para el tipo y la cantidad de medicina que debe darle, vea la página 279.

Consiga ayuda médica si el bebé no logra calentarse después de varias horas, aunque no tenga ningún otro signo de infección.

El cuerpo del bebé

El peso

Todos los bebés son diferentes, pero la mayoría de los bebés sanos pesan de 2.5 a 4 kilogramos (de 5.5 a 9 libras).

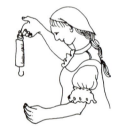

Quizás usted pueda pedir una balanza de la autoridad de salud en su zona. O bien podría comprar una balanza de resorte, o hacer usted misma una de las balanzas caseras que aparecen en las páginas 445 a 446. Pero no necesita una balanza para darse una idea de lo que pesa un bebé normal. Cada vez que cargue a un bebé, piense en cuánto pesa. Calcule si ese bebé pesa más, menos o casi lo mismo que la mayoría de los demás bebés. Así, se dará cuenta cuándo un bebé es muy pequeño o muy grande, aunque no tenga una balanza.

Los bebés muy pequeños

Los bebés muy pequeños (que pesan menos de 2.5 kilogramos o 5.5 libras) corren un mayor riesgo de tener infecciones, problemas para respirar e ictericia (vea la página 279). Mientras más pequeño sea el bebé, mayor es el riesgo. Es posible que los bebés muy pequeños también tengan dificultades para mamar y para digerir la leche. Algunos bebés son muy pequeños porque nacieron antes de tiempo; otros sencillamente son pequeños.

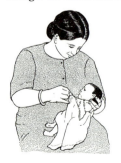

Si hay un hospital bien equipado cerca de donde usted está, tal vez lo más conveniente sería que lleve a los bebés muy pequeños allí para que los atiendan. Pero si va a atender a un bebé muy pequeño en casa, hay algunas cosas que puede hacer para ayudarle a mantenerse sano.

Qué hacer

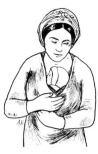

1. Mantenga calientito al bebé. La mejor forma de calentarlo es dejarlo junto a la piel de la madre. No le ponga ropa al bebé, más que un gorrito y un pañal. Póngalo así debajo de la ropa de la madre, entre sus pechos y junto a su piel. La piel de la madre y la del bebé deben estar en contacto día y noche. La madre tendrá que cambiar al bebé de posición para darle el pecho. Si la madre necesita bañarse, ponga al bebé junto a la piel de otra persona hasta que la madre pueda volver a tenerlo con ella.

2. Dele el pecho al bebé. La leche materna es el mejor alimento para todos los bebés, pero es aún más importante para un bebé muy pequeño. El bebé puede digerir la leche materna y aprovechar los nutrientes que contiene mejor que cualquier otro alimento. Además, la leche materna protege al bebé contra enfermedades. Es posible que un bebé muy pequeño no pueda tomar mucho. Pero si su madre siempre lo tiene cerca de su cuerpo, podrá mamar con frecuencia. Así comerá lo suficiente.

   Si el bebé no puede mamar, la madre tendrá que sacarse leche de los pechos a mano (vea la página 285). La madre deberá darle la leche al bebé con una tacita o una cuchara muy limpias, hasta que el bebé tenga suficientes fuerzas para mamar. Dele al bebé toda la leche materna que quiera y tan seguido como él la acepte. Él necesita comer para poder crecer.

3. Las primeras semanas, visite al bebé todos los días para ver si tiene signos de advertencia. Asegúrese de que la madre sepa cuáles son los signos de la ictericia (vea la página 279), de los problemas para respirar (vea la página 241) y de las infecciones (vea la página 277). Si aparecen signos de advertencia, consiga ayuda médica.

Por qué algunos bebés nacen pequeños

Los bebés son de diferentes tamaños—eso es normal. Pero los bebés pequeños corren un mayor riesgo de tener problemas que los bebés más grandes.

Además, los bebés no son grandes o pequeños por pura casualidad. Las madres que comen lo suficiente y que reciben atención prenatal durante el embarazo generalmente tienen bebés más grandes. Las madres que no comen bastante y que no reciben atención regular generalmente tienen bebés más pequeños.

Los bebés pequeños generalmente son hijos de:

- madres que no comieron lo suficiente durante el embarazo.
- madres que tuvieron que hacer trabajo muy pesado durante el embarazo.
- madres que no recibieron buena atención prenatal durante el embarazo.
- madres que fuman.
- madres que fueron expuestas a plaguicidas u otras sustancias venenosas durante el embarazo.
- madres que han dado a luz muchas veces.

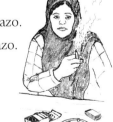

Nota: El parto no será más fácil porque el bebé es pequeño. Y los bebés pequeños tienen muchos más problemas de salud. Para que una madre tenga un parto saludable y un bebé sano, ella necesita comer lo suficiente.

Si el bebé pesa más de 4 kilogramos (9 libras)

Algunos bebés son grandes porque la madre tenía diabetes. Esos bebés podrían tener problemas con la cantidad de azúcar en la sangre. Asegúrese de que esos bebés tomen pecho con frecuencia y que se mantengan calientitos.

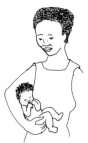

Vigile a los bebés grandes los primeros 2 días. Si se ven cansados, débiles o enfermos, quizás les falte suficiente azúcar en la sangre. Vea la página 254 y consiga ayuda médica.

Cómo pesar al bebé:

Si tiene una balanza o una báscula, puede averiguar exactamente cuánto pesa el bebé (en la página 445 le explicamos cómo hacer su propia balanza).

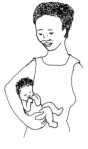

Ponga la balanza en **0** ó pese la manta

Si tiene una balanza de resorte, siga estas instrucciones:

1. Cuelgue una manta de la balanza.
2. Ajuste la balanza para que marque 0. Si no hay una perilla para ajustar la balanza, apunte cuánto pesa la manta (el número que marca la balanza cuando tiene colgada la manta).
3. Ponga al bebé desnudo en la manta para pesarlo.
4. Si pudo ajustar la balanza, el peso que indique será el peso del bebé.

Si no pudo ajustar la balanza porque no tiene una perilla, será necesario que reste el peso de la manta del peso total para averiguar el peso del bebé.

Por ejemplo:

El bebé y la manta juntos pesan	3.25 kilogramos
La manta sola pesó	− 0.25 kilogramos
Así que el bebé sólo pesa →	3.00 kilogramos

Si tiene una báscula, siga estas instrucciones:

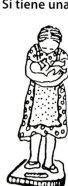

1. Pésese y apunte lo que usted pesa.
2. Bájese de la báscula.
3. Vuelva a subirse a la báscula, esta vez cargando al bebé desnudo y sin mantas. Apunte lo que pesan.
4. Reste lo que usted pesó sola de lo que pesó junto con el bebé.

Por ejemplo:

Usted y el bebé juntos pesan	62 kilogramos
Usted pesó	− 59 kilogramos
Así que el bebé solo pesa →	3 kilogramos

El tamaño del cuerpo

Si tiene una cinta métrica, mida al bebé desde la coronilla hasta la planta del talón. La mayoría de los bebés miden de 45 a 53 centímetros (de 18 a 21 pulgadas). Los bebés que estén fuera de estas medidas podrían tener problemas.

La cabeza

Si tiene una cinta métrica, mida la cabeza del bebé, arribita de las orejas. El tamaño normal de la cabeza de un bebé es de 35 centímetros (de 13 a 14 pulgadas). Apunte el tamaño de la cabeza. Si la cabeza es muy grande o muy pequeña, eso podría ser signo de que el bebé tenga una enfermedad o una discapacidad.

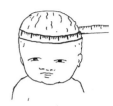

Forma de la cabeza, suturas y fontanelas

Los niños y los adultos tienen sólido el cráneo (los huesos de la cabeza), pero el cráneo de un recién nacido consta de 5 piezas separadas. Los espacios entre esas 5 piezas se llaman suturas.

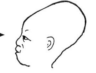

fontanelas (molleras)

suturas

El cráneo del bebé también tiene 2 zonas blandas, llamadas fontanelas o molleras.

Los espacios entre los huesos del cráneo permiten que las piezas del cráneo se muevan durante el parto. Eso ayuda a que la cabeza del bebé se aplaste para atravesar la vagina de la madre.

A veces, los huesos del cráneo se tienen que encimar para que la cabeza pueda salir. Eso se llama amoldamiento. Es posible que el bebé tenga la cabeza alargada o aplanada cuando nazca. Generalmente, la forma de la cabeza se volverá más normal en 1 a 3 días. Éstos son ejemplos de las formas que la cabeza puede tener cuando el bebé nace. →

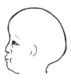

El amoldamiento es normal.

Toque las suturas suavemente con los dedos. La sutura delantera debe terminar en el punto más alto de la frente o muy cerca de ese punto. Fíjese si las suturas son de un ancho normal o demasiado anchas. También toque suavemente las fontanelas. Fíjese si están blandas o tirantes y abultadas. No empuje las fontanelas porque podría lastimar al bebé.

Si las suturas son más anchas de lo normal, si la sutura delantera baja hasta la mitad de la frente o si las fontanelas están tirantes y abultadas, el bebé podría tener hidrocefalia (agua en el cerebro). La hidrocefalia puede causar discapacidades que afectan el cerebro del bebé u otros problemas graves. Consiga consejos médicos. Quizás el bebé necesite cirugía.

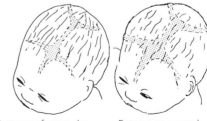

Suturas y fontanelas normales.

Esto no es normal. Podría tratarse de hidrocefalia.

Tumores del parto y hematomas

Algunos bebés tienen un tumor del parto, que es una hinchazón en la zona de la cabeza que estaba aplastada contra el cuello de la matriz durante el parto. Un tumor del parto generalmente atraviesa una sutura. Desaparecerá en 1 ó 2 días.

Normal: el tumor del parto atraviesa una sutura

No es normal: hematoma

Si usted encuentra una zona hinchada en la cabeza, que no atraviesa una sutura, podría tratarse de un hematoma. Eso indica que el parto fue difícil para el bebé. Un hematoma puede hacer que al bebé le dé ictericia a medida que sana (vea la página 279). Si encuentra un hematoma, revise al bebé todos los días para ver si tiene signos de ictericia, hasta que el hematoma desaparezca. Si puede, consiga consejos médicos.

Los ojos

Mire los ojos del bebé. Fíjese si se ven normales y si se mueven juntos. Es normal que haya un poco de sangre en la parte blanca del ojo. La sangre deberá desaparecer en unos cuantos días.

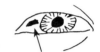

Es normal que haya un poco de sangre en la parte blanca del ojo.

Pónga medicina en los ojos del bebé para prevenir la ceguera

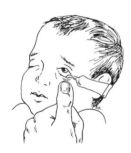

Si una madre tiene clamidiasis o gonorrea (vea la página 323), es posible que le pase la enfermedad a su bebé durante el parto. La infección afecta los ojos del bebé y puede causar ceguera. Muchas mujeres tienen clamidiasis o gonorrea sin que lo sepan. A menos que la madre se haya hecho una prueba que haya indicado que **no tiene** esas infecciones, póngale medicina en los ojos del bebé para prevenir la ceguera.

Para prevenir la ceguera

- ponga unas gotas de solución de povidona yodada al 2.5% en cada uno de los ojos del bebé, dentro de las primeras 2 horas después del parto

  o, como otra opción:

- ponga una tirita de pomada de tetraciclina para ojos al 1% en cada uno de los ojos del bebé, dentro de las primeras 2 horas después del parto

En algunos lugares, la gente les pone nitrato de plata (u otras medicinas "de plata" para ojos) en los ojos del bebé. Esas medicinas previenen la ceguera causada por la gonorrea, pero no previenen la ceguera causada por la clamidiasis. Además, el nitrato de plata irrita los ojos del bebé varios días. La solución de povidona yodada protege contra la ceguera causada por candidiasis **y** por gonorrea, y es más económica que la pomada de tetraciclina. Pero use el nitrato de plata si es lo único que tiene.

Para hacer una solución de povidona yodada al 2.5%

1 parte povidona yodada al 10%

+ 3 partes agua limpia, hervida y enfriada

Una vez diluida con agua, no se debe guardar la povidona yodada al 2.5% por más de 6 días. Después de 1 semana, no servirá. Por eso es mejor preparar sólo un poquito antes de cada parto.

La nariz y la boca

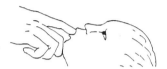

Primero revise al bebé para ver si puede respirar fácilmente por la nariz. Si no, aspírele la nariz y la garganta (vea la página 209).

Luego, acaricie la mejilla del bebé. Él debería voltear la cabeza hacia su caricia. Ese movimiento se llama el reflejo perioral. Ponga un dedo muy limpio dentro de la boca del bebé. El bebé debería chuparle el dedo. Si el bebé no tiene el reflejo perioral y tampoco chupa, es posible que esté muy débil o enfermo. Consiga ayuda médica.

Los bebés con labio leporino y paladar hendido

El labio leporino es una abertura o un hueco en el labio de arriba, que muchas veces está conectado a la nariz. El paladar hendido es una abertura en el cielo de la boca. Esos problemas se pueden corregir con cirugía cuando el bebé sea más grande. El labio leporino generalmente se corrige cuando el bebé tiene de 4 a 6 meses de edad. El paladar hendido generalmente se corrige a los 18 meses de edad.

labio leporino   paladar hendido

Es posible que un bebé con labio leporino o paladar hendido necesite ayuda para mamar. Un bebé que tiene labio leporino necesita mamar con el pezón muy adentro de la boca para que el pecho llene el hueco del labio. Si aun así queda un espacio en el labio, la madre lo puede tapar con un dedo.

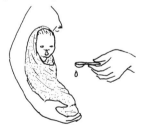

Un bebé que tiene el paladar hendido también necesita mamar con el pezón lo más adentro de la boca que sea posible. Apunte el pezón hacia un lado de la abertura del paladar. El bebé debe tomar el pecho con la cabeza levantada para que no le entre leche en la nariz. Si el bebé no puede mamar, la madre puede sacarse la leche ella misma (vea la página 285) y dársela al bebé con una cuchara muy limpia.

Los bebés que tienen labio leporino o paladar hendido pueden tener más infecciones de los oídos y otros problemas de salud a medida que van creciendo. Asegúrese de que la madre lo sepa. Además, un bebé con labio leporino puede verse raro y algunos padres se sienten mal cuando ven a su bebé por primera vez. Es importante escuchar a esos padres decir lo que sienten y también ayudarles a encontrar la belleza de todos sus hijos.

Las orejas y los oídos

Para revisarle las orejas al bebé, mírele la cara directamente. Imagínese una línea que le cruza los ojos. Una parte de cada oreja debe quedar encima de esa línea.

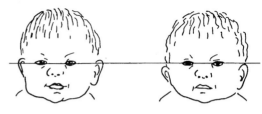

Normal: las orejas estan más arriba de los ojos.

Las orejas están más abajo: podría haber un problema.

Algunos de los bebés que tienen las orejas bajas o disparejas tienen otros problemas dentro del cuerpo. Consiga consejos médicos.

Para revisarle la audición al bebé: aplauda suavemente cerca de cada oído del bebé. La mayoría de los bebés se mueven cuando oyen un sonido. Si le parece que el bebé no oye, consiga consejos médicos.

El cuello

Revise el cuello para ver si hay hinchazón o bolitas. Además, la cabeza del bebé debe moverse libremente. Si nota un problema, consiga consejos médicos.

El pecho

La respiración

Fíjese cómo respira el bebé. Si la piel entre las costillas del bebé se hunde cuando él toma aire, el bebé tiene dificultad para respirar (vea la página 240).

Escuche la respiración del bebé. Si tiene un estetoscopio o un fetoscopio, úselo. Si no, use simplemente su oído. Usted debería poder oír los sonidos de la respiración en los dos lados del pecho y en los dos lados de la espalda. Si no oye los sonidos de los dos lados, es posible que uno de los pulmones no esté funcionando. Consiga ayuda médica de inmediato.

Los sonidos del corazón

Si tiene un estetoscopio o un fetoscopio, también úselo para escuchar los sonidos del corazón del bebé.

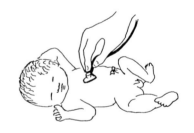

Es difícil describir los sonidos del corazón en un libro. Si es posible, alguien debería enseñarle cómo se oye un corazón normal. Pero escuche los sonidos del corazón del bebé aunque usted no tenga mucha experiencia. Con el tiempo, aprenderá cuáles son los sonidos normales y podrá notar los sonidos raros. Si le parece que los sonidos del corazón no son normales, consiga consejos médicos.

Los hombros, los brazos y las manos

Mire los brazos y las manos del bebé. ¿Se ven normales? ¿El bebé los mueve de una forma normal?

A veces un hombro, la clavícula o un brazo del bebé se quiebra durante el parto. Tóquelos para ver si tienen bultos raros o fracturas. Un bebé que tiene un hueso quebrado, tal vez llore, pero tal vez no. Las fracturas cerradas generalmente sanan por sí mismas, pero si puede, consiga ayuda médica.

La barriga

Mire la barriga. ¿Se ve normal? ¿Qué le sucede a la zona alrededor del cordón cuando el bebé llora? Si abulta la piel, eso indica que los músculos de la barriga no están conectados. A eso se le llama una hernia umbilical. Consiga consejos médicos.

Ahora, palpe la barriga. Cuando el bebé no está llorando, la barriga debe sentirse blanda. Busque bolas o bolsitas redondas llenas de líquido (quistes) o formas raras que se sienten debajo de la piel. Si nota algo fuera de lo usual, consiga consejos médicos.

Nota: El cordón recién cortado se puede infectar fácilmente. Para evitar una infección, manténgalo limpio y seco. Siempre lávese las manos antes de tocar el cordón y no lo tape ni le ponga nada. Revise el cordón para ver si ya dejó de sangrar. Si sangra todavía, vuelva a comprimirlo o a amarrarlo.

Los genitales y el ano

Mire los genitales del bebé. Los genitales de todos los bebés se ven hinchados después del parto. Si el bebé nació de nalgas, es posible que tenga los genitales muy hinchados.

Asegúrese de que el ano realmente sea una abertura y que no esté tapado de piel. Si el bebé ya obró, ya se sabe que esa parte del cuerpo está funcionando. Si el bebé no tiene ano, o si el ano está cerrado, consiga ayuda médica de inmediato.

En un varón

Primero mire el escroto del bebé. El escroto es el saco debajo del pene que contiene los testículos. Durante el embarazo, los testículos se forman dentro del cuerpo del niño y generalmente bajan al escroto antes del parto. Usted debería poder sentir las 2 bolitas lisas y firmes y moverlas hacia abajo con los dedos.

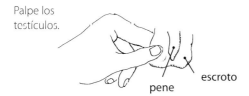
Palpe los testículos.
pene escroto

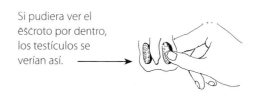
Si pudiera ver el escroto por dentro, los testículos se verían así.

Si no puede encontrar uno o ambos testículos, pídales a los padres del bebé que lo vuelvan a revisar más o menos en 1 mes. Si los testículos aún no han bajado, consiga consejos médicos.

Luego, revise el pene para ver si el hoyito en la punta del pene parece estar en el lugar correcto. Si el pene no se ve normal, consiga consejos médicos.

Circuncisión de los varones

La circuncisión es una cirugía para quitar el prepucio, la piel alrededor de la punta del pene. A veces, la circuncisión se le hace al niño poco después de que nace o varios meses después. A veces la circuncisión no se hace sino hasta que el niño se convierte en un joven. A otros niños nunca se les hace una circuncisión.

La circuncisión es importante para muchas culturas y religiones, pero no es necesaria por razones médicas. Éstos son los riesgos de la circuncisión: infección, sangrado, lesión del pene y dolor y choque emocional para el bebé. Sólo una persona hábil que use instrumentos esterilizados debe circuncidar a un bebé. Es posible que los hombres circuncidados no sientan tanto placer sexual en el pene como los hombres que no han sido circuncidados.

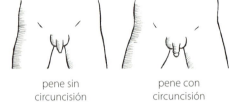

pene sin circuncisión

pene con circuncisión

Los padres de un bebé que no fue circuncidado deben limpiarle el pene al bebé de la misma manera en que le limpian el resto del cuerpo. No deben jalar el prepucio para destapar y limpiar la punta del pene, sino hasta que el niño cumpla varios años y el pene sea fácil de destapar.

> Algunos niños nacen con los testículos arriba en el cuerpo—no en el saco. Eso puede ser normal. Sin embargo, eso es mucho más frecuente en los niños cuyas madres tuvieron contacto con sustancias químicas venenosas.
>
> Si muchos de los bebitos en su comunidad tienen testículos que no bajaron, es posible que haya venenos en el aire, en el agua o en la tierra que le están causando problemas a toda la comunidad. Y toda la comunidad necesita trabajar unida para protegerse contra esos venenos.

En una niña

Asegúrese de que los genitales de la niña tengan tanto labios externos como internos. Además, la vagina debe tener una pequeña abertura. Si no tiene una abertura, la niña podría necesitar una operación. Hay que conseguir ayuda médica de inmediato. Explíqueles a los padres que muchas veces las niñas sangran un poco de la vagina los 2 primeros días después de nacer.

clítoris

labios externos

labios internos

Las caderas y las piernas

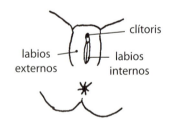

Primero mire las caderas del bebé. Compare las dos piernas. Si una de las caderas está dislocada (zafada), tal vez usted note estos signos de ese lado:

- el muslo cubre una parte del cuerpo
- la piel no tiene tantos dobleces
- tal vez la pierna se vea más corta o esté volteada y chueca

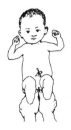

Sostenga las dos piernas con las rodillas dobladas, así:

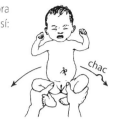

Luego ábra mucho, así:

Si siente u oye un pequeño tronido, la cadera está dislocada.

Si oye un pequeño tronido cuando mueve las caderas del bebé, consiga consejos médicos.

Para tratar una cadera dislocada

Los padres tendrán que mantener las rodillas del bebé levantadas y abiertas. Ellos pueden:

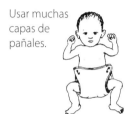

Usar muchas capas de pañales.

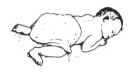

Acostar al bebé boca abajo, con las piernas abiertas.

O cargar al bebé así:

Además, usted debe tratar de sentir el pulso del bebé en la ingle (el lugar donde la pierna se une a los genitales). Tal vez una persona hábil necesite enseñarle cómo hacerlo. Si una persona hábil no puede encontrar el pulso en la ingle, quizás al bebé no le esté llegando suficiente sangre a las piernas. Consiga consejos médicos.

Los pies

Mire los pies del bebé. Si un pie está volteado hacia adentro y no se puede enderezar, tal vez el bebé tenga un pie zambo. Ese problema generalmente se puede corregir enyesando el pie si el bebé recibe este tratamiento en los primeros días después de nacer. El libro, *El niño campesino deshabilitado* tiene más información de cómo corregir el pie zambo.

pie zambo

La espalda

Voltee al bebé y revísele la columna. Fíjese si tiene hoyos, llagas, quistes, tumores o mechones de pelo.

Mueva sus dedos a lo largo de la columna del bebé para ver si siente los topecitos de los huesos de la columna. ¿Siente un lugar plano en la columna? ¿Hay hoyos en la piel en la base de la columna, donde comienzan las nalgas?

Si encuentra hoyos, llagas, tumores o mechones de pelo, consiga consejos médicos.

La piel

Revise la piel del bebé con cuidado. Algunos bebés tienen manchas en la piel. Por ejemplo, el bebé podría tener manchas grandes y oscuras en la parte baja de la espalda o en las nalgas. Otros bebés tienen manchas rojas en la cara. Esas manchas no son dañinas. Otras manchitas, como los puntitos rojos del salpullido, pueden ser signo de una infección. Si tiene dudas, consiga consejos médicos.

El color

El bebé debería tener un color normal a pocas horas después de nacer.

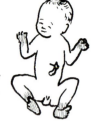

Si el bebé sigue azul:

- Si las manos y los pies del bebé siguen azules, pero el bebé está calientito, probablemente no hay ningún problema. En algunos bebés, el color azul de las manos y los pies no se quita sino hasta después de 1 ó 2 días.

- Si los labios o la cara del bebé siguen azules 1 hora después de nacer, el bebé podría tener un problema del corazón o de los pulmones. Tal vez también necesite oxígeno. Llévelo al hospital de inmediato.

Si el bebé se ve amarillo:

Si el bebé se ve amarillo antes de que pase todo un día y una noche después de nacer, podría tener ictericia o una infección. Vea la página 279 y consiga ayuda médica.

Si el bebé está pálido:

Un bebé pálido y 'aguado' podría tener anemia u otros problemas. Consiga ayuda médica ahora.

Si el bebé está muy colorado:

Es posible que un bebé muy colorado esté bien. Vigílelo 1 semana para ver si le dan signos de ictericia. Consiga ayuda médica lo más pronto que pueda si el bebé se pone amarillo, si empieza a respirar rápido o si le cuesta trabajo mamar.

Las malformaciones congénitas

Cuando revise a un bebé de pies a cabeza, tal vez note signos de que tiene una enfermedad o una discapacidad. O quizás se dé cuenta de que el bebé es diferente a los demás bebés de alguna forma. A esas diferencias o discapacidades a veces las llamamos malformaciones congénitas. Algunas veces, las malformaciones congénitas, como por ejemplo, el labio leporino, son pequeñas y no son peligrosas. Otras pueden ser muy graves y pueden poner la vida en peligro, como por ejemplo, una abertura grande en la columna (espina bífida). Si usted encuentra cualquier cosa fuera de lo normal, consiga ayuda médica.

Si un bebé tiene una discapacidad, quizás sus padres lo acepten muy bien, pero quizás no. Algunos padres piensan que las discapacidades se deben a las maldiciones o a la mala suerte. Otros se sienten tristes porque su hijo no es como se lo habían imaginado o porque no es como los demás niños. Tal vez toda la ayuda adicional que le tengan que dar a su hijo discapacitado los haga sentirse agobiados. Los padres de los niños discapacitados muchas veces necesitan apoyo adicional.

Ayude a los padres a:

1. conseguir buena atención médica para su hijo.
2. informarse acerca de las necesidades particulares de su hijo.
3. descubrir las fortalezas que tiene su hijo. Por ejemplo, podría haber un niño que nunca va a caminar porque las piernas no se le formaron como debe ser. Pero tal vez ese niño tenga fuertes los brazos y las manos y pueda hacer muchas cosas útiles con ellas. Ese mismo niño también podría ser muy inteligente y podría usar la mente para hacer cosas provechosas.

Hay muchos libros útiles para los padres y otras personas que cuidan a los niños con discapacidades como por ejemplo, estos libros de Hesperian: *El niño campesino deshabilitado*, y *Ayudar a los niños ciegos*.

¿A qué se deben las malformaciones congénitas?

Algunos bebés se desarrollan de una manera diferente en la matriz y nadie sabe por qué. Pero muchas malformaciones congénitas se pueden prevenir. Algunas malformaciones se deben a que:

- la madre no comió lo suficiente durante el embarazo.
- la madre se contagió con una enfermedad, como herpes, varicela (viruela loca) o rubéola durante el embarazo.
- la madre tuvo que trabajar con sustancias venenosas (como plaguicidas) durante el embarazo.
- la madre tomó medicinas o drogas dañinas durante el embarazo.

No hay que pensar en las malformaciones congénitas como un problema que las familias tienen que enfrentar por sí solas. Sus causas afectan a toda la comunidad. Para prevenir las malformaciones congénitas necesitamos cambiar el mundo en que vivimos para que sea un lugar más sano para las mujeres y sus familias.

La vacuna BCG

En algunos lugares donde hay mucha tuberculosis, a todos los bebés les ponen la vacuna antituberculosa (BCG) en cuanto nacen. En otros lugares, esta vacuna sólo se les da a los bebés en cuanto nacen si la madre tiene tuberculosis. La vacuna BCG no siempre es eficaz. Por eso, incluso las personas vacunadas deben tener cuidado de no exponerse a la enfermedad. Si usted no pone la vacuna BCG, recuérdele a la madre que debe llevar a su bebé al hospital más cercano antes de que cumpla 1 mes para que lo vacunen.

Para proteger al bebé contra la tuberculosis

- Ponga 0.05 cc de la vacuna BCG .... entre las capas de la piel (inyección intradérmica), 1 sola vez al nacer o durante el primer mes de vida.

No le ponga la vacuna BCG a un bebé que podría tener VIH/SIDA o que pesa menos de 2 kg.

Limpiar el lugar y contestar las preguntas que tenga la familia

Limpie el lugar donde ocurrió el parto. Hay que deshacerse de la placenta, y de todo lo demás que esté ensangrentado, de una manera que proteja a la gente de los microbios. Para aprender a eliminar los desechos de una forma segura, vea la página 67.

Antes de que se vaya, asegúrese de contestar todas las preguntas que tengan los padres.

Capítulo 15
Las primeras semanas después del parto

En este capítulo:

Atender a la madre 269

Ayudar a la madre a cuidarse
a sí misma 269

Vigilar la matriz y el sangrado de la
madre 270

Estar pendiente de los signos de
infección de la matriz 271

Estar pendiente de los signos de
infección de la vagina 272

Estar pendiente de otros signos de
advertencia 273

Las piernas de la madre están rojas,
duras, adoloridas o hinchadas ... 273

A la madre le gotea la orina o los
excrementos 273

Darle apoyo emocional a la madre . . 274

Atender al bebé 274

Animar al bebé a tomar el pecho y estar
atenta a cómo crece 274

El bebé tiene signos de
deshidratación 275

El bebé no sube de peso y no crece de
una manera normal 276

Cuidar el cordón 277

Buscar signos de infección 277

El tétanos (trismos) 278

Pulmonía (infección de
los pulmones) 278

Meningitis (infección del cerebro) . 278

Estar atenta al color de la piel y de los
ojos del bebé 279

Las primeras semanas después del parto

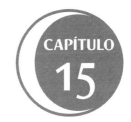

CAPÍTULO 15

A medida que pasen los primeros días y semanas después del parto, el cuerpo de la madre empezará a reponerse. Si todo va bien, la matriz se encogerá y dejará de sangrar. A la madre le bajará la leche. El bebé aprenderá a tomar el pecho regularmente y comenzará a subir de peso.

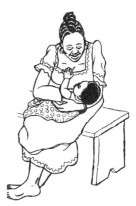

Será provechoso para la madre y el bebé que usted los siga atendiendo después del parto. Trate de visitarlos por lo menos 2 veces más: el día después del parto y otra vez la semana siguiente. Si los visita aun más seguido, tal vez pueda prevenir más problemas. Vaya a verlos todos los días si la madre o el bebé tiene signos de algún problema.

Atender a la madre

Las madres necesitan atención después del parto, igual que los bebés.

Ayudar a la madre a cuidarse a sí misma

Después del parto, el cuerpo de la madre está cansado y la matriz está abierta. Es fácil que a ella le dé una infección, pero podrá mantenerse sana si:

- descansa lo suficiente.
- come una buena variedad de alimentos nutritivos (vea las páginas 33 a 42).
- toma bastantes líquidos.
- se mantiene limpia, lavándose las manos, los genitales y los pechos.

En algunas culturas, las madres descansan en cama con sus bebés 2 semanas o más después del parto. Esa costumbre es saludable porque ayuda a la madre a reponerse y la mantiene alejada de los microbios que hay afuera de su casa. También ayuda a la madre y al bebé a conocerse y encariñarse. Si es posible, la madre debe evitar el trabajo pesado más o menos 6 semanas.

Recuérdeles a la mujer y a su compañero que no deben tener relaciones sexuales sino hasta que la mujer haya dejado de sangrar. Además, asegúrese de hablar con ellos sobre la planificación familiar. La mujer podría volver a embarazarse muy pronto.

Capítulo 15: Las primeras semanas después del parto

Vigilar la matriz y el sangrado de la madre

SIGNOS SALUDABLES Después del parto, la madre no debería sangrar más de lo que sangra con una regla normal. Ella debería dejar de sangrar después de 2 ó 3 semanas. La matriz debería estar firme y debería encogerse cada vez más, todos los días.

SIGNOS DE ADVERTENCIA

- La matriz se siente blanda o grande.
- La madre sangra mucho.
- La madre tiene signos de choque.

La matriz de la madre

Si la matriz se ablanda, sóbela hasta que se ponga firme (vea la página 224). Enséñele a la familia cómo sobar la matriz cuando usted no esté. Pídale a la madre que le dé el pecho al bebé con más frecuencia y que esté atenta del sangrado.

Además, palpe la matriz para asegurarse de que esté regresando a su tamaño normal. Justo después del parto, la matriz se encuentra más o menos a medio camino entre el pubis y el ombligo. Al día siguiente, llega hasta el ombligo, y cada día después debe encogerse un poco más.

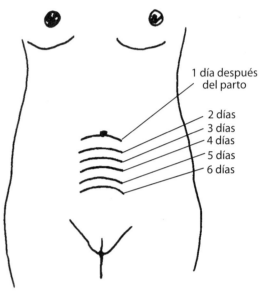

1 día después del parto
2 días
3 días
4 días
5 días
6 días

Consulte este cuadro para ver dónde debería estar el punto más alto de la matriz después del parto.

El sangrado de la madre

Si la madre empapa una toalla higiénica en 1 hora, probablemente está sangrando demasiado. Sobe la matriz para ayudarla a contraerse. Recuérdele a la familia que la madre necesita descansar. Muchas veces, las madres sangran después del parto si trabajan demasiado.

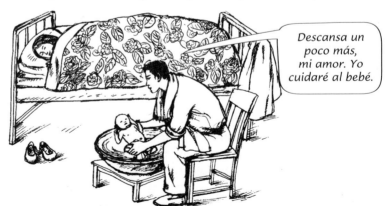

Descansa un poco más, mi amor. Yo cuidaré al bebé.

Si esos métodos no le dan resultado, dé medicinas para detener el sangrado (vea la página 231). Si la madre sigue sangrando o si tiene signos de choque, consiga ayuda médica de inmediato.

Estar pendiente de los signos de infección de la matriz

SIGNOS SALUDABLES La temperatura normal de una mujer sana se mantiene alrededor de 37°C (98.6°F).

SIGNOS DE ADVERTENCIA

- Fiebre, 38°C (100.4°F) o más alta
- Escalofríos
- Pulso rápido
- Sangrado abundante
- Mal olor o sangrado de los genitales
- Dolor en el vientre
- Malestar

Si la madre tiene uno o varios de esos signos después del parto, es posible que tenga una infección de la matriz. Las infecciones de la matriz son muy peligrosas—pueden matar a la madre rápidamente.

Si es posible, una mujer que tiene signos de una infección de la matriz debe ir al hospital de inmediato. Allí podrán hacerle pruebas para averiguar cuáles antibióticos le curarán la infección. Si no hay manera de conseguir ayuda médica, dele medicinas en casa.

Cómo dar antibióticos en casa

Usted no sabrá con certeza cuáles microbios están causando la infección de la matriz. Por eso, tendrá que darle a la madre 3 antibióticos para matar a muchos tipos de microbios. Si no tiene todos esos antibióticos, es mejor dar 1 ó 2 medicinas que no dar ninguna.

Dé los antibióticos hasta que se hayan quitado los signos de infección por 2 días seguidos (48 horas). Es posible que tenga que dar los antibióticos hasta 5 días.

Para tratar una infección de la matriz
- inyecte gentamicina .... en el músculo, 3 veces al día
  por más o menos 5 días
  (para calcular la dosis, vea la página 482)

y también
- dé 2 g de ampicilina .... por la boca, 4 veces al día
  por más o menos 5 días

y también
- dé 400 a 500 mg de metronidazol .... por la boca, 3 veces al día
  por más o menos 5 días

Estar pendiente de los signos de infección de la vagina

SIGNOS SALUDABLES Si hay desgarros en la vagina, están cicatrizando y la piel no está hinchada ni caliente.

SIGNOS DE ADVERTENCIA

- Dolor en la vagina
- Hay mal olor o sale pus de la vagina
- Hinchazón, enrojecimiento o una bolita dura en la vagina

Una infección de la vagina no es tan peligrosa como una infección de la matriz.

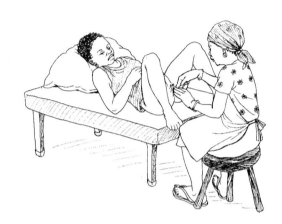

Lávese bien las manos, póngase guantes y revísele la vagina a la mujer. Si nota cualquiera de los signos de advertencia que ya mencionamos, la madre probablemente tiene una infección. Si ve pus, asegúrese de que no venga del fondo de la vagina. De ser así, la madre probablemente tiene una infección de la matriz.

Si el pus está saliendo de una bolita dura o de un desgarro en los genitales de la madre, consiga ayuda médica o siga estas instrucciones para drenar el pus usted misma.

Cómo drenar el pus

Generalmente se puede sacar el pus con paños mojados y calientes.

Si el desgarro está abierto

Remoje un paño esterilizado en agua hervida calientita y sosténgalo sobre la zona infectada.

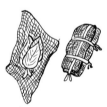

Si sabe de plantas medicinales que sirven para sacar el pus, envuélvalas en un pedazo de tela o gasa esterilizada y amárrelo para que no se salgan las plantas. Hierva las plantas envueltas, deje que se enfríen un poco y luego sosténgalas contra la zona infectada.

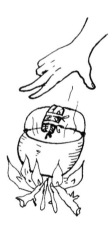

Si siente una bolita dura debajo de la piel

Si siente una bolita dura, es probable que esté llena de pus o de sangre. Vigile la bolita todos los días. Si es dolorosa o si crece más grande, consiga ayuda médica.

Estar pendiente de otros signos de advertencia

Las piernas de la madre están rojas, duras, adoloridas o hinchadas

SIGNOS DE ADVERTENCIA Muy raras veces, después del parto, a la madre se le puede formar una embolia en la pierna. Estos son los signos de una embolia:

- hinchazón o calor en un pie o una pierna
- dolor en una pierna al apretarla o al caminar
- zona roja y adolorida en una pierna
- una bola dura en una pierna

Una embolia es muy peligrosa. Si se desprende y se mueve por la sangre, puede causar problemas en otras partes del cuerpo. Por ejemplo, la embolia puede llegar al pulmón y cortarle la respiración a la madre.

Si una mujer tiene cualquier signo de una embolia, llévala al hospital de inmediato. En el camino, pídale a la mujer que se acueste con las piernas más arriba que las caderas. Ponga paños calientitos sobre la zona hinchada, pero no la sobe.

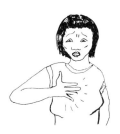

Una embolia puede llegar al pulmón de la mujer y cortarle la respiración.

A la madre le gotea la orina o los excrementos

Si a una mujer le gotea orina o excremento sin que ella pueda evitarlo, es posible que tenga un hoyo en la piel del interior de la vagina. A ese hoyo se le llama fístula. Se forma durante el parto, cuando la cabeza del bebé empuja con fuerza la piel entre la vejiga y la vagina—o a veces la piel entre el recto y la vagina. La presión de la cabeza es tan fuerte que la piel muere y se abre un hoyo, más o menos de 3 a 12 días después del parto.

Generalmente es posible tratar una fístula. Quizás una fístula pequeña cicatrice sola: la madre debe beber muchos líquidos y tomar baños de asiento (vea la página 326). Si usa una sonda 3 semanas, se mantendrá la orina fuera de la fístula suficiente tiempo para que pueda cicatrizar.

Las fístulas grandes tienen que repararse. Hay hospitales donde se hace esa cirugía—por lo general 3 meses después del parto. Ayude a la mujer a ir a un hospital donde puedan atenderla.

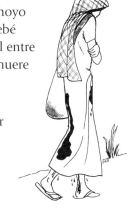

A una mujer con una fístula le gotea la orina.

Las fístulas se pueden prevenir

Las fístulas ocurren cuando el parto se prolonga mucho tiempo. Cuando una mujer haya estado de parto muchas horas, no siga esperando. Consiga ayuda médica. Para aprender más sobre la prevención de fístulas, vea la página 22.

Capítulo 15: Las primeras semanas después del parto

Darle apoyo emocional a la madre

Es importante darle apoyo emocional a la madre. Las costumbres y los ritos para honrar a la madre o para festejar el nacimiento del bebé son una manera de reconocer todo lo que la madre hizo durante el parto.

Qué hacer si la madre está muy trastornada o triste (deprimida)

La mayoría de las mujeres tienen sentimientos muy fuertes después de dar a luz. Eso es normal. Algunas se sienten tristes o preocupadas unos cuantos días, semanas o meses. Si eso le sucede a la madre, usted puede ayudarle escuchando lo que ella siente y explicándole que muchas otras madres sienten lo mismo.

Cuando una persona tiene sentimientos tristes muy fuertes, se dice que está deprimida. A una madre deprimida, quizás le cueste mucho trabajo cuidarse y cuidar a su bebé. Tal vez hasta actúe como si estuviera loca. Una mujer deprimida necesita ayuda. Necesita ayuda para cuidar a su familia y su hogar, y necesita ayuda para dejar de sentirse tan mal. Si es posible, alguien debe quedarse con ella para ayudarle y para asegurarse de que no se haga daño a sí misma o a su bebé.

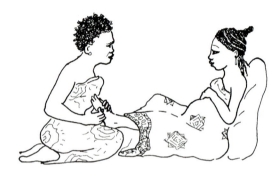

También hay ritos y remedios tradicionales, al igual que medicinas modernas, que podrían ayudar a la mujer a sentirse mejor. Las medicinas modernas son caras y pueden causar otros problemas, así que sólo se deberían usar en casos graves.

Si una mujer se sintió muy trastornada después de un parto anterior, es más probable que se vuelva a sentir así después de este parto.

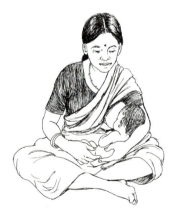

Atender al bebé

Animar al bebé a tomar el pecho y estar atenta a cómo crece

El bebé debería tomar el pecho cada 2 ó 3 horas a partir de la primera hora después de nacer. Un bebé que mama lo suficiente y que está sano debería orinar, obrar y subir de peso. No debería tener signos de deshidratación.

El bebé no orina o no obra las primeras 24 horas

El bebé debería orinar y obrar antes de que pase 1 día entero después de nacer. Si no lo hace, es posible que tenga la uretra o los intestinos tapados. Consiga ayuda médica de inmediato.

El bebé arroja vómito

La mayoría de los bebés vomitan un poquito. Generalmente, el vómito se escurre de la boca, sobre todo después de mamar.

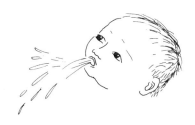

Pero si el vómito sale 'disparado' de la boca del bebé cada vez que toma pecho, podría tener a una infección o algo en el cuerpo que no deja pasar la leche. Consiga consejos médicos.

El bebé tiene signos de deshidratación

Un bebé se puede deshidratar si no mama lo suficiente, si tiene diarrea o vómitos, o si tiene fiebre. La deshidratación ocurre cuando no hay suficiente agua en el cuerpo. Es muy peligrosa y puede matar al bebé.

Signos de la deshidratación:

- fontanelas (molleras) hundidas
- ojos hundidos
- boca seca o labios partidos
- orina menos de 4 veces al día
- la orina es de color oscuro
- respiración y pulso rápidos
- piel que no está elástica

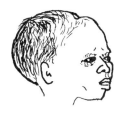

Para revisar la elasticidad de la piel, primero pellízquese la piel de su propio brazo y suéltela. Fíjese qué tan rápido se vuelve a aplanar. Ahora pellizque la piel de la barriga del bebé y suéltela. Si la piel se tarda más en aplanarse que la suya, el bebé está deshidratado.

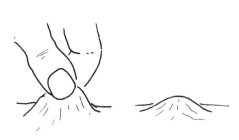

Para atender a un bebé deshidratado

Anime a la madre a dar el pecho con frecuencia—cada 1 ó 2 horas. También dele al bebé suero para tomar (vea la página 160)—varias gotas cada minuto, hasta que el bebé esté mejor.

La deshidratación se puede deber a una infección (vea la página 277). Si el bebé no está mejor en 4 horas, consiga ayuda médica.

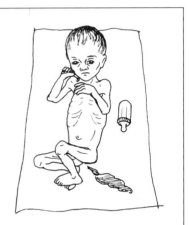

Alimentar al bebé con biberón causa deshidratación

Muchas veces a los bebés les da diarrea y deshidratación porque toman fórmula infantil. Si es posible, la madre debe darle el pecho al bebé. Si ella no puede, la familia debe usar agua pura y la cantidad correcta de fórmula infantil. Para que el bebé no se enferme, hay que hervir los biberones (mamilas, mamaderas, pachas) y tetillas de goma. Para mayor información sobre la fórmula infantil, vea la página 281.

El bebé no sube de peso o no crece de una manera normal

Es normal que el bebé baje de peso unos cuantos días después de nacer. Pero a las 2 semanas debe haber regresado a lo que pesaba cuando nació y debe seguir subiendo de peso a un ritmo constante.

Si un bebé no está subiendo de peso o no está creciendo lo suficiente, tal vez no esté tomando suficiente leche. También podría tener una infección, diarrea u otro problema de salud.

Observe qué tan seguido toma el pecho el bebé. La madre debería darle de mamar cuando el bebé se lo pide—pero por lo menos cada 2 ó 3 horas—y dejar que mame todo lo que quiera—por lo menos 20 minutos—hasta que los pechos estén vacíos. Si el bebé no trata de mamar con frecuencia, es posible que esté muy enfermo. Llévelo al hospital de inmediato.

Vigile la salud de la madre. Si la madre está enferma o si no está comiendo o bebiendo lo suficiente, quizás no produzca suficiente leche. Anime a la familia a cuidar a la madre y a darle más de comer.

Vea el Capítulo 16, página 280, para mayor información sobre el amamantamiento. Si el bebé sencillamente no crece, consiga consejos médicos.

Cuidar el cordón

Para que no se infecte el pedacito de cordón que todavía queda, hay que mantenerlo **limpio** y **seco**. Enséñele a la familia como cuidarlo.

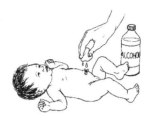

- Siempre lávese las manos antes de tocar el cordón.
- Si el cordón se ensucia o si tiene mucha sangre seca, límpielo con alcohol para curaciones, aguardiente o violeta de genciana. También puede usar agua y jabón, pero toque el cordón con cuidado.

Si limpia el cordón, use alcohol.

- No le ponga nada más al cordón—la tierra y el estiércol en particular son peligrosos.

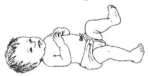

- Si hay muchas moscas donde vive, puede tapar el cordón con un paño limpio y seco. Pero generalmente lo debe dejar destapado.

El pedacito de cordón generalmente se cae de 5 a 7 días después del parto. Tal vez usted vea unas cuantas gotas de sangre o un poco de moco liso cuando se caiga el cordón. Eso es normal. Pero si hay pus o mucha sangre, consiga ayuda médica.

Buscar signos de infección

SIGNOS DE ADVERTENCIA

- El bebé se ve muy débil o cansado, o deja de tomar el pecho.
- El bebé tiene diarrea.
- El bebé no puede mantenerse calientito, aun cuando esté bien envuelto en mantas.
- El bebé tiene fiebre de más de 38°C (100.4°F)
- El ritmo del corazón del bebé es rápido y débil.
- El bebé parece estar enfermo.

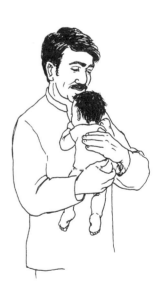

Infección del cordón

La causa más frecuente de infección en un bebe recién nacido son microbios que han entrado en el cordón. Cuando el cordón está infectado, la zona a su alrededor generalmente se enrojece, suelta pus, se siente caliente o huele mal.

El tétanos (trismos)

A un bebé le puede dar tétanos si le cortaron el cordón con algo que no estaba esterilizado o si alguien le puso tierra o estiércol al cordón. La mayoría de los bebés con tétanos morirán, aunque reciban buena atención y medicinas.

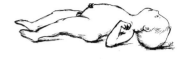

Para evitar el tétanos, hay que vacunar a las mujeres embarazadas (vea la página 102), esterilizar el instrumento que se usa para cortar el cordón, y mantener limpio el cordón.

Un bebé con tétanos generalmente estará tieso, tendrá la cabeza doblada para atrás y tendrá los reflejos exaltados. Revise los reflejos del bebé para ver si hay signos de tétanos:

Acomode la pierna del bebé para que le cuelgue libremente y luego dele un golpecito con un nudillo o con un dedo justo debajo de la rótula de la rodilla.	Si la pierna le brinca un poquito, la reacción es normal.	Si le brinca mucho, el bebé podría tener tétanos.

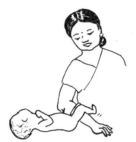 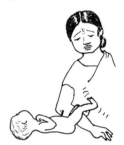

Si nota signos de tétanos, consiga ayuda médica de inmediato.

Si la ayuda médica está a más de 2 horas de distancia
• inyecte 100,000 unidades de bencilpenicilina............. en el músculo de la parte delantera del muslo del bebé, 1 sola vez

Pulmonía (infección de los pulmones)

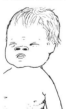

A un bebé también le puede dar una infección de los pulmones (pulmonía). Eso ocurre más que nada cuando la bolsa de aguas se rompió más de 24 horas antes de que naciera el bebé, o si la madre tuvo fiebre durante el parto.

Éstos son signos de una infección de los pulmones: el bebé respira rápido (más de 60 respiraciones por minuto), gruñe cuando respira o la piel del pecho se le hunde entre las costillas cuando respira. Consiga ayuda médica, sobre todo si el bebé es pequeño o si nació antes de tiempo. En el camino, dele antibióticos.

Meningitis (infección del cerebro)

Raras veces, a un bebé le da una infección del cerebro (meningitis). Un bebé que tiene meningitis tendrá la nuca tiesa y se acostará con la cabeza doblada hacia atrás. Tal vez vomite, tendrá la fontanela hinchada y podría perder el conocimiento. Un bebé con una infección del cerebro puede morir rápidamente. **Lleve al bebé a un hospital de inmediato.**

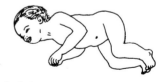

Si tiene antibióticos, déselos en camino al hospital. Vea la página 279.

Antibióticos para infecciones en recién nacidos
como pulmonía, meningitis y otras
- inyecte 300 mg de ampicilina...del lado de afuera del músculo del muslo del bebé, 2 veces al día, durante 7 días

y también
- inyecte gentamicina..del lado de afuera del músculo del muslo del bebé, 1 vez al día, durante 7 días

    para un bebé que pesa 2 kg o menos..........................inyecte 8 mg

    para un bebé que pesa 3 kg ....inyecte 12 mg

    para un bebé que pesa 4 kg o más ....inyecte 16 mg

Estar atenta al color de la piel y de los ojos del bebé

La piel y los ojos de muchos bebés se ponen amarillos unos cuantos días después del parto. A eso se le llama ictericia. La ictericia sucede cuando una sustancia amarilla llamada bilirrubina se acumula en el cuerpo del bebé. Normalmente, el cuerpo de un recién nacido descompone la bilirrubina en unos cuantos días y el color amarillo se quita.

De vez en cuando, un bebé puede tener ictericia grave. Eso es peligroso. Estos son algunos signos de la ictericia grave:

- El color amarillo aparece el primer día de vida del bebé.
- Dura más de 2 semanas.
- Llega hasta las manos y los pies del bebé.
- El bebé parece estar muy adormilado y no despierta para tomar el pecho.
- El bebé no se mantiene calientito.

Si el bebé tiene cualquiera de esos signos, consiga ayuda médica inmediatamente.

De lo contrario, ayude al bebé a tomar el pecho con frecuencia y asoléelo un poco. El sol ayuda al cuerpo a descomponer la bilirrubina. Si hace suficiente calor, desvista al bebé, tápele los ojos y asoléelo 5 minutos 1 ó 2 veces, todos los días. (Si lo asolea demasiado, le puede quemar la piel).

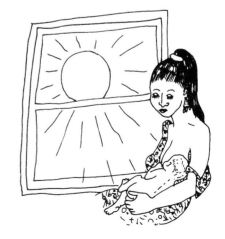

Asolee al bebé 5 minutos o menos de cada lado, un par de veces todos los días.

Capítulo 16
Amamantamiento (dar el pecho)

En este capítulo:

El pecho hace más provecho 281

Puede ser peligroso darle fórmula
   infantil al bebé 281

Apoyar a la madre a dar el pecho 282

Cómo sostener al bebé 282
Lo que la madre debe comer mientras
   esté dando el pecho 283

Cuando la madre trabaja fuera del hogar 284

Sacarse leche de los pechos 284

Dificultades frecuentes del amamantamiento 286

Miedo de no tener suficiente leche . . 286
Pezones planos o retraídos. 287
Pechos hinchados (congestión de los
   pechos) 288
Bulto doloroso en un pecho
   (absceso). 288
Infección de mama (mastitis) 289
Pezones adoloridos y agrietados 290
Algodoncillo 290
El bebé tiene cólicos 291

Situaciones que afectan el amamantamiento 291

Gemelos (mellizos, cuates,
   jimaguas) 291
Bebés pequeños y bebés que nacen antes
   de tiempo 292
Dar el pecho durante el embarazo. . . 292
Cuando la madre está enferma 292
El VIH/SIDA 293

Alternativas al amamantamiento.. 294

Amamantamiento (dar el pecho)

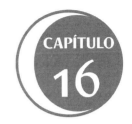

CAPÍTULO 16

El pecho hace más provecho

La leche materna tiene todas las sustancias nutritivas que un bebé necesita además de otras ventajas:

- La leche materna protege al bebé contra muchas enfermedades, como por ejemplo, la diarrea, la pulmonía, la diabetes y el cáncer.
- Cuando el bebé mama, se siente protegido porque está muy cerca de la madre.

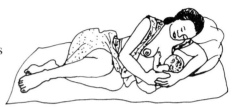

Los bebés que toman el pecho son más sanos.

- La leche materna siempre está fresca, limpia y lista para tomar.
- Dar el pecho ayuda a contraer la matriz y disminuir el sangrado después del parto.
- Dar el pecho puede prevenir que la madre se vuelva a embarazar muy pronto.
- También protege a la madre contra el desgaste de los huesos (osteoporosis) y contra algunos tipos de cáncer, cuando ella ya sea mayor.
- ¡La leche materna es gratis! No hay que comprar nada.

Puede ser peligroso darle fórmula infantil al bebé

Las empresas que venden la fórmula infantil y otros sustitutos de la leche materna dirán casi cualquier cosa para que la gente compre sus productos. Tal vez digan que los sustitutos son modernos, o limpios o tan seguros y nutritivos como la leche materna. Pero **los sustitutos de la leche materna no son tan provechosos como la leche materna y, para la mayoría de los bebés, son peligrosos.**

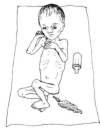

Los bebés que toman fórmula infantil se enferman y se mueren más que los bebés que toman leche materna.

- La fórmula infantil es menos nutritiva.
- Al bebé le cuesta más trabajo digerir la fórmula infantil.
- Hay que tener más agua limpia y más combustible para hervir el agua y los biberones (mamilas, manaderas, pachas). Si los biberones o el agua están sucios, pueden causarle diarrea grave al bebé e incluso la muerte.
- La fórmula infantil cuesta mucho dinero.
- Algunas familias ponen más agua a la fórmula infantil para que dure más. Pero eso hace que los bebés crezcan más despacio y sean más enfermizos.

Capítulo 16: Amamantamiento (dar el pecho)

Apoyar a la madre a dar el pecho

Ayude a las madres a empezar a dar el pecho la primera hora después de que nazca el bebé. La primera leche amarillenta que sale, llamada calostro, es justo lo que el recién nacido necesita. Es el alimento ideal para el bebé y le da protección adicional contra las infecciones. El calostro también limpia los intestinos del bebé. Por eso, no es necesario darle tés ni hierbas.

Si, al principio, al bebé le cuesta trabajo mamar, la madre puede ponerse unas gotas de leche en el pezón y en los labios del bebé para animarlo a tomar el pecho.

La madre debe alimentar al bebé siempre que él tenga hambre, de día o de noche. Muchos recién nacidos maman cada 1 ó 2 horas. Mientras más mame el bebé, más leche tendrá la madre.

Los bebés no deben tomar nada más que leche materna los primeros 6 meses (no deben beber otros líquidos ni tomar otros alimentos). Y los bebés que ya pueden comer deben seguir tomando leche materna hasta que cumplan 2 años, o más.

 ¡ADVERTENCIA! La leche materna es el mejor y el único alimento que el bebé necesita los primeros 6 meses. Si la madre le da fórmula infantil, agua, tés o cereales antes de los 6 meses, el bebé mamará menos. Eso hará que la madre tenga menos leche. Esos otros alimentos también pueden causarle diarrea, alergias u otros problemas a un bebé pequeño.

Cómo sostener al bebé

Tal vez a la mujer le cueste mucho trabajo aprender a dar el pecho a su primer bebé. Usted puede ayudarle mostrándole las posiciones correctas para dar el pecho. Si el bebé está en una buena posición, podrá mamar mejor y eso evitará que le duelan los pezones a la madre y que se le agrieten.

La madre debe apoyar la cabeza del bebé con la mano o con el brazo. El cuerpo entero del bebé debe estar volteado hacia la madre para que él no tenga que torcer el cuello. Así podrá tragar más fácilmente.

Cuando el bebé abra mucho la boca, la madre debe ayudarle a prenderse del pecho. El bebé debe llenarse la boca con el pecho, con el pezón muy adentro de la boca.

Este bebé tiene el pecho bien metido en la boca.

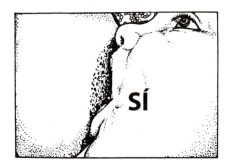

A este bebé le falta meter más pecho en la boca.

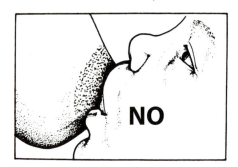

Apoyar a la madre a dar el pecho

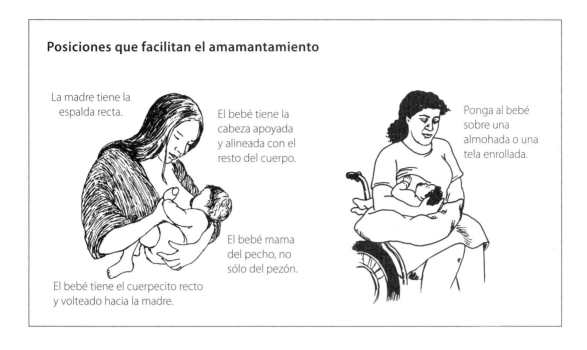

Posiciones que facilitan el amamantamiento

La madre tiene la espalda recta.

El bebé tiene la cabeza apoyada y alineada con el resto del cuerpo.

El bebé mama del pecho, no sólo del pezón.

El bebé tiene el cuerpecito recto y volteado hacia la madre.

Ponga al bebé sobre una almohada o una tela enrollada.

Lo que la madre debe comer mientras esté dando el pecho

Para reponerse del parto y para hacer leche, la mujer necesita comer tanto o más de lo que comía cuando estaba embarazada. Y debe comer una gran variedad de alimentos. Entre otras cosas, necesita comer frutas, verduras y alimentos ricos en proteína y grasas, como nueces, frijoles, queso, huevos y carne.

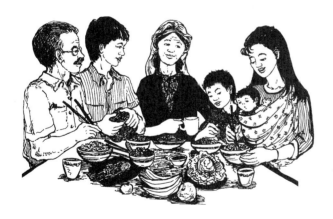

También necesita tomar bastantes líquidos. Tanto el agua como los tés de hierbas, los jugos de fruta y la leche le ayudarán a mantenerse sana y a hacer leche materna.

Cuando la madre trabaja fuera del hogar

Cuando una madre trabaja fuera de su hogar, puede ser difícil que le dé solamente leche materna a su bebé los primeros 6 meses. Cuando esté permitido, tal vez la madre pueda llevar a su bebé al trabajo, o quizás alguien pueda traerle al bebé cuando le toca tomar el pecho.

En algunos lugares, la gente está luchando por pasar leyes que permitan que las trabajadoras tomen descansos para dar el pecho a sus bebés o para sacarse la leche a mano.

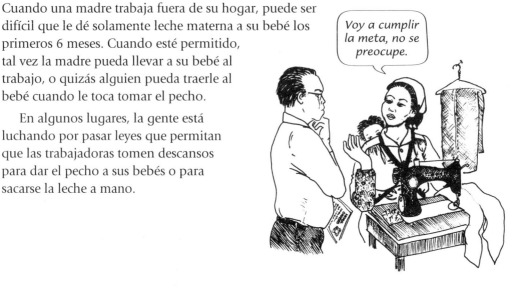

Sacarse leche de los pechos

Para dar leche materna a su bebé cuando no esté con él, la madre puede sacarse la leche a mano. Entonces, otra persona podrá alimentar al bebé en su lugar. Quizás la madre también quiera sacarse leche si tiene los pechos muy llenos o si no puede darle el pecho a su bebé por alguna razón, pero quiere seguir haciendo leche.

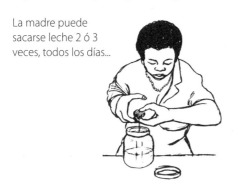

La madre puede sacarse leche 2 ó 3 veces, todos los días...

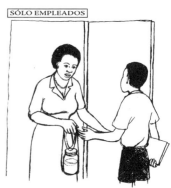

...y luego guardar la leche o mandársela a la persona que vaya a alimentar a su bebé.

Tal vez la mujer pueda conseguir un sacaleches, un aparato que podría ayudarle a sacarse la leche más fácilmente. Algunas maternidades y servicios de salud prestan o alquilan sacaleches eléctricos. Es posible que también vendan a bajo costo sacaleches manuales sencillos. Para algunas mujeres sacarse la leche a mano es muy fácil.

Cómo sacarse la leche a mano

1. Lave un frasco y una tapa con jabón y agua limpia y deje que se sequen al sol.

Si puede, enjuague el frasco con agua hirviendo justo antes de usarlo. Deje el agua en el frasco unos cuantos minutos y después tírela. Eso matará a los microbios que estén en el frasco para que la leche no se contamine.

2. Lávese bien las manos.

3. Ponga los dedos y el pulgar en el borde de la parte más oscura del pecho (areola) y empuje el pecho hacia el cuerpo.

4. Apriete los dedos juntos suavemente y enróllelos hacia el pezón. No pellizque ni jale el pezón. No debe ser doloroso sacarse la leche.

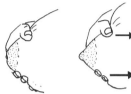

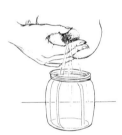

5. Mueva los dedos alrededor de toda la areola para que la leche pueda salir de todo el pecho, hasta que esté vacío. Luego sáquese la leche del otro pecho de la misma manera.

Al principio, no va a salir mucha leche, pero con la práctica saldrá más. Una madre generalmente se puede sacar más leche si está en un lugar tranquilo y se siente relajada. Tal vez le ayude pensar en su bebé mientras se saca la leche.

Guardar la leche

Hay que guardar la leche materna en envases limpios y hervidos. Hay que tapar la leche y ponerla en un lugar fresco, donde no le dé la luz del sol.

La leche materna se puede guardar al tiempo más o menos 8 horas sin que se eche a perder, siempre que no haga mucho calor. Se puede guardar aun más tiempo si se mantiene fría. Envuelva el frasco en trapos mojados. En el refrigerador, la leche dura 2 ó 3 días. También se puede guardar en un congelador muy frío hasta 2 semanas, pero no hay que volver a congelarla una vez que se haya descongelado.

Para calentar la leche que ha estado guardada, meta el envase de leche en un tazón con agua calientita. No caliente la leche en un horno de microondas.

¡ADVERTENCIA! La leche se echará a perder si no se mantiene fría y hay que tirarla. **La leche materna echada a perder puede causarle una enfermedad grave al bebé.**

Darle al bebé la leche que sacó la madre

Para darle leche materna o fórmula infantil a un bebé pequeño, use una taza o una cuchara muy limpias. Hasta los recién nacidos pueden beber de una taza. No vierta la leche en la boca del bebé porque se atragantará. Un bebé más grande puede tomar leche de una taza o de un biberón.

Asegúrese de que esté muy limpio todo lo que use para darle la leche al bebé. Tenga mucho cuidado sobre todo con las tetillas de goma y los biberones. Si no están completamente limpios, pueden tener microbios que les causan infecciones graves a los bebés. Hierva la taza, el biberón y la tetilla antes usarlas. Si no puede hervirlos, lávelos con agua limpia y jabón y deje que se sequen donde les dé muy fuerte el sol.

> Un bebé no chupa un biberón o un chupón (chupete) de la misma manera que toma el pecho. Si un bebé usa biberones o chupones cuando está muy pequeño, se le puede olvidar cómo mamar bien. Mientras más haya mamado el bebé antes de usar un biberón, mejor. Si puede, no alimente a un recién nacido con biberón.

Dificultades frecuentes del amamantamiento

Miedo de no tener suficiente leche

Algunas mujeres temen que no van a tener suficiente leche materna. A veces se lo dicen los trabajadores de salud o sus propios familiares. Pero eso casi nunca sucede. Mientras más mama el bebé, más leche producen los pechos de la madre.

A veces, un bebé de repente quiere más leche que antes. Eso es normal. Indica que el bebé está creciendo y por eso tiene más hambre. El bebé no necesita ninguna otra cosa de comer o de beber. Hay que dejar que mame más seguido y todo el tiempo que quiera. Después de 2 días de alimentar más al bebé, la madre tendrá suficiente leche para satisfacer al bebé.

Si le parece que el bebé no está satisfecho,

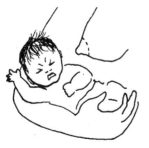

no le dé alimentos sólidos ni fórmula infantil.

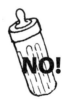

¡Dele el pecho con más frecuencia!

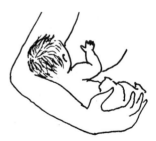

El bebé está tomando suficiente leche si sube de peso y orina más de 6 veces todos los días.

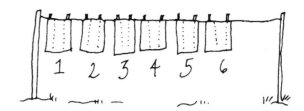

La leche materna le da al bebé toda el agua y todas las sustancias nutritivas que necesita.

Algunas personas les dan a los bebés agua, tés, leche enlatada u otras bebidas. Pero los primeros 6 meses, eso no es necesario y sí es peligroso. Otros líquidos pueden llenar al bebé sin nutrirlo. El agua y otras bebidas que no están limpias pueden causarle una infección.

Pezones planos o retraídos

Algunas mujeres tienen los pezones planos o retraídos (metidos en el pecho). Aun así, el bebé generalmente puede mamar sin ningún problema. Pero tal vez la madre y el bebé necesiten apoyo los primeros días.

pezón largo   pezón plano

Dar el pecho con pezones planos

- Darle el pecho al bebé en cuanto nazca—antes de que se llenen los pechos.
- Si los pechos están muy llenos, sáque un poco de leche a mano para que se ablanden.
- Ruede el pezón entre los dedos suavemente para alargarlo.
- Rodee el pecho con la mano y jálelo hacia atrás. El pezón saldrá.

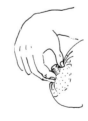

Sosténgase el pecho así:

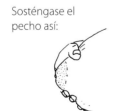

y jálelo hacia su cuerpo. El pezón se alargará.

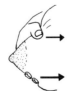

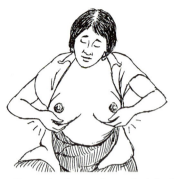

Pechos hinchados (congestión de los pechos)

A veces, los pechos de la madre se llenan mucho y se endurecen, sobre todo los primeros días después del parto. Eso puede ser doloroso para la madre y aumenta el riesgo de que le dé una infección en los pechos. Además, el bebé podría tener dificultad para mamar. Quizás la madre pueda evitar este problema si empieza a dar el pecho al bebé poco después de que nazca y lo sigue amamantando con frecuencia.

Pero si a la madre se le hinchan los pechos, ella puede:

- darle el pecho al bebé con más frecuencia, tanto de día como de noche (cada 1 ó 2 horas, con los dos pechos).
- antes de dar el pecho, ponerse paños húmedos y calientitos en los pechos por 15 ó 20 minutos.
- cuando el bebé no está mamando, ponerse hielo, paños fríos u hojas frescas de repollo (col) en los pechos, dejar que se le corra la leche, y apoyarse los pechos con un sostén o una banda de tela.
- sacarse un poco de leche a mano si el bebé tiene dificultades para prenderse de un pecho porque está hinchado.

Anime a la madre y recuérdele que la hinchazón se le quitará pronto.

Bulto doloroso en un pecho (absceso)

Si aparece un bulto doloroso en un pecho, probablemente es porque la leche se está atorando en alguna parte del pecho. Si no se trata el bulto, el pecho podría infectarse fácilmente.

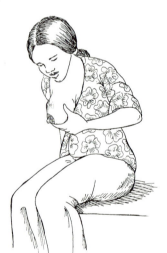

Si la madre tiene un bulto doloroso, debe:

- darle el pecho al bebé con frecuencia (cada 1 ó 2 horas), ofreciéndole primero el pecho adolorido. Si la madre no puede darle el pecho al bebé por alguna razón, debe sacarse la leche a mano.
- quedarse en cama con el bebé a su lado, para que él pueda tomar el pecho con frecuencia.
- tomar mucho líquido.
- ponerse paños calientes y húmedos en el pecho adolorido durante 15 ó 20 minutos antes de dar el pecho al bebé, cada vez que lo alimente.
- ponerse hielo o paños fríos en el pecho afectado para disminuir el dolor, cuando el bebé no esté mamando.
- sobar el bulto suavemente mientras el bebé esté mamando.

Algunas mujeres han curado un absceso tomando 1 cucharada de vinagre en 1 taza de agua cada hora. También podría ayudar cubrir el absceso con hojas de repollo.

Infección de mama (mastitis)

A la madre le puede dar una infección en un pecho si ella tiene los pezones adoloridos y agrietados, si los pechos están muy llenos e hinchados, si ella se faja los pechos o usa un sostén apretado, o si está muy cansada, débil o enferma. Si puede prevenir esas situaciones, la madre puede prevenir una infección de mama.

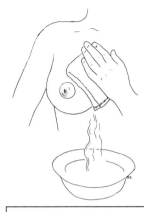

Signos de una infección de mama:
- absceso (bulto adolorido en un pecho)
- zona caliente, roja y adolorida en un pecho
- malestar y dolores en el cuerpo
- fiebre de 38°C (100.4°F) o más alta

Para una infección de mama
- dé 500 mg de dicloxacilina .... por la boca, 4 veces al día, durante 7 días

  O, si no puede conseguir esa medicina o la mujer es alérgica a la penicilina
- dé 500 mg de eritromicina .... por la boca, 4 veces al día, durante 7 días

Para fiebre y dolor
- dé 500 a 1000 mg de paracetamol .... por la boca, cada 4 horas, hasta que se quite el dolor

Una infección de mama empeorará si no se trata pronto. Si aparece un absceso y no se quita con antibióticos, la mujer debe consultar a un trabajador de salud que está capacitado para drenar un absceso usando instrumentos esterilizados.

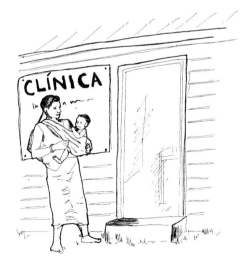

Pezones adoloridos o agrietados

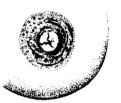

Si la mujer siente los pezones adoloridos cuando da el pecho, es probable que el bebé no esté en una buena posición. Si el bebé sigue mamando en una mala posición, los pezones le dolerán aún más a la madre y podrían agrietarse. Los pezones agrietados se pueden infectar.

Para tratar los pezones adoloridos o agrietados:

- Ayude al bebé a llenarse la boca con el pecho (vea la página 282).
- La madre puede untarse leche materna en el pezón. Eso evitará que las grietas se infecten y mantendrá los pezones suaves para que no se rajen más.
- Anime a la madre a que se deje los pechos destapados al aire y a la luz del sol cuando no esté amamantando al bebé.
- Anime a la madre a seguir alimentando al bebé con los dos pechos. Dígale que puede empezar con el pecho que le duele menos y luego darle el pecho agrietado al bebé, una vez que le empiece a correr la leche.

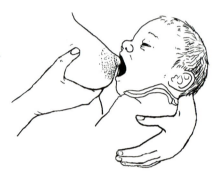

Ofrézcale el pecho entero al bebé, no sólo el pezón. Así el bebé puede llenarse la boca.

- Si el dolor es tan fuerte que la madre no puede dar el pecho al bebé, ella puede sacarse la leche a mano y alimentar al bebé con una taza y una cuchara por algunos días.

Algodoncillo

Si el bebé normalmente mama en una buena posición, pero aún así a la madre le duelen los pezones más de una semana, es posible que ella o el bebé tengan algodoncillo. (El algodoncillo es una infección de hongos en los pezones de la madre o en la boca del bebé). Quizás la madre sienta comezón o un dolor punzante y ardiente en los pezones. El bebé podría tener manchas blancas o enrojecimiento en la boca.

Cómo tratar el algodoncillo

Mezcle violeta de genciana con agua para hacer una solución al 0.25%. Por ejemplo, si tiene una solución de violeta de genciana al 1%, mezcle 1 cucharadita con 3 cucharaditas de agua.

Con una tela limpia o un dedo, unte los pezones y las manchas blancas en la boca del bebé con esa solución 1 vez al día por 5 días. La violeta de genciana manchará la ropa y pintará de color morado la boca del bebé y los pezones de la madre. Eso es normal. La madre debe seguir dando el pecho al bebé. Si el algodoncillo no se mejora en 3 días, deje de poner la genciana de violeta y consiga consejos médicos.

El bebé tiene cólicos

Si un bebé empieza a llorar y encoge las piernas poco después de que comienza a mamar, podría tener gases. Algunos bebés tragan aire cuando maman. El bebé puede sentir alivio si eructa.

Póngase al bebé sobre el hombro y sóbele la espalda o dele palmaditas.

o si no

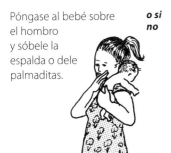

Acueste al bebé sobre su regazo y sóbele la espalda o dele palmaditas.

o si no

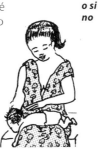

Siente al bebé agachado hacia adelante y sóbele la espalda o dele palmaditas.

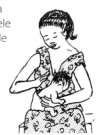

A veces parece que al bebé le da cólicos cuando la madre come cierto alimento o condimento. La madre puede comer alimentos sin condimentos o dejar de comer un alimento que podría ser el causante de los gases, 2 ó 3 días (siempre que pueda seguir alimentándose bien). No hay ningún alimento en particular que hay que evitar, porque cada bebé es diferente.

Los bebés generalmente dejan de tener cólicos cuando tienen más o menos 4 meses de edad.

Situaciones que afectan el amamantamiento

Gemelos (mellizos, cuates, jimaguas)

Hay que dar el pecho a gemelos de la misma manera que a todos los demás bebés. Recuerde que mientras más mamen los bebés, más leche tendrá la madre. La madre podrá dar el pecho a los dos bebés al mismo tiempo o uno por uno.

Una madre de gemelos necesitará comer, beber y descansar más. También necesitará que su familia—y usted—le ayuden más.

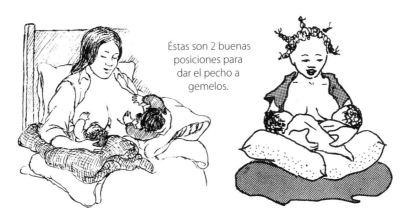

Éstas son 2 buenas posiciones para dar el pecho a gemelos.

Bebés pequeños y bebés que nacen antes de tiempo

La mayoría de los bebés que nacen pequeños o antes de tiempo necesitan tomar leche materna. Si un bebé no puede mamar porque es muy débil, la madre puede sacarse la leche a mano y dársela al bebé con una taza o una cuchara, hasta que la criatura tenga suficientes fuerzas para mamar. Vea la página 256 para más información sobre el cuidado de los bebés pequeños.

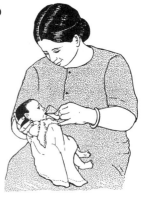

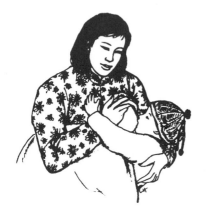

Dar el pecho durante el embarazo

No es peligroso dar el pecho durante el embarazo ni tampoco amamantar a un niño más grande al mismo tiempo que a un recién nacido. La madre debe comer aun más y descansar lo suficiente.

El nuevo bebé siempre debe comer antes que el niño más grande.

Cuando la madre está enferma

Por lo general, es mejor que una madre siga dando el pecho cuando está enferma. Para no enfermarse más, la madre puede:

- tomar suficientes líquidos.
- dar el pecho acostada.

Los familiares y los amigos pueden ayudar a la madre con sus quehaceres para que ella pueda descansar.

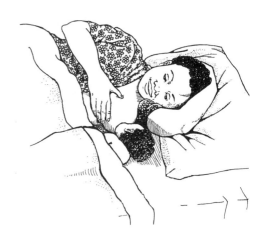

Medicinas

Por lo general, las madres que están dando el pecho no deben tomar medicinas. Pero a veces una madre enferma necesita tomar medicina. Entonces, ella debe tomar medicinas que no hacen daño cuando una mujer está amamantando.

La mayoría de las medicinas que aparecen en este libro se pueden tomar sin peligro durante el amamantamiento. Unas cuantas que sí pueden ser dañinas están marcadas con este símbolo en la sección sobre medicinas que comienza en la página 463.

¡ADVERTENCIA! Las mujeres que están dando el pecho no deben tomar esta medicina.

El VIH/SIDA

Las madres que están dando el pecho deben protegerse contra el VIH/SIDA. Para saber cómo protegerse, vea la página 334.

Algunas madres que tienen VIH les pasan el virus a sus bebés a través de la leche materna. Otras madres que tienen VIH dan el pecho a sus bebés pero no les pasan el virus. Nadie sabe por qué algunos bebés se infectan así y otros no. El VIH probablemente se transmite con más facilidad de la madre al bebé a través de la leche materna cuando:

- la madre se infectó por VIH hace poco.
- la madre ya está muy enferma de SIDA.
- además de la leche materna, la madre le da al bebé fórmula infantil u otros líquidos.
- la madre tiene los pezones agrietados o una infección de mama.
- el bebé tiene algodoncillo en la boca.

Para la mayoría de las madres, incluso las que tienen VIH, el amamantamiento es la forma más segura de alimentar a sus bebés. Eso se debe a que, en muchos lugares, muchos bebés se enferman o mueren de diarrea o de hambre a causa de la fórmula infantil y otras leches. Muchos más bebés mueren a causa de la fórmula infantil que a causa del VIH en la leche materna.

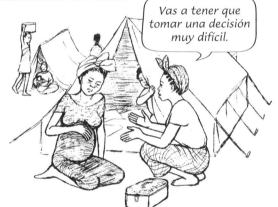

Vas a tener que tomar una decisión muy difícil.

Si una madre que tiene VIH decide dar el pecho, estas cosas pueden reducir el peligro de pasar la enfermedad al bebé:

- **Darle al bebé sólo leche materna los primeros 6 meses.** Los bebés que, además de tomar el pecho, toman fórmula infantil, tés u otros alimentos o bebidas, corren un mayor riesgo de infectarse que los bebés que sólo toman leche materna. Los demás alimentos y bebidas irritan los intestinos del bebé.
- Dejar de amamantar al bebé por completo después de 6 meses.
- Acomodar al bebé correctamente cuando le da el pecho para prevenir los pezones agrietados. (Vea la página 282).
- Tratar de inmediato el algodoncillo, los pezones agrietados y las infecciones de mama.
- Si tiene mastitis o un absceso en un pecho, no dar ese pecho al bebé. Debe sacarse la leche y botarla.

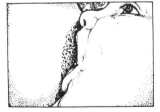

Para prevenir los pezones agrietados, ayúdele al bebé a llenarse la boca con el pecho.

Si una madre está tomando medicinas para tratar el VIH, hay menos peligro de que ella pase la enfermedad al bebé a través de la leche materna. Para más información sobre las medicinas que tratan el VIH, vea las páginas 492 a 496.

Calentar la leche materna para evitar que pase el VIH al bebé

Se puede calentar la lecha materna hasta hervir para matar el VIH. Un bebé que tome esa leche calentada no está en peligro de contagiarse del virus. Calentar la leche materna cuesta trabajo, pero se puede hacer si hay agua limpia, combustible y apoyo para la madre.

> **Cómo calentar la leche materna**
> 1. Ponga un frasco de leche materna en una olla con agua.
> 2. Caliente el agua hasta que hierva.
> 3. Quite la olla del fuego inmediatamente.
> 4. Deje que la leche se enfríe antes de dársela al bebé con una taza o un biberón.
>
> No hay que dejar hervir la leche materna.
>
> Hay que usar la leche materna pocas horas después de calentarla.

Alternativas al amamantamiento

El pecho hace más provecho, pero hay algunas situaciones en que no es posible dar el pecho a un bebé. Si la madre tiene VIH, si está muy enferma o si adopta a un bebé, quizás ella no pueda amamantarlo o decida no hacerlo.

Para algunas familias, la fórmula infantil puede ser una buena alternativa a la leche materna.

La fórmula infantil es peligrosa a menos que existan estas condiciones:

- La familia tiene suficiente agua limpia para hacer toda la fórmula que necesita el bebé.
- La familia tiene suficiente combustible para hervir los biberones.
- La familia tiene suficiente dinero para comprar toda la fórmula que necesita el bebé (y no la cortarán con más agua para ahorrar dinero).

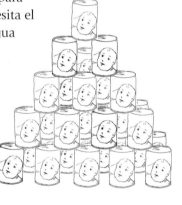

Tal vez 1 lata de fórmula infantil no parezca cara, pero comprar fórmula por muchos meses sí es muy caro.

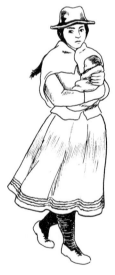

Cuando una familia da fórmula a un bebé, debe seguir las instrucciones escritas en el envase al pie de la letra. No debe usar menos leche o polvo ni añadir más agua para que la leche dure más. **Los biberones y tetillas sucios, y la fórmula infantil cortada con mucha agua, pueden matar a un bebé.**

Algunas familias que no tienen suficiente dinero para comprar fórmula infantil han probado otras maneras de alimentar a sus bebés. Estas alternativas no servirán a todas las madres, pero quizás algunas mujeres las puedan aprovechar.

- Una pariente o una amiga que no tiene VIH/SIDA puede dar el pecho al bebé.
- Se puede alimentar al bebé con leche animal. La leche animal tiene más grasa y menos azúcar que la leche humana. Por eso, hay que mezclarla con agua y azúcar antes de dársela a un bebé. No hay receta única para preparar la leche animal de la manera más saludable para el bebé. Aquí hay 2 maneras de prepararla, según el tipo de leche animal que tenga.

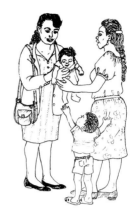

Quizás otra mujer pueda dar el pecho al bebé.

Para alimentar a un bebé con leche animal

Con leche de vaca, de cabra o de camello:
- Mezcle 100 ml de leche fresca con 50 ml de agua limpia y 2 cucharaditas de azúcar.

Con leche de oveja o de búfalo:
- Mezcle 50 ml de leche fresca con 50 ml de agua pura y 1 cucharadita de azúcar.

Caliente la mezcla hasta que empiece a hervir y quítela del fuego. Deje que se enfríe y déselo al bebé de inmediato.

La leche animal no contiene todas las vitaminas que necesita un bebé que está creciendo. Por eso, hay que darle al bebé una gran variedad de frutas, verduras y otros alimentos a partir de los 6 meses de edad.

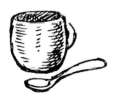

Cuando la familia alimenta al bebé con leche animal o fórmula infantil, es muy importante mantener todo muy limpio. Cada vez que se vaya a usar la taza, la cuchara, el biberón, las tetillas y los envases para la leche o la fórmula, hay que lavarlos muy bien y hervirlos 20 minutos.

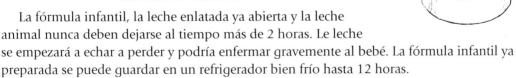

La fórmula infantil, la leche enlatada ya abierta y la leche animal nunca deben dejarse al tiempo más de 2 horas. Le leche se empezará a echar a perder y podría enfermar gravemente al bebé. La fórmula infantil ya preparada se puede guardar en un refrigerador bien frío hasta 12 horas.

Salud de la mujer
INTRODUCCIÓN

Las parteras no sólo atienden a las mujeres y a sus familias durante el embarazo y el parto, sino que también les ayudan con necesidades de salud que no están directamente relacionadas con el parto. Eso tiene sentido, porque los conocimientos y la sensibilidad con que atienda a los embarazos y los partos también le sirven a la partera cuando las mujeres necesitan otro tipo de cuidados o cuando hay una emergencia médica. Por ejemplo, una partera que ya sabe qué hacer para detener el sangrado después del parto, podrá fácilmente aprender a detener el sangrado después de un aborto o una pérdida.

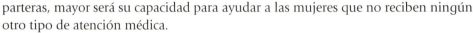

Además, en muchos lugares, la partera es la única trabajadora de salud que hay en la comunidad. En esos lugares, las parteras ya ayudan a las mujeres y a sus familias con muchas de sus necesidades de salud en general. Mientras más conocimientos desarrollen las parteras, mayor será su capacidad para ayudar a las mujeres que no reciben ningún otro tipo de atención médica.

Esta sección describe varios procedimientos que pueden ser útiles durante el parto o que sirven para cuidar la salud de las mujeres en otros momentos de la vida. Casi todas las parteras podrán hacer esos procedimientos en casi todos lados. Pero para poder hacerlos con habilidad y sin riesgo, es posible que necesiten más capacitación y oportunidades de ensayar. Para aprender a hacer esos procedimientos, consiga la ayuda de otros trabajadores de salud y de maestros que tienen experiencia. No intente los procedimientos más agresivos si no ha recibido capacitación. Y nunca haga esos procedimientos si no tiene instrumentos esterilizados. Pero tampoco tenga miedo de desarrollar esos nuevos conocimientos y habilidades. Con ellos, podrá mejorar la vida de las mujeres de su comunidad.

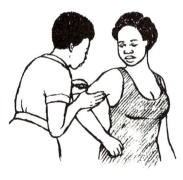

En los capítulos a continuación damos instrucciones para poner inyecciones y suero intravenoso, para saber cuánto se ha abierto el cuello de la matriz durante el parto, y para estimular un parto que no avanza bien. Hay un capítulo que explica cómo ayudar a las mujeres a usar la planificación familiar y otro capítulo sobre el tratamiento y la prevención de las infecciones de transmisión sexual.

También explicamos cómo hacer un examen pélvico para detectar signos de una infección o de cáncer. Otros capítulos describen cómo ayudar a una mujer que quiere usar un DIU como método de planificación familiar y cómo atender a una mujer que tiene problemas después de una pérdida o un aborto.

Para cualquier partera, decidir cuándo y cómo conseguir ayuda es una gran responsabilidad. Ninguna partera puede solucionar todos los problemas de salud por sí misma. El Capítulo 24 le dará ideas de cómo trabajar con los hospitales, y con otros trabajadores de salud, para que las mujeres puedan recibir buena atención en una emergencia.

Si trabajan juntos y se escuchan mutuamente, las parteras, las enfermeras, los doctores y otros trabajadores de salud podrán garantizar a las mujeres la atención que necesitan recibir.

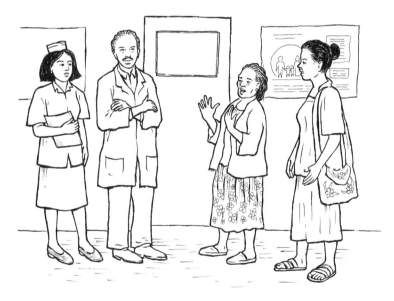

Finalmente, el Capítulo 25 da ideas para hacer materiales de enseñanza y equipo caseros.

Capítulo 17
La planificación familiar

En este capítulo:

Cómo escoger un método de planificación familiar 300

Cuadro de métodos de planificación familiar 301

El condón para el hombre (preservativo, profiláctico) 302

El condón para la mujer (condón femenino) 302

El diafragma 304

El espermicida (espuma, jalea, crema, óvulos o supositorios) 305

Los métodos hormonales 305

    Las pastillas anticonceptivas (la píldora, anticonceptivos orales) . . 307

    Las inyecciones anticonceptivas . . . 309

    Los implantes 309

El dispositivo intrauterino (DIU, aparato) 310

Tener relaciones sexuales sin penetración 312

Dar el pecho 312

La planificación familiar natural 312

    El método del moco 313

    El método de días fijos 314

La esterilización 315

La anticoncepción de emergencia . . . 316

El retiro del pene 317

La esponja casera 317

Costumbres que no evitan el embarazo 318

Planificación familiar que sirve a toda la comunidad... 318

Los hombres también deben hacerse responsables de la planificación familiar 318

Los programas de planificación familiar que sí funcionan 319

La planificación familiar

CAPÍTULO 17

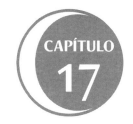

La planificación familiar permite a las mujeres y a los hombres tener el número de hijos que desean cuando los desean. Hay muchos métodos, tanto tradicionales como modernos, que se pueden usar para la planificación familiar. Esos métodos a veces se llaman métodos para espaciar los embarazos o anticonceptivos.

Las mujeres y los hombres usan la planificación familiar por varias razones. Por ejemplo:

- para tener tiempo para terminar sus estudios o para empezar a ganar dinero antes de empezar una familia
- para dejar un par de años entre los nacimientos de sus hijos
- para tener solamente el número de hijos que ellos piensan que pueden mantener
- para evitar un embarazo peligroso, por ejemplo, si la mujer tiene cierta enfermedad o si es menor de 17 años y la pelvis no se le ha desarrollado por completo.

Los partos no deben ser peligrosos, pero en los lugares donde las mujeres son pobres, no comen bien y no reciben buena atención de salud, muchas de ellas mueren a causa del sangrado abundante y otras complicaciones del parto. Tal vez una mujer quiera tener menos embarazos para proteger su propia salud.

Todas las mujeres tienen derecho a decidir si quieren tener hijos y cuántos quieren tener. Pero la mayoría de las mujeres deben vencer muchos obstáculos para poder tomar esas decisiones por sí mismas. Para que las parteras puedan ayudar a las mujeres a tener más opciones, necesitan:

- informarse acerca de la planificación familiar y compartir la información.
- trabajar con otras personas para que las parejas tengan más opciones de planificación familiar.
- trabajar con la comunidad para lograr que los hombres se interesen más en la planificación familiar y en usarla con responsabilidad.

salud de la mujer

299

Cómo escoger un método de planificación familiar

En las páginas siguientes describimos diferentes métodos de planificación familiar. Antes de recomendar uno de los métodos a una mujer, averigüe cuáles son sus necesidades.

- ¿Quiere asegurarse de que no se va a embarazar si usa ese método?
- ¿Le preocupan los efectos secundarios (efectos incómodos e indeseables)?
- ¿Quiere un método que no tiene que recordar todos los días—o puede usar un método que requiera que vaya llenando un cuadro o que tome una pastilla diaria?
- ¿Tiene un compañero que está dispuesto a participar en la planificación familiar?
- ¿Cuánto puede gastar la mujer en planificación familiar?
- ¿Le interesa un método que ella pueda dejar de usar cuando quiera embarazarse—o prefiere un método permanente?
- ¿Necesita un método que proteja contra las infecciones de transmisión sexual (ITS)?

Los métodos que describimos en este capítulo sirven bien para evitar el embarazo. Pero cada uno de los métodos también tiene desventajas. Hay métodos que cuestan más dinero que otros. Algunos métodos requieren una consulta médica o tienen ciertos riesgos para la salud. Antes de recomendar un método, asegúrese de que usted entienda los costos y riesgos, igual que sus comodidades y posibles complicaciones. Asegúrese de que la mujer también entienda esas cosas.

Piense en la protección contra las ITS junto con la prevención del embarazo

Cuando piensa en la planificación familiar, también es importante pensar en el VIH y otras infecciones de transmisión sexual. Algunos métodos de planificación familiar, como los condones, ayudan a evitar el embarazo y dan protección contra las ITS. Otros métodos, como las pastillas anticonceptivas y los DIU, sólo evitan el embarazo.

¿Los condones también me protegerán contra las infecciones?

Cuando le ayude a una mujer a escoger un método de planificación familiar, también debería ayudarle a pensar en el riesgo de contagiarse de VIH u otra infección de transmisión sexual. Para mayor información sobre las ITS, vea la página 320.

El cuadro en la próxima página muestra la eficacia de cada método para prevenir el embarazo y las ITS. El cuadro también indica los efectos secundarios que cada método pueda tener, y da información importante sobre la forma de usar cada uno. Las estrellas indican la eficacia del método para evitar el embarazo. Pero algunos métodos que pueden ser bastante eficaces tienen menos estrellas porque muchas veces la gente no los usa correctamente. Si una mujer y un hombre usan el método correctamente cada vez que tengan relaciones sexuales, obtendrán mejores resultados.

Cómo escoger un método de planificación familiar

MÉTODO DE PLANIFICACIÓN FAMILIAR	Protección contra el embarazo	Protección contra las ITS	Posibles efectos secundarios	Información importante
Condón para el hombre	★★★ MUY BUENA	BUENA		Es más eficaz cuando se usa con espermicida y lubricante.
Condón para la mujer	★★ BUENA	BUENA		Es menos eficaz si la mujer está encima del hombre durante el acto sexual.
Diafragma	★★ BUENA	REGULAR		Es más eficaz cuando se usa junto con espermicida.
Espermicida	★ REGULAR	NADA	reacciones alérgicas de la piel	Es más eficaz si se combina con otro método de barrera, como el diafragma o el condón.
Métodos hormonales (pastillas, parche, inyecciones, implantes)	★★★★ MEJOR	NADA	náuseas, dolores de cabeza, cambios de la regla	Estos métodos pueden ser peligrosos para las mujeres que tienen ciertos problemas de salud.
DIU	★★★★ MEJOR	NADA	reglas fuertes y dolorosas	Este método puede ser peligroso para las mujeres que tienen ciertos problemas de salud.
Relaciones sexuales sin penetración	★ REGULAR	REGULAR		A las parejas les puede costar trabajo atenerse a este método.
Dar el pecho (sólo los primeros 6 meses)	★★ BUENA	NADA		La madre debe dar el pecho a su bebé y nada más. No funciona después de que le vuelva a bajar la regla.
Planificación familiar natural	★★ BUENA	NADA		Para usar este método correctamente, la mujer necesita entender cuándo es fecunda.
Esterilización	★★★★ MEJOR	NADA		Después de la operación, el hombre o la mujer nunca más podrá tener un bebé.
Retiro del pene (coito interrumpido)	★ REGULAR	REGULAR		Es más eficaz si se combina con otro método, como un espermicida o un diafragma.

salud de la mujer

301

El condón para el hombre (preservativo, profiláctico)

Un condón es una funda angosta de hule delgado que el hombre usa para cubrirse el pene durante las relaciones sexuales. El semen del hombre queda atrapado en la funda y por eso los espermatozoides (semillas) no pueden entrar en la vagina ni la matriz de la mujer. Los condones sirven bien para evitar el embarazo. Los condones también ayudan a prevenir las infecciones de transmisión sexual, incluyendo el VIH/SIDA.

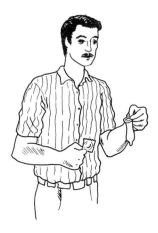

Los condones más eficaces son los de látex o poliuretano—no los de piel de oveja.

La pareja debe usar un nuevo condón cada vez que tenga relaciones sexuales.

Un lubricante puede hacer que las relaciones sexuales sean más agradables para el hombre y para la mujer. También puede impedir que el condón se rompa. Use un lubricante a base de agua, como la saliva, *Lubricante KY* o un espermicida. No use aceites, *Vaselina*, lociones para la piel o mantequilla. Pueden hacer que el condón se rompa. Para que el condón sea más cómodo para el hombre, se le puede poner una gota de lubricante en la punta, por dentro. Al condón también se le puede untar un poco de lubricante por fuera después de que el hombre se lo ponga.

El condón para la mujer (condón femenino)

El condón para la mujer cubre el interior de la vagina y los labios exteriores de los genitales. Hay que usar ese condón una sola vez, porque se puede romper si se vuelve a usar. Pero si una mujer no tiene más condones, puede limpiar y volver a usar el mismo condón femenino hasta 5 veces. Eso es mejor que nada.

Los condones para la mujer pueden ser caros y toma tiempo aprender a usarlos. Funcionan mejor cuando el hombre se pone encima de la mujer durante el acto sexual. El condón femenino no se debe usar junto con un condón para el hombre.

De los métodos que la mujer misma controla, el condón femenino es el más eficaz en cuanto a protección contra el embarazo, las ITS y el VIH. Hoy en día, sólo está disponible en algunos lugares. Pero si más personas exigen este método, más programas de planificación familiar lo ofrecerán.

Cómo usar un condón:

Un nuevo condón debe venir enrollado en un paquetito cerrado. Tenga cuidado de no desgarrar el condón cuando abra el paquete. Si el condón está tieso, duro o pegajoso, tírelo. No va a funcionar.

1. El condón se pone cuando el pene ya está tieso, pero antes de que toque los genitales de la mujer. Un hombre que no está circuncidado debe jalarse el prepucio hacia atrás para destapar el pene. El hombre debe aplastar la punta del condón y ponérselo en la punta del pene.

2. Desenrolle el condón hasta que cubra todo el pene. Siga aplastando la punta del condón mientras lo desenrolla. Si no deja ese espacio adicional para el semen, el condón podría romperse.

3. Justo después de que el hombre eyacule (se venga) y antes de que el pene se ablande, el hombre debe sostener la orilla del condón mientras retira el pene de la vagina. Luego debe quitarse el condón con cuidado.

4. Amarre el condón y tírelo en la basura o en una letrina.

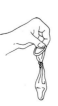

Cómo usar un condón femenino:

1. Abra el paquetito con cuidado, sin desgarrar el condón.

2. Encuentre el anillo más pequeño, que está en el extremo cerrado del condón. Ése es el anillo de adentro.

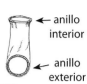

← anillo interior

← anillo exterior

3. Aplaste el anillo de adentro.

4. Métase el anillo de adentro en la vagina.

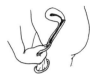

5. Empuje ese anillo en la vagina con un dedo, hasta que tape el cuello de la matriz. El otro anillo queda afuera de la vagina.

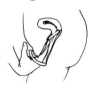

6. Asegúrese de guiar el pene a través del anillo de afuera cuando tenga relaciones sexuales.

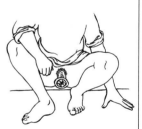

7. Quítese el condón inmediatamente después del acto sexual, antes de que se levante. Aplaste y tuerza el anillo de afuera para que el semen del hombre no se salga del condón. Sáquese el condón con cuidado y luego entiérrelo o tírelo en una letrina. No lo tire en la taza del baño.

El diafragma

Un diafragma es una copa poco profunda, de hule suave, que la mujer usa en la vagina durante las relaciones sexuales. El diafragma tapa el cuello de la matriz para que los espermatozoides (semillas) del hombre no puedan llegar a la matriz. El diafragma se debe usar con espermicida (vea la página 305). Cuando se usa correctamente, es eficaz para prevenir el embarazo. Se piensa que también da un poco de protección contra las infecciones de transmisión sexual, como el VIH.

Los diafragmas son de diferentes tamaños. Para encontrar el tamaño correcto, un trabajador de salud toma la medida como parte de un exámen pélvico (vea el capítulo 20, páginas 373 a 379). Si usted está capacitada para hacer un exámen pélvico, es fácil aprender a tomar la medida para el diafragma.

Cómo usar el diafragma

1. Ponga un poco de espermicida en el centro del diafragma. Luego esparza un poco más alrededor de toda la orilla del diafragma. Puede usar el diafragma aunque no tenga espermicida, pero tal vez no sea igual de eficaz.

2. Aplaste el diafragma a la mitad.

3. Métase el diafragma en la vagina y empújelo hasta que tape el cuello de la matriz.

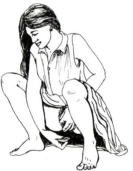

Si el diafragma está bien puesto, la mujer podrá sentir el cuello de la matriz a través del hule.

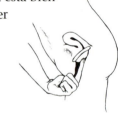

4. Déjese el diafragma puesto por lo menos 6 horas después de tener relaciones sexuales. Si vuelve a tener relaciones sexuales antes de que hayan pasado 6 horas, primero debe ponerse más espermicida en la vagina.

Lave el diafragma con agua y jabón suave después de usarlo. Luego séquelo, rocíelo con maicena, si tiene, y guárdelo en un envase limpio y cerrado.

Cómo escoger un método de planificación familiar

El espermicida (espuma, jalea, crema, óvulos o supositorios)

Un espermicida es una sustancia química que mata a los espermatozoides después de que salen del pene. Los espermicidas son bastante eficaces para evitar el embarazo cuando se usan solos y son muy eficaces cuando se usan junto con un condón o un diafragma.

Ningún espermicida protege contra las ITS o el VIH. Además, los espermicidas pueden irritar la vagina y causar pequeños cortes en el tejido que cubre la vagina. Entonces, el VIH y los microbios que causan otras ITS pueden entrar a la sangre más fácilmente a través de esas cortaditas. Una mujer no debe usar espermicida si tiene VIH/SIDA, si es posible que su compañero tenga VIH/SIDA, o si ella tiene relaciones sexuales con muchos hombres.

Cómo usar el espermicida

La mujer se pone el espermicida en la vagina. La espuma y la jalea se ponen con un aplicador. Los óvulos o supositorios se meten muy adentro de la vagina con los dedos.

Hay que ponerse el espermicida media hora o menos antes de tener relaciones sexuales. Hay que dejar el espermicida en la vagina por lo menos 6 horas después de tener relaciones sexuales. La mujer debe ponerse más espermicida cada vez que tenga relaciones sexuales.

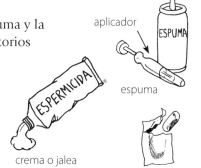

aplicador

espuma

crema o jalea

supositorio (óvulo)

Los métodos hormonales

Las pastillas, las inyecciones y los implantes anticonceptivos contienen hormonas. Las hormonas son sustancias químicas que el cuerpo de la mujer produce de una forma natural. Las hormonas controlan muchos de los procesos del cuerpo, como la regla y la capacidad de embarazarse. Los métodos hormonales evitan el embarazo impidiendo que los ovarios de la mujer suelten óvulos. Éstos son algunos de los métodos hormonales:

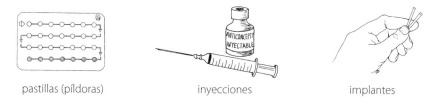

pastillas (píldoras)   inyecciones   implantes

Se siguen inventando nuevos métodos hormonales. Algunos de los últimos métodos son el parche anticonceptivo, el anillo (que se pone en el cuello de la matriz) y un DIU con hormonas.

salud de la mujer

305

Los métodos hormonales son muy eficaces para evitar el embarazo, pero no dan protección contra el VIH/SIDA y otras infecciones de transmisión sexual.

La mayoría de las pastillas anticonceptivas y algunas de las inyecciones contienen 2 hormonas: estrógeno y progestágeno. Los implantes, algunas pastillas y algunas inyecciones sólo contienen progestágeno.

> **Algunas mujeres no deben usar ningún método que contiene estrógeno.**
>
> Estas mujeres deberían usar métodos que contienen sólo progestágeno:
>
> - Mujeres que están dando el pecho las primeras 8 semanas después de dar a luz. El estrógeno entra en la leche materna, pero después de 8 semanas no le hará daño al bebé.
> - Mujeres que tienen la presión alta.
> - Mujeres que tienen diabetes.
> - Mujeres que padecen epilepsia.
> - Mujeres que alguna vez han tenido un derrame cerebral, parálisis o una enfermedad del corazón.
> - Mujeres que tienen hepatitis o problemas del hígado (piel y ojos amarillos).
> - Mujeres que alguna vez han tenido una embolia (coágulo de sangre) en las venas. Una embolia generalmente causa un dolor constante y profundo en una pierna o en la cadera. (Las várices generalmente no son de qué preocuparse, a menos que la vena esté roja y adolorida).
>
> **Algunas mujeres no deben usar ningún método hormonal.**
>
> - Mujeres que tienen cáncer de mama.
> - Mujeres que podrían estar embarazadas.
> - Mujeres que sangran mucho con la regla o que sangran más de 8 días cada vez que les baja la regla.
>
> Esas mujeres **no** deben usar píldoras, inyecciones, implantes ni ningún otro método hormonal.

Efectos secundarios

Los métodos hormonales a veces tienen efectos secundarios. Esos efectos no son peligrosos, pero muchas veces son incómodos. Los métodos hormonales pueden causar:

 náuseas dolores de cabeza  aumento de peso  hinchazón de los pechos cambios de la regla

    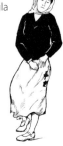

Los efectos generalmente se vuelven menos molestos después de 2 ó 3 meses. Si no, la mujer puede probar otro método de planificación familiar.

Las pastillas anticonceptivas (la píldora, anticonceptivos orales)

Las pastillas tienen todas las ventajas y desventajas de los métodos hormonales que mencionamos en la página 306.

Este método es uno de los más eficaces para evitar el embarazo, siempre que la mujer tome una pastilla a la misma hora todos los días.

Hay muchas marcas de pastillas anticonceptivas, pero siempre se debe tomar pastillas de "dosis baja". Es decir, deben contener 35 microgramos (mcg) o menos de estrógeno y 1 miligramo (mg) o menos de progestágeno. Las mujeres nunca deben tomar pastillas con más de 50 mcg de estrógeno.

Cómo tomar las pastillas anticonceptivas

La mujer debe tomar la primera pastilla del paquete el primer día de la regla. Si no puede hacer eso, debe tomar la primera pastilla cualquiera de los primeros 7 días después de que le empiece la regla.

Las pastillas vienen en paquetes de 21 ó 28 píldoras. Si la mujer está usando un paquete de 28 pastillas, debe tomarse una pastilla todos los días. En cuanto se acabe un paquete, debe abrir otro y seguir tomando 1 pastilla cada día.

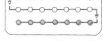
paquete de 28 pastillas

(Las últimas 7 pastillas de un paquete de 28 son de azúcar. No contienen hormonas. Las mujeres se pueden tomar esas pastillas para que no pierdan el hábito de tomar una pastilla todos los días, a la misma hora).

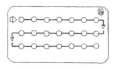
paquete de 21 pastillas

Si la mujer está usando un paquete de 21 pastillas, debe tomarse una pastilla todos los días, durante 21 días. Luego debe esperar 7 días antes de abrir un nuevo paquete. Por lo general, le bajará la regla después del día 21. Pero aunque no le baje, ella debe empezar a tomarse las pastillas de un nuevo paquete en 7 días.

Las pastillas no protegerán a la mujer contra el embarazo las primeras 4 semanas que las tome. Por eso, debe usar condones u otro método esas 4 semanas. Si no, podría quedar embarazada.

Lo mejor es tomar la pastilla a la misma hora todos los días. Muchas mujeres la toman con algo de comer, sobre todo si tienen náuseas los primeros meses que la usan.

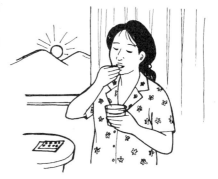

¿Qué pasa si a la mujer se le olvida tomarse la pastilla?

Si a la mujer se le olvida tomarse 1 ó 2 pastillas, deberá tomarse 1 en cuanto se acuerde. Luego deberá tomarse la siguiente pastilla a la hora acostumbrada—aunque tenga que tomarse 2 pastillas el mismo día.

Si a la mujer se le olvida tomarse 3 pastillas 3 días seguidos, deberá tomarse 1 pastilla de inmediato, tan pronto como se acuerde. Luego deberá volver a tomarse 1 pastilla cada día, a la hora acostumbrada.

Si está usando un paquete de 28 pastillas, sólo deberá tomarse las pastillas con hormonas y saltarse las pastillas de azúcar. Si está usando un paquete de 21 pastillas, deberá abrir un nuevo paquete y empezar a tomarse esas pastillas en cuanto se termine el paquete que ya esté usando.

Para que no se embarace, deberá usar un condón cada vez que tenga relaciones sexuales los 7 días después de que se le hayan olvidado las pastillas.

Recuerde: Las pastillas anticonceptivas no serán eficaces si no se toman contínuamente. Una mujer que toma pastillas anticonceptivas tiene que tomarse 1 pastilla todos los días, a la misma hora, aunque esté tomando otras medicinas, esté comiendo alimentos especiales, esté enferma o no tenga relaciones sexuales.

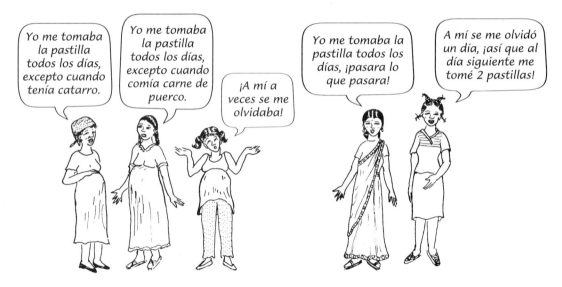

 ¡ADVERTENCIA! Si una mujer está tomando pastillas anticonceptivas y le da uno de estos signos, debe conseguir consejos médicos de inmediato:
- dolor en el pecho y falta de aliento
- dolores de cabeza fuertes
- entumecimiento de los brazos o las piernas
- dolor fuerte en una pierna

Para más información sobre diferentes tipos de pastillas anticonceptivas, vea la página 490.

Las inyecciones anticonceptivas

Con este método, un trabajador de salud le pone una inyección de hormonas a la mujer para que no se embarace. El efecto de la inyección dura de 1 a 3 meses.

Las inyecciones son muy eficaces. Muy pocas de las mujeres que usan este método se embarazan. Otra ventaja de este método es que la mujer no necesita hacer nada antes de tener relaciones sexuales. Además, el trabajador de salud que la atiende es la única persona que tiene que saber que ella está usando planificación familiar.

Las desventajas de las inyecciones son parecidas a las desventajas de las pastillas anticonceptivas: algunas mujeres suben de peso o tienen náuseas, pechos adoloridos o cambios de la regla. Algunas de las mujeres que se ponen inyecciones dejan de tener la regla. Esos efectos no son peligrosos, pero pueden ser incómodos. Otra desventaja es que la mujer tiene que ir a ver a su trabajador de salud cada 1 a 3 meses para ponerse la inyección. Y, al igual que otros métodos hormonales, las inyecciones no dan protección contra el VIH/SIDA y otras infecciones de transmisión sexual.

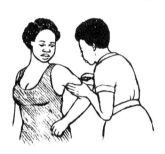

La mayoría de las inyecciones sólo contienen progestágeno. Las marcas más conocidas son *Depo-Provera (DMPA)* y *Noristerat*. Las mujeres que están dando el pecho pueden usar esas inyecciones sin peligro, al igual que las mujeres que no deben usar estrógeno (vea la página 306).

Hay algunas inyecciones que contienen estrógeno, pero son más caras y son difíciles de conseguir. Hay que ponérselas 1 vez al mes. Las mujeres que usan esas inyecciones generalmente tienen la regla como de costumbre.

Las inyecciones anticonceptivas son mejores para las mujeres que están seguras de que no quieren embarazarse todo un año o más. Eso se debe a que una mujer podría tardarse hasta 1 año o más en embarazarse después de que haya dejado de ponerse las inyecciones. Siempre hay que advertirle eso a la mujer antes de empezar a ponerle las inyecciones.

Los implantes

Con este método, un trabajador de salud capacitado le pone unos tubitos blandos de progestágeno debajo de la piel del brazo de la mujer. Los implantes evitan el embarazo por un plazo de 3 a 5 años, dependiendo del tipo de implante. Cuando haya pasado ese plazo, hay que cambiar los implantes por unos nuevos. Si la mujer decide que quiere embarazarse antes de que haya terminado el plazo, un trabajador de salud tendrá que sacarle los implantes.

implantes

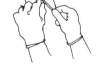

los implantes se ponen debajo de la piel…

… y los puede sacar un trabajador de salud capacitado.

Una mujer que tiene implantes no necesita hacer nada más para evitar el embarazo antes de tener relaciones sexuales. Los implantes son muy eficaces, aunque a veces no protegen a las mujeres muy gordas tan bien como a las mujeres delgadas. Los implantes sólo contienen progestágeno, así que se los pueden poner las mujeres que no deben usar estrógeno. Las mujeres que están dando el pecho también pueden usar los implantes sin peligro.

Los implantes tienen los mismos riesgos y efectos secundarios que los otros métodos hormonales (vea la página 306). A la mayoría de las mujeres que los usan les cambia mucho la regla y tienen manchado y sangrado entre una regla y otra. Eso generalmente se mejora después de un año de usar este método. Al igual que los otros métodos hormonales, los implantes no dan protección contra el VIH/SIDA y otras infecciones de transmisión sexual.

La mujer no puede sacarse los implantes por sí misma. Sólo se los puede sacar un trabajador de salud capacitado. Además, tal vez sea difícil encontrar a un trabajador de salud que sepa hacerlo. Todas las mujeres necesitan entender eso antes de que decidan ponerse implantes.

¡**ADVERTENCIA!** Preste atención a las mujeres que usan implantes, porque les pueden dar problemas de salud graves. **Si una mujer tiene cualquiera de estos signos, consiga ayuda médica:**

- dolor en el brazo, cerca del implante
- pus, enrojecimiento o sangrado cerca del implante
- el implante se sale solo
- la mujer deja de tener la regla después de haberla tenido con regularidad varios meses

El dispositivo intrauterino (DIU, aparato)

El DIU es un pequeño aparato de plástico, o de cobre y plástico, que se coloca en la matriz para evitar el embarazo. Hay diferentes tipos de DIU. El más común se llama el T de cobre, pero muchas mujeres lo llaman simplemente "el aparato". En el capítulo 21, que comienza en la página 388, damos más información acerca de los DIU y la forma de colocarlos en la matriz.

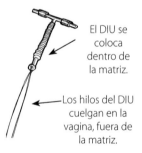

El DIU se coloca dentro de la matriz.

Los hilos del DIU cuelgan en la vagina, fuera de la matriz.

Una vez que el DIU se coloca dentro de la matriz, permanece allí hasta que lo saca una persona capacitada. Hay que cambiar el DIU después de algunos años. Unos tipos de DIU se dejan puestos más tiempo que otros.

Ni el hombre ni la mujer sienten el DIU durante las relaciones sexuales. Si la mujer tiene puesto un DIU, no necesita hacer nada más para prevenir el embarazo antes de tener relaciones sexuales. Y nadie más que ella tiene que saber que usa un DIU.

Las mujeres que tienen infecciones de la vagina o de la matriz, o VIH/SIDA u otras infecciones de transmisión sexual, no deben usar el DIU. Éstos son algunos de los riesgos y las desventajas del DIU:

- El DIU no da protección contra el VIH/SIDA ni otras infecciones de transmisión sexual. Si una mujer ya tiene una infección de ese tipo cuando se le coloca el DIU, es probable que la infección se extienda a la matriz. Las infecciones de la matriz pueden causar infecundidad u otros problemas de salud graves.
- El DIU puede hacer que la regla se vuelva dolorosa o más fuerte. Si la mujer sangra mucho cada mes, podría sufrir anemia.
- El DIU puede causar una pérdida (aborto espontáneo) si la mujer se embaraza a pesar de tener puesto el DIU o si se lo coloca cuando ya está embarazada.
- La mujer no puede ponerse o sacarse el DIU por sí misma. Eso lo tiene que hacer un trabajador de salud.

Por esas razones, es mejor que sólo usen el DIU las mujeres que viven cerca de un hospital.

 ¡ADVERTENCIA! **Una mujer que está usando el DIU debe conseguir ayuda médica si le da cualquiera de estos signos de peligro:**

- La regla no le baja a tiempo o no le baja, o ella tiene manchado inusual entre una regla y otra.
- Tiene dolor en el vientre, que no se le quita, o las relaciones sexuales le causan dolor.
- Tiene signos de infección: flujo vaginal raro o mal olor de la vagina, fiebre, escalofríos, malestar.
- Los hilos del DIU desaparecen, se vuelven más cortos o más largos, o la mujer siente el DIU en la vagina.

La mujer necesita revisarse cada mes para asegurarse de que el DIU todavía esté en su lugar. El mejor momento de hacer eso es después de que termine la regla.

Primero, la mujer debe lavarse las manos. Luego debe meterse 2 dedos en la vagina para sentir los hilos del DIU. Deben sentirse iguales cada mes.

Si los hilos están más cortos o más largos, o si ella no los puede sentir, es posible que se hayan metido en la matriz o que el DIU se haya salido. En este caso, la mujer debe usar otro método de planificación familiar y debe conseguir ayuda médica.

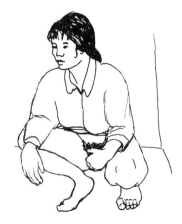

311

Tener relaciones sexuales sin penetración

Hay muchas formas de tener relaciones sexuales sin que la mujer quede embarazada. Por ejemplo, muchas parejas disfrutan el sexo oral (tocar los genitales con la boca) y las caricias sexuales (acariciar los genitales u otras partes del cuerpo con las manos). Con estas actividades, la mujer no quedará embarazada, y el riesgo de pasarse el VIH y otras infecciones de transmisión sexual es muy bajo. El sexo anal (el pene dentro del ano de la mujer) también evita el embarazo, pero esa actividad facilita la transmisión del VHI y otras ITS.

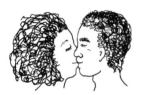

La manera más eficaz de evitar tanto el embarazo como las ITS, incluyendo el VIH, es tener relaciones sexuales sin que el hombre meta el pene en la vagina de la mujer. Pero para las parejas puede ser muy difícil tener relaciones sexuales sin penetración por mucho tiempo.

Dar el pecho

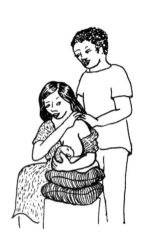

Los primeros 6 meses después del parto, los ovarios de las mujeres que están dando el pecho generalmente no sueltan óvulos. Por eso esas mujeres no pueden embarazarse aunque tengan relaciones sexuales.

Las mujeres por lo general no se embarazan si están dando el pecho y:

1. el bebé tiene menos de 6 meses y

2. a la mujer no le ha bajado la regla desde que dio a luz y

3. el bebé sólo toma leche materna y nada más.

La mujer podría embarazarse fácilmente si, además de leche materna le está dando fórmula infantil, agua u otras bebidas al bebé. Además, podría embarazarse si pasan más de 6 horas sin que el bebé tome el pecho.

Este método no da protección contra el VIH y otras ITS. Además, si la madre se contagia de VIH mientras está dando el pecho, podría pasarle el VIH al bebé. Si existe cualquier posibilidad de que el compañero de la madre tenga VIH/SIDA, ellos deben usar condones cada vez que tengan relaciones sexuales.

La planificación familiar natural

La mujer sólo se puede embarazar cuando es fértil, o sea, cuando un óvulo sale del ovario, atraviesa la trompa y llega a la matriz—más o menos 1 vez al mes (vea la página 29). Para usar la planificación familiar natural, la mujer necesita observar las señales de su cuerpo para darse cuenta de cuándo es fértil. Durante ese período, ella y su compañero no deben tener relaciones sexuales con penetración (el pene dentro de la vagina). Pueden probar otros tipos de relaciones sexuales, como el sexo oral o las caricias sexuales. O podrían usar condones o un diafragma durante los días fértiles para evitar el embarazo.

Cómo escoger un método de planificación familiar

La planificación familiar natural no cuesta dinero y no tiene efectos secundarios, pero puede ser difícil de usar. Las mujeres no siempre saben cuándo son fértiles y, si tienen aunque sea un solo ciclo irregular, se pueden embarazar fácilmente. Este método por lo general da mejores resultados cuando la pareja recibe capacitación antes de usarlo. La planificación familiar natural no da protección contra el VIH y otras infecciones de transmisión sexual.

Ya me cansé de esperar.

La planificación familiar natural **no** es un buen método para las mujeres que no pueden controlar el momento de tener relaciones sexuales. El compañero de la mujer necesita estar dispuesto a usar condones o un diafragma—o a no tener relaciones sexuales con penetración—durante los días fértiles de la mujer.

Las mujeres que tienen ciclos irregulares tampoco deben usar este método. Las mujeres que hace poco dieron a luz o tuvieron un aborto no deben usar este método sino hasta que hayan tenido ciclos regulares varios meses. Un ciclo es el período entre el comienzo de una regla y el comienzo de la regla siguiente. (Vea la página 29).

Hay muchas maneras de usar la planificación familiar natural. En este libro hablamos sobre el método del moco y el método de días fijos. Esos 2 métodos dan mejor resultado cuando se usan juntos. Pero un solo método es mejor que nada.

El método del moco

Para usar este método, la mujer se revisa el moco de la vagina todos los días para ver si ella es fértil. En los días fértiles, el moco se pone elástico y resbaloso, como el huevo crudo.

Para revisarse el moco, la mujer necesita limpiarse la vagina con un dedo limpio o un pedacito de tela o de papel. Luego debe fijarse en el moco.

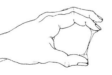 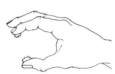

El moco transparente, húmedo y resbaloso aparece cuando la mujer es fértil. **No debe tener relaciones sexuales.**

Cuando ella no es fértil, no hay moco **o el moco está blanco, seco y pegajoso.** Probablemente está bien que tenga relaciones sexuales 2 días después del primer día de moco seco.

Después de practicar 2 ó 3 meses, la mujer podrá reconocer los cambios del moco con facilidad.

Cómo usar el método del moco:

- Revísese el moco todos los días a la misma hora. Revíselo antes de tener relaciones sexuales.
- No tenga relaciones sexuales los días que tenga moco resbaloso. O use condones o un diafragma esos días.
- No tenga relaciones sexuales sino hasta 2 días después del último día en que tuvo moco transparente y resbaloso.
- No se haga nunca lavados vaginales porque así se lava todo el moco y no hay nada que revisar para saber si es fértil o no.
- Use otro método de planificación familiar si tiene una infección vaginal o si no está segura si es fértil o no.

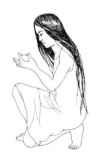

El método de días fijos

Cuando una mujer usa el método de días fijos, se abstiene de tener relaciones sexuales todos los días en que pudiera ser fértil. Sólo pueden usar este método las mujeres que tienen ciclos regulares de 26 a 32 días. Eso quiere decir que entre el primer día de una regla y el primer día de la regla siguiente pasan por lo menos 26 días, pero no más de 32.

Este método generalmente les sirve a las mujeres que tienen ciclos regulares, es decir, más o menos el mismo número de días entre una regla y otra. Pero si un solo ciclo de la mujer cambia y se vuelve más corto o más largo, la mujer podría quedar embarazada fácilmente. Es frecuente que el ciclo de la mujer cambie cuando ella está enferma o tensa y angustiada. Por eso, es mejor que en esas situaciones, la mujer use otro método de planificación familiar hasta que ya esté mejor y su ciclo haya vuelto a la normalidad.

Cómo usar el método de días fijos

Para que el método funcione, la mujer no debe tener relaciones sexuales con coito (con el pene dentro de la vagina) desde el comienzo del día 8 de su ciclo hasta el final del día 19 de su ciclo. Si decide tener relaciones sexuales en ese período, deberá protegerse con otro método de planificación familiar.

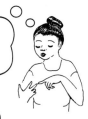

La regla me bajó hace 8 días. Así que no podemos tener relaciones sexuales ni hoy, ni los próximos 10 días.

Más vale que me vaya a casa de mi hermana.

Las mujeres pueden usar cuentas, un cuadro o alguna otra cosa para recordar sus días fértiles. Haga un collar con 32 cuentas de 3 colores diferentes. Cada color representa una fase diferente del ciclo de la mujer.

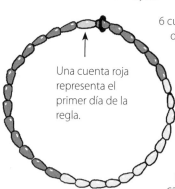

Otras 13 cuentas azules representan los demás días cuando las relaciones sexuales con penetración generalmente no causarán un embarazo.

Una cuenta roja representa el primer día de la regla.

6 cuentas azules muestran los días en que las relaciones sexuales con penetración generalmente no causarán un embarazo.

12 cuentas blancas representan los días fértiles—cuando las relaciones sexuales con penetración sí pueden causar un embarazo.

La mujer pone un anillo o un hilito alrededor de la cuenta roja, el día que le baje la regla. Luego debe pasar el anillo a la siguiente cuenta cada día. Cuando el anillo esté en una de las cuentas blancas, le indicará a la mujer que podría embarazarse si tiene relaciones sexuales con penetración. El día que le vuelva a venir la regla, ella deberá regresar el anillo a la cuenta roja del principio.

Tal vez usted pueda comprar un collar como éste, llamado el *Collar del Ciclo*.

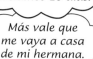

Otra opción es dibujar una rueda con 32 secciones—1 para cada día de su ciclo. La mujer puede ir marcando cada día en la rueda para que recuerde cuándo se puede embarazar.

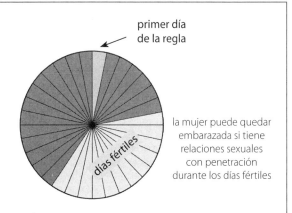

primer día de la regla

la mujer puede quedar embarazada si tiene relaciones sexuales con penetración durante los días fértiles

días fértiles

La esterilización

La esterilización es una operación que acaba con la fertilidad. Es un método anticonceptivo permanente. Sólo es conveniente para las personas que saben que nunca más quieren tener un bebé.

La operación generalmente se hace en un hospital. Es rápida y no es peligrosa. La esterilización casi siempre es completamente eficaz. Un doctor puede tratar de revertirla con otra operación, pero es más cara y muchas veces no da resultado.

La esterilización no protege ni al hombre ni a la mujer contra el VIH y otras infecciones de transmisión sexual.

La esterilización para el hombre (vasectomía)

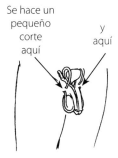

Se hace un pequeño corte aquí y aquí

La vasectomía es una operación sencilla. Sólo toma unos 10 minutos. Un trabajador de salud corta los conductos que llevan los espermatozoides al pene. No se cortan los testículos del hombre.

La operación no cambia la capacidad del hombre para tener relaciones sexuales ni para sentir placer sexual. El hombre todavía eyacula (se viene, acaba), pero los espermatozoides no pasan de los testículos al semen. Quedarán algunos espermatozoides en los conductos más o menos 3 meses después de la operación. Durante ese período, la pareja necesitará usar otro método de planificación familiar.

La esterilización para la mujer (ligadura de trompas)

La ligadura de trompas es un poco más complicada que la vasectomía, pero aun así no es peligrosa. Un trabajador de salud corta o amarra las trompas que conducen los óvulos de la mujer a la matriz. La operación toma más o menos 30 minutos.

La ligadura de trompas no afecta la regla de la mujer ni su capacidad para tener relaciones sexuales y sentir placer sexual.

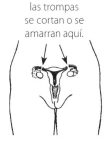

las trompas se cortan o se amarran aquí.

La anticoncepción de emergencia

La anticoncepción de emergencia puede prevenir un embarazo después de tener relaciones sexuales. Si una mujer tiene relaciones sexuales sin usar un método de planificación familiar y no desea embarazarse, puede tomar una dosis alta de pastillas anticonceptivas lo antes posible—pero no más de 5 días después de tener relaciones. Mientras más pronto se toman las pastillas, mayor será su eficacia.

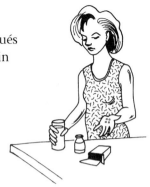

No es conveniente que una mujer use este método cada vez que tenga relaciones sexuales. Además, este método no es tan confiable como otros.

Cómo dar pastillas anticonceptivas de emergencia

La mayoría de las pastillas anticonceptivas contienen etinilestradiol (estrógeno) y levonorgestrel (progestágeno). El número de pastillas que hay que tomar depende de la cantidad de etinilestradiol en la pastilla.

Si usa pastillas de dosis baja *(con 20 mcg de etinilestradiol)*
- dé 5 pastillas. Luego, 12 horas después, dé otras 5 pastillas.

Si usa pastillas de dosis baja *(con 30 a 35 mcg de etinilestradiol)*
- dé 4 pastillas. Luego, 12 horas después, dé otras 4 pastillas.

Si usa pastillas de dosis alta *(con 50 mcg de etinilestradiol)*
- dé 2 pastillas. Luego, 12 horas después, dé otras 2 pastillas.

Si usa pastillas de progestágeno sólo *(con 75 mcg de levonorgestrel)*
- dé 40 pastillas 1 sola vez, **o**
- dé 20 pastillas. Luego, 12 horas después, dé otras 20 pastillas.

Si usa pastillas de progestágeno sólo *(con 30 mcg de levonorgestrel)*
- dé 50 pastillas 1 sola vez, **o**
- dé 25 pastillas. Luego, 12 horas después, dé otras 25 pastillas.

Hay también pastillas que se usan sólo para la anticoncepción de emergencia. Estas pastillas y las pastillas de progestágeno sólo tienen menos efectos secundarios (náuseas y dolor de cabeza).

Si usa una pastilla que tiene *1500 mcg de levonorgestrel*, como *Postinor 1*,
- dé 1 pastilla 1 sola vez.

Si usa pastillas que tienen *750 mcg de levonorgestrel*, como *Postinor 2*,
- dé 2 pastillas 1 sola vez.

El DIU de emergencia

El DIU también se puede usar como un anticonceptivo de emergencia. Un trabajador de salud capacitado debe colocarle el DIU a la mujer menos de 5 días después de que ella haya tenido relaciones sexuales. Eso generalmente evitará el embarazo. Luego, la mujer podrá dejarse puesto el DIU para no embarazarse en el futuro. Pero este método no se debe usar si es posible que la mujer tenga una infección de transmisión sexual (ITS).

El retiro del pene (coito interrumpido)

Con este método el hombre retira el pene de la vagina de la mujer y lo aleja de los genitales de ella antes de que eyacule. Eso evita que los espermatozoides entren a la vagina.

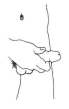

Aunque el hombre retire el pene antes de eyacular cada vez que tenga relaciones sexuales, este método no funciona muy bien. A veces, un poco de semen gotea del pene antes de que el hombre eyacule. Además, es posible que el hombre no pueda retirar el pene antes de que salga semen. O tal vez no quiera retirarlo. Si le entra aunque sea una gotita de semen en la vagina de la mujer, ella podría quedar embarazada. Por eso, este método funciona mejor cuando se usa junto con otro método como el espermicida o el diafragma.

Este método puede dar un poco de protección contra el VIH y otras infecciones de transmisión sexual.

La esponja casera

Para usar este método, la mujer se pone un pedazo de esponja remojada en vinagre, sal o limón muy adentro de la vagina, antes de tener relaciones sexuales. Este método no es muy eficaz, pero puede evitar algunos embarazos. Tal vez la mujer quiera probarlo cuando no tenga disponible ningún otro método.

Este método puede irritar la vagina, lo cual puede aumentar el riesgo de que la mujer se contagie de una infección de transmisión sexual. La mujer debe dejar de usar la esponja si le causa sequedad, dolor o comezón en la vagina.

Cómo hacer una esponja casera

1. Mezclar:
   2 cucharadas de vinagre con 1 taza de agua hervida limpia   *ó, como otra opción:*   1 cucharadita de jugo de limón con 1 taza de agua hervida limpia   *ó, como otra opción:*   1 cucharada de sal con 4 cucharadas de agua hervida limpia

2. Remojar un pedazo de esponja hervida, como del tamaño de un huevo, en uno de esos líquidos.

3. Meterse la esponja muy adentro de la vagina menos de 1 hora antes de tener relaciones sexuales.

4. Dejarse puesta la esponja por lo menos 6 horas después de tener relaciones sexuales. Luego sacársela.

La esponja puede ser difícil de sacar, pero no se puede perder en la vagina. Tal vez la mujer se la pueda sacar más fácilmente si se acuclilla y puja como si estuviera obrando (defecando), al mismo tiempo que trata de sacarse la esponja con los dedos. Si le cuesta trabajo sacársela, podría amarrarle un listón o un hilo limpio para la próxima vez.

La esponja se puede lavar, hervir y volver a usar muchas veces. Hay que guardarla en un lugar limpio y seco. Se puede preparar el líquido de antemano y guardarlo en una botella.

Costumbres que no evitan el embarazo

Hay costumbres que alguna gente piensa pueden evitar el embarazo, pero no sirven. No son métodos de planificación familiar, y algunas son además peligrosas. Por ejemplo:

- El embarazo no se puede evitar usando amuletos. Tampoco sirve rezar o usar hechizos.
- El embarazo no se puede evitar orinando después de las relaciones sexuales (aunque eso sí puede ayudar a evitar las infecciones urinarias).
- El embarazo no se puede evitar haciéndose lavados de la vagina después de las relaciones sexuales. Algunas hierbas y ciertas sustancias químicas fuertes que se usan para los lavados también pueden lesionar la vagina.

Planificación familiar que sirve a toda la comunidad

Los hombres también deben hacerse responsables de la planificación familiar

Es más fácil usar la planificación familiar con éxito cuando el hombre y la mujer deciden juntos que quieren usarla. Como los hombres no se embarazan, no siempre cargan con la responsabilidad del embarazo y de la planificación familiar de la misma forma que las mujeres. Muchos hombres opinan que la planificación familiar es un problema de la mujer.

Algunos hombres no quieren que sus compañeras usen planificación familiar. Tal vez quieran tener muchos hijos o quizás piensen que la planificación familiar es inmoral. O tal vez opinen que la planificación familiar es cara o inconveniente, o no tiene beneficios.

Cuando los hombres apoyan el derecho de la mujer de decidir si quiere tener hijos y cuándo tenerlos, las mujeres pueden optar por usar planificación familiar, si eso es lo que desean. Entonces, tanto el hombre como la mujer podrán tener relaciones sexuales con menos preocupación si no quieren tener un hijo.

Como partera, quizás usted pueda ayudar a convencer a los hombres a asumir más responsabilidad por la planificación familiar. El número de hijos que haya en la familia afectará la salud y el bienestar de todos los miembros de la familia. Anime a los hombres a:

- usar condones.
- ayudar a sus compañeras a usar el método de planificación familiar que ellas escojan.
- conversar con otros hombres de la comunidad sobre la importancia de la planificación familiar.

Los programas de planificación familiar que sí funcionan

Las parteras ayudan a hombres y a mujeres a tomar decisiones acerca de la planificación familiar. Al hacer ese trabajo, quizás se den cuenta de que los métodos de planificación familiar no son fáciles de conseguir en su comunidad. Entonces, tal vez puedan ayudar a que los programas de planificación familiar funcionen mejor.

Para que un programa de planificación familiar sirva para mejorar la salud de la mujer, aumentar sus conocimientos y darle más control sobre su cuerpo, ese programa debe:

- ofrecer una gran variedad de métodos, tanto para el hombre como para la mujer, con información clara acerca de las ventajas y desventajas de cada uno.
- ofrecer exámenes confiables que detectan problemas de salud—como por ejemplo, presión alta—que indiquen que una mujer no debe usar ciertos métodos. Debe ofrecer además atención continua para verificar que el método no le cause problemas a la mujer y para ayudarle a probar otro método cuando sea necesario.
- ofrecer servicios médicos que incluyen la planificación familiar junto con la atención del embarazo y parto, apoyo para el amamantamiento, tratamiento para la infertilidad, y prevención y tratamiento de las infecciones de transmisión sexual.
- animar a los hombres y a las mujeres a compartir la responsabilidad de la planificación familiar.
- respetar a los trabajadores de salud de la zona y las prácticas tradicionales que no sean dañinas, incluso los métodos tradicionales para controlar la regla y para planificar la familia. Muchas parteras logran buenos resultados cuando combinan métodos tradicionales con métodos modernos.
- dejar que la gente tome sus propias decisiones sin presiones. Nadie debe forzar a la mujer a usar planificación familiar o cierto método anticonceptivo contra su voluntad. Eso sucede cuando los programas limitan la variedad de métodos que ofrecen o se fijan metas (la entrega de un método en particular a un número determinado de personas). Cuando los trabajadores de salud tienen que cumplir con una meta, obligan a la gente a aceptar un método contra su voluntad o sin darles información completa sobre ese método. Esos problemas suceden con los programas de planificación familiar que reciben fondos de organizaciones grandes que no pertenecen a la comunidad, como por ejemplo, los donantes internacionales y los gobiernos nacionales.

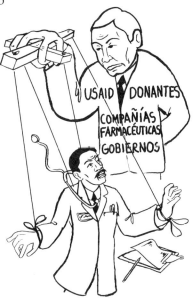

Los trabajadores de salud no deben sentirse obligados a ofrecerles a las mujeres ciertos métodos en particular.

Capítulo 18
Infecciones de transmisión sexual y otras infecciones de los genitales

En este capítulo:

¿Qué son las infecciones de transmisión sexual?...321

Cómo se transmiten las ITS 322   Tratar las ITS 322

Flujo vaginal 323

Clamidiasis y gonorrea (blenorrea, gonococia, purgaciones)......... 323
Candidiasis (infección por hongos) 326
Tricomoniasis 326
Vaginosis bacteriana............... 328

Llagas en los genitales (úlceras genitales)..329

Sífilis 329
Chancro blando (chancroida) 331
Herpes genital.................... 331
VPH (verrugas genitales, virus papiloma humano)......... 333

ITS que afectan todo el cuerpo 334

VIH/SIDA 334
Hepatitis B..................... 336

Enseñarles a las mujeres a prevenir las ITS.. 336

Luchar por eliminar las ITS en su comunidad 337

Infecciones de transmisión sexual
y otras infecciones de los genitales

CAPÍTULO 18

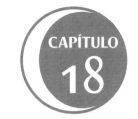

¿Qué son las infecciones de transmisión sexual?

Las infecciones de transmisión sexual (ITS) son infecciones que una persona le puede pasar a otra cuando tengan relaciones sexuales. Las ITS pueden afectar a los hombres, las mujeres y sus hijos. Algunas ITS comunes son: gonorrea, clamidiasis, tricomoniasis, sífilis, chancro blando o chancroide, herpes, hepatitis B y VIH/SIDA.

Es posible que una persona tenga una ITS si tiene uno o varios de estos signos:

- flujo con mal olor
- comezón en los genitales
- dolor en los genitales
- llagas o ampollas en los genitales
- dolor en la pelvis o durante las relaciones sexuales

Además, es muy frecuente que una persona tenga una ITS sin tener ningún signo. Muchos hombres y mujeres tienen ITS sin que lo sepan.

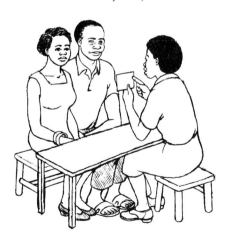

Si no se tratan, las ITS pueden causar problemas de salud graves, como por ejemplo, embarazo tubárico (vea la página 113), cáncer del cuello de la matriz (vea la página 383), o infertilidad (vea la página 30). Por eso, cualquier persona infectada debe recibir tratamiento lo antes posible. Si una mujer embarazada tiene una ITS y no recibe tratamiento, su bebé puede ser muy pequeño al nacer o puede nacer antes de tiempo o nacer ciego, enfermo o muerto. Cuando una persona ya tiene una ITS, se puede contagiar más fácilmente de otra, incluso de VIH.

Este capítulo describe las ITS más comunes y explica cómo tratarlas y prevenirlas. También describe otras infecciones de los genitales que son frecuentes, pero que no se transmiten sexualmente.

salud de la mujer

Cómo se transmiten las ITS

Para contagiarse de una ITS, una persona tiene que tener contacto íntimo con otra persona ya infectada. El contacto íntimo puede ser el sexo con penetración (con el pene del hombre dentro de la vagina de la mujer), el sexo anal (el pene en el ano) o, rara vez, el sexo oral (tocar los genitales o el ano con la boca). A veces, para contagiarse, basta que una persona infectada frote sus genitales contra los genitales de otra persona. Muchas personas se contagian al tener contacto íntimo con alguien que no tiene signos de una infección.

Para prevenir las ITS, no hay que tener relaciones sexuales con nadie que tiene una infección. Las ITS también se pueden prevenir usando condones. Para aprender a prevenir las ITS, vea las páginas 334 y 336.

Un bebé también se puede contagiar de una ITS si su madre tiene una infección. Algunas ITS se transmiten al bebé por medio de la sangre de la madre durante el embarazo. Otras ITS se transmiten cuando el bebé atraviesa la vagina, durante el parto.

Tratar las ITS

La mayoría de las ITS se mejoran o se curan si la persona infectada recibe tratamiento de inmediato. Pero muchas mujeres y hombres no reciben tratamiento. Algunas personas no tienen suficiente dinero para pagar el tratamiento. A otras les da pena o vergüenza. A muchas mujeres les preocupa que sus maridos vayan a pensar que tuvieron relaciones sexuales con otro hombre.

Por esas razones, la manera en que usted atienda a una mujer que podría tener una ITS es muy importante. Si una mujer le pide ayuda, no le cuente a nadie más lo que ella le diga o quizás ella no vuelva a consultarla. No la critique. Conteste honestamente y de la mejor forma que pueda las preguntas que ella le haga. Si no puede tratar la infección, ayúdele a la mujer a conseguir atención a bajo costo y cerca de donde ella vive.

No quiero ir a la clínica.

Pero si no nos curamos los dos, nos vamos a volver a pasar la infección.

Recuerde:

- Hay que tratar las ITS lo antes posible. El tratamiento temprano es más barato y más eficaz que el tratamiento que se requiere después de tener una infección mucho tiempo.
- También hay que tratar a los compañeros. A una mujer no le va a servir de nada el tratamiento si su compañero sigue infectado.
- Hay que asegurarse de que la mujer se tome toda la medicina que le den. Para que se cure completamente, necesita tomarse toda la medicina, aunque los signos de la infección ya se le hayan quitado.

Nota: Todas las medicinas que aparecen en este capítulo se pueden tomar sin peligro durante el embarazo y el amamantamiento, a menos que le advirtamos lo contrario. Si usted no está embarazada ni está dando el pecho, tal vez pueda usar otras medicinas más eficaces. Para informarse sobre esas medicinas, consulte el libro ***Donde no hay doctor para mujeres*** o hable con un farmacéutico (boticario).

Flujo vaginal

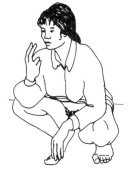

Es normal que las mujeres tengan flujo vaginal. El flujo es la manera en que la vagina se limpia. El flujo cambia con el ciclo mensual de la mujer y también cambia durante el embarazo.

Sin embargo, un cambio considerable en la cantidad, el color o el olor del flujo vaginal podría indicar que la mujer tiene una infección de los genitales. La infección podría ser de transmisión sexual o de otro tipo.

En este capítulo, organizamos las diferentes infecciones que afectan a las mujeres según los síntomas que causa cada una. El flujo vaginal puede ser un síntoma de clamidiasis, gonorrea, tricomoniasis o alguna infección vaginal que no se transmite sexualmente.

Clamidiasis y gonorrea (blenorrea, gonococia, purgaciones)

La clamidiasis y la gonorrea son enfermedades graves, pero se curan fácilmente si se tratan pronto. Si no se tratan, el resultado puede ser una infección grave o infertilidad, tanto en la mujer como en el hombre.

Signos en la mujer:

Los signos pueden aparecer semanas o meses después de tener relaciones sexuales con una persona infectada.

- flujo verde o amarillo de la vagina o del ano
- dolor o ardor al orinar
- fiebre
- dolor en la parte baja del vientre
- dolor o sangrado durante las relaciones sexuales
- o ningún signo

Tanto los hombres como las mujeres pueden tener clamidiasis o gonorrea sin ningún signo. Pero aunque una persona infectada no tenga signos, le puede pasar la clamidiasis o la gonorrea a alguien más.

Signos en el hombre:

Los signos generalmente aparecen de 2 a 5 días después de tener relaciones sexuales con una persona infectada.

- flujo del pene
- dolor o ardor al orinar
- dolor o hinchazón de los testículos
- o ningún signo

Tratamiento

Siempre que sea posible, cada mujer embarazada debe hacerse pruebas para detectar la clamidiasis y la gonorrea. Si las pruebas indican que tiene una de esas infecciones, o ambas, **ella y su compañero deben recibir tratamiento.** Pero si no hay manera de que la mujer se haga las pruebas, y ella o su compañero tienen signos de estar infectados, deben recibir el tratamiento de cualquier forma. Es mejor tratar a una persona que podría estar infectada, aunque no haya manera de comprobar si realmente tiene la infección.

Para tratar la clamidiasis
- dé 500 mg de eritromicina......................por la boca, 4 veces al día, durante 7 días

o, como otra opción:
- dé 500 mg de amoxicilina......................por la boca, 3 veces al día, durante 7 días

Para tratar la gonorrea
- inyecte 125 mg de ceftriaxona................en el músculo, 1 sola vez

o, como otra opción:
- dé 400 mg de cefixima..........................por la boca, 1 sola vez

---

Es muy frecuente tener clamidiasis y gonorrea al mismo tiempo. Si usted no está segura de cuál de estas infecciones tiene la mujer, o si podría tener las dos, dele tratamiento a ella y a su compañero para la clamidiasis y también para la gonorrea.

Nota: Antes, la gonorrea se trataba con penicilina. Hoy en día, en muchas partes del mundo, la penicilina ya no cura la gonorrea porque la infección se ha vuelto resistente a esa medicina (vea la página 464). Averigüe cuáles medicinas son las más eficaces en la zona donde usted vive.

Problemas causados por clamidiasis y gonorrea en los bebés

Cuando una mujer tiene clamidiasis o gonorrea y da a luz, puede pasar la infección a su bebé. El bebé puede quedar ciego o tener problemas graves de los pulmones a causa de esas infecciones. Cuando un bebé tiene una infección de clamidiasis o gonorrea en los ojos, generalmente un líquido espeso y amarillo le sale de los ojos antes de que cumpla 1 mes de edad. Para prevenir las infecciones de los ojos en los bebés, póngales gotas de una solución de povidona yodada o un poco de pomada antibiótica en los ojos poco después de que nazcan (vea la página 260).

Si un bebé tiene clamidiasis
- dé 30 mg de eritromicina.. por la boca, 4 veces al día, durante 14 días

Si un bebé tiene gonorrea
- inyecte 125 mg de ceftriaxona............................en el músculo del muslo, 1 sola vez

Si no puede hacer una prueba para averiguar cuál de estas infecciones tiene el bebé, dé medicinas para las dos.

Infección de la pelvis (Enfermedad pélvica inflamatoria)

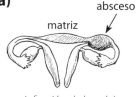

infección de la pelvis

La enfermedad pélvica inflamatoria es una infección grave de la matriz, las trompas o los ovarios de la mujer.

Puede aparecer cuando una mujer no recibe tratamiento para una infección de transmisión sexual (por lo general, clamidiasis o gonorrea). También puede ocurrir después del parto o después de un aborto. Los microbios entran en la matriz, las trompas o los ovarios de la mujer y causan una infección.

Si la mujer no recibe tratamiento, la infección de la pelvis le puede causar dolor que no se quita por mucho tiempo. Las mujeres que han sufrido una infección de la pelvis corren un mayor riesgo de tener un embarazo tubárico (fuera de la matriz) o de quedar estériles. Las infecciones pélvicas incluso pueden ser mortales.

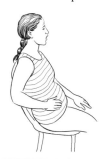

Signos de una infección de la pelvis
- dolor en la parte baja del vientre
- calentura alta (más de 38 °C ó 100.4 °F)
- sentirse muy débil o enferma
- flujo vaginal verde o amarillo con mal olor
- dolor o sangrado durante las relaciones sexuales

Para tratar una infección de la pelvis

Si una mujer tiene una infección de la pelvis, debe tomar 3 medicinas al mismo tiempo. Una medicina es para tratar la clamidiasis, otra es para la gonorrea y la otra es el antibiótico llamado metronidazol.

Para la clamidiasis
- dé 500 mg de eritromicina .... por la boca, 4 veces al día, durante 14 días

   o, como otra opción:

- dé 500 mg de amoxicilina .... por la boca, 3 veces al día, durante 14 días

Y para la gonorrea
- inyecte 250 mg de ceftriaxona .... en el músculo, 1 sola vez

   o, como otra opción:

- dé 400 mg de cefixima .... por la boca, 1 sola vez

Y para matar todos los demás microbios que causan infecciones pélvicas
- dé 400 a 500 mg de metronidazol .... por la boca, 3 veces al día, durante 14 días

   No tome metronidazol durante los primeros 3 meses del embarazo.

Si la mujer no se ha mejorado en 2 días y 2 noches (48 horas), o si tiene fiebre alta o vómitos, debe ir al hospital de inmediato. Necesita que le pongan medicinas por la vena.

Tricomoniasis

La tricomoniasis es incómoda y causa comezón. Los hombres generalmente no tienen signos, pero pueden tener esa infección en el pene y pasársela a la mujer durante las relaciones sexuales.

La tricomoniasis no es peligrosa, pero puede irritar la vagina. Cuando una mujer tiene la vagina irritada, puede contagiarse más fácilmente de otras ITS, incluyendo el VIH.

Signos de la tricomoniasis

- flujo espumoso, amarillo o gris
- flujo con mal olor
- enrojecimiento y comezón en los genitales y la vagina
- dolor o ardor al orinar

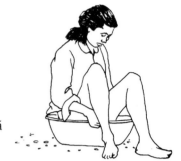

Para que la mujer se sienta mejor, se puede sentar 15 minutos en agua limpia y tibia, tan seguido como pueda. Eso le calmará las molestias de los genitales y le ayudará a sanar más rápido. No debe tener relaciones sexuales sino hasta que ella y su compañero hayan terminado con el tratamiento y ya no tengan signos de la enfermedad.

Para tratar la tricomoniasis

Si la mujer está embarazada:

No debe empezar el tratamiento sino hasta después del tercer mes. Esta medicina es peligrosa durante los primeros 3 meses del embarazo. Después del tercer mes:

- dé 400 a 500 mg de metronidazol .... por la boca, 2 veces al día, durante 7 días

También trate al compañero de la mujer con 2 g de metronidazol por la boca, 1 sola vez.

Candidiasis (infección por hongos)

Por lo general, la candidiasis no se transmite sexualmente, pero es una infección vaginal muy frecuente. Afecta en particular a muchas mujeres embarazadas o a mujeres que están tomando antibióticos o pastillas anticonceptivas. A los hombres también les puede dar candidiasis.

Signos de la candidiasis

- comezón en los genitales
- flujo blanco, grumoso y pegajoso
- la piel afuera y adentro de la vagina se pone muy roja y a veces sangra
- ardor al orinar
- la vagina huele a moho o a masa de pan

Tratamiento

La candidiasis no es peligrosa, pero si una mujer embarazada tiene candidiasis, es mejor tratarla antes del parto. Si no, al bebé le podría dar algodoncillo (vea la página 290). La candidiasis muchas veces se puede curar con remedios naturales.

Remedios naturales para la candidiasis

Mezcle vinagre o yogur en una olla con agua limpia y tibia. La mujer debe sentarse en ese líquido 2 veces al día hasta que se sienta mejor.

o también puede probar esta mezcla:

Mezcle 3 cucharadas de vinagre con 1 litro de agua hervida y tibia.

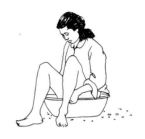

Haga un rollo de gasa limpia, remójelo en ese líquido y métaselo en la vagina 3 noches seguidas. Sáquese la gasa todas las mañanas.

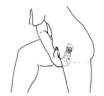

Si los métodos caseros no le dan resultado, pruebe una de estas medicinas:

Para tratar la candidiasis

Remoje un pedazo de algodón limpio en violeta de genciana al 1%:

- meta un nuevo algodón remojado.. en la vagina cada noche, durante 3 noches. Saque el algodón cada mañana.

   o, como otra opción:

- ponga un supositorio de 200 mg de miconazol .... en el fondo de la vagina, cada noche, durante 3 noches

   o, como otra opción:

- ponga un supositorio de 100000 unidades de nistatina........ en el fondo de la vagina, cada noche, durante 14 noches

Prevención

Para que llegue aire a los genitales, es mejor usar ropa—incluyendo ropa interior—suelta y hecha de algodón, en vez de poliéster o nailon. Eso ayuda a evitar la candidiasis. Cámbiese de ropa interior—o lávela—con frecuencia. Cuando se bañe, no se lave la vagina con jabón. No se haga lavados vaginales.

Vaginosis bacteriana

La vaginosis bacteriana no se transmite sexualmente. Generalmente no es peligrosa, pero puede hacer que una mujer embarazada dé a luz antes de tiempo o que tenga una infección después del parto.

Signos de la vaginosis bacteriana

- más flujo que de costumbre
- olor desagradable, como a pescado, en la vagina, sobre todo después de las relaciones sexuales
- un poco de comezón

Para tratar la vaginosis bacteriana

Si la mujer está embarazada:

No debe empezar el tratamiento sino hasta después del tercer mes. Esta medicina es peligrosa durante los primeros 3 meses del embarazo. Después del tercer mes:

- dé 400 a 500 mg de metronidazol .... por la boca, 2 veces al día, durante 7 días

o, como otra opción:

- ponga un supositorio de 500 mg de metronidazol .... en el fondo de la vagina, cada noche, durante 7 noches

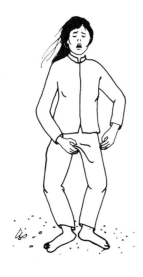

Comezón en los genitales

La comezón en los genitales se puede deber a muchas cosas. La comezón alrededor de la abertura de la vagina se puede deber a la candidiasis o a la tricomoniasis.

La comezón en el vello de los genitales o cerca de los genitales se puede deber a la sarna o las ladillas (piojos del pubis). Usted puede tratar la sarna o las ladillas con los remedios que se usan en su zona o con medicinas que se consiguen en casi todas las farmacias. Para mayor información, consulte el libro ***Donde no hay doctor*** u otro libro de medicina general.

A veces, la comezón se debe a los jabones o desodorantes perfumados. También se puede deber a las hierbas y las plantas que se usan para los lavados de la vagina. Lávese con pura agua y vea si se le quita la comezón.

Llagas en los genitales (úlceras genitales)

La mayoría de las llagas que aparecen en los genitales se transmiten sexualmente. (A veces las llagas se deben a otras causas, como lesiones o nacidos).

Hay que mantener limpias las llagas en los genitales. Lávelas con agua y jabón. Séquelas con cuidado. Lave el trapito que use para secarlas antes de que lo vuelva a usar.

¡ADVERTENCIA! **Cuando una persona tiene una llaga en los genitales, es más fácil que entren por allí otras infecciones** — sobre todo el VIH. Para que nadie más se infecte, hay que evitar las relaciones sexuales hasta que las llagas hayan sanado.

Sífilis

La sífilis es una ITS grave, que afecta al cuerpo entero. Puede durar muchos años, empeorando cada vez más. La sífilis es curable si se trata a tiempo.

Signos de la sífilis

1. El primer signo es una llaga, parecida a un granito, ampolla o úlcera. Aparece de 2 a 5 semanas después del contacto sexual con una persona infectada por sífilis. La llaga está llena de microbios, que se pueden pasar fácilmente a alguien más. La

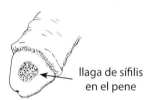

llaga de sífilis en el pene

llaga generalmente no es dolorosa y si está dentro de la vagina, quizás la mujer no se dé cuenta de que la tiene. Aun así, podrá infectar a cualquier persona con quien tiene relaciones sexuales. La llaga sólo dura varios días o unas cuantas semanas y después desaparece. Pero la infección en sí no se ha quitado y se sigue extendiendo por todo el cuerpo.

2. A la persona infectada le pueden dar estos signos después de varias semanas o meses: dolor de garganta, un poco de fiebre, llagas en la boca, hinchazón de las coyunturas o salpullido, sobre todo en las manos, los pies, el vientre y los costados. Cuando tiene esos signos, la persona podrá infectar a otras personas con tan sólo tocarlas o besarlas, porque los microbios de la sífilis estarán en la piel.

3. Por lo general, todos los signos desaparecen por sí mismos, pero la enfermedad no se quita. Si la persona infectada no recibe tratamiento al comienzo de la enfermedad, los microbios de la sífilis le pueden causar problemas del corazón, parálisis, demencia (locura) y muerte.

La sífilis y el embarazo

Si una mujer tiene sífilis cuando está embarazada, su bebé podría tener malformaciones o podría nacer antes de tiempo o muerto. Siempre que sea posible, las mujeres embarazadas deben hacerse una prueba de sangre para detectar la sífilis, sobre todo si alguna vez han tenido llagas en los genitales.

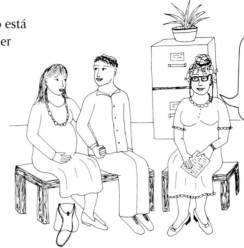

Usted debe hacerse una prueba de sangre para estar segura de que no tiene sífilis.

Para tratar la sífilis
- inyecte 2.4 millones de unidades de bencilpenicilina benzatínica .... en el músculo, 1 sola vez

o, si la persona es alérgica a la penicilina:
- dé 500 mg de eritromicina .... por la boca, 4 veces al día, durante 14 días

(La eritromicina no siempre es eficaz contra la sífilis. Tal vez necesite tratar a la mujer con tetraciclina después de que deje de dar el pecho).

Si la persona ha tenido sífilis 2 años o más, consiga ayuda médica. Necesita medicinas diferentes.

 ¡ADVERTENCIA! Es muy difícil diferenciar entre la sífilis y el **chancro blando** (vea la página 331). Si usted no está segura si una mujer tiene sífilis o chancro blando, o si es posible que tenga las dos enfermedades, debe darle bencilpenicilina benzatínica **y** eritromicina.

Chancro blando (chancroide)

El chancro blando es una infección de transmisión sexual que causa llagas en los genitales. Es fácil confundirlo con la sífilis.

Signos del chancro blando

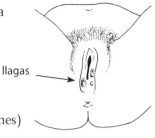

llagas

- una o varias llagas blandas y dolorosas, que sangran fácilmente, y que se encuentran en los genitales o el ano
- ganglios linfáticos de la ingle agrandados y dolorosos (bubones)
- fiebre leve

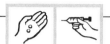

Para tratar el chancro blando
- dé 500 mg de eritromicina .... por la boca, 4 veces al día, durante 7 días

o, como otra opción:
- inyecte 250 mg de ceftriaxona .... en el músculo, 1 sola vez

Herpes genital

El herpes genital es causado por un virus que provoca ampollas dolorosas en la piel que luego se revientan y se convierten en llagas. Se contagia cuando la llaga de una persona toca la piel de otra persona, por lo general durante las relaciones sexuales. El herpes genital generalmente afecta los genitales o el ano. La infección puede pasar a la boca mediante el sexo oral, pero es raro que eso suceda.

> **Nota:** Algunas llagas que aparecen en los labios y en la boca, se deben a otro tipo de herpes (herpes labial, fuegos). Esas llagas por lo general no se transmiten sexualmente.

Signos del herpes genital

- hormigueo, comezón o dolor ardoroso en los genitales
- ampollitas que revientan y se convierten en llagas dolorosas en los genitales

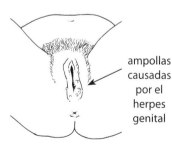

ampollas causadas por el herpes genital

A una persona infectada le pueden salir llagas muchas veces. La primera vez, las llagas pueden durar 3 semanas o más. Es posible que la persona también tenga fiebre, dolores de cabeza, cuerpo cortado y escalofríos. Además, es posible que se le hinchen los ganglios linfáticos cerca de los genitales. Generalmente, la primera vez es la peor y las siguientes erupciones son más leves.

Para evitar el contagio del herpes, las personas infectadas no deben tener relaciones sexuales mientras tengan una llaga. Los condones pueden prevenir el contagio del herpes, siempre que cubran la llaga. Los condones para la mujer pueden ser más eficaces porque cubren una mayor parte de los genitales.

Tratamiento

El herpes no es curable, pero hay algunas maneras de aliviar las molestias de las llagas.

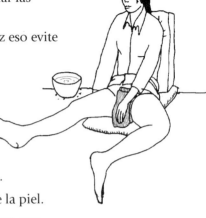

- Poner hielo en las llagas en cuanto se sientan. Tal vez eso evite que las llagas empeoren.
- Remojar un paño en té negro o té de clavo de olor, enfriado, y cubrir las llagas con el paño mojado.
- Sentarse en una tina o una bandeja de agua limpia, un poco fría.
- Mezclar bicarbonato de sodio o maicena con un poco de agua y poner esa pasta en la zona adolorida.
- Poner hamamelis o una planta de su zona que seque la piel.

Hay medicinas que pueden disminuir el dolor y las llagas que aparecen con la primera erupción de herpes.

Para disminuir el dolor y las llagas de la primera erupción de herpes
• dé 200 mg de aciclovir..por la boca, 5 veces al día, durante 7 días
Para calmar el dolor
• dé 500 a 1000 mg de paracetamol..................................por la boca, cada 4 horas

A las personas que están tensas o angustiadas, o que tienen otros problemas de salud, les pueden salir llagas con más frecuencia. Por eso, cuando sea posible, las personas que tienen herpes deben descansar lo suficiente y comer bien.

 ¡ADVERTENCIA! El herpes es muy peligroso para los ojos y puede causar ceguera. Siempre lávese las manos con agua y jabón después de tocar una llaga de herpes.

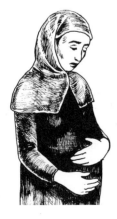

El herpes y el embarazo

Si una mujer está embarazada la primera vez que se infecta por herpes, el bebé podría nacer con malformaciones congénitas. Si la madre tiene llagas a la hora del parto, podría pasarle la enfermedad al bebé si la piel de la criatura toca las llagas al salir de la vagina. Es más probable que eso suceda si la mujer tiene herpes por primera vez a la hora del parto. Si una mujer tiene una llaga de herpes cuando comience el parto, lo mejor sería que diera a luz en un hospital. Tal vez los médicos le hagan una cesárea para evitar que el bebé toque las llagas o quizás le den medicinas al bebé después de que nazca.

VPH (verrugas genitales, virus papiloma humano)

El VPH es un virus que puede causar verrugas en los genitales o en el ano. Es posible tener verrugas sin saberlo, sobre todo si están dentro de la vagina. Las verrugas no son peligrosas, pero pueden ser incómodas.

Signos del VPH

- Comezón.
- Bolitas secas, blancas o marrones (color café) en los genitales o en el ano. Las bolitas tienen una superficie áspera y no son dolorosas.

¡**ADVERTENCIA!** Los bultos grandes, planos y húmedos que parecen verrugas generalmente no se deben al VPH. Podrían deberse a la sífilis. Toda persona que tenga ese tipo de bultos debe hacerse la prueba para detectar la sífilis. No debe usar el siguiente tratamiento.

Tratamiento

1. Para proteger la piel sana alrededor de cada verruga, úntele *Vaselina* u otro ungüento grasoso.

2. Con un palito, póngale a la verruga un poco de solución de ácido tricloroacético al 80 ó 90% o de ácido bicloroacético. Espere a que la verruga se ponga blanca antes de enjuagar el ácido. Tenga cuidado de no tirar el ácido sobre la piel sana. Enjuague el ácido después de 2 horas o si el ardor es muy doloroso.

   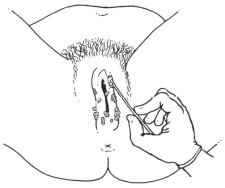

   El ácido deberá hacer que la verruga se desprenda. En su lugar quedará una llaga dolorosa.

   Para que la verruga desaparezca por completo, generalmente es necesario repetir el tratamiento una vez a la semana, varias semanas. Mantenga la llaga limpia y seca hasta que sane. Evite las relaciones sexuales hasta que la llaga haya sanado.

Hay algunos tipos de VPH que pueden causar cáncer del cuello de la matriz si no se tratan. En la página 380, mostramos una prueba que usted puede hacer para averiguar si una mujer tiene VPH en el cuello de la matriz.

ITS que afectan todo el cuerpo

VIH/SIDA

El SIDA (síndrome de inmunodeficiencia adquirida) es una enfermedad mortal causada por un virus llamado VIH (virus de inmunodeficiencia adquirida). El VIH debilita las defensas del cuerpo que lo protegen contra las enfermedades. Las personas que tienen VIH/SIDA se enferman fácilmente de cáncer, pulmonía, tuberculosis y otras infecciones. El VIH/SIDA no es curable, pero se puede tratar para que la persona no se enferme con tanta facilidad.

La transmisión del VIH ocurre cuando la sangre, el semen, la leche materna, o el fluido vaginal de una persona infectada entra al cuerpo de otra persona. La transmisión puede ocurrir por estas vías:

relaciones sexuales con una persona infectada

de una madre infectada a su bebé antes de que nazca

compartir agujas o jeringas con una persona infectada

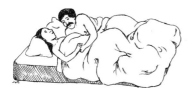
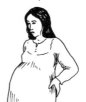
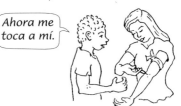

En los lugares donde la sangre no se analiza para ver si está infectada, las personas también pueden contagiarse de VIH mediante las transfusiones de sangre. A veces las madres que tienen VIH también les pasan el virus a sus bebés mediante la leche materna (vea la página 293).

Signos del VIH/SIDA

Los signos del SIDA se pueden tardar mucho tiempo en aparecer—hasta 10 años después de que la persona se infectara con VIH. Y las personas infectadas por VIH, que no tienen ningún signo de SIDA, pueden pasar el virus a otras personas fácilmente. Una mujer puede contraer el VIH de alguien que se ve y se siente muy bien. Los primeros signos del SIDA son fiebre, diarrea y salpullidos.

El VIH/SIDA aún no es curable. Pero una persona que puede comer bien y cuidarse el cuerpo, la mente y el espíritu puede tener una vida más larga y más sana. Además hay nuevas medicinas que ayudan a la gente a vivir muchos años después de contagiarse de VIH.

Para no contagiarse de VIH, la mujer debe:

- evitar las relaciones sexuales con personas infectadas.
- usar condones cuando tenga relaciones sexuales con un nuevo compañero, un compañero que quizás no le sea fiel o un compañero que tenga VIH. Un hombre puede tener VIH u otra ITS sin tener ningún signo.
- no usar jeringas, agujas ni otros instrumentos que no estén esterilizados, como por ejemplo, los instrumentos que se usan para la acupuntura o la circuncisión, y para hacer hoyitos en las orejas, tatuajes o cicatrices. La piel sólo debe cortarse o perforarse con instrumentos esterilizados (vea la página 59).

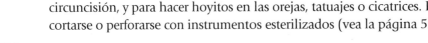

Medicinas para tratar el VIH/SIDA

El VIH/SIDA no es curable, pero hay medicinas que pueden ayudar a las personas a vivir mucho más sanas y por mucho más tiempo. Hay medicinas también que pueden ayudar a prevenir la transmisión del VIH de una madre infectada a su bebé durante el parto.

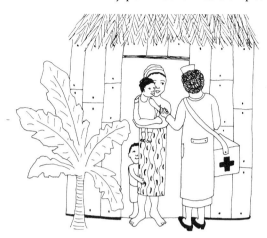

Una persona que está enferma de SIDA (que tiene los signos del SIDA y de las enfermedades que se dan con frecuencia a las personas con SIDA), debe tomar una combinación de 3 ó 4 medicinas. A veces, las medicinas vienen combinadas en 1 sola pastilla. Ese tratamiento se llama terapia antirretroviral (TAR o TARV), o a veces, tratamiento antirretroviral de gran actividad (TARGA).

Todo el tiempo se están elaborando nuevas medicinas para el VIH/SIDA. Por eso, lo que se considera la mejor medicina o la mejor combinación de medicinas cambia con regularidad. Es muy importante que usted pregunte a las autoridades de salud de su zona cuáles son las mejores medicinas y combinaciones de medicinas en su región. También pregúnteles cuáles son las medicinas más apropiadas para el grado de enfermedad de cada mujer.

En los lugares donde estas medicinas aún no estén disponibles o sean muy caras, será difícil que una mujer consiga las medicinas que necesita. Pero quizás usted pueda darle medicina a una madre a la hora del parto que ayude a prevenir la transmisión del VIH a su bebé. A partir de la página 492, hay información más detallada sobre las medicinas que se pueden usar para tratar el VIH/SIDA y para prevenir la transmisión del VIH de la madre al bebé.

En muchas comunidades, la mayoría de las personas que tienen VIH/SIDA no pueden conseguir las medicinas que necesitan. Eso sucede, en parte, porque los países pobres tienen que importar medicinas de marcas caras. Si los gobiernos y las compañías farmacéuticas de Estados Unidos y de Europa permitieran a laboratorios locales producir más medicinas genéricas (sin marca registrada), tal vez más personas podrían usarlas. Va a ser necesario que los países ricos gasten más dinero para poner las medicinas a disposición de la gente. Además, va a ser necesario que los países pobres usen mejor los recursos que tienen. En cualquier caso, hoy en día millones de mujeres no pueden conseguir medicinas para tratar el VIH/SIDA. Pero muchas veces sí es posible conseguir medicinas para prevenir la transmisión del VIH de una madre a su bebé.

Hepatitis B

Hay varios tipos de hepatitis. La hepatitis B es una infección peligrosa, causada por un virus que daña el hígado. La transmisión de la hepatitis B ocurre cuando la sangre u otros líquidos del cuerpo de una persona infectada entran al cuerpo de otra persona. La saliva, el fluido vaginal y el semen son ejemplos de los líquidos del cuerpo. La hepatitis B se contagia fácilmente, sobre todo durante las relaciones sexuales. Una mujer embarazada también le puede pasar la enfermedad a su bebé.

Signos de hepatitis (incluyendo la hepatitis B)

- falta de apetito
- debilidad y cansancio
- ojos amarillos y, a veces, piel amarilla (sobre todo en las palmas de las manos y las plantas de los pies)
- náuseas o dolor en el vientre
- orina marrón (color de Coca Cola) y excrementos blancuzcos
- ningún signo

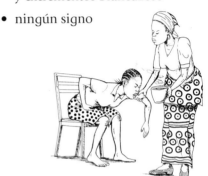

Tratamiento

Ninguna medicina ayuda. De hecho, las medicinas pueden dañar el hígado aun más. Pero la mayoría de las personas se recuperan de la hepatitis B.

Para recuperarse más pronto, la persona debe descansar, comer alimentos fáciles de digerir y no beber nada de alcohol.

La hepatitis B y el embarazo

Si una mujer embarazada tiene signos de hepatitis B, consiga consejos médicos. Tal vez sea posible ponerle una vacuna para evitar que el bebé se infecte.

Enseñarles a las mujeres a prevenir las ITS

Las mujeres deben saber que cualquier compañero sexual puede tener una infección de transmisión sexual. La probabilidad de que un hombre tenga una ITS es mayor si él tiene relaciones sexuales con otras personas sin usar condones.

La única forma de saber con certeza si una persona tiene una ITS es hacerle una prueba. Averigüe si es posible hacerse esas pruebas gratis o a bajo costo en su zona. Para aprender sobre las pruebas que usted puede hacer, vea la página 379.

La mejor manera de protegerse contra las ITS es no tener relaciones sexuales con alguien que podría estar infectado. Las parejas también pueden usar condones (para hombre o para mujer) cuando tengan relaciones sexuales. Los condones son bastantes eficaces, pero hay una pequeña posibilidad de infectarse aun cuando se usa un condón.

Las parteras pueden ayudar a proteger a las mujeres contra el VIH/SIDA y la hepatitis B esterilizando todas las jeringas y los demás instrumentos que usen durante el parto o cuando hagan procedimientos agresivos. Vea la página 59.

Las parteras pueden enseñarles a las mujeres a protegerse de estas formas:

- Usar condones cada vez que tengan relaciones sexuales.
- No tener relaciones sexuales con alguien que tenga signos de una ITS (aunque muchas veces el contagio ocurre aunque la persona no tenga signos).
- No hacerse lavados vaginales ni ponerse hierbas o talcos en la vagina para secársela. Cuando la vagina está seca o está irritada a causa de los lavados, las relaciones sexuales pueden producir pequeños cortes en la piel. Eso aumenta el riesgo de que la mujer se contagie de VIH u otras ITS.

> Si el hombre se niega a usar un condón, estos métodos pueden ayudarle a la mujer a protegerse un poco contra las ITS:
> - Usar un diafragma.
> - Lavarse los genitales por fuera después de tener relaciones sexuales.
> - Orinar justo después de tener relaciones sexuales.
>
> Otra opción es tener relaciones sexuales sin penetración (vea la página 312).

Luchar por eliminar las ITS en su comunidad

Aquí tiene algunas ideas para ayudar a detener el contagio de las ITS en su comunidad:

- Hable acerca de las ITS con las mujeres que atienda. Tal vez a algunas de ellas les dé vergüenza hablar de eso, pero la información podría salvarles la vida.
- Durante las consultas prenatales, pregúnteles a las mujeres si han tenido flujo vaginal anormal o llagas en los genitales, o dígales que, si quieren, usted puede revisarles para ver si tienen signos de ITS.
- Organice a un grupo para hablar sobre las ITS, el VIH/SIDA y otros temas de salud.
- Promueva la educación sexual en la escuela de su zona. Ayude a los padres a entender que la información acerca de las ITS, como el VIH/SIDA, ayudará a los jóvenes a tomar mejores decisiones en el futuro, cuando empiecen a tener relaciones sexuales.
- Hable con los hombres y ayúdeles a entender los riesgos de las ITS, entre ellos, los riesgos para las mujeres embarazadas y sus bebés.
- Averigüe en el hospital más cercano cuáles ITS son las más frecuentes en su comunidad. También podría conseguir esa información de las autoridades de salud.
- Averigüe cuáles medicinas son las más eficaces contra las ITS en su zona y cuánto cuestan. Aprenda a tratar las ITS o ayude a las mujeres a conseguir tratamiento.
- Ayude a abrir una farmacia en su comunidad para que la gente pueda conseguir condones y medicinas con más facilidad.

Quiero que mis hijas sepan protegerse, pero no sé qué decirles. Mi madre nunca me habló de esas cosas.

Te entiendo. ¿Cómo podemos explicárselo a ellas?

Capítulo 19
Técnicas avanzadas para atender el embarazo y el parto

En este capítulo:

Exámenes vaginales durante el parto **339**
   Cómo hacer un examen vaginal (un tacto) 340

Métodos caseros para estimular el parto **341**
   Lavativas o enemas.. 342
   Bebida de aceite de ricino 343
   Plantas medicinales.. 344

Inyecciones **345**

Suero intravenoso (para dar líquido por la vena)..**350**

La sonda (para vaciar la vejiga) **352**

Episiotomía..**354**

Coser un desgarro o una episiotomía..**356**
   Cómo decidir si hay que coser un desgarro 356
   Cómo coser desgarros.. 362

Atender a una mujer que tiene los genitales cortados (circuncisión femenina)............**367**
   Cómo abrir una cicatriz genital 367
   Cómo reparar el corte.. 367
   Atención de emergencia para el corte genital femenino 368

Voltear a un bebé que viene atravesado o de nalgas..**369**

Técnicas avanzadas para atender el embarazo y el parto

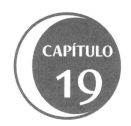

CAPÍTULO 19

Exámenes vaginales durante el parto

La mayor parte del tiempo, los partos avanzan de una forma normal y, **por lo general, no hay necesidad de hacer un examen vaginal.** Pero ese tipo de examen puede ser útil porque es la manera más segura de saber si el parto está avanzando de un modo normal. El examen le puede indicar qué tan abierto está el cuello de la matriz y si el bebé viene cabeza abajo o de nalgas.

Los exámenes vaginales llevan riesgos, así que hágalos sólo cuando sean verdaderamente necesarios. Vea la página 186.

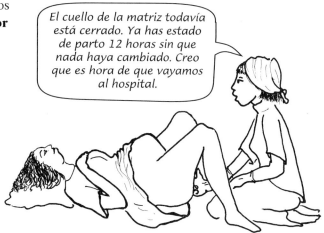

El cuello de la matriz todavía está cerrado. Ya has estado de parto 12 horas sin que nada haya cambiado. Creo que es hora de que vayamos al hospital.

Un examen vaginal puede ayudarle a decidir cuándo debe obtener ayuda médica.

¡ADVERTENCIA! Cada vez que haga un examen vaginal, aunque se lave las manos y se ponga guantes, hay un riesgo de pasarle microbios dañinos a la madre. Por eso, es mejor **no hacer exámenes vaginales cuando todo va bien.**

- No haga nunca un examen vaginal después de que se rompa la bolsa de aguas, a menos que el parto ya va muy avanzado o hay una emergencia. Hay un gran riesgo de infección (vea la página 175).
- No haga nunca un examen vaginal si la madre está sangrando de la vagina (vea la página 183).

salud de la mujer

Cómo hacer un examen vaginal (un tacto)

Es difícil describir en un libro la forma de hacer un examen vaginal. Eso se aprende mejor con la práctica. Pídale a una persona con experiencia que le enseñe a hacer el examen antes de que usted lo haga por primera vez.

1. Dígale a la mujer lo que usted va a hacer y explíquele la razón.
2. Pídale a la mujer que se acueste boca arriba, con las piernas dobladas y abiertas.
3. Lávese bien las manos con agua y jabón (vea la página 53). Póngase guantes esterilizados o muy limpios.
4. Meta 2 dedos en la vagina de la madre suavemente. Si el parto no ha avanzado mucho, por lo general usted tendrá que meter los dedos hasta el fondo de la vagina para encontrar el cuello de la matriz. Si el parto ya ha avanzado bastante, es posible que la cabeza del bebé ya haya empujado el cuello de la matriz más hacia afuera.
5. Palpe el cuello de la matriz:

Cuando el cuello de la matriz está cerrado, se siente largo y firme, como la nariz.

A medida que se va abriendo, se vuelve más plano.

Cuando ya se está abriendo, el cuello de la matriz se siente como labios abiertos y estirados alrededor de la cabecita redonda y dura del bebé.

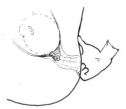
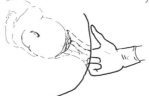
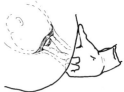

Si toca la cabeza del bebé detrás del cuello de la matriz, la sentirá dura. Si siente algo blando, es posible que el bebé venga de nalgas.

A veces, hacia el final del parto, el cuello de la matriz ya está casi completamente abierto, pero queda un pequeño reborde de un lado. Es mejor que la madre no empiece a pujar sino hasta que ese reborde desaparezca.

Cuando el cuello de la matriz está completamente abierto, ya no lo sentirá. Entonces la madre puede empezar a pujar sin peligro.

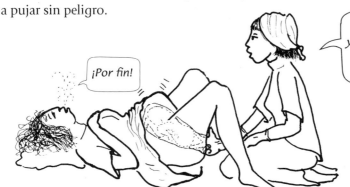

Métodos caseros para estimular el parto

Tal vez usted tenga que estimular el parto cuando:

- La bolsa de aguas ya se rompió, pero el trabajo de parto no ha empezado, o ya empezó pero todavía falta mucho tiempo para que el bebé nazca.
- La madre ha estado en la fase activa del parto varias horas, pero todavía falta mucho para que el bebé nazca.
- La madre ha estado en la fase lenta muchas horas. Las contracciones no la dejan descansar, pero tampoco tienen la fuerza necesaria para abrir el cuello de la matriz.

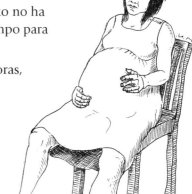

No trate de estimular el parto si hay signos de advertencia, sobre todo si el bebé está en una posición imposible para nacer, si hay sangrado fuera del usual o si el ritmo del corazón del bebé es de menos de 100 latidos por minuto. **Consiga ayuda médica.**

En la página 191 aparecen algunos métodos caseros que a veces sirven para hacer que empiece el trabajo de parto o para intensificarlo. Esos métodos llevan muy pocos riesgos, así que pruébelos primero. Si no le dan resultado y usted no puede conseguir ayuda médica, pruebe los métodos que aparecen en las páginas 342 a 344.

Los riesgos de estos métodos

Todos los métodos que aparecen aquí se pueden usar en casa, pero llevan riesgos. El mayor riesgo es que quizás no den resultado. **Si trata de estimular el parto, podría perder tiempo muy valioso**—tiempo que podría haber usado para llegar al hospital para conseguir ayuda. Si estos métodos no le dan resultado en 1 ó 2 horas, consiga ayuda médica—aunque quede muy lejos.

Los métodos en sí también pueden ser peligrosos. Por ejemplo, algunas plantas medicinales pueden estimular el parto, pero también pueden elevar la presión arterial.

 ¡ADVERTENCIA! **No use nunca medicinas (como la oxitocina o el misoprostol) para estimular el parto en casa.** Esas medicinas pueden causar contracciones tan fuertes que pueden matar al bebé o a la madre.

Lavativas o enemas

Las lavativas se usan para:

- acelerar el parto (las lavativas pueden provocar contracciones más intensas).
- limpiar el intestino de excremento (así el parto puede ser menos doloroso).
- hidratar a una persona que no tiene suficientes líquidos en el cuerpo.
- darle medicinas a una persona que no puede tragar.

 ¡ADVERTENCIA! El peligro más grande de las lavativas es que un poco de excremento puede salir del recto y entrar a la vagina. Eso puede causar una infección después del parto. Para no causar una infección, **mantenga el excremento y todas las cosas que toquen el ano de la madre lejos de la vagina.**

Además, el parto podría ponerse más intenso muy rápidamente, así que prepárese.

Cómo hacer una lavativa

1. Reúna los materiales que va a necesitar:
   - un par de guantes de plástico limpios
   - una bolsa limpia para lavativas o un recipiente limpio para agua
   - un tubo de plástico limpio para meter en el recto
   - una manguerita limpia de unos 60 cm (2 pies) de largo para conectar la bolsa con el tubo
   - 500 ml (medio litro o 2 tazas) de agua limpia, tibia.
2. Lávese las manos y póngase los guantes de plástico limpios.
3. Pídale a la mujer que se acueste del lado izquierdo.
4. Deje que fluya agua hasta la punta del tubo y luego aplástela para cerrar el tubo. Eso hace que salga el aire.
5. Humedezca la punta del tubo con agua o con un lubricante y luego métalo en el recto. No lo meta más de 7,5 cm (3 pulgadas).

No meta el tubo más que esto: 7,5 cm

Métodos caseros para estimular el parto

6. Sostenga la bolsa de agua más o menos al nivel de la cadera de la mujer y deje que el agua fluya hacia adentro del cuerpo. Tomará más o menos 20 minutos para que toda el agua entre al cuerpo.

7. Saque el tubo y pídale a la mujer que retenga el líquido lo más que pueda. Generalmente, las contracciones se volverán más fuertes y frecuentes en cuanto la mujer obre o deje que salga el agua. Los resultados serán mejores mientras más tiempo ella retenga el agua.

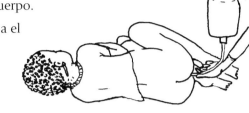

Nota: Si el propósito de dar líquidos por el recto es prevenir la deshidratación (en lugar de acelerar el parto), es aún más importante que la madre retenga el líquido. Si la mujer está en estado de choque, puede ponerle una segunda bolsa de líquido 1 hora después de la primera.

Bebida de aceite de ricino

Una bebida hecha con aceite de ricino y jugo de fruta a veces puede acelerar el parto. Si va a dar resultado, el aceite de ricino debe hacer efecto en menos de 4 horas.

El aceite de ricino causa cólicos y diarrea. A veces también causa vómitos. La diarrea durante el parto aumenta el riesgo de infección porque es fácil que un poquito de excremento entre a la vagina. Si las contracciones y los cólicos vienen juntos, la madre tal vez sentirá que el parto se aceleró demasiado y que no lo podrá aguantar.

Siempre adviértales a las mujeres que el aceite de ricino sabe muy mal y les hará sentirse muy incómodas. Recuérdeles que deben limpiarse de adelante hacia atrás después de obrar.

Para usar aceite de ricino

Mezcle más o menos 60 ml (2 onzas) de aceite de ricino con 1 taza (240 ml u 8 onzas) de jugo de fruta. Los jugos que sirven mejor son los de naranja y de limón. No le dé más de 1 vaso a la mujer.

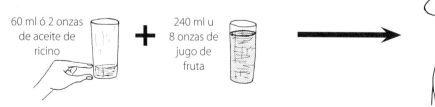

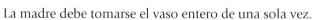

La madre debe tomarse el vaso entero de una sola vez.

Plantas medicinales

Muchos curanderos y parteras tradicionales usan plantas medicinales para estimular el parto. Tal vez haya plantas en su zona que se usan con buenos resultados. Algunas plantas medicinales no son muy eficaces, pero tampoco son dañinas. Otras pueden ser peligrosas.

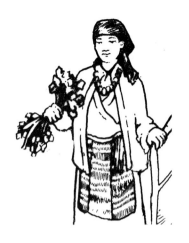

Observe con atención los efectos de las plantas medicinales. Hable con otros curanderos sobre los efectos provechosos y dañinos de las plantas medicinales de su comunidad. Si una planta medicinal podría ser peligrosa, no la use.

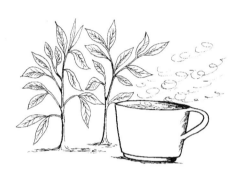

Todas las plantas medicinales tienen estos problemas:
- La dosis es difícil de controlar. La misma planta puede ser menos o más potente dependiendo del lugar y la tierra donde haya crecido y la temporada en que la hayan cortado.
- El estómago no funciona muy bien durante el parto. Por eso, al cuerpo le puede costar trabajo utilizar una medicina que se toma por la boca.

Cada planta puede tener sus propios riesgos. Éstos son algunos de los riesgos frecuentes de las plantas que se usan para estimular el parto:

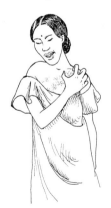

- presión alta
- contracciones demasiado intensas
- reacciones alérgicas

Inyecciones

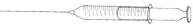

Es más peligroso inyectar una medicina que tomarla por la boca. Pero a veces, sobre todo en las emergencias, las inyecciones son la forma más eficaz de dar una medicina. **Ponga inyecciones sólo cuando sea absolutamente necesario** y, si tiene que poner inyecciones, aprenda cómo hacerlo sin riesgo.

Las inyecciones se usan con demasiada frecuencia. En muchos lugares, cuando alguien se enferma, lo primero que se hace es ponerse una inyección—de vitaminas o de antibióticos u otra medicina. Es raro que esas inyecciones sirvan para curar la enfermedad. Muchas veces son un gasto innecesario y pueden ser peligrosas.

 ¡ADVERTENCIA! Las inyecciones pueden ser peligrosas por estas razones:

- La zona de la inyección se puede infectar y se puede formar un absceso.
- Algunas medicinas que se inyectan pueden causar reacciones alérgicas graves.
- Si las inyecciones se ponen con agujas que no están esterilizadas, pueden transmitir enfermedades—como la hepatitis o el VIH.
- La partera (o la persona que ponga la inyección) corre un pequeño riesgo de pincharse con la aguja sin querer, después de poner la inyección. Si se pincha, podría contagiarse de una enfermedad como la hepatitis o el VIH.
- Las inyecciones para acelerar el parto pueden hacerle daño a la madre o al bebé. No use nunca inyecciones para acelerar el parto.

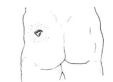

Esterilice las agujas antes de usarlas—si no, podrían causar abscesos.

Las inyecciones son útiles o necesarias en estas situaciones:

- sangrado fuerte después del parto. Una inyección de oxitocina puede detener el sangrado.
- ataques (convulsiones) o preeclampsia durante el parto. El sulfato de magnesio puede prevenir las convulsiones.
- infección de la madre después del parto. A veces es posible detener una infección rápidamente si se inyectan antibióticos.
- coser desgarros después del parto. Puede ser menos doloroso coser los desgarros si primero se inyecta un calmante para el dolor.

Recuerde: No ponga nunca una inyección si la medicina tendrá el mismo efecto tomada por la boca.

Alergia

Recuerde que algunas medicinas pueden causar reacciones alérgicas graves. Para más información sobre las reacciones alérgicas y cómo tratarlas, vea la página 465.

Cómo poner una inyección

Prepare la jeringa y la aguja

Hay 2 tipos de jeringas: las de uso repetido y las desechables. Las de uso repetido se tienen que desarmar, limpiar y esterilizar antes de cada uso (vea la página 66). Las jeringas desechables vienen en paquetes estériles. Si el paquete estéril está seco y completamente cerrado, la jeringa y la aguja se pueden usar directamente del paquete. No es necesario esterilizarlas primero.

En este libro, usamos este dibujo para indicar que una medicina se debe inyectar.

A veces, es posible usar una aguja y una jeringa desechable varias veces, pero **se deben esterilizar antes de cada uso.**

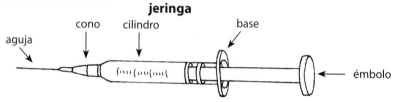

También hay agujas desechables que no se pueden volver a usar. A veces ya contienen una dosis de medicina.

> ¡**ADVERTENCIA!** Una vez que una jeringa y una aguja estén esterilizadas, no toque la aguja con los dedos ni permita que la aguja toque nada. Si eso sucede, ya no será estéril. Toque solamente la parte de afuera del cilindro o el émbolo de la jeringa.

Cargue la jeringa

Las medicinas inyectables vienen en 3 presentaciones:

 En botellitas llamadas **ampolletas**. Para sacar la medicina, hay que quebrar el cuello de la ampolleta.

 En forma de **líquido, en frasquitos con tapa**. La aguja se empuja a través de la parte blanda de la tapa para sacar la medicina.

 En forma de **polvo, en frasquitos con tapa**. A estas medicinas hay que añadirles agua estéril.

Las ampolletas generalmente contienen la cantidad correcta de medicina para 1 dosis. Los frasquitos por lo general contienen suficiente medicina para varias dosis. El cilindro de la jeringa tiene marcas que indican cuánta medicina se ha cargado en la jeringa.

Si la medicina viene en una ampolleta:

1. Limpie la ampolleta con un paño o un poco de alcohol. Luego envuelva la parte de arriba con un paño limpio y quiebre el cuello de la ampolleta.

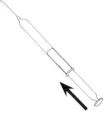

2. Meta la aguja en la ampolleta. Asegúrese de que la aguja no toque la ampolleta por fuera. Sostenga el cilindro de la jeringa de modo que no se mueva y jale el émbolo. Eso hará que la jeringa se cargue de medicina.

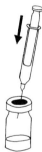

3. Sostenga la jeringa con la aguja apuntando hacia arriba. Dele golpecitos al cilindro de la jeringa hasta que suban todas las burbujas de aire. Luego empuje el émbolo un poquito para que salga el aire.

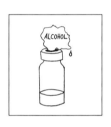

Si la medicina viene en forma de líquido, en un frasquito:

1. Limpie el tapón de goma del frasquito con una gasa estéril o con un paño remojado en alcohol. Así, la aguja no se ensuciará y no caerá mugre en la medicina.

2. Jale el émbolo para que la jeringa se llene de aire. Luego empuje la aguja a través del tapón de goma del frasquito e inyecte el aire en el frasquito.

3. Voltee el frasquito de cabeza. Asegúrese de que la punta de la aguja esté dentro de la medicina en el frasquito y no en el aire. Sostenga el cilindro de la jeringa de modo que no se mueva y jale el émbolo lentamente hasta que cargue la jeringa con la cantidad correcta de medicina. Saque la aguja del frasquito.

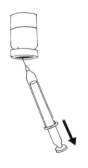

4. Sostenga la jeringa con la aguja apuntando hacia arriba. Dele golpecitos al cilindro de la jeringa hasta que suban todas las burbujas de aire. Luego empuje el émbolo un poquito para que salga el aire.

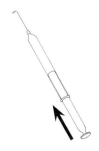

347

Si la medicina viene en forma de polvo, en un frasquito

1. Limpie el tapón de goma del frasquito con una gasa estéril o con un paño remojado en alcohol.

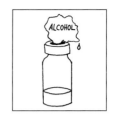

2. Cargue la jeringa con la cantidad correcta de agua estéril para diluir la medicina. Para esterilizar el agua, hiérvala 20 minutos y luego deje que se enfríe antes de usarla.

3. Inyecte el agua estéril en el frasquito que contiene la medicina en polvo. Sin sacar la aguja del frasquito, sacuda el frasquito suavemente hasta que el agua y el polvo queden completamente mezclados.

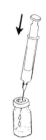

4. Voltee el frasquito de cabeza. Asegúrese de que la punta de la aguja esté en la medicina y no en el aire. Sostenga el cilindro de la jeringa de modo que no se mueva y jale el émbolo lentamente hasta que cargue la jeringa con la cantidad correcta de medicina. Saque la jeringa del frasquito.

5. Sostenga la jeringa con la aguja apuntando hacia arriba. Dele golpecitos al cilindro de la jeringa hasta que suban todas las burbujas de aire. Luego empuje el émbolo un poquito para que salga el aire.

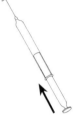

Dónde inyectar

Inyecte a un adulto en la nalga o en el muslo.

Imagínese que cada nalga está dividida en 4 secciones. Ponga la inyección en la sección de arriba y afuera.

ponga la inyección aquí   o aquí

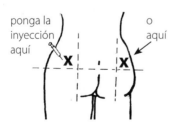

O ponga la inyección en el músculo largo de la parte delantera del muslo.

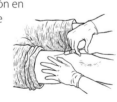

A los bebés sólo hay que inyectarlos en el músculo grande de la parte delantera del muslo, no en la nalga ni en ninguna otra parte. Agarre el músculo con el pulgar y un dedo, sin apretarlo mucho, para que la aguja no choque con el hueso.

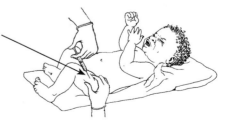

1. Limpie la piel con agua y jabón, o con alcohol. Deje que se seque.

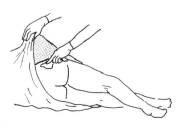

2. Meta la aguja completamente. Si la mete con rapidez y en línea recta, la inyección no dolerá mucho. No mueva la aguja una vez que esté adentro.

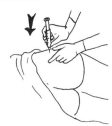

3. Jale el émbolo de la jeringa sólo un poquito. Si entra aunque sea un poquito de sangre en la jeringa, usted penetró una vena. Saque la aguja y haga otro intento.

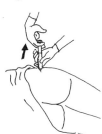

4. Si no entra sangre en la jeringa, empuje el émbolo lenta y continuamente para inyectar la medicina en el músculo.

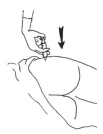

5. Jale la jeringa para sacarla.

6. Ponga la jeringa inmediatamente donde nadie pueda pincharse con ella.

Si está usando una jeringa desechable, debe tener a la mano una caja o una lata para deshacerse de las agujas de una forma segura (vea la página 68).

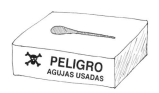

Si va a volver a usar la jeringa, échela en una cubeta con cloro, o con cloro mezclado con agua y después esterilícela (vea la página 66).

Nota: Antes de que empiece a inyectar a la gente, inyecte agua en frutas y verduras blandas para practicar. Así tendrá experiencia usando la jeringa.

¡ADVERTENCIA! Las agujas usadas son peligrosas. Pueden portar enfermedades graves, como la hepatitis o el VIH.

- No trate de ponerle la tapa a una aguja sucia. Podría pincharse con la aguja y los microbios dañinos de la aguja podrían entrarle en la sangre.
- Nunca bote las agujas en la basura y no las deje tiradas donde otras personas podrían encontrarlas y pincharse con ellas.
- Si va a volver a usar una aguja, siempre esterilícela primero.

Suero intravenoso
(para dar líquido por la vena)

Si una mujer pierde mucha sangre durante el parto, o después de una pérdida o un aborto complicado, hay que darle líquidos pronto para salvarle la vida. Llévala al hospital lo más pronto que sea posible. En el camino, puede ponerle suero intravenoso para darle líquidos por la vena. Si está despierta y puede beber líquidos, déjala que lo haga pero también póngale el suero.

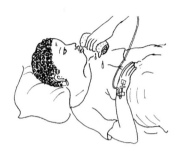

Nota: Para aprender a poner suero intravenoso es necesario ensayar. No es algo que se puede aprender de un libro. Observe a una persona que tenga experiencia y luego pídale a esa persona que la observe a usted las primeras veces que ponga el suero.

Cómo poner suero intravenoso

1. Lávese bien las manos con jabón y agua limpia. Póngase guantes limpios.

2. Junte todos los materiales que va a necesitar:

un frasco o una bolsa de suero intravenoso estéril
Puede usar suero fisiológico, solución de Ringer lactato o solución de Hartmann.

un tubo de plástico estéril
(Algunas de las bolsas de suero ya vienen con el tubo puesto).

una aguja estéril con aletas (para suero intravenoso)

jabón y agua limpia, o alcohol, para limpiar la piel

tela adhesiva para sostener la aguja y el tubo

3. Abra el paquete estéril del tubo. Conecte el tubo a la bolsa (o al frasco), pero no toque la parte del tubo que se conecta a la bolsa—debe permanecer estéril.

4. Cuelgue la bolsa de solución. Póngala bastante alto para que el suero baje por el tubo. La puede colgar de un gancho en la pared o, en una emergencia, una persona la puede sostener.

5. Deje que el suero baje por el tubo para que salga el aire que haya en el tubo. Amarre la punta del tubo para que no gotee y no se pierda el suero. Algunos tubos vienen con una pinza para cerrarlos.

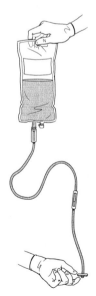

6. Amarre una tira de tela o un torniquete de goma en la parte de arriba del brazo de la mujer. Eso hará que las venas del antebrazo se llenen de sangre y sean más fáciles de encontrar.

7. Busque la vena más grande que se ve en el antebrazo.

8. Si no puede encontrar una vena bastante grande, vuelva a amarrar la tira de tela o el torniquete en la mitad del antebrazo y busque una vena en el dorso de la mano o justo arriba del pulgar, en la muñeca.

9. Cuando haya escogido una vena, limpie la piel con agua limpia y jabón o con alcohol.

10. Para que la vena no se mueva, sosténgala con el dedo índice y el pulgar de una mano. Sostenga la aguja con la otra mano y métala con cuidado en la vena. No trate de meterla muy adentro de la vena. Una vez que la aguja esté en la vena, deberá aparecer un poquito de sangre en el cono de la aguja.

    Acueste la aguja casi contra la piel y deslícela dentro de la vena.

11. Desamarre el torniquete y quítelo del brazo de la mujer.

12. Desate el tubo del suero y conéctelo a la aguja.

13. Empiece el goteo del suero lo más pronto que pueda. El tubo debe tener un control de goteo. Deje que el suero fluya lo más rápido posible hasta que haya repuesto más o menos el doble de la cantidad de sangre que la mujer haya perdido. Por ejemplo, si piensa que perdió 5 tazas de sangre, debe recibir 10 tazas de suero. Después de que haya repuesto el líquido, siga dándole 150 cc cada hora hasta que ya ella no necesite el suero.

14. Para mantener la aguja en su lugar, use tela adhesiva para pegar el tubo al brazo de la mujer.

***¡ADVERTENCIA!* No se tarde en conseguir ayuda médica.** Puede tomar mucho tiempo poner el suero intravenoso, sobre todo cuando alguien apenas está aprendiendo a hacerlo. Si trata de poner el suero antes de llevar a la mujer a conseguir ayuda médica, podría perder tiempo. Eso es peligroso. Cuando una mujer está sangrando mucho, es más importante conseguir ayuda médica pronto que ponerle suero.

Para quitar el suero, primero quite la tela adhesiva, comprima el lugar donde la aguja entra en la piel con un paño limpio o esterilizado, y luego retire la aguja rápidamente. Siga comprimiendo la zona varios minutos para evitar que sangre.

La sonda (para vaciar la vejiga)

Si una mujer no orina—o no orina lo suficiente—durante varias horas, es posible que la vejiga se le llene demasiado. Si la vejiga está llena, la matriz no puede contraerse bien. Eso a su vez puede alargar o detener el parto. Después del parto, si la vejiga está llena, la mujer podría sangrar demasiado.

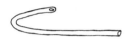

Cuando la vejiga está demasiado llena, es posible que sobresalga en la parte baja del vientre. ¡No deje que la vejiga se llene tanto!

Hay muchas formas de ayudar a una mujer a orinar:
- poner agua a correr para que ella la escuche.
- pedirle que se acuclille.
- pedirle que se siente en agua tibia y limpia, y que orine en el agua.
- pedirle que se vierta agua tibia y limpia en los genitales.

Si la mujer prueba todos esos métodos, pero ninguno le da resultado, quizás usted tenga que ponerle una sonda para vaciar la vejiga.

Sonda—un tubo que ayuda a que salga orina de la vejiga

Para usar una sonda, debe deslizar un tubo de plástico esterilizado a través de la abertura de la uretra hasta que entre a la vejiga de la mujer.

> ✋ **¡ADVERTENCIA!** **No use una sonda a menos que de verdad sea necesaria, usted ha recibido capacitación para usarla sin riesgo y la sonda esté esterilizada.** Cuando usted pone algo en la vejiga de la mujer, la pone en peligro de contraer una infección. Además, meter la sonda podría ser muy incómodo o doloroso.

Cómo colocar la sonda

1. Prepare los materiales:

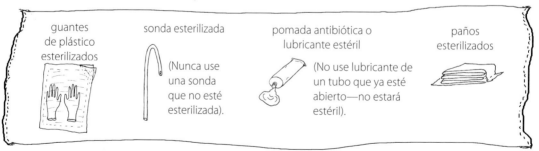

guantes de plástico esterilizados

sonda esterilizada (Nunca use una sonda que no esté esterilizada).

pomada antibiótica o lubricante estéril (No use lubricante de un tubo que ya esté abierto—no estará estéril).

paños esterilizados

También va a necesitar un tazón o una cubeta y una buena fuente de luz.

Si la sonda viene en un paquete estéril, abra el paquete pero no toque la sonda. Abra un paquete de lubricante estéril, pero **no toque el lubricante ni la sonda.**

Ponga un poco de lubricante en la punta de la sonda.

La sonda

2. Lave bien el vientre, los muslos y los genitales de la madre con jabón desinfectante y agua hervida y tibia.

3. Ponga paños esterilizados o muy limpios debajo de la madre.

4. Lávese bien las manos durante por lo menos 3 minutos (vea la página 53). Póngase guantes esterilizados. Mantenga estéril una de sus manos— no toque nada más que la sonda con la mano estéril.

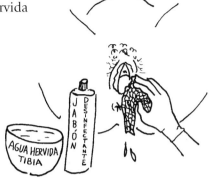

5. Pídale a un ayudante que alumbre los genitales de la madre para que usted pueda ver bien lo que está haciendo.

6. Separe los labios interiores de la vulva de la mujer con una de sus manos enguantadas, para que pueda ver la abertura de la uretra (tal vez sea difícil de verla).

7. Con la otra mano, meta la sonda en la uretra de la mujer, lenta y cuidadosamente.

   Generalmente, la sonda entra sin ningún problema. Pero, si la cabeza del bebé está en la vagina, tal vez usted tenga que apuntar la sonda hacia arriba al principio para que pueda librar la cabeza del bebé. Si la sonda se atora, ruédela suavemente entre sus dedos, pero no la fuerce. Si trata de empujarla a la fuerza, podría lastimar a la madre.

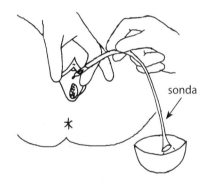

sonda

8. Cuando la punta de la sonda entre a la vejiga de la madre, la orina empezará a salir del otro lado a gotas o en un chorrito. Tenga listo un tazón o una cubeta para que la orina caiga allí.

9. Saque la sonda cuando ya no salga más orina.

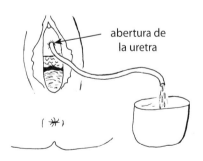

abertura de la uretra

Pídale a la madre que tome bastantes líquidos los próximos 3 ó 4 días para que orine con frecuencia. Eso ayudará a sacar los microbios que están en la vejiga. Dígale a la madre que esté pendiente de los signos de una infección (vea la página 128) durante las próximas semanas.

salud de la mujer

Episiotomía

Una episiotomía consiste en cortar la abertura de la vagina para agrandarla y permitir que el bebé salga. Las episiotomías se hacen con demasiada frecuencia; raras veces son necesarias.

No haga una episiotomía a menos que el bebé ya esté en la vagina y necesite nacer pronto a causa de una emergencia médica. Una episiotomía podría ser necesaria cuando:

- el bebé viene de nalgas.
- el bebé ya está por nacer y sale un chorro de sangre de la vagina (que podría indicar que la placenta se desprendió de la pared de la matriz). El bebé necesita nacer muy rápido, porque si no, morirá.
- hay prolapso del cordón (vea la página 176).
- a la madre le cortaron los genitales cuando era joven y tiene cicatrices que impiden que la vagina se estire para abrirse y dejar que el bebé salga. Usted puede cortar la cicatriz (vea la página 367) si sabe hacerlo. Si no, tal vez necesite hacer una episiotomía.

 ¡ADVERTENCIA! Es peligroso hacer una episiotomía por varias razones:

- El corte se puede infectar.
- El corte puede atravesar una vena o una arteria y causar un sangrado abundante.
- El corte podría dolerle mucho a la madre después del parto. Eso podría hacer que le cueste más trabajo cuidar al bebé.
- Hasta un corte pequeño se puede seguir desgarrando. En el peor de los casos, el desgarro podría atravesar el recto (ano).
- Usted podría cortar al bebé sin querer.

Las episiotomías no cicatrizan más fácilmente que otros desgarros. No haga una episiotomía excepto para proteger la salud de la madre o del bebé, o para salvarles la vida.

Cómo hacer una episiotomía

1. Lávese bien las manos (vea la página 53) y póngase guantes esterilizados.
2. Espere hasta que la vagina esté completamente abierta y usted pueda ver la cabecita del bebé empujando para salir.

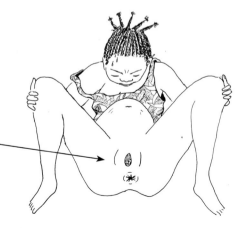

Episiotomía

3. Meta los dedos en la vagina de esta forma. Sus dedos mantendrán la piel de la vagina alejada del bebé.

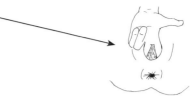

4. Use el pulgar para encontrar el músculo redondo que rodea el ano (esfínter del recto). **No corte nunca el esfínter del recto.**

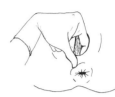

5. Haga un corte en la piel de más o menos 2,5 centímetros (1 pulgada) de largo con unas tijeras esterilizadas. Es mejor usar tijeras con la punta redondeada para no picar a la mujer ni cortar al bebé.

Hay 2 formas comunes de hacer el corte de una episiotomía. Haga el corte que usted haya aprendido a hacer:

El **corte medio** comienza en el centro de la base de la abertura de la vagina y apunta derecho hacia abajo. Este tipo de corte puede cicatrizar más fácilmente y ser menos doloroso.

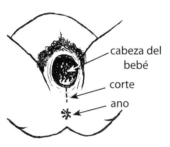

cabeza del bebé
corte
ano

El **corte medio lateral** comienza en el mismo lugar y luego apunta hacia la derecha o la izquierda. Si este corte se desgarra, es menos probable que atraviese el ano.

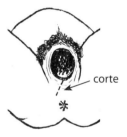

corte

6. Palpe el corte con los dedos. No lo alargue a menos que sea necesario. Es mejor hacer un solo corte que varios cortes pequeños. Recuerde: no corte el músculo que rodea el ano.

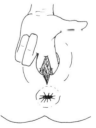

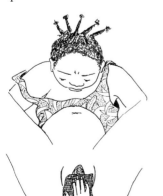

7. Comprima el corte con un paño esterilizado para disminuir el sangrado.

8. Después del parto, cosa los tejidos cortados para unirlos otra vez. En las páginas siguientes explicamos cómo coser desgarros y episiotomías.

salud de la mujer

355

Coser un desgarro o una episiotomía

La mayoría de los desgarros se pueden prevenir si la madre tiene buena salud en general. Ella debe comer bien, descansar bastante y hacer ejercicios de apretamiento (vea la página 44) regularmente durante el embarazo. Durante el parto, puede ayudar que la cabeza del bebé nazca despacio (vea la página 207). Aun así, a veces ocurre un desgarro.

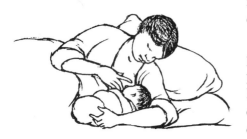

Los desgarros pequeños generalmente cicatrizan por sí mismos. Pídale a la mujer que descanse un par de semanas después del parto. Debe mantener las piernas juntas lo más que pueda, pero también debe moverlas regularmente. Otras personas deben hacer los quehaceres de la casa en su lugar y ayudarle a cuidar al nuevo bebé.

Otros cortes y desgarros cicatrizan mejor si se cosen. No son difíciles de coser, pero es importante aprender a hacerlo de un maestro hábil.

Cómo decidir si hay que coser un desgarro

Es difícil ver bien los desgarros. La vagina de la mujer generalmente está hinchada después del parto y puede haber coágulos de sangre que no dejan ver bien. A veces hay más de un desgarro. Tome el tiempo que necesite y use una luz que alumbra bien. Tal vez necesite que alguien le ayude con una linterna de mano.

1. Lávese bien las manos (vea la página 53) y póngase guantes esterilizados.
2. Calcule **la longitud** del desgarro y **cuánto tejido está desgarrado.**
3. Mire el desgarro por fuera. Para sentir su profundidad, meta 1 ó 2 dedos en el desgarro, con mucho cuidado. Para ver la longitud del desgarro, estire la vagina con cuidado.
4. Decida con la madre si necesita coser el desgarro. No es necesario coser los desgarros pequeños que dejan de sangrar rápidamente. Los desgarros profundos, o los que no dejan de sangrar, sí se deben coser.

Desgarro de primer grado

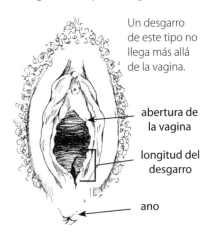

Un desgarro de este tipo no llega más allá de la vagina.

— abertura de la vagina

— longitud del desgarro

— ano

No es necesario coser los desgarros de primer grado.

Desgarro de segundo grado

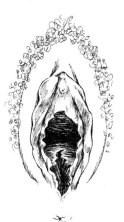

Un desgarro de este tipo llega al interior de la vagina y penetra en el perineo (la piel entre la vagina y el ano) y el músculo debajo de la piel.

Los desgarros de segundo grado cicatrizan mejor y tienen menos probabilidad de infectarse si se cosen. Pero también pueden cicatrizar por sí mismos.

Desgarro de tercer grado

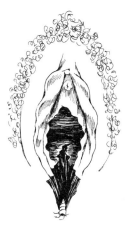

Un desgarro de este tipo llega al interior de la vagina, al perineo y al músculo, y penetra en el esfínter del recto (el músculo que rodea el ano).

Los desgarros de tercer y cuarto grado se tienen que coser. Si es posible, los debe coser una persona con mucha experiencia.

Desgarro de cuarto grado

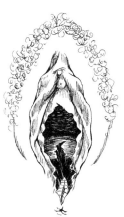

Un desagarro de este tipo llega al interior de la vagina, al perineo, al músculo y al esfínter del recto, y penetra en el recto.

Los desgarros de cuarto grado son muy difíciles de reparar. **Si la mujer tiene un desgarro de cuatro grado, consiga ayuda médica de inmediato.**

Cómo averiguar si está desgarrado el músculo que rodea el ano

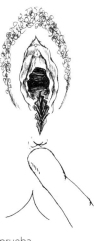

Roce el ano suavemente con un dedo enguantado.

Si el ano se aprieta, es probable que el músculo esté bien.

Si el ano no se aprieta, el músculo podría estar desgarrado.

Después de hacer esta prueba, tire el guante que haya usado o esterilícelo. Lávese bien las manos.

Cosa los desgarros tan pronto como pueda después del parto para que cicatricen bien. Lo mejor es coser los desgarros en menos de 12 horas después del parto.

Si no puede coser un desgarro antes de que pasen 12 horas, y se trata de un desgarro de primer o segundo grado, no lo cosa. Límpielo bien y pídale a la mujer que descanse todo lo que pueda las siguientes 2 semanas. Si el desgarro es de tercer o cuarto grado, será necesario coserlo. Si no, la mujer podría tener la lesión el resto de la vida. Podría quedarse sin poder controlar la salida de excremento. Si puede, lleve a la madre al hospital.

¡ADVERTENCIA! **Tal vez usted no tiene la experiencia ni las condiciones necesarias para coser cada desgarro.** Si un desgarro le parece muy complicado o profundo, si no tiene instrumentos estériles para coserlo o si no tiene experiencia con ese tipo de desgarro, consiga ayuda médica.

Instrumentos para coser desgarros

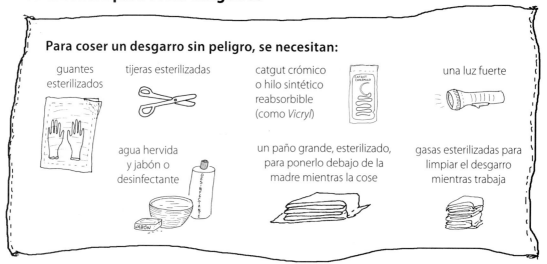

Para coser un desgarro sin peligro, se necesitan: guantes esterilizados; tijeras esterilizadas; catgut crómico o hilo sintético reabsorbible (como *Vicryl*); una luz fuerte; agua hervida y jabón o desinfectante; un paño grande, esterilizado, para ponerlo debajo de la madre mientras la cose; gasas esterilizadas para limpiar el desgarro mientras trabaja

Las suturas de catgut crómico o *Vicryl* son mejores porque se disuelven y no hay necesidad de sacar los puntos. Usted necesita usar ese tipo de hilo de sutura para los puntos que ponga debajo de la piel.

Si no tiene forma de conseguir catgut crómico o *Vicryl*, puede usar hilo de algodón común, pero debe hervirlo. Como tendrá que sacar los puntos después, ponga 1 sola capa de puntos en la piel.

Use hilo de tamaño 000 para las suturas dentro de la vagina y de tamaño 00 para los músculos. Si tiene hilo de 1 solo tamaño, úselo para todas las suturas.

Es más fácil coser con una aguja curva. Algunas agujas ya vienen con el hilo de sutura ensartado.

Coser un desgarro o una episiotomía

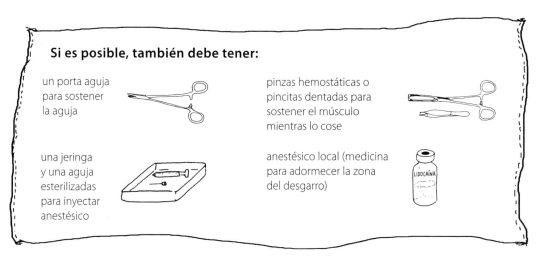

Si es posible, también debe tener:

un porta aguja para sostener la aguja

pinzas hemostáticas o pincitas dentadas para sostener el músculo mientras lo cose

una jeringa y una aguja esterilizadas para inyectar anestésico

anestésico local (medicina para adormecer la zona del desgarro)

Nota: Para aprender cómo esterilizar sus instrumentos, vea la página 59.

Cómo prepararse para coser el desgarro

Pídale a la madre que se acueste boca arriba con las piernas dobladas y abiertas.

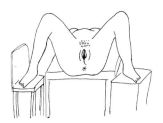

Lávese las manos (vea la página 53). Póngase guantes esterilizados.

Ponga sus instrumentos esterilizados sobre un paño esterilizado.

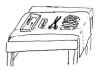

Ponga un paño grande, esterilizado debajo de las nalgas de la madre.

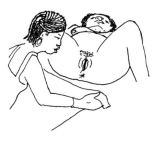

Lave el desgarro cuidadosamente, con agua hervida tibia y desinfectante o jabón suave.

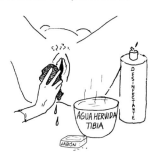

Pídale a una ayudante que alumbre el desgarro.

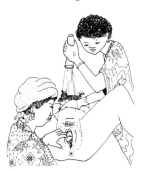

Cómo adormecer la zona del desgarro

Si cose un desgarro inmediatamente después del parto, es posible que los genitales de la madre estén todavía adormecidos y usted no tenga que usar un anestésico. Pero, si es posible, debe anestesiar el desgarro antes de coserlo.

Antes de poner el anestésico, pregúntele a la madre si le han dado esa medicina alguna vez. No le inyecte la medicina si ella tuvo una reacción (como comezón, salpullido o dificultad para respirar) a un anestésico en cualquier otra ocasión.

Para adormecer los genitales antes de coser un desgarro
- inyecte hasta 10 ml de lidocaína al 1% sin epinefrina en el tejido desgarrado

o como otra opción:
- inyecte hasta 20 ml de lidocaína al 0.5% sin epinefrina en el tejido desgarrado

o como otra opción:
- rocíe lidocaína tópica sobre la piel y en el tejido desgarrado

La lidocaína es un anestésico local común. A veces se le llama lignocaína. Tal vez pueda conseguir otros anestésicos locales en su zona. Asegúrese de que no contengan epinefrina.

Antes de inyectar el anestésico, fíjese bien en la forma del desgarro. Piense en las partes del tejido que tenga que unir y coser. Eso es importante porque el desgarro se hinchará y cambiará de forma después de que usted le inyecte la medicina.

1. Deslice la aguja debajo de la piel justo adentro de uno de los bordes del desgarro.
2. Jale el émbolo un poquito. Si entra un poco de sangre en la jeringa, retire la aguja e intente meterla de nuevo.
3. Inyecte el anestésico lentamente al mismo tiempo que va retirando la aguja.

    De esa manera, inyectará una línea de medicina debajo de la piel, en vez de inyectarla toda en un solo lugar. El tejido se hinchará un poco.

    Inyecte el anestésico en el otro lado, de la misma forma.

    Inyecte más o menos 4 ml (de lidocaína al 1%) en cada lado del desgarro. No inyecte más de 10 ml en total.

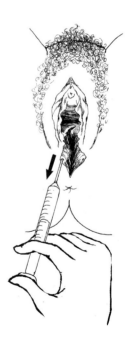

Otra manera de inyectar el anestésico es poner varias dosis pequeñas a lo largo de cada lado del desgarro. Inyecte una dosis justo abajo de la piel en cada lugar marcado con una **x**.

Si el desgarro está en los labios de los genitales, usted puede inyectar pequeñas dosis de anestésico a su alrededor.

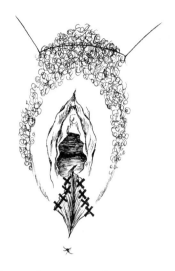
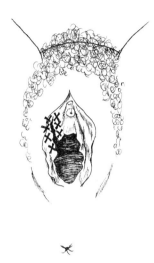

Si aún le queda un poco de anestésico en la jeringa, ponga la jeringa sobre el paño esterilizado. Tal vez necesite usarlo después.

Reglas generales para coser desgarros

- No los cosa sino hasta después de que la placenta haya salido y usted esté segura de que la madre y el bebé estén sanos.
- Póngase guantes y use instrumentos esterilizados.
- Cosa los desgarros dentro de la vagina antes que los desgarros en la piel.
- Antes de poner cada punto, piense bien cuál parte del tejido se debe juntar con cuál otra, y dónde hay que poner el punto.
- Use el menor número de puntos que pueda—sólo los necesarios para que el desgarro no se vuelva a abrir.
- Asegúrese de que no haya coágulos de sangre ni vellos en el desgarro. Si lo cose con los coágulos o los vellos adentro, podría causar una infección.
- Para asegurarse de que la matriz esté pequeña y firme, pídale a una ayudante que la revise de vez en cuando mientras usted pone los puntos. No se olvide de vigilar el estado de salud general de la madre.
- Reconozca sus límites. Si un desgarro se ve muy profundo o complicado, consiga ayuda médica.

Para coser bien es necesario ensayar. Para aprender, desgarre un pedazo de carne y luego cósalo.

Cómo coser desgarros

Use una aguja curva de esta manera:

Si es posible, use un porta aguja.

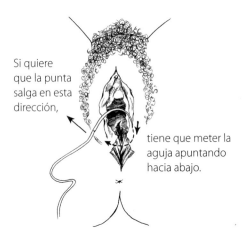

Si quiere que la punta salga en esta dirección, tiene que meter la aguja apuntando hacia abajo.

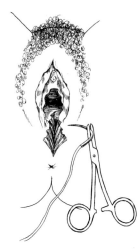

Sostenga la aguja por en medio, pero un poco más cerca de la base que de la punta. No agarre el hilo de sutura con el porta aguja porque podría romperlo.

Hay varios tipos de puntos de sutura que puede usar. Haga los puntos que le hayan enseñado y que sienta que puede hacer con confianza. Hay un tipo de sutura sencilla y fuerte llamada sutura interrumpida. Se hace con puntos individuales. Cada punto se amarra con un nudo de 4 lazadas y después los dos extremos del hilo de sutura se cortan.

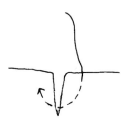

Meta la aguja en un lado del corte o el desgarro, como a ½ cm del borde.

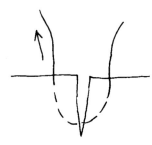

Saque la aguja por el otro lado del desgarro, como a ½ cm del borde.

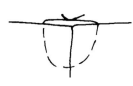

Haga un nudo de 4 lazadas (vea la página 364).

Empareje los dos lados del desgarro con cuidado. Trate de poner la piel donde estaba antes del parto. Eso puede ser difícil de hacer cuando se trata de un desgarro complicado y el tejido está hinchado.

Los bordes rasgados del desgarro deben quedar bien alineados.

así

no así

Los puntos deben llegar casi hasta el fondo del desgarro. Si un punto queda muy arriba, el espacio debajo del punto podría llenarse de sangre o de pus e infectarse. Si el punto es demasiado profundo, podría atravesar el recto. Eso podría causar una infección grave.

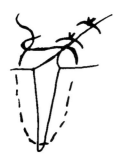

Este punto está bien hecho.

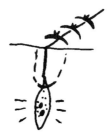

Este punto es **muy poco profundo**. El espacio debajo del punto se llenará de sangre y pus.

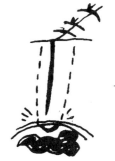

Este punto es **demasiado profundo**. Llega al recto, donde está el excremento.

Apriete cada punto lo suficiente para que los dos lados del desgarro queden unidos ceñidamente. No apriete los puntos demasiado porque podrían ser dolorosos o causar una infección.

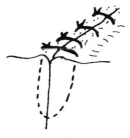

Los bordes deben quedar bien alineados.

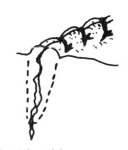

La piel **no** debe abultarse.

Amarre bien los puntos

(En estos dibujos, un extremo del hilo de sutura es negro y el otro es blanco para que las partes del nudo sean más fáciles de ver. El hilo de sutura verdadero es todo del mismo color y puede ser de cualquier color).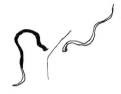

Haga nudos de 4 lazadas para que no se desaten. Pero no use más de 4 lazadas, porque los nudos quedarán muy abultados. Para amarrar los puntos con nudos de 4 lazadas:

1. Ponga el extremo del hilo que tiene la aguja sobre el otro extremo del hilo, pase el extremo con la aguja debajo del otro extremo y jálelo para apretar el nudo.

2. Para hacer la segunda lazada, vuelva a poner el extremo del hilo que tiene la aguja sobre el otro extremo, páselo por debajo de la misma forma que antes y jálelo.

3. Haga lo mismo 2 veces más. Cada vez, coloque el extremo con la aguja sobre el otro extremo, pase el extremo con la aguja debajo del otro y jálelo.

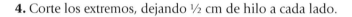

4. Corte los extremos, dejando ½ cm de hilo a cada lado.

Así hará un nudo fuerte que no se desatará.

Para hacer la primera lazada del nudo, algunas personas pasan el extremo del hilo con la aguja por arriba y por abajo del otro extremo 2 veces.

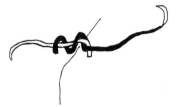 Ponga el extremo del hilo con la aguja sobre el otro extremo, páselo por debajo, vuelva a poner el extremo con la aguja encima del otro y páselo por debajo otra vez.

Eso puede ayudar a que la primera lazada del nudo se mantenga apretada mientras usted amarra la siguiente lazada.

Cómo coser un desgarro o una episiotomía, paso a paso

1. Si tiene gasa esterilizada, póngala en la vagina, más arriba del desgarro. Eso ayudará a evitar que la sangre gotee y le estorbe. **Quite la gasa cuando haya terminado.**

2. El tejido que reviste el interior de la vagina la llama mucosa vaginal. Debajo de la mucosa hay un músculo que es más rojo y duro. Al coser los tejidos, es importante coser mucosa con mucosa, y músculo con músculo.

3. Use catgut crómico o *Vicryl* para coser el desgarro. Ponga el primer punto arriba de la punta interior del desgarro de la vagina y amárrelo con un nudo de 4 lazadas. Corte los extremos del hilo con tijeras esterilizadas.

4. Siga haciendo una sutura interrumpida, tal como se ve en estos dibujos, a lo largo de la vagina.

   De vez en cuando, junte todas las secciones del desgarro para asegurarse de que todas las partes estén encajando bien.

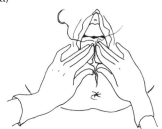

5. Si el desgarro atravesó el músculo, también haga una sutura interrumpida para unir las partes desgarradas del músculo.

   Use el menor número de puntos que pueda—sólo los necesarios para cerrar bien el desgarro. Generalmente basta con poner 2 ó 3. Amarre cada punto con un nudo de 4 lazadas y corte los extremos de cada uno con tijeras esterilizadas.

6. Ahora cosa la piel del perineo que cubre el músculo usando el mismo tipo de sutura interrumpida con nudos de 4 lazadas.

   Corte los extremos de cada nudo con tijeras esterilizadas. Asegúrese de que la piel cubra los puntos que usted puso para coser el músculo.

7. Antes de que termine, meta un dedo en el recto de la madre suavemente para asegurarse de que ningún punto haya atravesado el recto. Si siente un punto en el recto, ¡tendrá que sacar todos los puntos y volverlos a poner! Tenga mucho cuidado de no ensuciar la herida con excremento.

8. Bote (o esterilice) los guantes y lávese bien las manos.

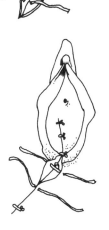

Capítulo 19: Técnicas avanzadas para atender el embarazo y el parto

Cómo coser el esfínter del recto

Si a una mujer se le desgarra el esfínter del recto, corre el riesgo de que nunca más pueda volver a controlar la salida del excremento. Ése es un problema muy grave. Por eso es muy importante coser bien el esfínter. Si puede, lleve a la mujer al hospital o pídale a una persona con mucha experiencia que cosa el desgarro.

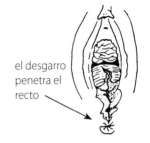

el desgarro penetra el recto

 ¡ADVERTENCIA! Antes de que cosa el esfínter del recto, vea si se desgarró la pared del recto. **No trate de reparar la pared del recto usted misma. Consiga ayuda médica de inmediato.**

1. El músculo del esfínter está encerrado en un forro delgado de tejido llamado fascia. Es posible que el músculo y la fascia se retraigan un poco hacia adentro del cuerpo de la mujer.

   Use pinzas esterilizadas, como pinzas hemostáticas, para jalar un extremo del músculo y la fascia un poco para que los pueda ver. Luego jale el otro extremo del músculo con otras pinzas, para que sobresalga un poco.

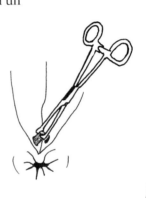

2. Use catgut crómico o *Vicryl* de tamaño 00 para coser el músculo del esfínter. Junte los 2 lados del esfínter, bien unidos. Meta la aguja a través de la fascia y el músculo de un lado del esfínter y luego jale la aguja afuera a través del otro lado.

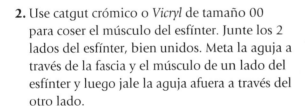

3. Use una sutura interrumpida de 3 ó 4 puntos para unir el músculo y la fascia.

4. Una vez que haya cosido el músculo, cosa el resto del desgarro.

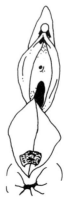

Atender a una mujer que tiene los genitales cortados (circuncisión femenina)

En algunas comunidades, sobre todo en África, pero también en partes del sur de Asia, del Medio Oriente y otras partes del mundo, a las niñas y las jóvenes se les cortan los genitales. Al igual que otras prácticas culturales, ésta es una forma de cambiar el cuerpo de las jovencitas para que se considere bello, aceptable o limpio. A veces es una forma de marcar el paso a la edad adulta.

A veces sólo se hace un pequeño corte. A veces se quitan los labios interiores de la vagina y el clítoris. A veces se le cosen los genitales de la niña de manera que se queden medio cerrados. La costumbre de cortar los genitales tiene diferentes nombres, como por ejemplo, circuncisión femenina, mutilación genital femenina o corte genital femenino, que es el nombre que usamos en este libro.

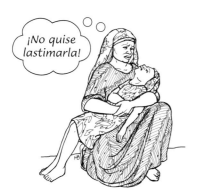

Esta costumbre puede tener mucho significado para la comunidad, pero causa graves daños a la salud y bienestar de las niñas afectadas. A largo plazo, el corte genital femenino puede causar infecciones urinarias, daño emocional, incapacidad de sentir placer sexual o de tener relaciones sexuales en la edad adulta, y partos prolongados que no avanzan y que pueden causar la muerte de la madre o del bebé.

Si a una mujer le cosieron parte de los genitales para cerrarlos después del corte, será necesario cortarle los genitales otra vez para abrírselos, antes de que ella dé a luz.

Cómo abrir una cicatriz genital

1. Lávese bien las manos y póngase guantes de plástico esterilizados.
2. Meta 2 dedos en la vagina y póngalos debajo del tejido de la cicatriz.
3. Inyecte anestésico local, si lo tiene (vea la página 360).
4. Para abrir la cicatriz, córtela con unas tijeras esterilizadas. Abra la cicatriz lo suficiente para que se vea el hoyito por donde sale la orina, pero no más. Tenga cuidado de no cortar demasiado, porque estos cortes pueden causar un sangrado abundante.

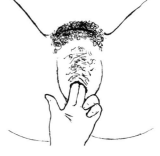

Cómo reparar el corte

1. Lávese bien las manos y póngase guantes de plástico esterilizados.
2. Inyecte anestésico local en los dos lados de la cicatriz (vea la página 360).
3. Cosa las superficies de carne viva con *Vicryl* o catgut crómico de tamaño 000 para detener el sangrado que haya. No apriete los puntos, sino que déjelos holgados.

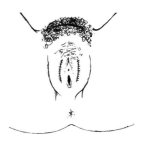

corte genital ya reparado

Atención de emergencia para el corte genital femenino

El corte genital femenino puede causar problemas graves inmediatos, como sangrado e infección, dos cosas que a su vez pueden causar choque. El choque es una emergencia. Si una jovencita tiene sangrado que no se puede detener, debe recibir atención médica de inmediato. Una partera puede ayudar a detener el sangrado, dar tratamiento para el choque y estar atenta de signos de infección.

Sangrado y choque

SIGNOS DE ADVERTENCIA de choque (uno o varios de éstos):

- muchísima sed
- piel pálida, fría y húmeda
- pulso débil y rápido (más de 100 latidos por minuto)
- respiración rápida (más de 20 respiraciones por minuto)
- confusión o desmayo

Qué hacer en caso de sangrado o choque

- Consiga ayuda médica de inmediato.
- Comprima rápido y firmemente la zona que está sangrando. Use un paño pequeño y limpio que no vaya a absorber mucha sangre. Mantenga a la jovencita acostada con las caderas elevadas mientras la lleva a donde haya ayuda médica.
- Ayúdele a beber lo más que pueda.
- Si la joven está inconsciente y ustedes están lejos de los servicios médicos, tal vez necesite darle líquidos por el recto (vea la página 342) o ponerle suero intravenoso (vea la página 350) antes de llevarla al lugar donde la puedan atender.

Infección

Si los instrumentos para cortar no se esterilizan antes y después de cada uso, los microbios que tengan podrían causar una infección de la herida, tétanos, VIH o hepatitis.

SIGNOS DE ADVERTENCIA

- **infección de la herida:** fiebre, hinchazón de los genitales, herida que huele mal o suelta pus, dolor que empeora
- **tétanos:** quijada apretada, nuca y músculos del cuerpo tiesos, dificultad para tragar, convulsiones
- **choque:** (vea la lista que aparece más arriba)
- **infección de la sangre (sepsis):** fiebre y otros signos de infección, confusión, choque.

¡ADVERTENCIA! Si a una jovencita le empiezan a dar signos de tétanos, choque o sepsis, consiga ayuda médica de inmediato.

Qué hacer en caso de una infección:

- Siga pendiente de los signos de advertencia del tétanos, la sepsis y el choque. Si la joven aún no ha recibido una vacuna contra el tétanos, hay que vacunarla de inmediato (vea la página 411).
- Dé medicinas modernas o plantas medicinales para el dolor.
- Mantenga muy limpios los genitales. Lávelos con agua hervida que ya se haya enfriado y que tenga un poco de sal.
- Dé un antibiótico, como dicloxacilina o eritromicina.

Para tratar una infección causada por el corte genital femenino
- dé 500 mg de eritromicina... por la boca, 4 veces al día, por 14 días

Voltear a un bebé que viene atravesado o de nalgas

El parto es mucho menos peligroso para el bebé cuando nace cabeza abajo y no de nalgas. Un bebé que está atravesado no puede nacer por la vagina. Tal vez haya ocasiones en que usted pueda voltear a un bebé para que quede cabeza abajo. Pero sólo debe voltearlo si ha recibido capacitación para hacerlo sin peligro.

> **¡ADVERTENCIA!** Es muy peligroso voltear a un bebé. El peligro más grande es que la placenta se desprenda de la pared de la matriz o que la matriz se desgarre. Si eso sucede, el bebé y la madre pueden morir.
>
> El voltear al bebé también puede adelantar el parto.

No voltee a un bebé, a menos que:

- haya recibido capacitación para hacerlo, de una persona con experiencia.
- pueda conseguir ayuda médica en caso de que la necesite.
- esté segura de que el bebé viene de nalgas o está atravesado.

Para entender el peligro de voltear a un bebé:

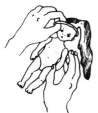

Meta una muñequita de plástico en un pequeño globo o una bolsita de plástico, y llene el globo o la bolsita con agua.

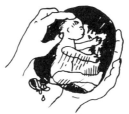

Luego trate de voltear a la muñeca.

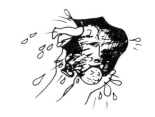

La matriz, al igual que el globo, se puede desgarrar fácilmente si no se maneja con muchísimo cuidado.

Cómo voltear a un bebé que viene de nalgas

El mejor momento para voltear a un bebé es 2 ó 3 semanas antes de la fecha probable de parto. Si voltea al bebé antes, es posible que se vuelva a voltear a la posición en que estaba o que se quede atravesado. Además, si el parto comienza, es probable que el bebé pueda nacer en esa fecha sin peligro.

Si es posible, otra persona debe ayudarle a la hora de voltear al bebé. Esa persona podrá dedicarse a escuchar los latidos del corazón del bebé todo el tiempo.

 ¡ADVERTENCIA! Si el corazón del bebé empieza a latir más rápido o más despacio y no vuelve a la normalidad, ¡deje de voltear al bebé! Si el corazón sigue latiendo rápida o lentamente, voltee al bebé a la posición en que estaba al principio. Si aun así el corazón no vuelve a latir a su ritmo normal, dele oxígeno a la madre, si tiene, y pídale que se acueste del lado izquierdo. Si eso tampoco hace que el corazón vuelva a latir normalmente, lleve a la mujer al hospital de inmediato.

1. Pídale a la madre que orine y después que se acueste boca arriba con las piernas dobladas. Es importante que ella relaje el cuerpo lo más que pueda. Tal vez le ayude respirar profunda y lentamente.

2. Escuche los latidos del corazón del bebé (vea la página 139).

3. Si el corazón está latiendo de una forma normal, vuelva a revisar la posición del bebé para asegurarse de que todavía está de nalgas.

4. Agarre la cabeza del bebé con una mano. Ponga la otra mano debajo de las nalgas del bebé y empújelas para arriba, hacia la parte más alta de la matriz, para sacar al bebé de la pelvis.

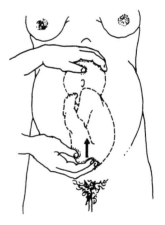

5. Empuje al bebé firme, pero suavemente, hacia la dirección en que está dando la cara. Si no se mueve fácilmente, trate de moverlo en la dirección opuesta. Trate de hacer que el mentón del bebé permanezca agachado contra el pecho.

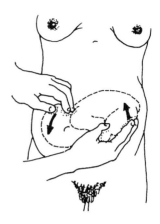

6. Cada vez que el bebé se mueva—aunque sea sólo un poco—deténgase y escúchele el corazón. **Si no está latiendo de una forma normal, deténgase.**

7. Siga volteando al bebé hasta que quede cabeza abajo.

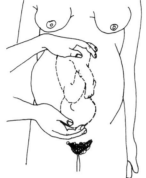

 ¡ADVERTENCIA! No fuerce nunca a un bebé a voltearse. Si siente que el bebé está atorado o si la madre tiene dolor, deténgase.

Cómo voltear a un bebé que está atravesado

Para voltear a un bebé que está atravesado se hace lo mismo que para voltear a un bebé que viene de nalgas. Voltee al bebé en la misma dirección en que está dando la cara. Si no puede voltearlo en esa dirección, tal vez necesite voltearlo en la dirección opuesta para que quede de nalgas. Es mejor que el bebé nazca cabeza abajo, pero si está de nalgas, por lo menos podrá nacer por la vagina.

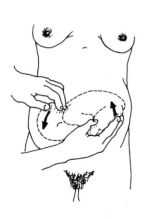

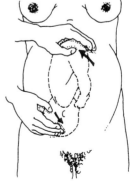

Si un bebé que está atravesado no se voltea fácilmente, deje de intentarlo. La madre tendrá que ir a un hospital donde el bebé pueda nacer por cesárea.

Capítulo 20
El examen pélvico: cómo examinar la matriz y la vagina de una mujer

En este capítulo:

Cuándo hacer un examen pélvico **374**
Cómo hacer el examen pélvico sin peligro 374

Antes del examen **375**
Ayudar a la mujer a relajarse 375
Preguntarle a la mujer sobre su historia médica 375

El examen visual **376**

El examen con espéculo **377**
Pruebas para detectar infecciones y cáncer 379
La prueba de vinagre para detectar el VPH 380
La prueba de Papanicolau para detectar infecciones o cáncer 381
Cáncer del cuello de la matriz (cáncer cervical, cáncer del cérvix) ... 383

El examen bimanual (de 2 manos) **384**

El examen pélvico:
cómo examinar la matriz y la vagina de una mujer

CAPÍTULO 20

El examen pélvico es una manera de averiguar lo que está sucediendo dentro de la vagina y la matriz de una mujer.

El examen pélvico le puede ayudar a averiguar:

- si una mujer está embarazada y cuántas semanas tiene su embarazo.
- si tiene una infección en la matriz o en la vagina.
- si podría tener cáncer de la matriz o del cuello de la matriz (cáncer cérerio-uterino, cáncer cervical).

También es necesario hacer un examen pélvico para colocar un DIU (vea el Capítulo 21, página 388), tomar la medida para un diafragma (vea el Capítulo 17, página 304), vaciar la matriz por aspiración manual (AMEU, vea el Capítulo 23, página 416).

No es difícil aprender a hacer este examen y, con la práctica, la mayoría de las personas lo pueden hacer.

Hay otro examen que le puede indicar si el cuello de la matriz se está abriendo durante el parto. En este capítulo no explicamos cómo hacer ese examen. Para aprender cómo hacerlo, vea la página 339.

> **Nota:** En algunos lugares, sólo los doctores hacen exámenes pélvicos, no las parteras. Pero no tenga miedo de intentarlo. Con capacitación y práctica, las parteras pueden aprender a hacer este examen y otros procedimientos. Una partera que aprende a hacer exámenes pélvicos puede ayudar a las mujeres a mantenerse sanas toda la vida y no sólo cuando estén embarazadas o de parto.

El examen pélvico tiene 3 partes:

1. El **examen visual** es una forma de ver si hay signos de una infección en la parte de afuera de los genitales de la mujer (vea la página 376).

2. El **examen con espéculo** permite ver la vagina por dentro y de hacer pruebas para detectar infecciones o cáncer. Para hacer ese examen se usa un instrumento llamado espéculo (página 377).

3. El **examen bimanual** (de 2 manos) es una forma de revisar la matriz y los ovarios y de averiguar el tamaño de la matriz durante el embarazo. El examen se hace palpando la matriz con 2 dedos (índice y medio) metidos en la vagina de la mujer y la otra mano colocada sobre el vientre de ella (página 384).

No siempre es necesario hacer las 3 partes del examen.

Cuándo hacer un examen pélvico

Es útil y no es peligroso hacer un examen pélvico cuando:

- la mujer quiere información acerca de la salud de su matriz, cuello de la matriz y ovarios. Usted debe hacer el examen sin falta si la mujer tiene signos de una infección o de cáncer. Pero una mujer puede tener infecciones o cáncer sin ningún signo. Por eso, si es posible, todas las mujeres deben hacerse ese examen cada 2 ó 3 años, aunque no tengan signos de ningún problema.
- la mujer está embarazada y usted necesita saber cuánto tiempo tiene el embarazo.
- la mujer quiere un DIU (vea el Capítulo 21, página 388).
- la mujer tiene problemas después de una pérdida o un aborto (vea el Capítulo 22, página 400) y necesita AMEU (vea el Capítulo 23, página 416).

¡ADVERTENCIA! Es peligroso hacer un examen pélvico cuando:

- La mujer está de parto. No es necesario hacer un examen visual, un examen con espéculo ni un examen bimanual cuando la mujer está de parto. Si necesita revisarle el cuello de la matriz para ver si se está abriendo, vea la página 339.
- La bolsa de aguas ya se rompió. Si la mujer está embarazada y la bolsa de aguas ya se rompió, el examen podría causar una infección de la matriz.
- La mujer está a fines del embarazo y está sangrando por la vagina. Este es un signo de que podría tener placenta previa (vea la página 112). No le haga un examen pélvico, porque el sangrado podría agravarse.
- La mujer dió a luz en las últimas semanas.

Cómo hacer el examen pélvico sin peligro

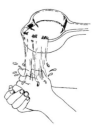

Por lo general, el examen pélvico no es peligroso, pero sí puede tener riesgos. Cuando haga un examen pélvico, debe tener cuidado de no meter microbios en la vagina de la mujer. Cuando haga un examen pélvico:

- siempre lávese bien las manos, antes y después del examen (vea la página 53).
- siempre use guantes de plástico muy limpios o esterilizados (vea la página 54).
- siempre use instrumentos limpios.

Si no puede lavarse las manos o no puede ponerse guantes, será peligroso hacer el examen.

Hay otras formas de conseguir información acerca de la salud de la mujer si usted no puede hacer un examen pélvico sin peligro, si no sabe hacer el examen o si la mujer no quiere que se lo haga.

Por ejemplo, para averiguar si una mujer tiene una infección de la matriz, empiece por preguntarle si tiene signos de una infección (vea la página 325) y tómele la temperatura. También puede oprimirle el vientre, justo arriba del pubis. Si la mujer tiene una infección, esto le causará mucho dolor. Esta forma de encontrar una infección no es peligrosa porque usted no necesita meter los dedos en la vagina de la mujer.

Antes del examen

Ayudar a la mujer a relajarse

El examen pélvico es más cómodo y más fácil cuando la mujer está relajada y no tiene miedo.

Dígale lo que va a hacer y explíquele la razón. Recuérdele a la mujer que debe respirar profundamente y dejar que el cuerpo se relaje. Haga el examen sin apuro y deténgase si le duele a la mujer. Si ella está sana, el examen no debe ser doloroso. El dolor puede ser signo de una infección o de que usted necesita tener más cuidado.

Miedo

Algunas mujeres tienen miedo de hacerse un examen pélvico, como por ejemplo, las mujeres que nunca se han hecho el examen o las que se han hecho exámenes que fueron dolorosos.

Para las mujeres que han sido maltratadas física o sexualmente puede ser muy difícil hacerse exámenes pélvicos. A esas mujeres las han tocado donde y cuando ellas no querían que las tocaran. Antes de que toque a una mujer, pídale permiso, sobre todo si se trata de una mujer que ha sido maltratada.

Avísame si en cualquier momento sientes miedo o angustia y detendremos el examen.

Bueno, está bien.

Vergüenza

Al hacer un examen pélvico, usted examina los genitales y la vagina de la mujer. Estas partes del cuerpo les causan pena o vergüenza a muchas mujeres. Es posible que ellas no quieran hablar de ellas, no quieran mirarlas y no quieran que otras personas las miren.

Estas partes del cuerpo son una parte importante del ser mujer. Cuando hace un examen pélvico, anime a la mujer a que le haga preguntas y explíquele que los genitales son partes sanas y normales de su cuerpo. Quizás no logre que la mujer ya no sienta vergüenza, pero tal vez logre que la sienta menos.

Preguntarle sobre su historia clínica

Antes de que haga el examen pélvico, pregúntele a la mujer cuándo tuvo su última regla, si está embarazada y si tiene signos de una infección de la vagina o de la matriz. En el Capítulo 7, a partir de la página 84, le sugerimos otras preguntas que puede hacerle a la mujer acerca de su historia clínica.

Además, explíquele a la mujer lo que le va a hacer durante el examen pélvico y conteste las preguntas que ella tenga al respecto.

Capítulo 20: El examen pélvico: cómo examinar la matriz y la vagina de una mujer

El examen pélvico

Antes de empezar:

- Asegúrese de que estén en privado.

- Prepare todos los instrumentos que va a necesitar para el examen:

| espéculo limpio o esterilizado | guantes de plástico limpios o esterilizados | luz | espejo | paños limpios para que la mujer se limpie después del examen |

El espéculo y los guantes deben estar esterilizados si va a hacer un examen pélvico para colocar un DIU o para hacer la AMEU. Si no, está bien que use un espéculo muy limpio.

- Pídale a la mujer que orine antes del examen. Así el examen será más cómodo para ella.

- Pídale a la mujer que se quite los pantalones o que se suba la falda (saya, pollera). Si quiere taparse las piernas, dele una sábana o una manta.

- Pídale que se acueste boca arriba, con las piernas dobladas y las nalgas justo en la orilla de la mesa o de la cama.

- Lávese las manos con agua limpia y jabón. Usted debe tener las uñas muy limpias y cortadas al ras.

- Póngase guantes de plástico limpios.

El examen visual

La piel de los genitales debe estar lisa y sana. Los genitales deben estar limpios, pero es normal que salga un poco de flujo transparente o blanco de la vagina.

Busque bolitas o bultos, hinchazón, flujo anormal, llagas o cicatrices en los genitales. A veces hay bolitas que no se ven, pero que se pueden sentir con los dedos. Las bolitas o las llagas pueden ser signos de una infección o lesión. (Para mayor información sobre las infecciones de los genitales, vea el Capítulo 18, página 320).

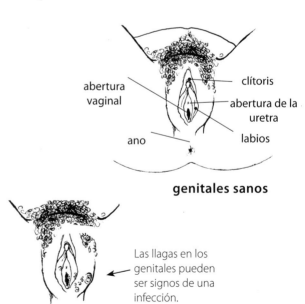

genitales sanos

Las llagas en los genitales pueden ser signos de una infección.

376

El examen con espéculo

El espéculo es un instrumento que permite ver la vagina por dentro. El espéculo sostiene abiertas las paredes de la vagina. Cuando lo tenga en la posición correcta, usted podrá ver el cuello de la matriz, hacer pruebas para ver si hay una infección o cáncer, colocar un DIU o vaciar la matriz.

Ensaye a abrir y cerrar el espéculo varias veces antes de que lo use para hacer un examen. Así sabrá bien cómo funciona.

Algunas parteras dejan que la mujer mire el espéculo antes de hacer el examen. Eso puede ayudarle a la mujer a entender el examen.

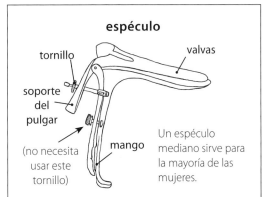

Un espéculo mediano sirve para la mayoría de las mujeres.

Un espéculo más pequeño podría servir mejor para las jovencitas, las mujeres que nunca han tenido relaciones sexuales, las mujeres ya mayores que están en la menopausia o que no tienen relaciones sexuales con mucha frecuencia, y las mujeres que tienen los genitales cortados (vea la página 367). Un espéculo más grande podría ser más adecuado para las mujeres que han tenido muchos hijos.

1. Para ayudar a la mujer a relajarse, tóquele una pierna, pídale que respire, trátela con cuidado y haga el examen lentamente. Recuérdele que debe avisarle a usted si el espéculo le causa dolor. Deténgase si la lastima.

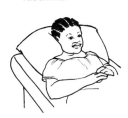

2. Caliente un poco el espéculo con agua tibia y limpia, o sosténgalo un rato en una de sus manos enguantadas.

3. Pregúntele a la mujer si ya está lista para empezar. Cuando ella esté lista, ábrale con cuidado los labios de los genitales con una mano para que pueda ver la abertura de la vagina. Explíquele todo lo que vaya haciendo, a medida que lo haga.

4. Sostenga el espéculo con la otra mano. Mueva el mango hacia un lado y meta las valvas cerradas del espéculo en la vagina. Si lo hace con suavidad, las valvas se deslizarán hacia abajo en la vagina, sin lastimar a la mujer.

A medida que meta el espéculo, voltéelo de modo que el mango quede hacia abajo. Tenga mucho cuidado de no jalarle la piel ni los vellos a la mujer. Empuje el espéculo con cuidado para meterlo completamente. El mango debe quedar recostado junto a la piel entre la vagina y el ano.

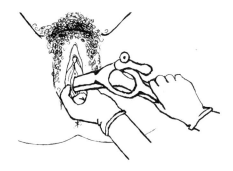

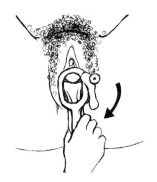

Nota: Si la mujer está sobre una cama o una mesa plana y el mango del espéculo no cabe apuntando hacia abajo, usted lo puede meter apuntando hacia arriba.

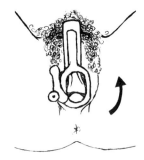

5. Para abrir las valvas del espéculo, empuje el soporte del pulgar suavemente con el pulgar. Cuando vea el cuello de la matriz entre las valvas, apriete el tornillo del soporte del pulgar para que el espéculo permanezca abierto.

Si abre el espéculo, pero no ve el cuello de la matriz, vuelva a cerrarlo y retírelo un poco. Luego repita el paso 4 para hacer otro intento. Es posible que el cuello de la matriz esté un poco hacia un lado. Eso es normal. A veces, será más fácil ver el cuello de la matriz si la mujer tose o puja como si fuera a obrar, con el espéculo aún abierto en la vagina.

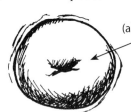

El cuello de la matriz generalmente es de este tamaño.

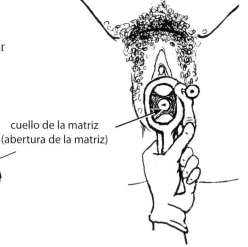

cuello de la matriz (abertura de la matriz)

6. Mire el cuello de la matriz. Debería ser liso y rosado, o un poco azul si la mujer está embarazada.

Es normal que haya bolitas o bultitos en el cuello de la matriz, pero las llagas o las verrugas son signos de una infección.

Fíjese si está saliendo flujo o sangre del cuello de la matriz. El flujo aguado, blanco o transparente por lo general es normal y sano. El flujo verde, amarillo, gris, grumoso o apestoso puede ser signo de una infección.

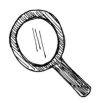

7. Si la mujer quiere mirarse el cuello de la matriz, usted puede sostener un espejo y una luz para ayudarle a que lo vea. Ésta es una oportunidad para que la mujer aprenda más acerca de su propio cuerpo.

8. Para ver si hay signos de cáncer en el cuello de la matriz, use la prueba de vinagre o la prueba de Papanicolau (vea la página 379).

9. Para sacar el espéculo, jale las valvas hacia usted un poco hasta que las aleje del cuello de la matriz. Suelte el tornillo del soporte del pulgar y deje que las valvas se cierren suavemente mientras usted jala el espéculo hacia abajo y hacia afuera de la vagina. Las valvas deben estar completamente cerradas mientras termine de sacar el espéculo.

10. Dele un paño limpio o papel higiénico a la mujer para que se limpie el flujo de los genitales.

11. No olvide limpiar el espéculo después de cada uso.

Pruebas para detectar infecciones y cáncer

El examen con espéculo es importante porque permite probar la salud del cuello de la matriz. Hay pruebas para averiguar si hay infecciones (vea el Capítulo 18, página 320 para mayor información sobre las infecciones de transmisión sexual) y también para ver si hay cáncer. Tal vez las autoridades de salud de su zona le pueden entregar los equipos que necesita para hacer las pruebas que detectan la clamidiasis, la gonorrea u otras infecciones de transmisión sexual.

Hay 2 pruebas para detectar el cáncer del cuello de la matriz. No es necesario que haga las dos. Escoja la prueba que pueda hacer con más facilidad en su zona.

La prueba de vinagre

La prueba de vinagre es fácil de hacer, no es cara y no se necesita un laboratorio para averiguar los resultados. Si una mujer tiene cáncer en el cuello de la matriz, es muy probable que la prueba de vinagre lo detecte.

Sin embargo, la prueba de vinagre no podrá indicarle la gravedad del cáncer, y a veces detecta otro problema que no es cáncer.

o, como otra opción:

La prueba de Papanicolau (la prueba Pap)

La prueba de Papanicolau puede darle mucha más información que la prueba de vinagre. Esa prueba le puede indicar si el problema del cuello de la matriz es una infección o cáncer. También puede indicarle de qué tipo de infección se trata o qué tan grave es el cáncer.

Pero la prueba de Papanicolau es cara y se necesita un laboratorio para conocer los resultados.

Si una u otra prueba da un resultado positivo, la mujer necesitará atención médica lo antes posible.

Tanto la prueba de vinagre como la de Papanicolau se pueden hacer en cualquier momento, incluso cuando la mujer tenga la regla o esté embarazada. No es ideal hacer la prueba de Papanicolau durante la regla, porque la sangre puede dificultar el análisis. Pero es mejor hacer la prueba durante la regla que no hacerla. Si la mujer tiene la regla, limpie el cuello de la matriz con un hisopo largo para quitarle la sangre, antes de hacerle la prueba.

La prueba de vinagre para detectar el VPH

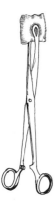

Muchas personas tienen una infección de transmisión sexual por el virus llamado VPH (virus del papiloma humano). Las mujeres se infectan por VPH cuando tienen relaciones sexuales con alguien que tiene el virus. El VPH es el mismo virus que causa verrugas genitales, pero la mayoría de las personas que tienen VPH no tienen verrugas ni otros signos del virus. Vea la página 333 para más información sobre el VPH. Si una mujer tiene VPH mucho tiempo sin recibir tratamiento, el virus podría causarle cáncer del cuello de la matriz, que es una enfermedad mortal (vea la página 383). La prueba del VPH puede salvar vidas si las mujeres infectadas reciben tratamiento para el virus antes de que les cause cáncer.

La prueba de vinagre es una manera muy sencilla de averiguar si la mujer tiene VPH en el cuello de la matriz. La prueba da un resultado positivo cuando hay llagas en el cuello de la matriz, que generalmente no se pueden ver. Las llagas podrían deberse al VPH, al cáncer o a otras infecciones de transmisión sexual.

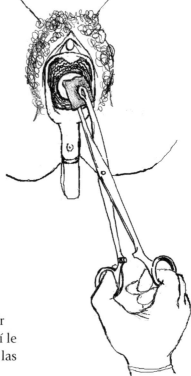

1. Coloque un espéculo en la vagina y mire el cuello de la matriz.

2. Sostenga un cuadrito de tela o gasa esterilizada con un par de pinzas largas esterilizadas. O puede usar un hisopo largo, si lo tiene.

3. Remoje la gasa en vinagre blanco puro (cualquier tipo de vinagre puede servir, siempre que tenga ácido acético al 4% ó 5%) y unte el vinagre en el cuello de la matriz. Quite la gasa. El vinagre no lastimará el cuello de la matriz pero podría causar un poco de ardor.

4. Espere 1 minuto. Si la mujer tiene VPH, generalmente aparecerán manchas blancas en el cuello de la matriz.

Si aparecen manchas blancas, la mujer debe recibir atención en un centro médico sin demora. Tal vez allí le hagan otras pruebas o quizás le congelen o le quiten las llagas para que no se vuelvan cancerosas.

El examen con espéculo

La prueba de Papanicolau para detectar infecciones o cáncer

La prueba de Papanicolau se hace raspando un poquito de tejido del cuello de la matriz y de la vagina y poniéndolo sobre una pequeña lámina de vidrio, llamada portaobjetos. Para hacer esta prueba es necesario mandar la muestra de tejido a un laboratorio. Allí, personas capacitadas deben mirar el tejido en el microscopio para averiguar si está sano.

Antes de hacer la prueba, junte estos materiales:

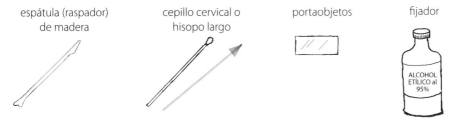

espátula (raspador) de madera   cepillo cervical o hisopo largo   portaobjetos   fijador (ALCOHOL ETÍLICO al 95%)

1. Coloque un espéculo en la vagina.

2. Meta el extremo de la espátula que tiene 2 puntas en la vagina, hasta que toque el cuello de la matriz. Rote la espátula entre su pulgar y su índice hasta que dé una vuelta entera.

    Mientras rota la espátula, vaya raspando una capa muy delgada del tejido del cuello de la matriz. Eso no le debe doler a la mujer, pero a veces puede ser incómodo. Es normal que el cuello de la matriz sangre un poquito.

3. Frote la espátula en un extremo del portaobjetos para dejar allí la muestra de tejido.

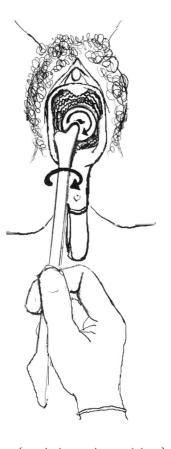

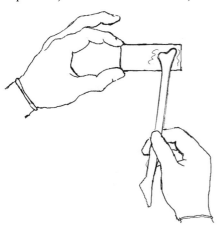

(continúa proximas páginas)

salud de la mujer

381

Capítulo 20: El examen pélvico: cómo examinar la matriz y la vagina de una mujer

4. Ponga el otro extremo de la espátula justo abajo del cuello de la matriz, donde se topa con la vagina. Raspe el tejido suavemente hacia un lado, una sola vez.

5. Frote la espátula en medio del portaobjetos, para poner la nueva muestra junto a la anterior.

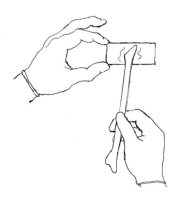

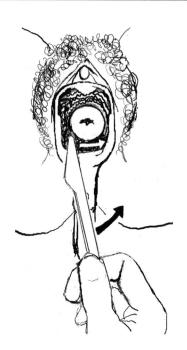

6. Meta la punta del hisopo o del cepillo como 1 cm dentro de la abertura del cuello de la matriz. Dele una vuelta entera suavemente. Puede que eso sea incómodo para la mujer, pero no es peligroso.

7. Frote el hisopo contra el extremo del portaobjetos que aún no haya usado, para que la última muestra quede junto a la de en medio.

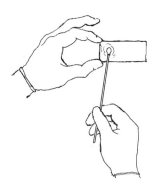

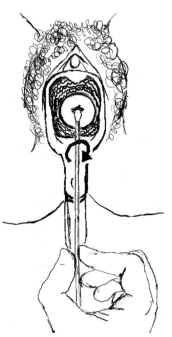

8. Cubra el portaobjetos con fijador.

Hay muchos fijadores, pero el más barato es el alcohol etílico al 95%. Ponga este tipo de alcohol en un frasquito y sumerja el portaobjetos en el frasquito

en cuanto haya puesto la última muestra en el portaobjetos. Hágalo rápidamente, antes de que el tejido se seque. Remoje el portaobjetos en el alcohol varios minutos y después deje que el portaobjetos se seque al aire. Si no tiene alcohol etílico, puede rociar el portaobjetos con laca para cabello.

Es necesario que cubra el portaobjetos con fijador, porque si no la muestra podría embarrarse o desprenderse y el resultado no será confiable.

9. Lleve el portaobjetos a un laboratorio donde puedan analizar pruebas de Papanicolau (no todos los laboratorios pueden). Lleve el portaobjetos antes de que pase una semana después de tomar la muestra.

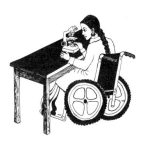

Nota: Avísele a la mujer que es normal que haya un poco de sangrado de la vagina después de la prueba de Papanicolau.

Cáncer del cuello de la matriz (cáncer cervical, cáncer del cérvix)

El cáncer del cuello de la matriz puede ser mortal, pero generalmente es curable si se trata cuando está empezando. El tratamiento es sencillo cuando el cáncer está en sus primeras etapas. Un doctor o una enfermera capacitada pueden quitar o destruir las partes afectadas del cuello de la matriz, pero necesitan atender a la mujer en un centro médico equipado con los instrumentos adecuados. La mujer generalmente se mejorará después de que le saquen las partes cancerosas del cuello de la matriz. Pero cientos de miles de mujeres mueren de este tipo de cáncer cada año porque no recibieron tratamiento a tiempo.

¿Por qué mueren tantas mujeres si la enfermedad se puede prevenir y es fácil de tratar?

- Las comunidades pobres no tienen suficientes recursos para capacitar a los trabajadores de salud a hacer las pruebas para detectar el VPH, una de las causas más comunes del cáncer del cuello de la matriz.
- Las mujeres que son pobres o que viven en el campo quizás no puedan llegar a los servicios médicos lejanos que ofrecen pruebas y tratamiento.
- Las mujeres y los hombres no saben que pueden prevenir el cáncer del cuello de la matriz protegiéndose contra la infección por VPH. Por ejemplo, las mujeres y los hombres se pueden proteger del VPH usando condones.
- Algunas mujeres no se pueden proteger porque no tienen ninguna manera de conseguir condones. Otras mujeres no se pueden proteger porque se ven obligadas a tener relaciones sexuales o a tenerlas sin protección. A algunas parejas no les gusta usar condones.

El examen bimanual (de 2 manos)

Palpe la matriz con las 2 manos par ver si tiene bultos o una infección, o para averiguar qué tan avanzado va un embarazo. Para palpar la matriz, usted necesitará:

guantes de plástico muy limpios o esterilizados

jalea lubricante a base de agua, como *lubricante KY*, o agua limpia (no use aceite ni *Vaselina*)

Pídale a la mujer que orine antes de que empiece el examen.

1. Pídale a la mujer que se acueste boca arriba con la cabeza apoyada sobre una almohada. A medida que la examine, explíquele todo lo que va a hacer antes de que lo haga. Recuérdele que necesita relajarse. Detenga el examen si ella tiene dolor.

2. Cuando la mujer esté lista, póngase los guantes y póngase un poco de jalea lubricante en los 2 primeros dedos de la mano derecha (o de la mano izquierda, si usted es zurda).

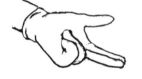

   Pídale a la mujer que respire profundamente para ayudarle a relajarse. Con la mano izquierda, ábrale los genitales cuidadosamente. Luego, con la palma de la mano derecha volteada hacia arriba, meta sus dos dedos lubricados completamente adentro de la vagina de la mujer.

3. Palpe el cuello de la matriz con las puntas de sus dedos.

   El cuello de la matriz debe sentirse redondo, firme y liso. Normalmente, se siente un poco duro, como la punta de la nariz. En los últimos meses del embarazo se siente blando, como los labios de la boca. A veces, al final del embarazo, el cuello de la matriz está un poco abierto. Si la mujer tuvo una pérdida o un aborto hace poco, el cuello de la matriz podría estar abierto.

   El cuello de la matriz puede ser difícil de encontrar. Si no lo puede sentir, pídale a la mujer que tosa o que puje como si fuera a obrar, hasta que el cuello de la matriz le toque los dedos. Tal vez también sirva que la mujer se acueste más plana.

   Tenga cuidado de no tocar el clítoris de la mujer, que es muy sensible, ni el ano, donde hay microbios. El pulgar de usted estará muy cerca del clítoris y podría tocarlo fácilmente. Para evitar que toque el clítoris por casualidad, mantenga su pulgar hacia un lado.

El examen bimanual (de 2 manos)

4. Vea si la mujer siente dolor en el cuello de la matriz.

Ponga un dedo en cada lado del cuello de la matriz y muévalo de lado a lado. Quizás la sensación le parezca rara a la mujer, pero ella no debe sentir dolor. Si siente dolor, tal vez tenga una infección de la matriz (vea la página 325) o un embarazo tubárico (vea la página 113). Los dos problemas son muy peligrosos. Si el cuello de la matriz se siente blando y es fácil de mover, la mujer podría estar embarazada.

5. Ponga la mano izquierda sobre el vientre de la madre, entre el ombligo y el vello de los genitales.

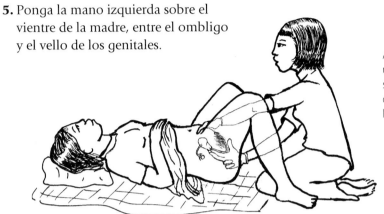

Así es como se vería un examen bimanual si usted pudiera ver dentro del cuerpo de la mujer.

6. Palpe la matriz.

Ponga los 2 dedos que tiene en la vagina abajo del cuello de la matriz. Levante el cuello de la matriz y la matriz con esos 2 dedos. Al mismo tiempo, oprima la parte baja del vientre de la madre con la mano izquierda. Trate de sentir la matriz entre la mano y los 2 dedos. Se dará cuenta de que está empujando la matriz cuando sienta que el cuello de la matriz se mueve. Si no logra sentir la matriz al principio, mueva la mano y oprima el vientre en diferentes puntos.

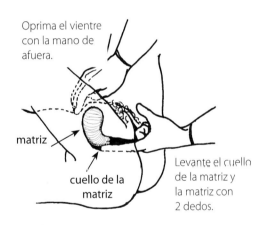

Oprima el vientre con la mano de afuera.

matriz

cuello de la matriz

Levante el cuello de la matriz y la matriz con 2 dedos.

Para poder sentir la matriz es necesario ensayar. Es aun más difícil sentir la matriz cuando la mujer tiene fuertes los músculos del vientre o cuando tiene el vientre muy gordo.

Capítulo 20: El examen pélvico: cómo examinar la matriz y la vagina de una mujer

7. Sienta el tamaño y la forma de la matriz.

Por lo general, la matriz se siente firme, lisa y más pequeña que un huevo de gallina (de 6 a 10 cm de largo). La matriz se agranda durante el embarazo.

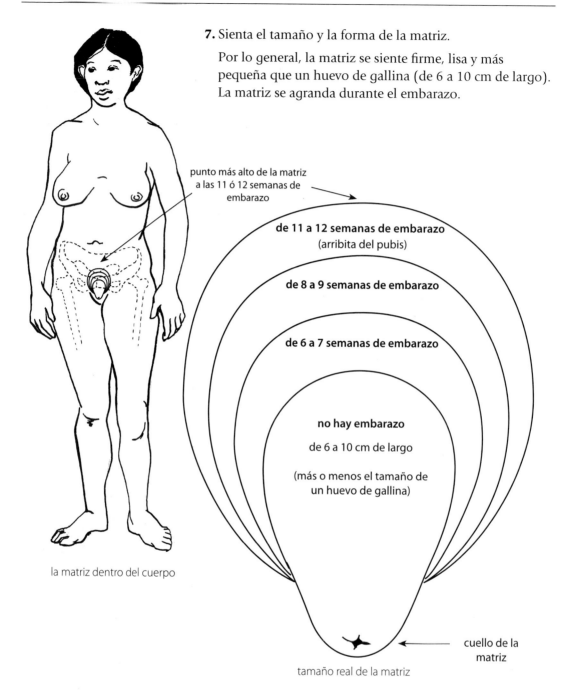

Para medir la matriz después de las primeras 12 semanas de embarazo, vea la página 130.

Tal vez usted sienta bolas o bultos en la matriz. Algunos de esos bultos no son peligrosos, pero pueden causar dolor, sangrado fuerte con la regla o sangrado entre una regla y otra. Se llaman miomas o fibroides. Otros bultos podrían ser cáncer de la matriz. Usted no puede estar segura de que los bultos no son peligrosos sino hasta que la mujer se haga otros exámenes. Si siente bultos en la matriz, consiga ayuda médica.

8. Sienta los ovarios.

    Puede ser muy difícil encontrar y sentir los ovarios. Eso toma mucha práctica.

    Ponga los 2 dedos que tiene dentro de la vagina a un lado del cuello de la matriz y levante el ovario. Mueva la mano de afuera al mismo lado del cuerpo donde está levantando el ovario y deslice los dedos de afuera hacia abajo, sobre el vientre de la mujer. Cuando empuje con fuerza podrá sentir el ovario deslizarse entre sus dedos.

    Usted tendrá que empujar profundamente con la mano de afuera, así que pídale a la mujer que tome mucho aire y luego que lo suelte antes de sentirle el ovario. ¡Deje de empujar si la mujer siente dolor!

    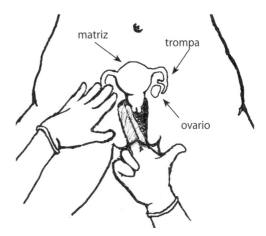

    Por lo general, un ovario es más o menos de este tamaño:

    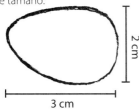

    Después de que revise un lado, mueva las manos para revisar el otro ovario.

    Si siente algo que mide más de 3 cm de largo por 2 cm de ancho, o si el examen es muy doloroso para la mujer, es posible que ella tenga un quiste en el ovario o un embarazo tubárico (vea la página 113). Consiga ayuda médica.

    Nota: Es normal que los ovarios de la mujer se agranden y se achiquen cada mes. Si siente que un ovario está muy grande, pero no está segura por qué, vuélva a revisarlo en 6 semanas. Para entonces, tal vez se haya vuelto a achicar.

9. Retire los dedos de la vagina. Sostenga abiertos los labios de los genitales y pídale a la mujer que tosa o que puje como si fuera a obrar. Obsérvele la vagina para ver si algo sale hacia afuera. Si eso sucede, ella podría tener prolapso de la matriz o de la vejiga, o una parte del intestino podría estar saliendo por allí. Consiga consejos médicos.

    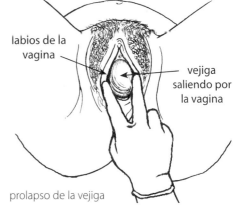

Después del examen bimanual, dele a la mujer un paño limpio o papel higiénico para que se limpie el lubricante. Explíquele que va a tener un poco más de flujo (el lubricante) o un poco de sangrado después del examen.

Dígale a la mujer lo que haya observado durante el examen pélvico. Conteste las preguntas que ella tenga, sin falta.

Capítulo 21
Colocar un DIU

En este capítulo:

Ayudar a la mujer a decidir si le conviene usar el DIU 390

Antes de colocar el DIU 391

Cómo colocar el DIU 392
Cómo cargar la *T de cobre* en el insertor 375

Después de colocar el DIU 398
Para revisar el DIU 398   Signos de que algo podría
  andar mal 398

Cómo retirar el DIU... 399

Colocar un DIU

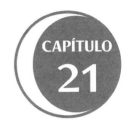

CAPÍTULO 21

El dispositivo intrauterino (DIU) es un pequeño aparato hecho de plástico o de cobre y plástico, que se pone dentro de la matriz para prevenir el embarazo. El DIU tiene un hilo que le cuelga de un extremo y que sale por el cuello de la matriz.

dos tipos de DIU:

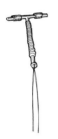

T de cobre

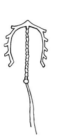

Multiload

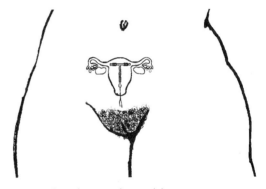

Si pudiera ver dentro del cuerpo de una mujer, así es como se vería la matriz con el DIU puesto.

A tomar en cuenta antes de aprender a colocar un DIU

- Antes de leer este capítulo, usted necesita entender **cómo prevenir infecciones** (Capítulo 5, página 48) y cómo se hace un **examen pélvico** (Capítulo 20, página 372).
- Infórmese acerca de las leyes en su zona. En algunos lugares, las autoridades de salud les facilitan a las parteras capacitación para colocar y retirar los DIU. En otros lugares, a las parteras se les prohíbe hacerlo.
- Si no se coloca el DIU correctamente y con cuidado se puede causar una lesión o una infección de la matriz. Este capítulo le puede ayudar a aprender cómo se hace, pero recuerde que un maestro con experiencia le puede enseñar más que un libro. Para aprender a colocar y retirar un DIU, **usted necesita que la capacite una persona con experiencia.**

salud de la mujer

Ayudar a la mujer a decidir si le conviene usar el DIU

El DIU es un método de planificación familiar muy eficaz, pero tiene algunos riesgos. Antes de colocarle un DIU a una mujer, ayúdele a decidir si ése sería un buen método para ella.

Ventajas del DIU

- Es muy eficaz. Muy pocas de las mujeres que usan el DIU se embarazan.
- El DIU se puede sacar en cualquier momento, si la mujer decide que quiere embarazarse.
- Es fácil de usar. Una vez colocado en la matriz, la mujer sólo tiene que revisar que aún esté allí una vez al mes. No lo tiene que revisar antes ni después de tener relaciones sexuales.

Desventajas del DIU

- El DIU no protege a la mujer contra el VIH/SIDA ni otras infecciones de transmisión sexual. (Vea el Capítulo 18, página 320).
- La mujer no se puede colocar o sacar el DIU ella misma. Una mujer que usa el DIU debe vivir cerca de una clínca o un hospital donde un trabajador de salud puede atenderla si el DIU le causa problemas o puede quitarle el DIU si ella quiere embarazarse.
- El DIU puede causar cólicos dolorosos y mucho sangrado durante la regla.

El DIU es peligroso para algunas mujeres

No le ponga un DIU a una mujer que:

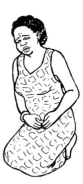

- tiene una infección de transmisión sexual. Si la mujer tiene una ITS cuando le coloque el DIU, la infección podría extenderse hasta la matriz. Las infecciones de la matriz son muy peligrosas y pueden causar infertilidad. Antes de que usted le coloque el DIU, la mujer debe hacerse las pruebas para detectar las ITS.
- tuvo una infección de la matriz hace poco.
- tuvo un aborto o una pérdida, o dió a luz hace 6 semanas o menos.
- tiene anemia o ya tiene reglas muy abundantes o dolorosas.
- tiene miomas (fibroides) o su matriz tiene una forma rara.

No le ponga un DIU hecho con cobre a una mujer que es alérgica al cobre.

Libertad de escoger o rechazar el DIU

En algunos lugares, a las mujeres se les obliga a usar el DIU. A algunas mujeres se les coloca el DIU sin que ellas se enteren. Eso sucede cuando los gobiernos locales o extranjeros, o las organizaciones de cooperación internacional, presionan a los doctores y los trabajadores de salud a colocarles el DIU a las mujeres, aunque ellas no lo quieran.

Esas políticas le quitan a la mujer el derecho a decidir si quiere usar planificación familiar y cuándo usarla. Todas las mujeres deben tener derecho a tomar esa decisión por sí mismas.

Nunca presione a una mujer a usar un DIU. Para mayor información sobre el DIU, lea la página 310. Todas las mujeres deben entender todas las ventajas y desventajas de ese aparato para decidir si lo quieren usar o no. Asegúrese de que la mujer entienda todo eso antes de que le coloque el DIU.

En cuanto nazca tu bebé, te podemos poner el DIU en la matriz, para que no te vuelvas a embarazar.

Pero, ¡Marcelo y yo queremos tener una familia grande!

Antes de colocar el DIU

Asegúrese de que la mujer no tiene una ITS

Pregúntele a la mujer si tiene algún signo de una ITS. Estos son algunas de los signos:

- flujo con mal olor de la vagina.
- dolor, comezón o ardor en la vagina.
- dolor, comezón o ardor cuando orina.
- llagas en la vagina o en el ano.

Recuerde que muchas mujeres tienen infecciones de transmisión sexual sin ningún signo. Antes de colocar el DIU, hágale pruebas a la mujer para ver si tiene una ITS. Si no puede hacerle esas pruebas, pero la mujer está segura de que quiere el DIU, puede darle tratamiento para la clamidiasis y la gonorrea (vea la página 324) y colocarle el DIU. Para mayor información, vea el Capítulo 18 sobre las ITS, a partir de la página 320. No le ponga el DIU a una mujer a menos de que esté segura de que no tiene una ITS.

Asegúrese de que la mujer no está embarazada

Si le coloca el DIU a una mujer embarazada, el aparato podría causarle una pérdida. Asegúrese de que la mujer no está embarazada antes de colocarle el DIU. Usted puede estar segura de que no está embarazada si:

- tiene la regla en ese momento.
- no ha tenido relaciones sexuales desde la última vez que tuvo la regla.
- está usando un método de planificación familiar hormonal, como la píldora, las inyecciones o los implantes (y en vez de ese método, quiere usar un DIU).

Explíquele cómo le va a colocar el DIU

Antes de colocar el DIU, explíquele a la mujer lo que le va a hacer. Dígale que tal vez sienta un poco de dolor cuando le ponga el DIU, pero el dolor no debe ser fuerte. Dígale que se detendrá si ella siente mucho dolor o si ella quiere que usted se detenga por cualquier razón. Conteste las preguntas que ella tenga acerca del DIU o de la forma de colocarlo.

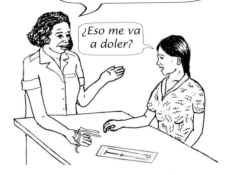

Cómo colocar el DIU

Hay diferentes tipos de DIU y cada tipo se coloca de una manera distinta. Antes de colocar un DIU, debe averiguar cómo se coloca el tipo de DIU que usted tiene. La mayoría de los DIU vienen con instrucciones.

Para colocar cualquier tipo de DIU, debe seguir estos pasos:

1. Pídale a la mujer que orine.

2. Esterilice todos los instrumentos que vaya a necesitar para colocar el DIU y póngalos sobre una tela o un papel esterilizados.

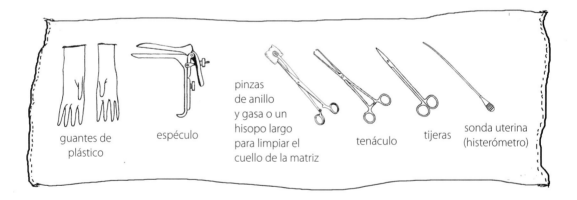

Los dedos para hacer el examen vaginal y todo lo demás que vaya a entrar en la vagina debe estar muy limpio. Y todo lo que vaya a entrar en la matriz, como el DIU y el tubo insertor, debe estar más que limpio. Debe estar **esterilizado.**

Los instrumentos esterilizados ni siquiera deben tocar otras partes del cuerpo de la mujer antes de que se coloquen dentro de la matriz. Los microbios que están en el cuerpo de la mujer y que normalmente no son dañinos, podrían causarle una infección grave si llegan a la matriz. Vea la página 59 para aprender a esterilizar sus instrumentos.

Cómo colocar el DIU

También va a necesitar:

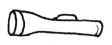
una buena
fuente de luz

un tazón con solución antiséptica,
como *Isodine* (polividona yodada)

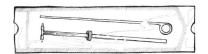
el DIU con su insertor, en
un paquete estéril

Hay muchos tipos de DIU. Tres tipos que se usan con frecuencia son la *T de cobre* (o T380A), el *Multiload* y el *asa de Lippes*. Todos son eficaces y no son peligrosos.

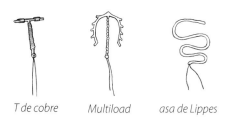

T de cobre *Multiload* *asa de Lippes*

En este libro sólo damos información sobre la manera de usar la *T de cobre*. Escogimos ese DIU porque no es peligroso, es eficaz y popular. Otros tipos de DIU se colocan de una forma parecida a la *T de cobre*. Pero no olvide leer las instrucciones que vengan con el DIU que usted use.

3. Cargue el DIU en el tubo insertor.

Cómo cargar la *T de cobre* en el insertor

La *T de cobre* viene en un paquete estéril. Ponga el paquete sobre una mesa limpia, con el lado del papel hacia abajo. Así, podrá ver el DIU a través de la capa de plástico transparente.

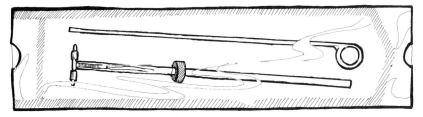

Dentro del paquete habrá 3 piezas:

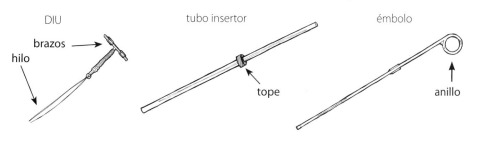

DIU — brazos, hilo

tubo insertor — tope

émbolo — anillo

salud de la mujer

393

Cómo cargar la *T de cobre* en el insertor (*continúa de la página anterior*)

Estas instrucciones le explican cómo meter el DIU *T de cobre* en el insertor, antes de sacarlo del paquete. Si carga el DIU en el insertor cuando aún está en el paquete—y no toca el DIU—permanecerá estéril aunque usted no esté usando guantes esterilizados. Nunca toque el DIU, ni la punta del tubo o del émbolo que se meterán en la matriz, a menos que esté usando guantes esterilizados.

Meta el DIU en el tubo insertor cuando ya usted esté casi lista para colocar el DIU. Si el DIU permanece en el insertor más de 5 minutos, no funcionará. Los brazos del DIU no se abrirán dentro de la matriz.

Abra el paquete a medias, empezando por el lado donde no esté el DIU, y empuje el émbolo hacia un lado del paquete para que no le estorbe.

Con una mano, sostenga el tubo insertor sin moverlo. Con la otra mano, sostenga el DIU a través de la capa de plástico mientras mete los brazos dentro del tubo. Ponga el pulgar sobre uno de los brazos del DIU y el dedo índice sobre el otro brazo. Después apriete los dos dedos para bajar los brazos. Meta el DIU con los brazos doblados por la parte de arriba del tubo.

Meta el émbolo en el otro extremo del tubo y deslícelo con cuidado a un lado del hilo. Deténgase cuando sienta que toque la base del DIU y sosténgalo allí sin moverlo.

El DIU ya está listo para colocarse.

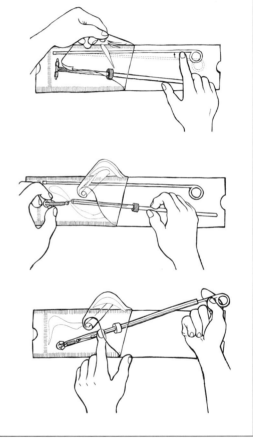

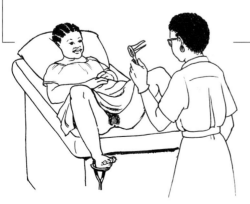

4. Pídale a la mujer que se acueste boca arriba, con las rodillas dobladas y abiertas.

5. Ayúdele a relajarse. Tal vez sirva que respire profundamente con ella varias veces, que le hable bajito o que le ponga una mano en el hombro para tranquilizarla.

Cómo colocar el DIU

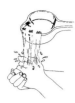

6. Siga las instrucciones de la página 53 para restregarse las manos con agua y jabón. Deje que las manos se le sequen al aire y luego póngase guantes esterilizados.

7. Palpe la matriz de la mujer (vea la página 384).
- Revise la posición y el tamaño de la matriz.
- Asegúrese de que la mujer no está embarazada.
- Asegúrese de que la matriz no está agrandada ni adolorida.

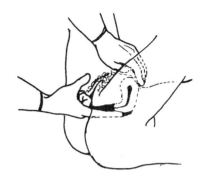

8. Coloque un espéculo esterilizado en la vagina con cuidado (vea la página 377).

9. Limpie el cuello de la matriz con antiséptico. Puede usar un hisopo largo o unas pinzas de anillo y gasa estéril remojada en una solución antiséptica.

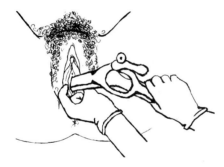

10. Agarre el cuello de la matriz con un tenáculo y cierre el tenáculo lentamente. Jale el cuello de la matriz suavemente para enderezar la matriz. La matriz tiene que estar derecha mientras usted mete la sonda y el DIU. Si eso le causa dolor a la mujer, deténgase. Tome un descanso y pídale que le avise cuando esté lista para que continúen.

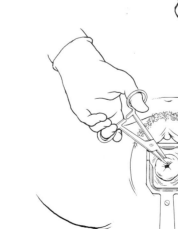

salud de la mujer

Capítulo 21: Colocar un DIU

11. Para medir la matriz, meta una sonda uterina esterilizada a través de la abertura del cuello de la matriz y adentro de la matriz. Ese tipo de sonda también se llama histerómetro.

   Usted debe sostener la sonda únicamente del asa y meterla con cuidado en el cuello de la matriz. No deje que toque nada más que el cuello de la matriz. La sonda no estará estéril si toca cualquier otra cosa—aunque sea la vagina de la mujer.

   > Rara vez una mujer puede empezar a sentirse mal o mareada cuando se le está metiendo una sonda o un DIU en la matriz. Es posible que tenga una reacción vagal (vea la página 426).

   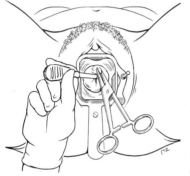

   Meta la sonda suave y firmemente. Si le cuesta trabajo empujar la sonda a través del cuello de la matriz, dele vueltas mientras la empuja. No la empuje con demasiada fuerza porque podría pinchar la matriz. Eso es muy peligroso.

   Una vez que la sonda haya atravesado el cuello de la matriz, empújela con cuidado hasta que sienta que toque el fondo de la matriz.

   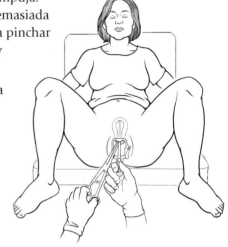

   La sonda tiene pequeñas marcas, cada una a 1 cm de distancia de la siguiente. Cuando jale la sonda para afuera, verá que está mojada hasta una de las marcas. Eso le indica el tamaño de la matriz.

12. Cuando sepa el tamaño de la matriz, usted podrá ajustar el tubo insertor para que sea del mismo largo que la matriz.

   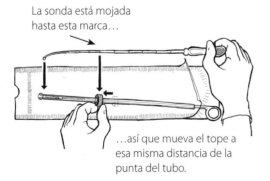

   La sonda está mojada hasta esta marca…

   …así que mueva el tope a esa misma distancia de la punta del tubo.

   Mire el DIU dentro del paquete. El tubo insertor tiene un pequeño tope movible. Mueva el tope a lo largo del tubo hasta que alcance el tamaño de la matriz. No saque el DIU del paquete para mover el tope, sino que muévalo dentro del paquete.

13. Ahora abra el paquete completamente, saque el tubo insertor del paquete y coloque el DIU dentro de la matriz. Asegúrese de que el DIU se mantenga estéril. No deje que toque nada, ni siquiera el interior de la vagina.

Cómo colocar el DIU

Sostenga el cuello de la matriz con el tenáculo para que no se mueva y meta el tubo insertor con el DIU lentamente a través de la abertura del cuello de la matriz. Aunque el DIU sea difícil de insertar, no lo fuerce nunca para meterlo en la matriz.

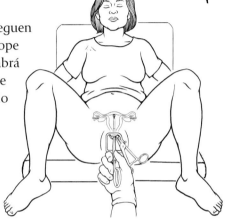

Meta el tubo y el DIU hasta que lleguen al fondo de la matriz. Cuando el tope dé contra el cuello de la matriz, habrá empujado el DIU hasta el fondo de la matriz. Si siente resistencia, no lo empuje más.

Sostenga el émbolo de modo que no se mueva. Así mantendrá al DIU en su lugar. Sin dejar que el émbolo se mueva, jale el tubo hacia usted lentamente.

Cuando el tubo salga del cuello de la matriz, puede jalar el émbolo hacia usted y sacarlo también.

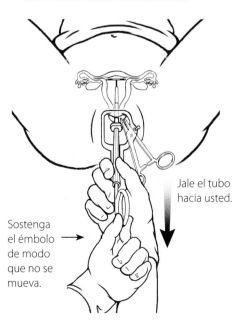

Sostenga el émbolo de modo que no se mueva.

Jale el tubo hacia usted.

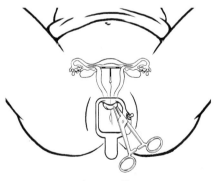

Luego retire tanto el tubo como el émbolo.

salud de la mujer

397

14. Corte los hilos para que queden colgando a más o menos 2 centímetros del cuello de la matriz. Retire el tenáculo y el espéculo suavemente.

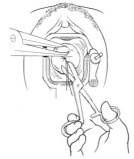

2 cm

Deje más o menos 2 centímetros de hilo colgando del cuello de la matriz.

15. Ponga todos los instrumentos y los guantes en solución de cloro o en otro desinfectante químico (vea la página 57).

16. Tire la gasa, el tubo insertor y el resto de los desechos según las recomendaciones en la página 67.

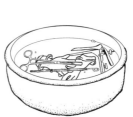
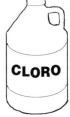

17. Lávese las manos con agua y jabón.

Después de colocar el DIU

Explíquele a la mujer que es posible que tenga sangrado o cólicos 1 ó 2 días. También es posible que tenga la regla más abundante que de costumbre por varios meses. Eso es normal. Explíquele cómo revisarse el DIU y de cuáles signos necesita estar pendiente (vea la página 399).

Una mujer que está usando el DIU debería ir a consultar con usted o con otro trabajador de salud con regularidad para verificar que esté bien de salud. También debe revisarse el DIU para asegurarse de que no se haya salido de la matriz y debe estar pendiente de los signos que indiquen que algo podría andar mal. Es más probable que el DIU se salga durante la regla que en cualquier otro momento. Por eso, ella debe revisarse el DIU cada mes, después de tener la regla.

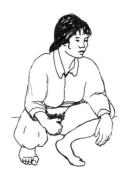

Para revisar el DIU

La mujer debe lavarse las manos y meterse un dedo en la vagina para sentirse el cuello de la matriz. Cuando encuentre el cuello de la matriz, debe sentir los hilos saliendo por la abertura. Si no puede sentir los hilos, es posible que el DIU se haya movido más hacia arriba en la matriz o se haya salido por completo y ya no servirá.

Signos de que algo podría andar mal

Si la mujer no puede sentir los hilos, necesita ayuda médica. Un trabajador de salud tendrá que buscar el DIU con pinzas para alcanzar el interior de la matriz o con una ecografía para ver la matriz por dentro. Puesto que es posible que el DIU se haya salido, la mujer necesitará usar otro método de planificación familiar si no quiere quedar embarazada.

Si la mujer deja de tener la regla, es posible que esté embarazada. Ella debe consultar a un trabajador de salud si tiene signos de embarazo o de una infección.

Cómo retirar el DIU

Si una mujer tiene uno o varios de estos signos, podría tener una infección de la matriz:

- sangrado muy abundante
- sangrado entre una y otra regla (el primer mes, puede ser normal que haya un poco de manchado)
- flujo vaginal que no es como de costumbre
- dolor en la zona de la pelvis o en el vientre
- dolor durante las relaciones sexuales
- fiebre, escalofríos, malestar

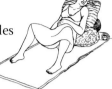

La mujer debe ir a ver a un trabajador de salud de inmediato. Hay que sacarle el DIU.

Cómo retirar el DIU

La *T de cobre* puede dejarse en la matriz 10 años. Es posible que otros tipos de DIU no sirvan tanto tiempo. Todos los DIU se pueden sacar cuando la mujer quiera. Ella podrá embarazarse en cuanto le retiren el DIU. Si no quiere embarazarse, deberá usar otro método de planificación familiar.

Para retirar el DIU:

1. Lávese las manos, póngase guantes esterilizados y haga un examen bimanual para sentir la matriz y asegurarse de que la mujer no está embarazada. (Si está embarazada, podría causarle una pérdida al jalar el DIU). Póngale un espéculo.

2. Limpie el cuello de la matriz con un hisopo largo o unas pinzas de anillo y una gasa remojada en solución antiséptica.

3. Agarre el hilo del DIU con unas pinzas o un porta aguja.

4. Jale el hilo con fuerza y de forma continua. El DIU debería salir. Si ve el extremo de plástico del DIU, agárrelo con las pinzas y jálelo. Si siente mucha resistencia, ¡deténgase! Podría romper el hilo. Deje que una persona con más experiencia termine de retirar el DIU.

El *Dalkon Shield*

En los años 70, había un tipo de DIU llamado *Dalkon Shield*, que era peligroso. Ese DIU les causó problemas de salud graves a las mujeres que lo usaron. El Dalkon Shield ya no se fabrica, pero hay mujeres que aún tienen esos DIU en la matriz—y hay que sacárselos. Los DIU modernos son eficaces y no son peligrosos.

El *Dalkon Shield* era un DIU peligroso.

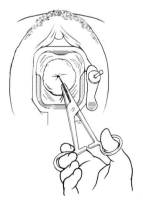

salud de la mujer

399

Capítulo 22
Ayudar a una mujer después de una pérdida o un aborto

En este capítulo:

Problemas causados por una pérdida o un aborto.. **401**

Falta de atención después de una pérdida o un aborto............................ 401

Apoyo emocional después de una pérdida o un aborto........................... 403

Atender a una mujer después de una pérdida o un aborto....................... 404

Atención de emergencia por problemas causados por una pérdida o un aborto **406**

Aborto incompleto.. 407

Infecciones 409

Sangrado 412

Choque 414

Trabajar con la comunidad para prevenir los abortos peligrosos **415**

Ayudar a una mujer después de una pérdida o un aborto

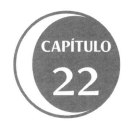

CAPÍTULO 22

A veces, un embarazo termina antes de tiempo. Cuando sucede una pérdida (aborto espontáneo), la mujer simplemente empieza a sangrar o a tener contracciones hasta que salga el embarazo. Cuando se interrumpe un embarazo a propósito, se habla de un aborto.

La mayoría de las pérdidas no causan problemas de salud, pero algunas sí. La mayoría de los abortos hechos por personas con experiencia y capacitación, usando instrumentos esterilizados o las medicinas correctas, no son peligrosos. Sin embargo, muchos abortos se hacen de forma peligrosa. Para mayor información sobre pérdidas o abortos espontáneos, vea la página 91. Para mayor información sobre el aborto, vea la página 92.

Problemas causados por una pérdida o un aborto

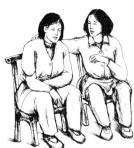

Una mujer puede tener problemas de salud graves cuando un embarazo termina antes de tiempo. Podría quedar una parte del embarazo en la matriz. La mujer podría tener abundante sangrado o una infección. Sin tratamiento, podría morir. Este capítulo le explicará:

- cómo estar pendiente de los signos de advertencia.
- cómo darle atención de emergencia a una mujer que tiene un problema debido a una pérdida o un aborto.

Falta de atención después de una pérdida o un aborto

Las mujeres que tienen sangrado abundante o infecciones después de una pérdida o un aborto necesitan recibir atención médica pronto. Pero muchas veces no reciben la atención que necesitan. Quizás no tengan dinero para pagar los servicios si algo salió mal. Para las mujeres que viven en pueblos aislados, un viaje al hospital podría ser demasiado largo o demasiado caro. Tal vez tengan miedo de ir al hospital. Muchas mujeres, en particular las que no son casadas, sienten que necesitan ocultar su estado debido a las actitudes de la gente hacia el sexo, la planificación familiar o el aborto. Las mujeres no deberían sufrir a causa del miedo, la falta de dinero y la lejanía de los servicios médicos, pero muchas veces eso es lo que sucede.

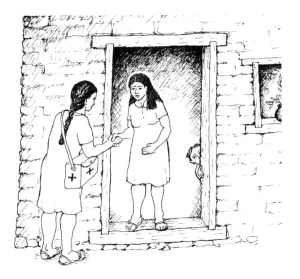

Las parteras pueden salvar la vida a muchas mujeres porque generalmente son de la misma comunidad, son las trabajadoras de salud más cercanas y la gente les tiene más confianza. Cuando una mujer está enferma o lesionada, es más probable que consiga los cuidados que necesita para no morir si sabe que cerca de ella hay una persona amable y capaz, y que no cobra demasiado por sus servicios.

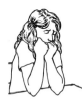

Abortos peligrosos

En todas partes, las mujeres encuentran formas de interrumpir los embarazos que no desean. Pero muchas mujeres no tienen opciones de aborto sin peligro porque el aborto es ilegal o cuesta mucho dinero. Entonces las mujeres que deciden interrumpir un embarazo lo intentan como pueden. A veces consiguen la ayuda de personas que no saben hacer un aborto sin peligro o no les interesa hacerlo. Quizás les metan jabón, sustancias químicas, estiércol, palos filosos u otros objetos peligrosos en la matriz. A veces las mujeres tratan de usar esos métodos ellas mismas.

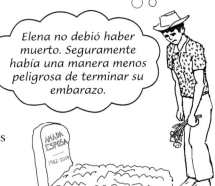

Elena no debió haber muerto. Seguramente había una manera menos peligrosa de terminar su embarazo.

Esos métodos casi nunca funcionan y son muy peligrosos. Decenas de miles de mujeres mueren todos los años a causa de los abortos peligrosos. Cientos de miles de mujeres se enferman o quedan infértiles.

Tome la decisión de ayudar

A muchas parteras les da miedo atender a las mujeres que tienen problemas después de un aborto malhecho. Piensan que quizás la gente las vaya a culpar a ellas por causar el aborto. Pero hasta en los lugares donde el aborto no es legal, siempre es legal salvarles la vida a las mujeres que están sufriendo las consecuencias de un aborto peligroso.

Algunas parteras no quieren atender a las mujeres después de un aborto porque opinan que el aborto es inmoral. Pero, atender a una mujer que está en peligro a causa de un aborto malhecho no es lo mismo que hacer un aborto. La mujer podría morir si no consigue ayuda. Cuando las mujeres están enfermas, las parteras deben ayudarles, sin importar cuál sea la causa del problema.

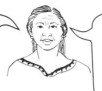

Al principio, no quería atender a las mujeres que tenían problemas a causa de un aborto peligroso. ¡Pero ellas se habrían muerto si yo no les hubiera ayudado!

No estoy de acuerdo con el aborto, pero soy partera y ayudaré a cualquier mujer que esté en peligro o que esté sufriendo.

Apoyo emocional después de una pérdida o un aborto

Después de una pérdida o un aborto, una mujer puede estar asustada, triste o trastornada—sobre todo si además tiene problemas de salud causados por la pérdida o el aborto. El dolor emocional que las mujeres sienten es tan importante como el dolor físico que ellas tienen en el cuerpo. Usted puede ayudar a una mujer con su dolor emocional antes, durante y después de que le atienda sus problemas médicos.

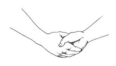

Después de una pérdida, la mujer podría sentirse muy triste porque el embarazo terminó. Tal vez se sienta culpable y piense—equivocadamente—que ella causó la pérdida. Vea la página 91 para mayor información sobre las causas de las pérdidas y las formas de atender y apoyar a una mujer después de una pérdida.

Por lo general, si una mujer tiene problemas graves a causa de un aborto, es porque no recibió buena atención. Además de haber hecho el aborto de una forma peligrosa, quizás la persona que lo hizo no fue amable ni respetuosa con la mujer. Puede que el aborto haya sido muy doloroso o espantoso para la mujer. Si el aborto no es legal, quizás ella tenga miedo de que la castiguen. Es importante darles todo su apoyo a esas mujeres.

Las parteras pueden ayudar a las mujeres con sus penas

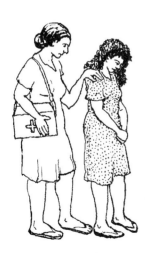

Dele información a la mujer

- Explíquele a qué se deben los problemas o el sangrado.
- Explíquele lo que usted va a hacer para ayudarle.
- Si ella no se quiere volver a embarazar, ayúdele a escoger un método de planificación familiar que le convenga (vea el Capítulo 17, página 298).

Escúchela y apóyela

- Pregúntele si quiere hablar sobre lo que siente. Quizás ella no lo haga a menos que usted se lo pida.
- Escúchela si ella quiere conversar o llorar.
- Tranquilícela de la misma forma en que tranquilizaría a un ser querido o a una amiga.

No culpe a la mujer por enfermarse

Algunas personas piensan que las mujeres se enferman porque se lo merecen. Por ejemplo, algunas parteras piensan que las pérdidas ocurren porque esas mujeres son malas personas. Otras piensan que los problemas que ocurren después de un aborto son el castigo para las mujeres por hacerse el aborto. La verdad es que nadie merece enfermarse y todos se merecen que alguien los cuide cuando están enfermos.

El culpar a las mujeres por sus propias enfermedades no les ayuda a sanar.

> Recuerde que a una mujer le puede costar mucho trabajo relatar lo que le sucedió después de una pérdida o un aborto. Hágale preguntas respetuosamente. Y asegúrese de que sepa que usted no le dirá a nadie más lo que ella le cuente, a menos que se trate de otros trabajadores de salud.

Atender a una mujer después de una pérdida o un aborto

Revise los signos físicos de la mujer, como por ejemplo, la temperatura, el pulso y la cantidad del sangrado. Eso le indicará qué tipo de atención necesita.

SIGNOS SALUDABLES
- Dolores o cólicos leves en la parte baja del vientre durante varios días.
- Sangrado leve (hasta la misma cantidad que una regla normal) durante varios días o un poco de manchado que dura hasta 2 semanas.

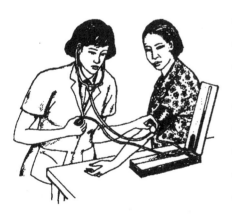

SIGNOS DE ADVERTENCIA
- Cólicos fuertes en la parte baja del vientre.
- Hinchazón o endurecimiento de la parte baja del vientre.
- Sangrado abundante, coágulos de sangre grandes o sangrado que dura más de 2 semanas.
- Mal olor de la vagina.
- Fiebre, de 38°C (100.4°F) o más alta.
- Pulso rápido, de más de 100 latidos por minuto.
- Muchas náuseas.
- Mareos o sensación de desmayo.

También hágale preguntas a la mujer sobre el embarazo que acaba de perder.

Averigüe cuánto tiempo estuvo embarazada. Es más fácil atender a una mujer que tuvo una pérdida o un aborto a principios del embarazo que atender a una mujer que tuvo un embarazo más avanzado. Consiga ayuda médica si la mujer estuvo embarazada más de 3 meses y ahora tiene problemas.

Pregúntele cómo terminó el embarazo. ¿Tuvo una pérdida o le hizo un aborto un trabajador de salud capacitado que usó instrumentos estériles? Si es así, será menos probable que ella tenga una lesión o una infección grave. Pero si la mujer le dice que alguien le hizo un aborto con un alambre puntiagudo u otro instrumento peligroso, usted sabrá que debe buscar signos de una lesión dentro del cuerpo (página 413).

En el resto de este capítulo, describimos cómo ayudar a una mujer que tiene problemas a causa de una pérdida o un aborto.

Incompatibilidad Rh

La incompatibilidad Rh ocurre cuando la mujer embarazada tiene el tipo de sangre "Rh negativo" (Rh-) y el bebé tiene el tipo de sangre "Rh positivo" (Rh+). Eso ocurre solamente cuando el padre del bebé también tiene sangre tipo Rh+. Durante el embarazo, la sangre de la madre empieza a rechazar la sangre del bebé, y la madre produce anticuerpos que pueden dañar la sangre del bebé. Generalmente eso no causa daño con el primer embarazo, pero si la madre se vuelve a embarazar con un bebé que tiene sangre tipo Rh+, los anticuerpos de la madre pueden causar una pérdida, la muerte del bebé, ictericia grave u otros problemas de salud en el bebé después de que nazca. Si una mujer tiene una o más pérdidas y no se sabe por qué, sería conveniente que se haga una prueba para ver si tiene sangre tipo Rh-. Si resulta así, hay una medicina llamada RhoGAM que se podría tomar durante su próximo embarazo para prevenir los problemas causados por la incompatibilidad Rh.

Explíquele a la mujer cómo cuidarse

Para prevenir infecciones y ayudar a su cuerpo a reponerse pronto, la mujer debe cuidarse bien durante varios días después de una pérdida o un aborto. Ella debe:

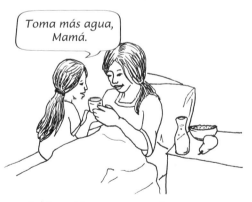

Toma más agua, Mamá.

- tomar suficientes líquidos y comer alimentos nutritivos (vea las páginas 33 a 42).
- descansar con frecuencia.
- evitar el trabajo pesado por una semana.
- bañarse con regularidad, pero no hacerse lavados vaginales ni bañarse sentada en una tina de agua sino hasta varios días después de que deje de sangrar.
- usar toallas higiénicas o paños limpios para absorber la sangre, y cambiarse las toallas o los paños con frecuencia.

Además, la mujer no debe ponerse nada en la vagina y no debe tener relaciones sexuales con penetración durante por lo menos 2 semanas y no hasta que haya pasado varios días sin sangrar.

Capítulo 22: Ayudar a una mujer después de una pérdida o un aborto

Atención de emergencia por problemas causados por una pérdida o un aborto

Los 2 problemas más peligrosos que las mujeres pueden tener a causa de una pérdida o un aborto son las infecciones y el sangrado muy abundante.

Las infecciones pueden ocurrir cuando:

- parte del tejido del embarazo queda dentro de la matriz después de la pérdida o el aborto (vea la página siguiente).
- entran microbios en la matriz durante el aborto, por meter en la matriz algo que no está esterilizado.

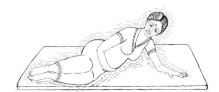

Para mayor información sobre las infecciones, vea la página 409.

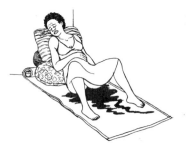

El **sangrado muy abundante** puede ocurrir cuando:

- parte del tejido del embarazo queda dentro de la matriz después de la pérdida o el aborto.
- se cortó la matriz o la vagina con un instrumento usado para provocar el aborto (vea la página 413).
- la matriz se infecta.

 ¡ADVERTENCIA! Cuando una mujer sangra mucho o tiene una infección grave, ella puede caer en estado de choque (vea la página 414) o incluso puede morir. Consiga ayuda médica rápido.

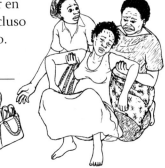

Si usted ha recibido capacitación para dar atención postaborto, usted misma puede atender a la mujer.

Aborto incompleto (parte del tejido queda dentro de la matriz)

El aborto incompleto es una causa frecuente de sangrado o infección. No será posible detener el sangrado o la infección sino hasta que se saque todo el tejido que haya quedado en la matriz.

SIGNOS DE ADVERTENCIA

- **Sale tejido de la matriz.** Si hace un examen pélvico, es posible que vea pedacitos de tejido saliendo del cuello de la matriz, o quizás sienta que la matriz aún está agrandada a causa del tejido que tiene adentro.
- **Infección.** Tal vez la mujer tenga fiebre o dolor en el vientre o mal olor de la vagina. (Vea la página 409).
- **Sangrado abundante de la vagina.** (Vea la página 412).

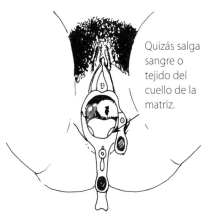

Quizás salga sangre o tejido del cuello de la matriz.

Cómo tratar el aborto incompleto

Hay varias maneras de vaciar la matriz después de un aborto incompleto. En este libro, le explicamos cómo usar:

- la AMEU.
- medicinas.
- pinzas u otras formas de sacar tejido del cuello de la matriz si no puede usar los primeros 2 métodos.

AMEU

El mejor tratamiento para el aborto incompleto consiste en vaciar la matriz usando la aspiración por vacío manual (AMEU o aspiración manual endouterina, vea el Capítulo 23, página 416). Por lo general, ese método sólo se puede usar sin peligro los 3 primeros meses del embarazo. Pero, vale la pena probarlo para vaciar la matriz de una mujer que ha tenido un embarazo más avanzado.

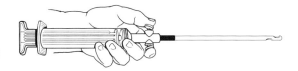

jeringa y cánula para la AMEU

Cómo tratar el aborto incompleto con medicinas

Hay 2 medicinas que pueden ayudar a vaciar la matriz después de un aborto incompleto: el misoprostol y la ergometrina. El misoprostol se pone en la vagina y hace que la matriz se contraiga y expulse el tejido que está adentro. Esta medicina puede causar sangrado abundante y no siempre vacía la matriz por completo. Por eso, es mejor usarla cuando se tiene acceso a la AMEU y otros servicios de emergencia. La ergometrina es otra medicina que causa contracciones y que se puede dar por la boca o inyectar.

Para vaciar la matriz después de un aborto incompleto
- meta 800 mcg (microgramos) de misoprostol............ en la vagina, hasta 2 veces, con 24 horas de por medio.

o, como otra opción:

- dé 0.2 mg de ergometrina..................................... por la boca, 1 sola vez

o, como otra opción:

- inyecte 0.2 mg de ergometrina............................. en el músculo, 1 sola vez

Cuando el misoprostol se usa para interrumpir el embarazo

El misoprostol se puede usar junto con otras medicinas (generalmente con la mifepristona) para interrumpir el embarazo durante los primeros 3 meses (vea la página 485). Como el misoprostol se consigue en las farmacias, algunas mujeres lo usan por sí solo para interrumpir un embarazo.

Es muy importante poder conseguir atención de emergencia cuando se usa misoprostol para interrumpir el embarazo, porque puede causar sangrado abundante, un aborto incompleto u otros problemas peligrosos. Si se usa misoprostol solo, el vaciado de la matriz podría llevar horas o días. Si la matriz no se vacía por completo, la mujer tendrá que encontrar a alguien que pueda vaciarle la matriz de otra manera.

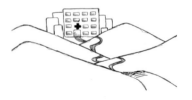

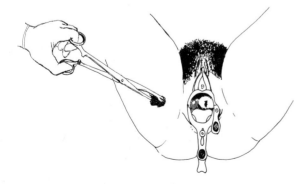

Cómo sacar tejido del cuello de la matriz

Si no puede hacer la AMEU, no puede dar medicinas y no puede encontrar a otra persona capacitada para vaciar la matriz, haga un examen con espéculo (vea la página 377) y vea si hay tejido o coágulos de sangre saliendo del cuello de la matriz. Use unas pinzas largas esterilizadas para sacar el tejido o los coágulos. Esto no siempre da resultado, pero es mejor que no hacer nada.

Si no tiene un espéculo, pero sí sabe hacer un examen bimanual (vea la página 384), lávese bien las manos y póngase guantes de plástico esterilizados. Meta 2 dedos en la vagina de la mujer y toque la abertura del cuello de la matriz. Si siente que hay tejido saliendo del cuello de la matriz, trate de sacarlo con cuidado. Si no lo puede agarrar porque está demasiado resbaloso, envuélvase los 2 dedos con gasa estéril o una pieza delgada de tela esterilizada y trate de sacar el tejido otra vez. Esto puede ser doloroso para la mujer, así que tenga mucho cuidado. Es raro que este método dé resultado, pero es mejor que no hacer nada.

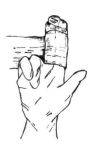

 ¡ADVERTENCIA! Si no puede sacar el tejido que quedó en la matriz después de un aborto incompleto, deberá conseguir ayuda médica de inmediato. Camino al hospital, dele a la mujer las medicinas para tratar una infección que aparecen en la página 410 y esté pendiente de los signos de choque (vea la página 414).

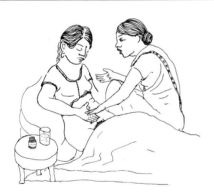

Después de sacar el tejido:

- Palpe la matriz desde afuera para sentir si está blanda. Sobe la matriz cada 2 ó 3 horas para que se mantenga dura (vea la página 224).
- Esté pendiente de los signos de una infección (vea más adelante).

Infecciones

Las infecciones de la matriz son muy peligrosas. Pueden causar lesiones en la matriz y pueden llegar a la sangre (sepsis). La sepsis es muy peligrosa y puede causar choque o la muerte. Más que nada, a las mujeres les dan infecciones después de un aborto hecho con instrumentos que no estaban esterilizados, o después de una pérdida o un aborto incompleto. Pero hasta un aborto bien hecho a veces puede causar una infección.

SIGNOS DE ADVERTENCIA

- Fiebre de más de 38°C (100.4°F).
- Pulso rápido, de más de 100 latidos por minuto.
- Temblores y escalofríos.
- Vientre hinchado, duro o adolorido.
- Flujo de la vagina con mal olor.
- Malestar o debilidad.

Cómo atender a una mujer que tiene una infección

- Si ella todavía tiene tejido del embarazo en la matriz, será necesario sacárselo porque si no, no se le quitará la infección. Use uno de los métodos de las páginas 407 y 408 para vaciar la matriz.

- Dele antibióticos (vea más adelante).

- Lea cómo prevenir la infección por tétanos, en la página 411.

- Ayude a la mujer a tomar muchos líquidos. Eso ayudará al cuerpo a combatir la infección. Si le cuesta trabajo beber, dele suero de rehidratación (página 160), póngale líquidos por el recto (página 342) o póngale suero intravenoso (página 350).

- Ayude a la mujer a comer alimentos nutritivos. Algunas frutas frescas, como las naranjas, toronjas, guayabas, papaya y mangos tienen vitamina C, que ayuda a combatir las infecciones.

- Si sabe usar plantas medicinales para curar infecciones, la mujer las puede tomar, pero **no le ponga plantas medicinales en la matriz.** (Vea la página 19 para algunas ideas de cómo decidir si una planta medicinal es útil o dañina).

Para tratar una infección

Consiga ayuda médica. En el camino, dé las siguientes medicinas.
Para información detallada sobre las medicinas, vea las páginas verdes a partir de la página 463.

- inyecte 2 g de ampicilina.. en el músculo 1 sola vez

    después de 6 horas, inyecte 1g de ampicilina.............. en el músculo 4 veces al día

y también:

- inyecte gentamicina.. en el músculo, 3 veces al día (para calcular la dosis, vea la página 482)

y también:

- dé 400 a 500 mg de metronidazol................................... por la boca, 3 veces al día

Deje de dar estos antibióticos cuando los signos de la infección se hayan quitado por 48 horas. Luego empiece a dar pastillas de doxiciclina.

Cuando los signos se hayan quitado por 48 horas
- dé 100 mg de doxiciclina, por la boca, 2 veces al día, durante 10 días

Si no puede inyectar medicinas o no tiene las medicinas mencionadas
Puede dar estas medicinas por la boca:
- dé 3.5 g de ampicilina... por la boca, 1 sola vez

y también:

- dé 100 mg de doxiciclina...por la boca, 2 veces al día, durante 10 días

Tétanos (trismo)

Los abortos malhechos pueden causar un tipo de infección llamada tétanos.

Las mujeres que no se han vacunado contra el tétanos corren un alto riesgo de enfermarse o incluso de morir de tétanos si, durante un aborto, se les mete en la matriz cualquier cosa que no esté esterilizada.

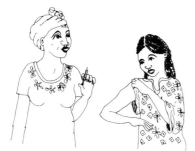

Si a una mujer se le hizo un aborto peligroso y es posible que ella no haya recibido la vacuna contra el tétanos en los últimos 10 años, vacúnela de inmediato.

Para proteger a la mujer contra el tétanos
- inyecte 1500 unidades de antitoxina tetánica .... en el músculo

y 4 semanas después

- inyecte 0.5 ml de vacuna antitetánica .... en el músculo

Signos del tétanos

- dolor de cabeza
- dificultad para tragar
- nuca tiesa
- espasmos de la quijada
- cuerpo tieso o rígido
- contracciones o espasmos dolorosos de los músculos
- convulsiones

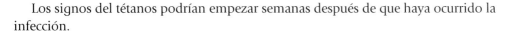

Los signos del tétanos podrían empezar semanas después de que haya ocurrido la infección.

Si a una mujer le da tétanos, consiga ayuda médica de inmediato. En el camino, ayúdele a acostarse de lado, tranquilícela y protéjala contra la luz.

Todas las mujeres deben vacunarse para evitar que les dé tétanos. Vea la página 102 para información sobre las vacunas contra el tétanos.

Sangrado

Después de una pérdida o un aborto, es normal que la mujer sangre durante varios días. Algunas mujeres siguen sangrando un poquito hasta por 2 semanas. El sangrado debería parecerse al sangrado de una regla normal. Después de un par de días, la sangre debe ser oscura y no de color rojo vivo. No es normal—al contrario, podría ser peligroso—que una mujer sangre más de eso. Si una mujer está sangrando mucho después de un aborto, sobre todo si la sangre es de color rojo vivo y tiene pocos coágulos, es porque la sangre es fresca y está corriendo. Ella está en peligro y hay que detener el sangrado. Si ella sigue sangrando, podría caer en estado de choque (página 414) o incluso podría morir.

Las mujeres sangran demasiado después de un aborto o una pérdida cuando:

- la matriz no se aprieta de una forma normal.
- todavía hay tejido dentro de la matriz.
- hay una lesión dentro del cuerpo (página 413).

Lo que la mujer puede hacer por sí misma si está sangrando mucho

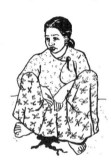

Si una mujer está sangrando y está sola, sin nadie que pueda ayudarla, ella misma puede tratar de detener el sangrado. Este método probablemente no bastará para detener el sangrado, pero tal vez pueda disminuirlo.

Para ayudar a que la matriz se contraiga, la mujer debe acostarse o acuclillarse y sobarse con fuerza la parte baja del vientre. Si hay tejido en la matriz, tal vez la mujer pueda expulsarlo si puja como si fuera a obrar o dar a luz.

De todas maneras—y tan pronto como pueda—ella debe consultar a una persona capacitada para revisarla y vaciarle la matriz si es necesario.

Para atender a una mujer que está sangrando

1. Para ayudar a detener el sangrado, vacíe la matriz (vea la página 407).
2. Sóbele la matriz cada 2 ó 3 horas hasta que se ponga dura (vea la página 224). Eso ayudará a que salga la sangre y el tejido que todavía estén adentro.
3. Revise a la mujer para ver si tiene signos de una infección.
4. Esté pendiente de los signos de choque (vea la página 414).

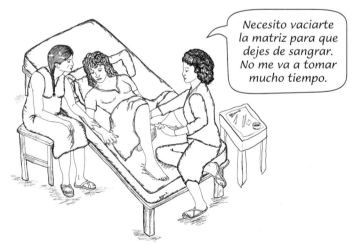

Necesito vaciarte la matriz para que dejes de sangrar. No me va a tomar mucho tiempo.

Lesión interna (lesión dentro del cuerpo)

El tipo de lesión que se ve con más frecuencia después un aborto mal hecho es un agujero en la matriz causado por un instrumento filoso o puntiagudo. Ese instrumento también podría lesionar otros órganos dentro del cuerpo, como por ejemplo, los ovarios, los intestinos o la vejiga.

Cuando una mujer tiene lesiones internas, podría estar sangrando dentro del vientre, sin que usted lo pueda ver. O tal vez usted vea que le está saliendo sangre de la vagina.

SIGNOS DE ADVERTENCIA

- El vientre se siente tieso y duro, y no se oyen sonidos ni gorgoteo adentro.
- Dolor o cólicos muy fuertes en el vientre.
- Fiebre con escalofríos o temblores.
- Náuseas y vómitos.
- Dolor en uno o ambos hombros.
- Choque.

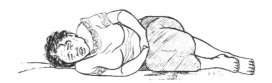

 ¡ADVERTENCIA! Si una mujer tiene una lesión interna, llévela de inmediato al hospital para que la operen. Sin cirugía, ella podría morir.

Camino al hospital, dele a la mujer tratamiento para choque (vea la página siguiente), pero no le dé nada de comer ni de tomar por la boca. (Está bien que le dé medicinas por la boca y un poco de agua para que se pueda tragar las medicinas).

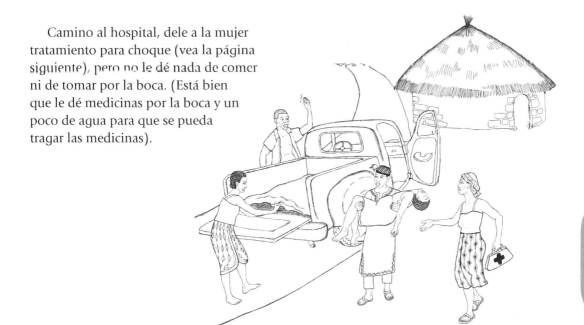

Choque

Si una mujer tiene una infección grave o sangra mucho, podría caer en estado de choque.

SIGNOS DE ADVERTENCIA

- Ella siente como si se fuera a desmayar o se siente mareada, débil o confundida.
- Está pálida y está sudando en frío.
- Tiene el pulso rápido: de más de 100 latidos por minuto.
- Tiene la respiración rápida.
- Le está bajando la presión.
- Se desmaya.

Consiga ayuda médica rápido. Para salvarle la vida, primero necesita tratar el choque. Luego siga las instrucciones que ya mencionamos en este capítulo para detener el sangrado o la infección.

En camino a un centro médico:

- Pídale a la mujer que se acueste con los pies más altos que la cabeza y con la cabeza volteada hacia un lado.

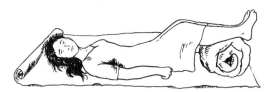

- Dele líquidos. Si está consciente, puede beber agua o suero de rehidratación (vea la página 160). Si no está consciente, puede darle líquidos por el recto (vea la página 342) o puede ponerle suero intravenoso si sabe hacerlo (vea la página 350).

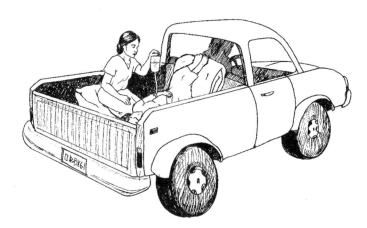

- Si no está consciente, no le dé nada por la boca: ni medicina, ni líquidos, ni comida.

Trabajar con la comunidad para prevenir los abortos peligrosos

La mayor parte de la información en este capítulo se trata de cómo salvarle la vida a una mujer después de una pérdida o un aborto incompleto, o de un aborto malhecho. Pero hay más que usted puede hacer para proteger las vidas de las mujeres. Puede trabajar para comprender las causas de fondo del aborto peligroso en su comunidad y trabajar para prevenir esas causas.

Piense primero en las cosas que tendrían que cambiar para que las mujeres no necesitaran hacerse abortos peligrosos. Después, luche por acabar con las prácticas que dañen la salud de las mujeres en su comunidad. Algunas parteras han ayudado a darles más información a las mujeres sobre la planificación familiar. Otras se han dedicado a cambiar las ideas de la comunidad sobre el aborto. Otras han luchado por cambiar las leyes que penalizan el aborto.

Ayude a las mujeres y a otras personas en la comunidad a hablar sobre el miedo y la vergüenza que las mujeres sienten cuando se enferman a causa de un aborto malhecho. Trabaje con otros en la comunidad para encontrar soluciones que ayudarán a más mujeres a obtener la atención que necesiten.

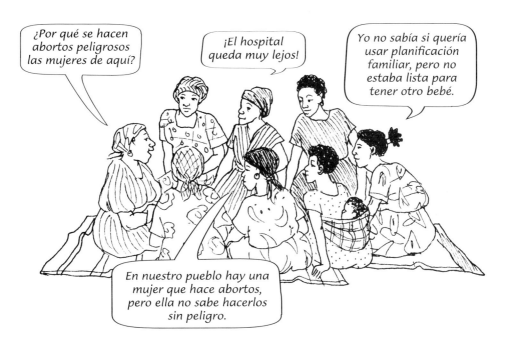

Capítulo 23
AMEU (aspiración por vacío manual, aspiración manual endouterina)

En este capítulo:

Decidir cuándo hacer la AMEU **418**

Prepararse para hacer la AMEU **419**
Ayudar a la mujer a sentirse cómoda 419
  Cómo prevenir el dolor durante la AMEU 419
Cómo preparar los instrumentos y materiales para hacer la AMEU 420

Cómo hacer la AMEU **422**
Inyectar anestésico para adormecer el cuello de la matriz 424

Problemas con la AMEU **428**
La cánula sale de la matriz..428
La jeringa se llena 429
Se tapa la cánula 429
La matriz está muy grande para vaciarla con la AMEU 430
Problemas que pueden ocurrir a causa de la AMEU 430

Después de la AMEU **430**

AMEU (aspiración por vacío manual, aspiración manual endouterina)

CAPÍTULO 23

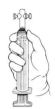

La AMEU es una forma rápida y bastante segura de vaciar la matriz usando una cánula y una jeringa grande. Se puede usar la AMEU:

- para ayudar a una mujer que tuvo una pérdida o un aborto incompleto.
- para tratar atrasos de la regla.
- para terminar un embarazo no deseado.

La AMEU se hace de la misma forma en todos esos casos.

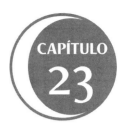

En este libro explicamos cómo usar la AMEU para ayudar a las mujeres que tuvieron una pérdida o un aborto incompleto, es decir, cuando un embarazo terminó antes de tiempo pero quedó parte del tejido en la matriz. También vea el Capítulo 22, a partir de la página 400, que explica otras maneras de ayudar a una mujer después de una pérdida o un aborto. La AMEU es sólo una parte de la atención que ella necesita.

La AMEU es menos peligrosa, más sencilla y más barata que otros métodos que usan instrumentos para vaciar la matriz. Por lo general, los otros métodos sólo se hacen en clínicas u hospitales a manos de un doctor. En cambio, la AMEU la pueden hacer las parteras, las enfermeras o cualquier persona que tenga la capacitación debida, los instrumentos correctos y los medios para esterilizar esos instrumentos. Sería bueno que más parteras y otras personas aprendieran a usar la AMEU correctamente. Así, más mujeres — sobre todo mujeres pobres y mujeres que viven en pueblos alejados de los servicios médicos — podrían tener la opción de un aborto sin riesgo y podrían también recibir atención que les salve la vida después de una pérdida o un aborto incompleto.

Para tomar en cuenta antes de aprender a hacer la AMEU

- Antes de leer este capítulo, usted necesita entender cómo **prevenir las infecciones** (Capítulo 5, página 48) y cómo se hace un **examen pélvico** (Capítulo 20, página 372).
- Infórmese acerca de las leyes en su zona. En algunos lugares, las autoridades de salud les facilitan a las parteras la capacitación para hacer la AMEU. En otros lugares, a las parteras se les prohíbe hacerlo.
- La AMEU puede causar lesiones o infecciones de la matriz si no se hace correctamente. Este capítulo le puede ayudar a aprender el procedimiento, pero recuerde que un maestro con experiencia le puede enseñar más que un libro. **Usted debe aprender a hacer la AMEU de una persona que tiene experiencia.**

Decidir cuándo hacer la AMEU

Una mujer puede desangrarse o morir de una infección si le queda tejido en la matriz después de una pérdida o un aborto incompleto. La AMEU puede ayudar a salvarle la vida.

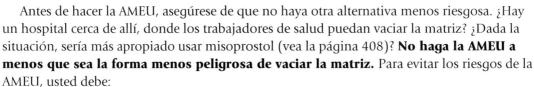

Pero, si no se hace con cuidado, la AMEU también es peligrosa. Para hacerla, es necesario meter algo en la matriz de la mujer. Si eso no se hace correctamente, le puede causar una infección o lesionar la matriz.

Además, la AMEU sólo es recomendable hasta las 12 semanas de embarazo. Es peligroso hacerla cuando el embarazo está más avanzado.

Antes de hacer la AMEU, asegúrese de que no haya otra alternativa menos riesgosa. ¿Hay un hospital cerca de allí, donde los trabajadores de salud puedan vaciar la matriz? ¿Dada la situación, sería más apropiado usar misoprostol (vea la página 408)? **No haga la AMEU a menos que sea la forma menos peligrosa de vaciar la matriz.** Para evitar los riesgos de la AMEU, usted debe:

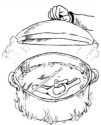

Tener equipo esterilizado

Todo lo que entre en la matriz de la mujer debe estar esterilizado (vea la página 59). Si no puede esterilizar sus instrumentos antes de hacer la AMEU, es peligroso hacerla. ¡No la haga!

Tener capacitación y experiencia

Nadie puede aprender lo suficiente de éste o de ningún otro libro para poder hacer la AMEU sin riesgo. Usted necesita que la capacite una persona que tenga experiencia. Aprenda lo más que pueda de los libros, las clases y los maestros. Ayude a una persona con más experiencia cuando hace la AMEU, para que usted pueda observarla y aprender.

Estar segura de que la AMEU es el tratamiento apropiado para la mujer

Explíquele a la mujer por qué necesita la AMEU. Revísele los signos físicos, como el pulso y la temperatura, para averiguar si también necesita otro tipo de atención médica. Averigüe cuánto tiempo ha estado embarazada. **La AMEU sólo se puede hacer sin riesgo las primeras 12 semanas (3 meses) del embarazo,** o sea 12 semanas o menos después de la última regla de la mujer. Después de ese período, la AMEU no dará resultado porque el embarazo ya habrá avanzado demasiado. Pero si una mujer está en grave peligro después de una pérdida o un aborto incompleto, y usted no tiene ninguna otra forma de ayudarle, puede ver si la AMEU le da resultado. Vea la página 88 para los métodos que pueden ayudarle a averiguar cuánto tiempo ha estado embarazada la mujer.

Para asegurarse de que una mujer lleva menos de 3 meses de embarazo, usted debe hacerle un examen bimanual (vea la página 384) antes de hacerle la AMEU.

Pérdida o aborto incompleto

Una mujer que tuvo una pérdida o un aborto incompleto se encuentra en grave peligro. Hay que vaciarle la matriz de inmediato. Vea si la mujer tiene estos signos de una infección o una lesión:

- dolor fuerte en la parte baja del vientre
- sangrado fuerte de la vagina
- pulso rápido
  (más de 100 latidos por minuto)
- fiebre alta
  (de más de 38°C ó 100.4°F)
- presión que está baja o que está bajando

Vea la página 406 para las formas de ayudar a una mujer que tiene estos signos, o lleve a la mujer al hospital de inmediato.

Prepararse para hacer la AMEU

Ayudar a la mujer a sentirse cómoda

Dígale a la mujer lo que le va a hacer. Conteste las preguntas que ella tenga.

Encuentre un lugar privado donde pueda hacer la AMEU sin que nadie esté mirando. No se olvide del carácter confidencial de todo lo relacionado con la atención de la mujer (vea la página 7).

Cómo prevenir el dolor durante la AMEU

La AMEU puede ser dolorosa. Éstas son algunas cosas que usted puede hacer para aliviar el dolor:

- Siempre decirle a la mujer lo que le está haciendo y animarla a hacer preguntas.
- No hacer movimientos bruscos y no apurarse.
- Enseñarle a la mujer cómo respirar lenta y profundamente. Eso puede ayudarle a relajar el cuerpo. ¡Usted también puede respirar de esa forma! Eso le ayudará a trabajar con calma y con mucho cuidado.

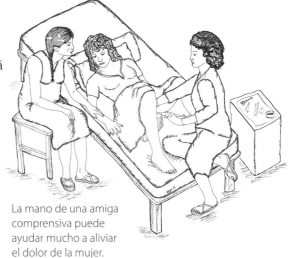

La mano de una amiga comprensiva puede ayudar mucho a aliviar el dolor de la mujer.

La mujer podría tener dolor a pesar de que usted sea muy cuidadosa. Aunque la medicina para el dolor puede ser cara y puede tener efectos secundarios dañinos, tal vez quiera ofrecérsela a las mujeres, si la puede conseguir. Las mujeres no deben padecer dolor cuando no sea necesario.

Y recuerde: la medicina para el dolor no puede remplazar la atención cuidadosa y respetuosa.

Hay 2 tipos de medicina para disminuir el dolor causado por la AMEU. Usted puede dar pastillas por la boca o puede poner una inyección cerca del cuello de la matriz para adormecer esa zona del cuerpo.

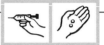

Para disminuir el dolor
- dé 500 a 1000 mg de paracetamol .... por la boca,
  20 minutos antes de empezar la AMEU

y también

- vea la página 424 para aprender a poner una inyección para adormecer el cuello de la matriz

Cómo preparar los instrumentos y materiales para hacer la AMEU

Hay varios instrumentos diferentes que se usan para hacer la AMEU. En este capítulo explicamos cómo usar un equipo de AMEU que fabrica una organización llamada Ipas. (Vea la página 499 para averiguar cómo conseguir equipos de AMEU).

El equipo de AMEU consta de 2 partes principales:

La primera es una jeringa de 50 cc con una abertura ancha que crea un vacío para aspirar el contenido de la matriz.

La otra parte principal del equipo es un juego de tubos de plástico llamados cánulas. Un extremo de la cánula se conecta a la jeringa. El otro extremo se coloca dentro de la matriz.

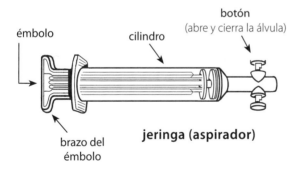

émbolo, cilindro, botón (abre y cierra la álvula), brazo del émbolo, **jeringa (aspirador)**

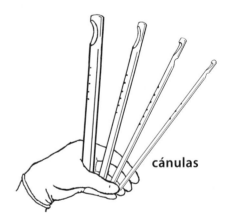

cánulas

Cómo funciona la jeringa

Cuando los botones de la jeringa se oprimen hacia atrás y quedan metidos, la válvula se abre para que la jeringa succione el contenido de la matriz a través de la cánula.

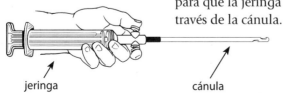

jeringa, cánula

Cómo cuidar la jeringa

La jeringa para hacer la aspiración se debe desarmar y limpiar con cuidado después de cada uso. Antes de que la vuelva a usar, lubrique el anillo de hule que está en la base del émbolo de la jeringa con un poco de lubricante de silicona o incluso con un poco de aceite vegetal. Lea las instrucciones que vienen con la jeringa para aprender cómo cuidarla.

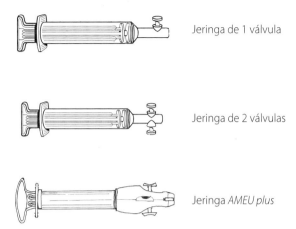

Jeringa de 1 válvula

Jeringa de 2 válvulas

Jeringa *AMEU plus*

Esterilice los instrumentos

Esterilice todos los instrumentos que vaya a meter en la vagina o en la matriz (vea la página 59) y póngalos sobre un plato, una tela o un papel esterilizados. Debe usar guantes esterilizados cada vez que toque un instrumento esterilizado.

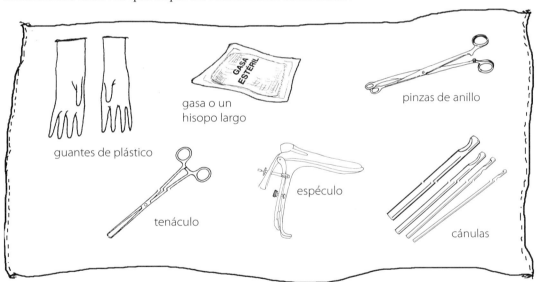

guantes de plástico

gasa o un hisopo largo

pinzas de anillo

tenáculo

espéculo

cánulas

También va a necesitar un pequeño tazón de solución antiséptica, como *Isodine* (povidona yodada), para limpiar la parte de afuera del cuello de la matriz. Y no se olvide tener una buena fuente de luz.

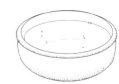

Capítulo 23: AMEU (aspiración por vacío manual, aspiración manual endouterina)

Cómo hacer la AMEU

1. Crear el vacío en la jeringa:

   Oprima los botones hacia adentro y adelante para cerrar la válvula. Los botones harán un pequeño chasquido y no se moverán hasta que usted los vuelva a abrir.

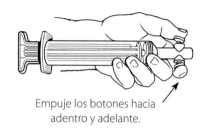
Empuje los botones hacia adentro y adelante.

   Sostenga el cilindro de la jeringa con una mano y con la otra mano jale el émbolo hasta que los brazos del émbolo salgan de golpe y se topen con la base del cilindro de la jeringa.

   Revise los brazos del émbolo. Deben estar lo más afuera posible. Con los brazos en la posición correcta, será imposible empujar el émbolo de vuelta dentro del cilindro de la jeringa.

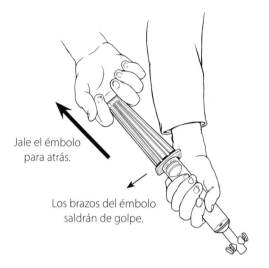
Jale el émbolo para atrás.

Los brazos del émbolo saldrán de golpe.

 ¡ADVERTENCIA! No apriete nunca los brazos del émbolo ni empuje el émbolo dentro del cilindro de la jeringa mientras esté haciendo la aspiración. Eso podría enviar el contenido de la jeringa de regreso a la matriz y **podría matar a la mujer.**

2. Alumbre los genitales de la mujer para que los pueda ver bien. Tal vez necesite que una ayudante sostenga la luz.

3. Lávese las manos con agua y jabón durante varios minutos (vea la página 53). Deje que las manos se le sequen al aire.

   Póngase guantes de plástico limpios.

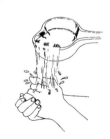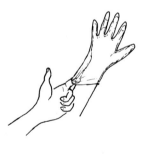

422

Cómo hacer la AMEU

4. Cuando la mujer le diga que está lista, siga las instrucciones en la página 384 para hacer un examen bimanual. Revise el tamaño de la matriz. El tamaño de la matriz debe coincidir con el número de semanas de embarazo que la mujer le haya dicho que lleva. Si la matriz está muy grande, tal vez la mujer ha estado embarazada más tiempo de lo que cree. No le haga la AMEU a una mujer que lleva más de 3 meses de embarazo, a menos que tenga problemas graves a causa de un aborto incompleto y usted no tenga otra forma de ayudarla.

5. Quítese los guantes, lávese la manos y póngase un nuevo par de guantes, que estén esterilizados. Así podrá mantener estériles todos los instrumentos para la AMEU mientras hace el procedimiento.

6. Coloque un espéculo en la vagina con cuidado (vea la página 377).

7. Sostenga una pieza de gasa estéril con las pinzas de anillo y remójela en la solución antiséptica, o remoje un hisopo largo. Use la gasa o el hisopo para lavar el cuello de la matriz.

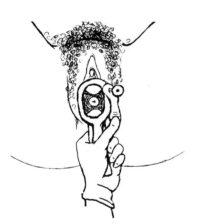
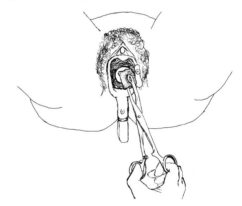

8. Pídale a la mujer que respire profundamente y se relaje. Cuando ella esté lista, agarre el cuello de la matriz con un tenáculo o unas pinzas de anillo. Cierre el tenáculo y jálelo un poco para enderezar la matriz. Eso puede ser muy incómodo para la mujer, así que tenga cuidado y explíquele lo que le está haciendo.

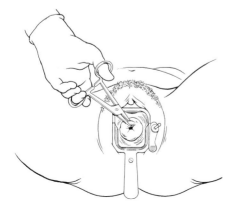
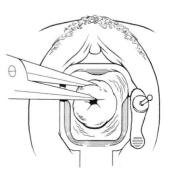

salud de la mujer

423

9. Si decidió poner una inyección para adormecerle el cuello de la matriz, hágalo ahora.

Inyectar anestésico para adormecer el cuello de la matriz

Usted necesitará una aguja espinal de calibre 22 esterilizada (o un prolongador también esterilizado) y un anestésico local **sin epinefrina.** La lidocaína al 1% es un ejemplo de un anestésico local que podría usar.

Antes de poner la inyección, pregúntele a la mujer si alguna vez le han dado ese anestésico. Averigüe si tuvo una mala reacción a ese anestésico en cualquier ocasión. Si tuvo una mala reacción, no le ponga la inyección.

Use el tenáculo para mover el cuello de la matriz un poco hacia un lado hasta que pueda ver el lugar donde el cuello de la matriz (que es liso) se junta con la vagina (que es menos lisa).

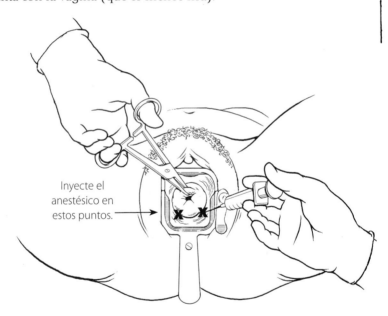

Inyecte el anestésico en estos puntos.

Siga las instrucciones en las páginas 345 a 349 para poner la inyección.

Meta la aguja más o menos a 1 centímetro debajo de la piel e inyecte 2 ml del anestésico lentamente, a medida que va sacando la aguja. Repita del otro lado del cuello de la matriz.

El anestésico tardará más o menos 5 minutos en adormecer el cuello de la matriz. Es posible que la mujer siga sintiendo cólicos después de la inyección, pero le dolerán menos.

10. Escoja una cánula. Las cánulas vienen en muchos tamaños diferentes (es posible que el tamaño esté marcado directamente en la cánula). **Mientras más grande sea la matriz de la mujer, más grande debe ser el tamaño de la cánula que usted va a usar.** Este cuadro le da una idea de cuál sería la cánula más apropiada:

> Para una mujer que lleva
>   de 5 a 7 semanas de embarazo . . . . . use una cánula de 5 mm
>   *(matriz de 9 cm de largo)*
>   de 7 a 9 semanas de embarazo . . . . . use una cánula de 6 mm
>   *(matriz de 10 cm de largo)*
>   de 9 a 12 semanas de embarazo . . . . use una cánula de 7, 8, 9, 10 ó 12 mm
>   *(matriz de 12 cm de largo)*

11. Para que algunos tipos de cánulas encajen en algunas jeringas, se necesita un adaptador. Si necesita un adaptador, colóquelo ahora.

12. Dígale a la mujer que usted está lista para empezar. Cuando ella esté lista, empuje la cánula esterilizada a través de la abertura del cuello de la matriz con cuidado. No deje que la cánula toque nada, ni siquiera las paredes de la vagina, antes de que atraviese el cuello de la matriz. A veces, no es posible meter la cánula porque el cuello de la matriz está muy apretado. En ese caso, primero meta una cánula más pequeña en el cuello de la matriz, luego sáquela y meta una cánula más grande.

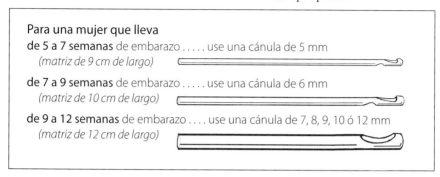

Rote la cánula suavemente mientras atraviesa el cuello de la matriz. Así será más fácil de meter.

Mientras mete la cánula, esté atenta a la mujer para asegurarse de que no tenga dolor. Pídale que le avise si el procedimiento le duele. A veces, los gestos de la mujer le indicarán que tiene dolor, aunque ella esté callada.

Si la mujer tiene dolor, afloje el paso. Proceda lentamente para evitar lesiones. Pídale a la mujer que respire profundamente. Eso le ayudará a ella a relajarse y así el cuello de la matriz se abrirá más fácilmente.

13. Meta la cánula con cuidado hasta que sienta que topa con el fondo de la matriz. Cuando sienta el fondo de la matriz, jale la cánula un poquito hacia usted. Si es necesario, puede soltar el tenáculo.

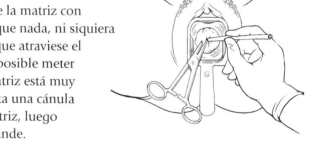

El nervio vago

A veces, cuando a una mujer se le mete una cánula en la matriz, ella se siente mareada o con ganas de vomitar. Tal vez se desmaye. Eso generalmente se debe a que la cánula oprimió el nervio vago.

El nervio vago comienza en la parte trasera del cerebro, dentro de la cabeza, y luego recorre toda la espalda y cada pierna. El nervio pasa cerca de la parte trasera de la matriz y cuando algo, como una cánula, se coloca dentro de la matriz, puede oprimir el nervio.

Signos de una reacción vagal:
- La mujer empieza a sudar o a ponerse fría y pálida.
- El pulso se le acelera y le baja la presión.
- Se siente mareada o con ganas de vomitar.

Eso es incómodo para la mujer, pero no es peligroso. Deje de hacer la AMEU. Saque la cánula, el tenáculo y el espéculo. Ayúdele a acostarse de lado, manténgala calientita y tranquila y espere a que se le pasen las molestias. Cuando ella se sienta mejor, usted puede volver a comenzar la AMEU.

14. Sostenga la jeringa con una mano y la cánula con la otra. Conecte la jeringa con la cánula jalando la cánula un poco para atrás hasta que encaje con la jeringa. Tenga cuidado de no empujar la cánula para adelante, dentro de la matriz. Si la empuja demasiado, podría lesionar la matriz.

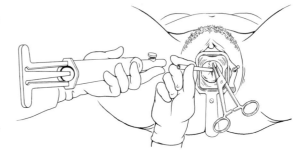

15. Oprima los botones de la jeringa hacia usted para abrir la válvula. Los botones harán un chasquido. Se llenará la jeringa con un líquido espumoso y burbujeante, y además sangre y tejido del embarazo. Es posible que también salga sangre de la vagina.

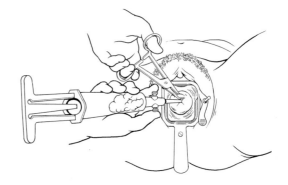

Cómo hacer la AMEU

16. Para vaciar la matriz, mueva la cánula hacia adentro y hacia afuera al mismo tiempo que va rotando la jeringa.

   No saque la punta de la cánula del cuello de la matriz.

   Si saca la punta de la cánula del cuello de la matriz, se perderá el vacío. Aunque vuelva a meter la cánula en la matriz, ya no podrá aspirar tejido. No habrá hecho una aspiración completa.

   No empuje la cánula demasiado hacia adentro porque podría lesionar la matriz.

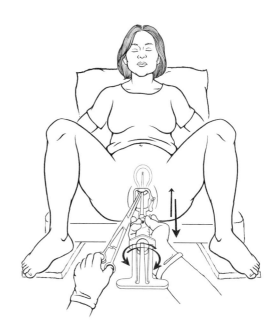

17. Siga moviendo y rotando la jeringa hasta que haya vaciado la matriz. Por lo general, la matriz se vacía en 5 minutos o menos.

   Estos son los signos que indican que la matriz está vacía:

   - Ya sólo queda espuma rosácea en la cánula.
   - Ya no hay tejido en la cánula.
   - Cuando la punta de la cánula toca el interior de la matriz, se siente áspera y arenosa.
   - La matriz se aprieta y "agarra" la cánula.

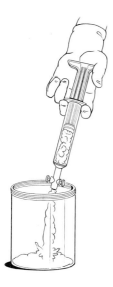

18. Cuando la matriz esté vacía y limpia, separe la jeringa de la cánula. Vacíe la jeringa en un recipiente transparente, como un frasco de vidrio.

   Ahora retire la cánula con cuidado, quite el tenáculo y retire el espéculo.

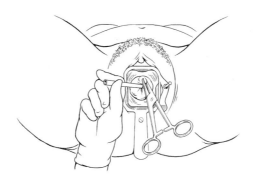

salud de la mujer

427

19. Mire el tejido que salió de la matriz para ver si está completo. Es importante saber si sacó todo el tejido, porque si quedó aunque sea un poquito en la matriz, podría causar sangrado y una infección.

    Pase el tejido por una coladera o añádale un poco de agua limpia al frasco en que esté. Lo que vea dependerá de la razón por la cual la mujer haya necesitado la AMEU.

    Si la mujer necesitó la AMEU para interrumpir un embarazo o porque estaba sangrando a causa de una pérdida, usted deberá ver el embarazo completo. Después de las 4 semanas de embarazo, debe haber tejido plumoso blanco o amarillento conectado a una bolsita transparente. Si no ve todo eso, repita la AMEU.

    Si usted hizo la AMEU para vaciar la matriz después de una pérdida o un aborto incompleto, tal vez no vea todo el tejido. Es posible que una parte ya haya salido de la matriz. De cualquier forma, acuérdese de lo que vea. Si, más adelante, la mujer empieza a sangrar o tiene una infección, y usted no vio todo el tejido completo del embarazo cuando hizo la AMEU, será necesario que la vuelva a hacer.

20. Siga las sugerencias en las páginas 67 a 69 para deshacerse del tejido sangriento sin peligro.

Problemas con la AMEU

Hay algunos problemas que pueden ocurrir durante la AMEU que impedirán la aspiración completa. Debe solucionar esos problemas para completar la AMEU y para evitar que la mujer sangre o se enferme después del procedimiento.

La cánula sale de la matriz

Si la punta de la cánula sale de la matriz, aunque sea sólo un poco, después de que usted haya abierto las válvulas, el vacío se perderá. La jeringa ya no podrá aspirar más tejido.

Solución:

1. Desconecte la jeringa de la cánula.
2. Vacíe la jeringa.
3. Meta otra cánula esterilizada en la matriz.

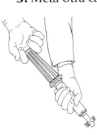

4. Haga un nuevo vacío en la jeringa: empuje los botones hacia adentro y adelante para cerrar las válvulas y jale los brazos del émbolo hasta que salgan de golpe y se topen con la base del cilindro de la jeringa.
5. Conecte la cánula con la jeringa cuidadosamente.
6. Empuje los botones de las válvulas hacia usted para abrirlas y siga vaciando la matriz.

La jeringa se llena

Cuando la jeringa esté casi llena, no habrá suficiente vacío para aspirar el resto del tejido de la matriz.

Solución:

1. Desconecte la jeringa de la cánula, sin sacar la cánula de la matriz.
2. Vacíe la jeringa.
3. Haga un nuevo vacío en la jeringa: empuje los botones hacia adentro y adelante para cerrar las válvulas y jale los brazos del émbolo hasta que salgan de golpe y se topen con la base del cilindro de la jeringa.
4. Vuelva a conectar la cánula con la jeringa cuidadosamente.
5. Empuje los botones de las válvulas hacia usted para abrirlas y siga vaciando la matriz.

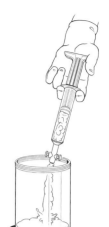

Se tapa la cánula

Solución:

1. Saque la jeringa y la cánula de la matriz y desconecte la jeringa de la cánula.
2. Vacíe la jeringa.
3. Meta una nueva cánula esterilizada en la matriz.
   Tal vez necesite una cánula más grande.

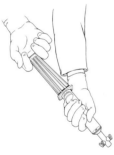

4. Haga un nuevo vacío en la jeringa: empuje los botones hacia adentro y adelante para cerrar las válvulas y jale los brazos del émbolo hasta que salgan de golpe y se topen con la base del cilindro de la jeringa.
5. Conecte la cánula con la jeringa cuidadosamente.
6. Empuje los botones de las válvulas hacia usted para abrirlas y siga vaciando la matriz.

A veces hay un pedazo de tejido en el cuello de la matriz que sigue tapando la cánula. Tal vez pueda sacarlo con un par de pinzas esterilizadas antes de poner la nueva cánula.

La matriz está muy grande para vaciarla con la AMEU

A veces, quizás piense que la matriz de una mujer está suficientemente pequeña para hacerle la AMEU. Pero después de empezar la AMEU, se da cuenta de que la matriz está demasiado grande. Tal vez la mujer se haya embarazado antes de lo que creía o quizás usted sintió que la matriz era más pequeña de lo que es.

Solución:

Si empieza a hacer la AMEU, pero no puede vaciar la matriz completamente, intente hacerlo con una cánula más grande. Si aun así no puede vaciar la matriz, necesitará encontrar a otra persona que sí lo pueda hacer de inmediato. Usted necesita conseguir ayuda aunque eso implique ir a un hospital lejano. La mujer está en grave peligro.

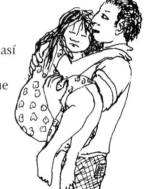

Usted también puede:

- darle misoprostol para vaciar la matriz (vea la página 408).
- estar pendiente de los signos de una infección (vea la página 409).

Problemas que pueden ocurrir a causa de la AMEU

La AMEU puede causar problemas si no se hace correctamente. A veces, hasta las mujeres atendidas por parteras con experiencia tienen problemas. Éstos son los problemas más frecuentes:

- AMEU incompleta (vea la página 407).
- infección (vea la página 409).
- lesión de la matriz (vea la página 413).

Después de la AMEU

Vaya a ver a la mujer regularmente el día y la noche siguientes, para asegurarse de que está bien. Revísele la temperatura y el pulso para ver si hay signos de una infección y revise cuánto está sangrando.

Explíquele a la mujer lo que se puede esperar después de la AMEU. Ella debe saber que necesita conseguir ayuda si le da algún signo de advertencia.

SIGNOS SALUDABLES

- Sangrado que parece una regla normal durante varios días o una semana.
- Un poco de cólicos 2 ó 3 días.

Después de la AMEU

SIGNOS DE ADVERTENCIA

- Sangrado que es más abundante que una regla normal—sobre todo si hay coágulos grandes o la sangre es de color rojo vivo.
- Sangrado que dura más de 2 semanas después de la AMEU.
- Flujo de la vagina con mal olor.
- Matriz que se queda grande o se agranda después de la AMEU.
- Dolor fuerte, dolor que va aumentando, o cólicos o dolor en el vientre o la pelvis, que dura más de 3 o 4 días.
- Fiebre, escalofríos o malestar.
- Debilidad, mareos o desmayo.

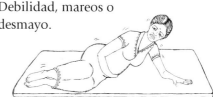

Si la mujer está sangrando más de lo que sangra con una regla normal, sóbele la matriz cada 2 ó 3 horas (vea la página 224) para que se endurezca y expulse los coágulos de sangre que tenga adentro. Quizás también sirva que le ponga una bolsa de hielo en el vientre 15 ó 20 minutos.

Si sigue sangrando o tiene otro signo de peligro, consiga ayuda médica.

Cómo cuidarse después de la AMEU

Explíquele a la mujer lo que puede esperar mientras le sana el cuerpo. Es normal que ella se tarde un par de semanas en volver a sentir el cuerpo como antes de que se embarazara. Dígale cuáles son los signos de advertencia y pídale que esté pendiente de ellos. Además, no se olvide de darle una oportunidad de hablar sobre sus sentimientos. Algunas mujeres se sienten asustadas o tristes después de una pérdida o un aborto.

La mujer debe cuidarse el cuerpo durante varias semanas para que sane rápida y totalmente. No debe ponerse nada en la vagina y no debe tener relaciones sexuales con penetración sino hasta que deje de sangrar.

Anime a la mujer a que tome bastantes líquidos y coma alimentos saludables. Si puede, debe descansar varios días.

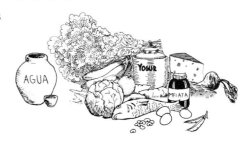

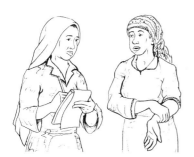

Planificación familiar

Después de hacerle la AMEU a la mujer, pregúntele si le gustaría saber más acerca de la planificación familiar. Una mujer puede quedarse embarazada fácilmente después de una pérdida o un aborto, igual que en cualquier otro momento. Además, es posible que la mujer no quiso estar embarazada cuando abortó. Para ayudarle a encontrar un método de planificación familiar que le convenga, vea el Capítulo 17, página 298.

salud de la mujer

431

Capítulo 24
La ayuda médica puede salvar vidas

En este capítulo:

Lo que pueden ofrecer los hospitales **433**
Pruebas de laboratorio 434
Ecografías, aparatos Doppler y radiografías 434
Medicinas. 434
Instrumentos para las emergencias de parto. 435
Parto por cesárea. 436
Sinfisiotomía. 436
Transfusión de sangre. 436
Aparatos para ayudar a los bebés enfermos 437

Transporte **438**
Decida pronto que va a conseguir ayuda 438

Trabajar con los hopitales y los doctores **438**
En el hospital. 440

La ayuda médica puede salvar vidas

CAPÍTULO 24

Hasta las parteras más hábiles y con más experiencia a veces necesitan ayuda. Por ejemplo, una hemorragia grave, la eclampsia y el prolapso del cordón no se pueden tratar en casa. Esos tipos de problemas sólo se pueden solucionar con instrumentos y procedimientos que están disponibles en un hospital.

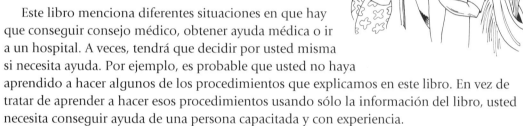

Este libro menciona diferentes situaciones en que hay que conseguir consejo médico, obtener ayuda médica o ir a un hospital. A veces, tendrá que decidir por usted misma si necesita ayuda. Por ejemplo, es probable que usted no haya aprendido a hacer algunos de los procedimientos que explicamos en este libro. En vez de tratar de aprender a hacer esos procedimientos usando sólo la información del libro, usted necesita conseguir ayuda de una persona capacitada y con experiencia.

Lo que pueden ofrecer los hospitales

Los hospitales tienen equipo e instrumentos que pueden salvar la vida, personal médico con mucha preparación y medicinas que quizás usted no puede conseguir donde vive. La mayoría de los procedimientos hospitalarios son muy útiles cuando son necesarios. Y, a veces, la única forma de salvarle la vida a una mujer es con esos procedimientos e instrumentos.

En este capítulo describimos algunos de los tipos de ayuda que tal vez pueda conseguir en un hospital. Le damos ideas de cuándo conseguir ayuda y cómo trabajar con el personal del hospital y otros trabajadores de salud.

Recuerde: Los instrumentos y procedimientos médicos avanzados no son necesarios para la mayoría de los partos. En muchos hospitales, esos instrumentos se usan mucho más de lo debido. Por ejemplo, las mujeres embarazadas generalmente no necesitan una ecografía (una técnica que permite ver el bebé dentro de la matriz). Pero en muchos hospitales, se les hace una ecografía a todas las embarazadas. A veces, los hospitales y los doctores hacen procedimientos que no sólo son innecesarios, sino también peligrosos. Por ejemplo, algunos doctores hacen una episiotomía cada vez que atienden un parto. Eso no es necesario y puede causar una infección y otros problemas después del parto.

salud de la mujer

Pruebas de laboratorio

Los laboratorios tienen instrumentos (como microscopios) y personas capacitadas para analizar sangre, orina, excrementos y tejido para detectar enfermedades y evaluar el estado de salud de una persona. A veces, una prueba de laboratorio es la única forma fiable de averiguar la causa de un problema. Por ejemplo, las pruebas de laboratorio pueden indicar si una mujer tiene anemia, una infección de la vejiga o VIH.

Ecografías, aparatos Doppler y radiografías

Algunos hospitales tienen una máquina que permite mirar el bebé cuando aún está en la matriz. A eso se le llama ecografía. Una ecografía puede ser necesaria para averiguar si una mujer está embarazada de gemelos o si un bebé viene de nalgas.

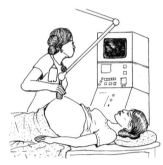

Un aparato Doppler permite escuchar los latidos del corazón del bebé más fácilmente.

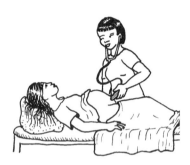

Otra máquina usa rayos X para tomar radiografías de los huesos dentro del cuerpo. Las radiografías pueden mostrar si un hueso está roto. Los rayos X dañan las células del cuerpo. Unas cuantas radiografías probablemente no causarán problemas, pero a una persona le podría dar cáncer si se hace muchas radiografías. **Nunca hay que hacerles radiografías a las mujeres embarazadas a menos que sea absolutamente necesario.** Si una mujer embarazada necesita hacerse una radiografía, hay que cubrirle el vientre con un delantal de plomo para proteger al bebé.

Medicinas

En un hospital bien equipado, un doctor cuidadoso y debidamente preparado puede dar medicinas que serían peligrosas de usar en casa. Por ejemplo, las parteras **nunca deben dar oxitocina para estimular el parto en casa.** Pero, la oxitocina se puede usar sin peligro en el hospital, donde se puede vigilar a la madre y al bebé y donde se puede sacar al bebé rápidamente por cesárea si algo sale mal. Si una mujer ha estado de parto demasiado tiempo (vea la página 186), la oxitocina que le den en el hospital podría ayudarle a dar a luz.

Es posible que en un hospital se puedan conseguir medicinas para un bebé enfermo. Muchas veces, en casa es demasiado peligroso o difícil darle medicinas a un bebé.

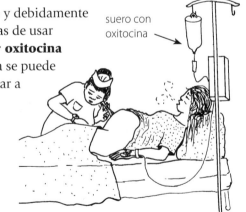

suero con oxitocina

La oxitocina se puede dar sin peligro por suero intravenoso, siempre que hay vigilancia cuidadosa y los medios para hacer una cesárea.

Lo que pueden ofrecer los hospitales

Instrumentos para las emergencias de parto

Aquí explicamos algunos procedimientos que se pueden usar en un hospital para acelerar el parto o para sacar al bebé rápidamente. Estos procedimientos les salvan la vida a los bebés que están en apuros y a las madres que han estado de parto muchísimas horas o que corren peligro de tener una infección.

Para romper la bolsa de aguas

Cuando una mujer ha estado de parto muchas horas, pero el parto no avanza, algunos doctores (y parteras) usan un instrumento esterilizado para romper la bolsa de aguas. Muchas veces, eso hace que la cabeza del bebé baje contra el cuello de la matriz y entonces se acelera el parto.

gancho para romper la bolsa de aguas

Pero hay más riesgo de infección cuando se rompe la bolsa de aguas. Y si la cabeza baja rápidamente en la posición incorrecta, es posible que el parto siga sin avanzar.

Para el parto instrumental

Muchas veces es posible sacar a un bebé que está atorado en la vagina usando fórceps o una ventosa.

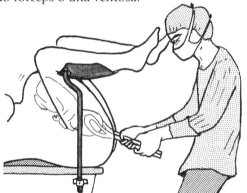

Los fórceps se usan para agarrar al bebé de la cabeza y sacarlo del cuerpo de la madre.

La ventosa se pega a la cabeza del bebé y utiliza succión para sacarlo de la vagina.

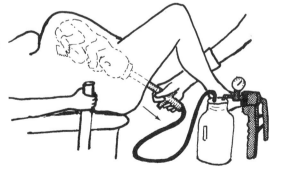

La ventosa y los fórceps raras veces son necesarios y son demasiado peligrosos para usarse en casa. Pero si un bebé está en peligro de morir (y en algunas otras emergencias), esos instrumentos son la forma más rápida y mejor de ayudar a un bebé a nacer.

salud de la mujer

435

Parto por cesárea

Raras veces, para salvarle la vida al bebé o a la madre, es necesario hacer una operación para sacar al bebé. Esa operación se llama cesárea. Por ejemplo, si el bebé está en una posición imposible para nacer, no podrá salir a menos que se haga una cesárea. Las cesáreas también son necesarias cuando la madre y el bebé están en peligro inmediato, como por ejemplo, cuando la placenta se desprende o hay prolapso del cordón.

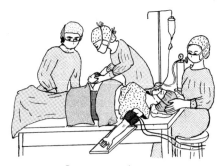
Parto por cesárea

No obstante, las cesáreas pueden causar problemas graves. Por ejemplo, la mujer podría tener una reacción alérgica al anestésico. El corte en el vientre podría infectarse o tal vez no cicatrice fácilmente. La mujer podría tener dificultad para dar el pecho o cuidar a su bebé porque es más difícil recuperarse de una operación. Después de un parto por cesárea, la mujer necesita más descanso, cuidados y ayuda.

Nota: ¡Las cesáreas se hacen con demasiada frecuencia! Algunos doctores las prefieren porque ellos mismos pueden escoger el momento del parto o porque pueden cobrar más por el parto. En algunos lugares, la mayoría de las mujeres dan a luz por cesárea. Pero las **cesáreas sólo se deben hacer en casos de emergencia.**

Sinfisiotomía

La sinfisiotomía es un corte que se hace en el centro del pubis de la madre. Se usa para abrir una pelvis demasiado pequeña para que el bebé pueda nacer por la vagina. Es más fácil de hacer que una cesárea, pero sólo se hace en algunos lugares del mundo porque no siempre da resultado. También puede causar problemas, como una herida en la vejiga o una discapacidad permanente.

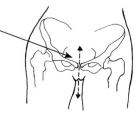

Transfusión de sangre

Si una mujer sangra mucho después del parto o de otro problema (como un aborto mal hecho), ella podría necesitar que le pongan sangre por la vena. En algunos lugares, debe estar presente un pariente que pueda dar la sangre.

Las transfusiones sólo se deben usar en casos de emergencia porque la sangre puede portar infecciones, como hepatitis y VIH. Si la mujer recibe sangre de una persona infectada, es probable que a ella también le dé la infección. En la mayoría de los lugares, la sangre se analiza para confirmar que no porta enfermedades graves. Sin embargo, siempre hay una pequeña posibilidad de enfermarse a causa de una transfusión.

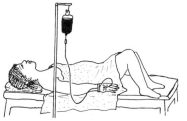
Si una mujer ha perdido mucha sangre, una transfusión podría salvarle la vida.

Aparatos para ayudar a los bebés enfermos

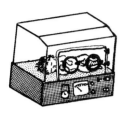
incubadora

En los lugares donde hay pocos servicios médicos, no hay forma de ayudar a muchos de los bebés que nacen enfermos. Pero un hospital bien equipado tendrá medios para ayudar a los bebés que están enfermos, que son demasiado pequeños o que nacieron antes de tiempo.

Una **incubadora** es una caja que sirve para mantener calientito a un bebé enfermo o muy pequeño. Como muchos otros aparatos médicos, se puede usar con demasiada frecuencia. La mejor manera de mantener calientitos a la mayoría de los bebés es tenerlos junto a la piel de su madre todo el tiempo.

Una **tienda de oxígeno** (o una capucha) le da más oxígeno al bebé. Eso puede ayudarle a un bebé que tiene dificultad para respirar.

respirador

Un **respirador** le ayuda a un bebé muy enfermo a respirar.

sonda nasogástrica

Una **sonda nasogástrica** atraviesa la nariz del bebé y le llega hasta el estómago. Se usa cuando un bebé no puede mamar porque está demasiado débil. Es posible que el hospital le dé formula infantil a través de la sonda. Pero generalmente es mejor darle leche materna que la madre se ha sacado a mano (vea la página 285).

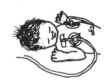
monitor cardíaco

Los **monitores cardíacos** y otros instrumentos de medición se pegan al cuerpo del bebé para medirle el ritmo del corazón y otros signos de su estado de salud.

Los hospitales necesitan el apoyo de la comunidad

Todas las comunidades deben tener un hospital con el equipo y los materiales adecuados. Como mínimo, un hospital debe contar con trabajadores de salud capacitados y algunos instrumentos básicos para salvar la vida, como oxígeno, ciertas medicinas y equipo esterilizado para hacer operaciones sencillas. Pero por desgracia, la mayoría de los hospitales no tienen todo el equipo y los materiales que necesitan.

Algunas comunidades no tienen suficiente dinero para gastar en hospitales o atención de salud. Y muchos gobiernos deciden usar su dinero para hacer guerras o para beneficiar a los que ya son ricos en vez de satisfacer las necesidades de salud básicas de la gente.

¿Hay algo que las parteras puedan hacer para cambiar esa situación?

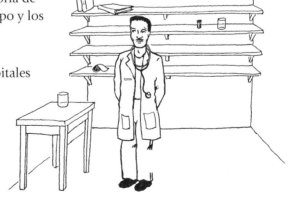
Hay demasiados hospitales y clínicas que no tienen lo que necesitan para ofrecer servicios médicos básicos.

Transporte

Una mujer que tiene un problema de salud grave, o que corre un grave peligro, necesita ayuda médica de inmediato. Cuando una mujer está en peligro, es posible que su familia o su partera crean que no hay esperanza de salvarla. Eso no es cierto. **Si consiguen ayuda médica rápido, podrían salvarle la vida.**

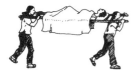

Si una mujer vive en un pueblito, el hospital más cercano podría estar a días de distancia de allí. Algunas mujeres viajan en camión o caminan varios kilómetros para conseguir ayuda médica. Es posible que hasta las mujeres que viven cerca de un hospital no lleguen allí por falta de dinero o transporte. Haga un plan con cada familia y con la comunidad entera para llevar a una mujer a donde hay ayuda médica, **antes** de que haya una emergencia. En la página 106 le damos ideas de cómo hacer un plan de transporte.

Decida pronto que va a conseguir ayuda

Si nota un signo de peligro en cualquier momento, no espere. Si puede tratar el problema en casa, hágalo rápidamente. Si no lo puede tratar usted misma, o si sus esfuerzos por tratar un problema no están dando resultado, ¡es hora de conseguir ayuda médica!

Mientras más rapido consiga ayuda, mejor podrán ayudar a la mujer y al bebé los trabajadores de salud del hospital.

Trabajar con los hospitales y los doctores

Las parteras, las enfermeras, los doctores y otros trabajadores de salud deben trabajar juntos por la salud de las mujeres y las familias.

Las parteras necesitan a los doctores y los hospitales. Cuando una mujer tiene una emergencia médica, una partera sabia no duda en llevarla.

Por desgracia, muchos doctores no se dan cuenta de lo mucho que ellas necesitan a las parteras. A los doctores los preparan para estar pendientes de las emergencias, y muchos doctores tratan todos los partos como si fueran emergencias. Pero las parteras son expertas en los partos normales y sanos. Ellas son quienes muchas veces tienen la paciencia y la confianza que las mujeres necesitan para dar a luz. Muchas parteras saben usar plantas medicinales, dar masaje y voltear a un bebé sin peligro, o tienen otros conocimientos que no se aprenden en las escuelas de medicina.

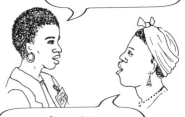

Esa mujer de veras sangró mucho después del parto. Usted hizo muy bien en traerla al hospital.

No sabe cuánto me alegra que usted esté aquí para ayudarle. ¡Tenía miedo de que se fuera a morir!

Es posible que los doctores no aprecien las habilidades particulares de las parteras. Muchas veces, las consideran ignorantes e incompetentes y las tienen a menos, sobre todo si son parteras tradicionales. Para una partera, puede ser muy difícil trabajar con el personal de un hospital por el bien de las mujeres embarazadas.

En vista de estos desafíos, es importante que usted forje una relación con los doctores y los hospitales **antes** de que haya una emergencia. Así, cuando necesite ayuda, será más probable que la traten con respeto. Trate de hablar con un doctor que parezca entender la importancia de las parteras. Explíquele cómo le gustaría trabajar con el hospital. Si es posible, una reunión entre un grupo de parteras y un grupo de doctores podría ayudar a todos a colaborar.

Cuando las parteras y los hospitales colaboran, todos se benefician. Si las parteras demoran menos en mandar a las mujeres con signos de peligro al doctor, los doctores podrán hacer más para prevenir los problemas. Y si una partera es tratada con respeto, ella no dudará en llevar a una mujer al hospital. Ésta es una historia real:

Una partera que no se dió por vencida

Neusa, una campesina muy delgada y bajita, es una trabajadora de salud que vive en Brasil. Una de sus pacientes, llamada Laura, se había embarazado 3 veces. Pero había perdido a todos sus bebés. En el último mes de cada embarazo, la presión le había subido mucho y tuvo convulsiones. Laura era una mujer triste y callada, que se había resignado a no tener hijos nunca. Esta vez, Neusa conversó con Laura acerca de su salud y le dió vitaminas y ánimos para su embarazo. Laura nunca antes había recibido ese tipo de atención. Laura esperaba con gusto las visitas de Neusa. Un día, cuando ya iba en el octavo mes, Laura se despertó con un dolor de cabeza muy fuerte y con las piernas hinchadas. Laura no tenía un espejo para verse la cara, pero la tenía tan hinchada que Neusa se espantó cuando la vio. Neusa sabía que, sin ayuda, Laura perdería a este bebé ¡e incluso ella misma podría morir!

Como era la semana antes de Navidad, en el hospital había pocos médicos y enfermeras. No querían aceptar a más pacientes, así que le pusieron una inyección a Laura y le dijeron que se fuera a su casa a esperar a que el bebé estuviera listo para nacer. Neusa no estuvo de acuerdo y fue a la oficina del director del hospital para explicarle la situación de Laura y los problemas que había tenido. No sirvió de nada que Neusa le enseñara su credencial al director y le explicara que ella era trabajadora de salud. El director le dijo que "no había posada" y que tenía que llevarse a Laura a casa a esperar.

Pero Neusa no se dió por vencida. Sabía que el estado de Laura era demasiado peligroso para llevársela a casa. Así que mejor llevó a Laura a la estación de policía. Allí hizo un escándalo. Aunque Neusa es delgada y bajita, tiene una voz y una mirada que no se olvida nadie. Cuando ella se pone brava ¡es difícil no hacerle caso!

Por fin, una patrulla llevó a Neusa y a Laura a un hospital que quedaba a 1 hora del pueblo de Neusa. Cuando llegaron, a Laura ya le había subido mucho la presión, así que los doctores le hicieron una cesárea y Laura dio a luz a un varoncito sano. Los conocimientos, la determinación y el amor de Neusa por su trabajo le salvaron la vida a ese bebé y ¡tal vez a su madre también!

En un sistema de salud que funciona bien, las parteras y los doctores colaboran.

- Cuando una partera lleva a una mujer al hospital por una emergencia, debe poder quedarse con ella durante todo el parto. Así la mujer estará más dispuesta a buscar ayuda médica en caso de una emergencia, porque se sentirá más tranquila y protegida. Además, la partera podrá observar cómo se tratan las emergencias en el hospital y aprender de esa experiencia.

- Las parteras, los doctores y otros trabajadores de salud deben hablar entre sí sobre los problemas de salud que son frecuentes en su comunidad, y sobre la forma en que cada quien puede ayudar a solucionar esos problemas.

- Las parteras deben poder hacerles preguntas médicas a los doctores y ellos deben contestarles sin reserva. Los doctores y hospitales pueden darles capacitación y equipo a las parteras.

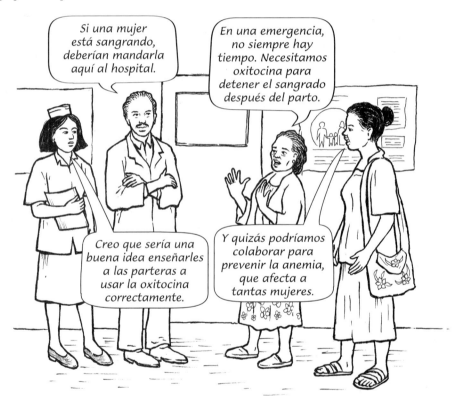

En el hospital

Los hospitales tienen sus propios procedimientos y reglas. A usted le parecerán extraños hasta que tenga experiencia con ellos.

Si puede acompañar al hospital a una mujer que tiene problemas, **aprenderá** algo sobre los procedimientos y las técnicas, y así podrá **explicárselos** a la mujer y su familia. Tal vez incluso pueda ayudar a **cambiar** los procedimientos que no son necesarios.

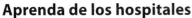

Aprenda de los hospitales

Observe todo lo que pasa en el hospital.
Cuando pueda, haga preguntas.

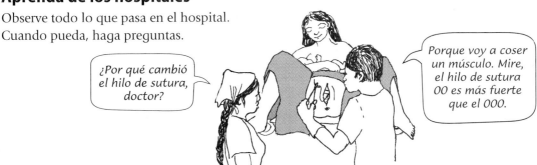

¿Por qué cambió el hilo de sutura, doctor?

Porque voy a coser un músculo. Mire, el hilo de sutura 00 es más fuerte que el 000.

Explique lo que está sucediendo

Explíquele a la mujer y a su familia por qué se está haciendo cada procedimiento. Asegúrese de que la mujer entienda el tratamiento y esté de acuerdo en recibirlo.

Luche por cambiar las prácticas innecesarias, irrespetuosas o dañinas

Algunas prácticas que son comunes en los hospitales no son necesarias. Pueden causarle molestias a la mujer sin aportarle ningún beneficio. Por ejemplo, no es necesario rasurarle el vello púbico a una mujer antes de un parto normal. Otra práctica frecuente es hacerles una episiotomía a todas las madres. Se hace la episiotomía para abrir más la abertura de la vagina de manera que el bebé tenga suficiente espacio a la hora de nacer. Pero es raro que sea necesario y puede causar problemas. Por ejemplo, la episiotomía puede causar un desgarro profundo que llegue hasta el recto y que quizás no cicatrice tan bien como un desgarro pequeño.

Si usted tiene una buena relación con un hospital, tal vez pueda sugerir algunos cambios. Probablemente tendrá más éxito si sólo sugiere un cambio a la vez. Estos son ejemplos de las cosas que usted podría sugerir:

- Explicar los procedimientos claramente a todas las personas que se atiendan.
- Permitir que las mujeres coman y beban durante el parto.
- Permitir que las mujeres se sienten, se paren o caminen durante el parto (de hecho, ¡hay que animarlas a que hagan esas cosas!).
- Dejar que las mujeres den a luz sentadas, acuclilladas o paradas.
- Evitar las operaciones y los procedimientos que no son necesarios (como las episiotomías y las cesáreas de rutina).
- Permitir que las mujeres tomen en brazos a sus bebés en cuanto nazcan y animarlas a que les den el pecho de inmediato.
- Los bebés deben estar con su madre y no en una sala de recién nacidos, a menos que haya una emergencia.

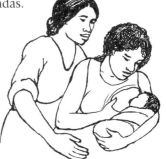

Capítulo 25
Equipo y materiales de enseñanza caseros

En este capítulo:

Equipo económico **443**
Contadores de tiempo 443
Estetoscopios.. 445
Balanzas... 445

Materiales de enseñanza **447**
3 métodos básicos para hacer materiales de enseñanza...................... 447
Modelos de la pelvis, la matriz y la vagina 448
Un modelo del embarazo: la matriz, la placenta, el cordón y el bebé 454
Modelos del parto: la caja de parto y los pantalones de parto.................. 461

Equipo y materiales de enseñanza caseros

CAPÍTULO 25

Equipo económico

Esta sección describe algunos instrumentos que usted misma puede construir para que le ayuden en su trabajo como partera.

Contadores de tiempo

Si no tiene un reloj, puede hacer un contador de tiempo sencillo para medir el número de latidos del corazón o respiraciones por minuto. Ninguno de los contadores que aparecen aquí son tan exactos como un reloj, pero funcionan bastante bien. (Cuando haga el contador, necesitará un reloj para medir 1 minuto).

Relojes de arena

Un reloj de arena es un tubito de vidrio con los dos extremos cerrados y un cuello angosto en medio. Una parte del reloj contiene arena fina. La arena pasa de la parte de arriba del reloj a la parte de abajo en un período de tiempo exacto.

En algunos lugares se pueden conseguir relojes de arena de 3 minutos a bajo costo (muchas veces se usan para cocer huevos tibios). Para usar un reloj de este tipo, primero cuente el número de latidos o respiraciones en 3 minutos. Luego divida ese número por 3, para averiguar el número de latidos o respiraciones en 1 minuto. También puede usar este tipo de reloj para saber cuándo están pasando 3 minutos entre una contracción y otra.

Reloj de arena de 1 minuto

Para hacer un reloj de arena de 1 minuto, siga estas instrucciones:

1. Caliente el centro de un tubito de vidrio en la llama de un mechero o de otra llama pequeña y muy caliente.

2. Estire el tubo para que le quede un cuello angosto en el centro.

3. Derrita lentamente un extremo del tubo para sellarlo.

443

4. Lave un poco de arena fina para quitarle la tierra. Séquela al sol y luego pásela por una coladera muy fina. Después caliente la arena para quitarle la humedad.

5. Ponga en el tubo justo la cantidad de arena que se tarde exactamente 1 minuto en pasar de un extremo del tubo al otro. Use un reloj con segundero para medir el tiempo.

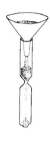

6. Selle el otro extremo del tubo.

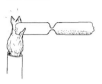

Otra forma más fácil de hacer este tipo de reloj es usando un tubo de ensayo de "vidrio blando" o uno de los tubitos que se usan para sacar sangre. Haga un cuello angosto en el centro del tubo con una llama caliente. No es necesario que derrita el extremo abierto—simplemente séllelo con un corcho o un tapón de hule. Es posible que este tipo de reloj sea menos exacto cuando el clima esté húmedo.

No se sorprenda si tiene que hacer un reloj de arena varias veces antes de que le salga bien. Si la arena se pega, encuentre otro tipo de arena más fina y pulida, y asegúrese de que esté completamente seca. Además, asegúrese de que tenga la cantidad correcta de arena en el tubo antes de que lo selle. Es fácil que el cuello del reloj de arena se rompa, así que proteja el reloj. Envuélvalo en algodón y guárdelo en una cajita.

Relojes de agua

Los relojes de agua son más fáciles de construir que los relojes de arena, pero son menos exactos.

Use un tubo de vidrio o de plástico. El reloj de agua será más exacto mientras más largo y angosto sea el tubo.

Para hacer un hoyito angosto en el tubo de vidrio, sosténgalo sobre una llama caliente, estírelo, enfríelo y rómpalo.

Sostenga derecho el tubo y llénelo con agua hasta arriba.

Ahora, usando un reloj con segundero, mida hasta qué nivel baja el agua en 1 minuto exactamente. Vuelva a hacer la medición varias veces para confirmarla y luego marque el nivel preciso a donde baja el agua en 1 minuto. Puede usar tinta, esmalte para uñas o un pedazo de cinta.

Nota: A veces los relojes de agua o de arena se pueden tapar un poco y pueden dar resultados equivocados. Por eso, es conveniente que usted compare su reloj de agua o de arena con un reloj con segundero de vez en cuando.

Calculadora de la fecha probable de parto

En la página 527 le explicamos cómo hacer una calculadora que muestra la fecha probable de parto de una mujer si se sabe la fecha de su última regla.

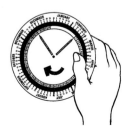

Estetoscopios

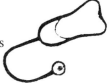

Un estetoscopio es un tubo hueco que sirve para escuchar mejor los sonidos dentro del pecho o el vientre de una persona. Es un buen instrumento para escuchar los latidos del corazón del bebé dentro de la matriz.

Los mejores estetoscopios están hechos de metal y plástico y pueden ser caros. Pero hay varios estetoscopios que usted puede hacer en casa:

- Use un tubo hueco de carrizo, bambú, madera o arcilla.

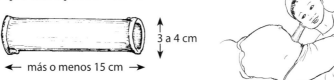

- Use un pedazo de tubo de hule y la parte de arriba de una botella de plástico con el cuello angosto.

- Corte la parte de arriba de una perilla de hule y úsela junto con un pedazo de tubo de hule.

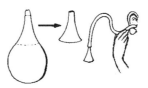

Balanzas

Las balanzas caseras son menos exactas y más difíciles de usar que las balanzas comerciales, pero son baratas y fáciles de hacer.

4 tipos de balanzas

Balanza de viga

Ésta es la balanza más fácil de hacer y probablemente es la más exacta. La viga puede ser de madera seca, carrizo o bambú. Para la pesa movible puede usar una bolsa, una botella o una lata llena de arena.

Balanza dobladiza

Es fácil llevar esta balanza a todos lados. Funciona mejor si se hace de tiras de metal o de madera triplay.

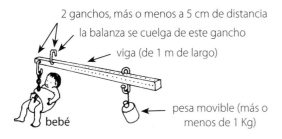

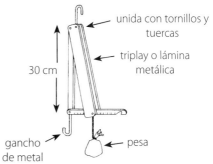

Balanza de un cuarto de rueda

Si hace esta balanza de madera triplay, refuércele la esquina de arriba con lámina metálica. La pesa debe ser de 1 a 2 kilogramos de peso. La puede hacer con un pedazo de chatarra o de tubería pesada.

Balanza de resorte

Esta balanza se hace con un resorte en espiral dentro de un tubo de carrizo o de bambú. El resorte debe medir más o menos 30 centímetros de largo y debe encogerse a la mitad de ese largo con un peso de 15 kilogramos.

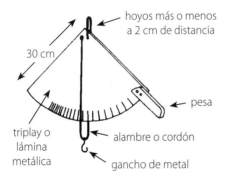

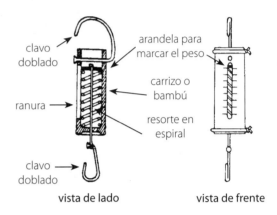

Cómo marcar las balanzas para que den el peso exacto

Para marcar su balanza correctamente, usted necesitará unas pesas patrón.

Tal vez pueda:

- pedirle prestadas unas pesas a un comerciante en el mercado.
- usar las pesas de un comerciante para hacer sus propias pesas de bolsas llenas de arena.
- usar latas o paquetes de comida que pesan 1 kilogramo.

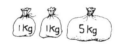

Para marcar su balanza

1. Cuélguele una pesa de 1 kilogramo.
2. Equilibre la pesa movible.
3. Marque el lugar donde esté la pesa movible con una pequeña línea y escriba "1".

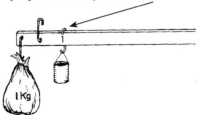

4. Ahora añádale cada vez 1 kilogramo más, vuelva a equilibrar la balanza y marque la siguiente línea, hasta que la balanza tenga 6 ó 7 marcas.

Materiales de enseñanza

Esta sección explica cómo hacer algunos materiales para enseñar sobre el cuerpo de la mujer, el embarazo y el parto. Los materiales se pueden usar cuando enseña a otras parteras, a las mujeres embarazadas y sus familiares, o a la gente de la comunidad que está interesada en aprender algo sobre la salud reproductiva de la mujer. La mayoría de las personas aprenden más fácilmente con estos tipos de materiales que si trataran de aprender sólo leyendo un libro.

3 métodos básicos para hacer materiales de enseñanza

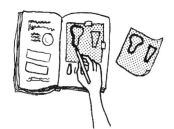

Hacer un calco

Algunos de los materiales de enseñanza incluyen patrones para hacer modelos. Para calcar un patrón, póngale encima una hoja delgada de papel. Para que el papel no se mueva, péguelo con cinta adhesiva, si puede. Calque el patrón en la hoja delgada de papel. Luego quite la hoja y péguela con cinta adhesiva o tachuelas sobre la tela o el cartón que vaya a recortar.

Usar diapositivas para hacer carteles

Cuelgue en la pared un pedazo grande de papel o de tela. Luego meta una diapositiva en un proyector y proyecte la imagen sobre el papel o la tela. Trace la imagen con mucho cuidado. Una vez que haya completado el contorno, coloree el dibujo entero.

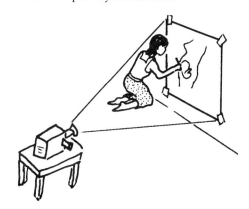

Hacer modelos de papel maché

El papel maché es un buen material para hacer modelos de las distintas partes del cuerpo. Por ejemplo, si quiere hacer un modelo de la cabeza del bebé, use un globo o meta hojas de periódico secas y estrujadas en una bolsa de plástico.

Luego haga un engrudo con agua y harina. Meta tiras de periódico u otro tipo de papel en el engrudo y cubra el globo con ellas. Ponga varias capas de tiras de papel y deje que se sequen. Se secarán bien si las pone al sol. Píntele ojos, nariz y boca para que se vea como la cabeza de un bebé.

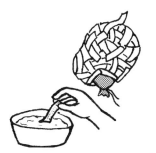
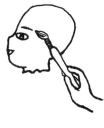

Modelos de la pelvis, la matriz y la vagina

Pelvis de papel

Puede hacer un modelo sencillo de la pelvis usando un pedazo de papel grueso, cartoncillo o cartulina.

1. Primero, para hacer un patrón, calque el dibujo que aparece abajo en una hoja de papel delgada.
2. Doble el pedazo de cartoncillo o papel grueso a la mitad. Luego ponga esta línea del patrón a lo largo del doblez.

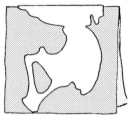

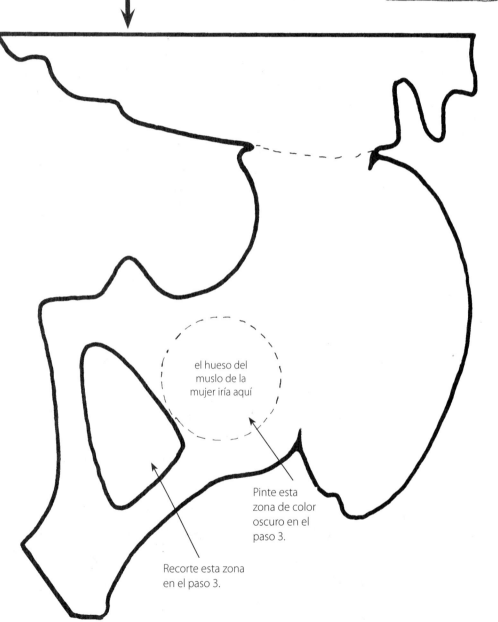

el hueso del muslo de la mujer iría aquí

Pinte esta zona de color oscuro en el paso 3.

Recorte esta zona en el paso 3.

3. Corte el cartoncillo siguiendo las líneas del patrón y luego desdóblelo. Dibuje una zona oscura de cada lado para mostrar los lugares donde irían los huesos de las piernas. Recorte estos agujeros.

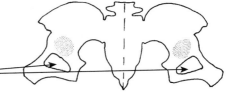

vista trasera

4. Doble el cartoncillo como se muestra en el dibujo y junte las puntas de enfrente para formar el pubis. Asegúrese de que las zonas oscuras queden por fuera. Para que el frente de la pelvis quede redondeado, pegue una tirita de cartón de modo que atraviese el pubis por adentro. Doble la parte de arriba de las caderas hacia afuera con cuidado.

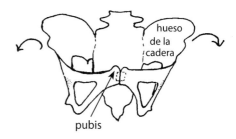

hueso de la cadera

pubis

5. Doble el cóccix (hueso de la cola) hacia atrás.

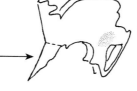

vista de lado

6. Luego enrósquelo un poco hacia adelante.

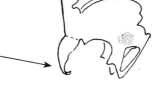

7. Doble las puntitas hacia adentro.

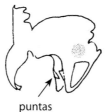

puntas

Puede usar esta pelvis con un muñeco (vea la página 459) para mostrar la forma en que un bebé atraviesa la pelvis de la madre para nacer.

449

Matriz y vagina hechas de tela

La matriz

1. Para hacer una matriz que no está embarazada, corte 2 piezas de tela de este tamaño. La mejor tela que pueda usar es la que se estira. (Si no tiene tela que se estira, corte las piezas un poco más grandes que este patrón).

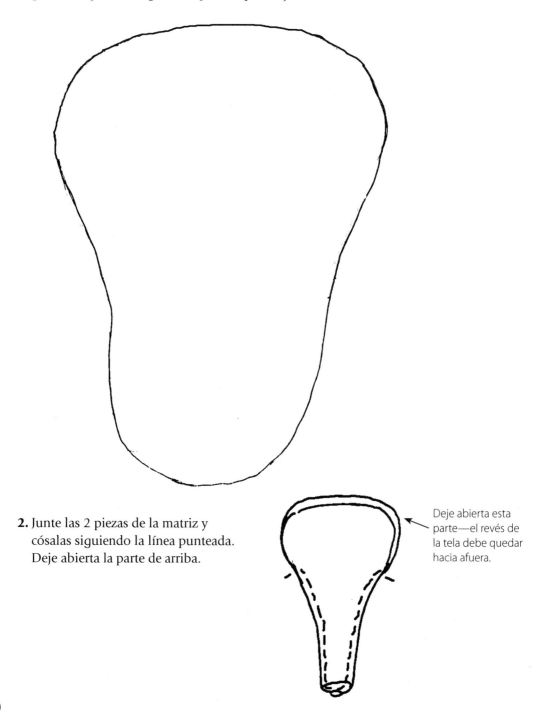

2. Junte las 2 piezas de la matriz y cósalas siguiendo la línea punteada. Deje abierta la parte de arriba.

Deje abierta esta parte—el revés de la tela debe quedar hacia afuera.

3. Voltee la matriz para que la parte de adentro ahora esté afuera.

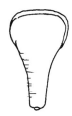

4. Rellene la matriz (casi hasta arriba) con algún material blando.

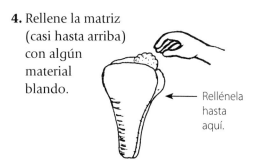

← Rellénela hasta aquí.

5. Ponga un popote (pajilla) de plástico o un tubito de tela saliendo de cada lado de la parte de arriba de la matriz, así:

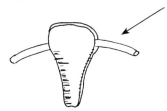

6. Termine de rellenar la matriz.

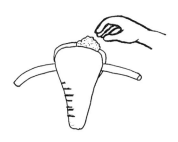

7. Cosa la parte de arriba de la matriz para cerrarla y corte flecos en las puntas de los tubitos, así:

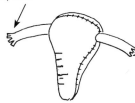

8. Haga 2 bolitas ovaladas de tela para mostrar los ovarios, que producen los óvulos de la mujer. Rellene las bolitas con material blando.

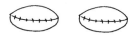

9. Si hizo las trompas con un popote de plástico, cósale un hilo fuerte a uno de los ovarios.

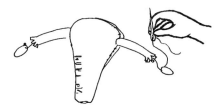

Pase el hilo a través del popote y luego cósale el hilo al ovario del otro lado. Si usó un tubito de tela, cosa un ovario en cada punta.

10. La matriz terminada se debe ver así:

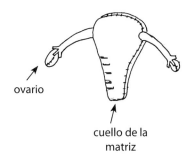

ovario

cuello de la matriz

La vagina

1. Corte un pedazo de tela de este tamaño y esta forma:

2. Ponga una tira de plástico o de alambre blando a lo largo de la orilla plana de la tela. Luego doble la orilla sobre la tira y cósala.

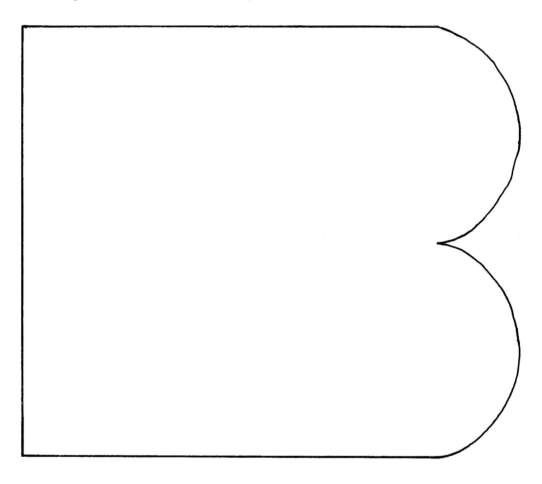

Materiales de enseñanza

3. Doble la tela en forma de tubo. Cosa el tubo, pero deje una pequeña abertura, justo del tamaño necesario para que el cuello de la matriz quepa allí.

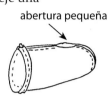

abertura pequeña

4. Cósale un pedacito de tela aquí.

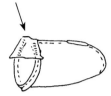

5. Voltee el tubo para que el revés de la tela quede hacia adentro. Haga un nudo aquí para mostrar el clítoris. Dibuje un punto o haga un agujerito para mostrar la abertura de la uretra (hoyito por donde sale la orina).

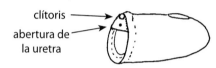

clítoris
abertura de la uretra

6. Para juntar la matriz con la vagina, meta el cuello de la matriz en la abertura que dejó en el tubo cuando lo cosió.

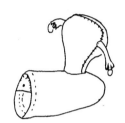

Cómo usar el modelo

Éstas son algunas maneras de usar el modelo para la enseñanza:

1. Los estudiantes pueden meter los dedos en la vagina para sentir el cuello de la matriz.

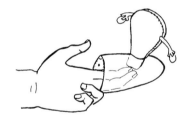

2. Para que la gente entienda en qué parte del cuerpo está la matriz, usted puede ponerse el modelo sobre el vientre.

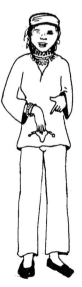

3. Puede demostrar cómo detener el sangrado después del parto. Doble la matriz sobre una tabla o un palo para mostrar cómo empujar la matriz contra el pubis.

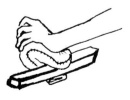

453

Un modelo del embarazo: la matriz, la placenta, el cordón y el bebé

Matriz hecha con un guaje o bule (calabaza seca)

1. Use un guaje que tenga esta forma:

2. Hágale un hoyito en la punta angosta y córtele la base.

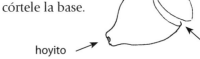

hoyito

3. Haga un muñeco sencillo de tela. El muñeco debe caber en el guaje. Use un pedacito de hilo o de mecate para el cordón del ombligo y un cojincito para la placenta.

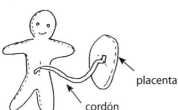

placenta
cordón

(Para otra manera de hacer un muñeco, vea la página 459).

4. Meta el muñeco en el guaje. Puede pegar la placenta a la pared del guaje por adentro.

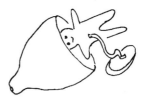

5. Haga una vagina con un tubo de cuero, cartón, hule o algún otro material. Hágale un hoyo por arriba. Deje un extremo abierto y cosa el otro para cerrarlo.

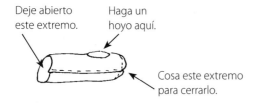

Deje abierto este extremo.
Haga un hoyo aquí.
Cosa este extremo para cerrarlo.

6. Meta el cuello de la matriz en el hoyo que hizo en la vagina. Tal vez pueda encontrar alguna forma de apoyar el guaje.

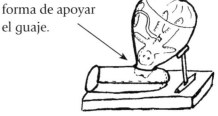

7. Si quiere mostrar el cuello de la matriz abierto, haga otra matriz y esta vez abra el cuello angosto del guaje, así:

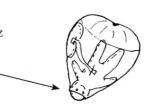

Materiales de enseñanza

Matriz hecha de tela

1. Recorte 2 piezas de tela para que tengan esta forma. La tela debe medir más o menos 33 centímetros (13 pulgadas) de largo. La parte de arriba debe medir más o menos 27 centímetros (10 pulgadas y media) de ancho y la parte de abajo 15 centímetros (6 pulgadas) de ancho. La tela que se estira un poco es la que sirve mejor.

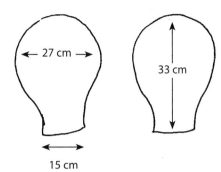

2. Recorte una rueda de tela color rojo del mismo tamaño que la placenta (vea la página 456). Cósasela a una de las piezas de la matriz. La rueda muestra el lugar donde la placenta está prendida de la matriz.

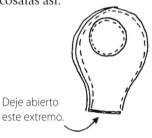

3. Junte las dos piezas de la matriz, con el revés de la tela hacia fuera, y cósalas así:

Deje abierto este extremo.

4. Haga un dobladillo en el extremo abierto. Debe ser suficientemente ancho para que le quepa un cordón. Éste será el cuello de la matriz.

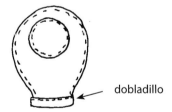

dobladillo

5. Voltee la matriz para que el revés de la tela quede hacia adentro. Meta un cordón o un pedazo de resorte (elástico) en el dobladillo.

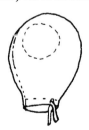

La placenta

1. Para hacer la placenta, recorte 2 ruedas de tela bastante grandes. Las ruedas deben medir por lo menos 22 centímetros (8 ½ pulgadas) de lado a lado. No es necesario que sean perfectamente redondas.

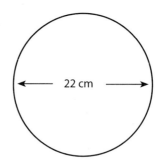

2. Para hacer las membranas (bolsa de aguas), use manta de cielo o una tela finita—debe poder ver a través de ella. Recorte la tela para que tenga más o menos 30 centímetros (12 pulgadas) de ancho y 72 centímetros (28 pulgadas) de largo.

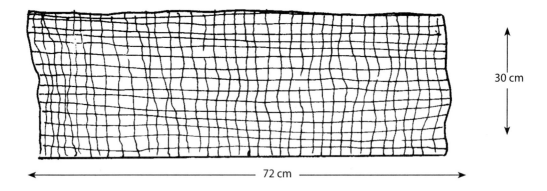

3. Ponga una de las ruedas sobre el centro de la manta de cielo, con el derecho de la rueda contra la manta de cielo. Cosa la rueda a la manta y vaya dejando un espacio a lo largo de toda la orilla.

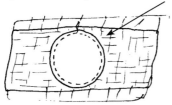

4. Dele vuelta a la manta de cielo y dóblela con cuidado hacia adentro de la rueda. Sujétela con un alfiler de manera que toda la orilla de la rueda queda destapada.

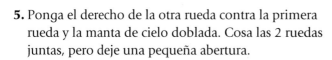

5. Ponga el derecho de la otra rueda contra la primera rueda y la manta de cielo doblada. Cosa las 2 ruedas juntas, pero deje una pequeña abertura.

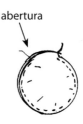

abertura

6. Voltee las ruedas al revés, para que la parte de afuera ahora esté adentro. Saque el alfiler para que las membranas se abran.

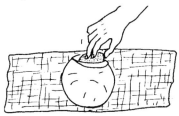

7. Cosa la abertura para cerrarla.

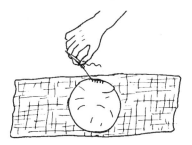

Rellene la placenta con material blando, como hule espuma, trapos o paja suave.

8. Voltee la placenta del lado que no está cubierto con manta de cielo. Ése es el lado de abajo de la placenta: el que se prende de la pared de la matriz.

Si quiere hágale costuras a ese lado para mostrar las secciones de la placenta. No deje que las costuras atraviesen hasta el otro lado. El lado de arriba de la placenta debe ser liso.

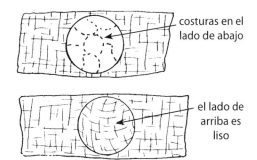

costuras en el lado de abajo

el lado de arriba es liso

9. Deje que la manta de cielo cuelgue y cósale las orillas para formar un tubo.

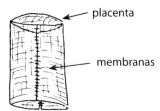

placenta

membranas

10. Cósale un dobladillo al tubo por abajo. Haga el dobladillo suficientemente ancho para que le quepa un cordón. Meta el cordón por todo el dobladillo y úselo para cerrar y abrir el tubo.

 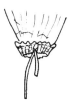

El cordón

1. Recorte una tira de tela de 52 centímetros (20 pulgadas) de largo por 8 centímetros (3 pulgadas) de ancho.

2. Doble la tela a lo largo y cosa las orillas juntas.

3. Voltee la tela para que el revés quede hacia adentro. Rellénela con algo blando, de la misma manera en que rellenó la placenta.

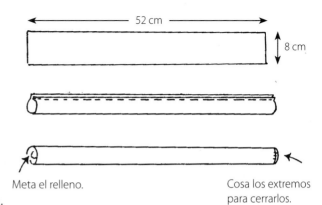

Meta el relleno.

Cosa los extremos para cerrarlos.

4. Para mostrar las venas y las arterias en el cordón, enrolle el cordón con 3 hilos gruesos o 3 tiras de estambre. Cosa los hilos al cordón para que no se enmarañen. Dos de los hilos deben ser del mismo color. Si puede, cubra el cordón con un pedazo de manta de cielo o de la tela que haya usado para las membranas, para que se vea así:

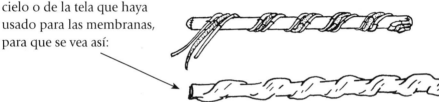

5. Cosa uno de los extremos del cordón a la parte de arriba de la placenta (el lado cubierto de la manta de cielo). Dibuje venas de ese lado de la placenta con tinta o con un plumón.

6. Una el otro extremo del cordón a un muñeco (vea la página 459). Puede coserle el cordón al muñeco o sujetarlo con un seguro (imperdible).

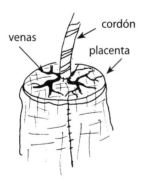

venas — cordón — placenta

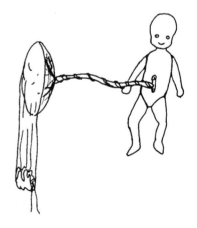

Materiales de enseñanza

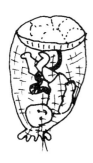 Para mostrar al bebé dentro de la bolsa de aguas, meta al muñeco en la bolsa de manta y cierre el cordón. Para mostrar la bolsa rompiéndose, abra el cordón.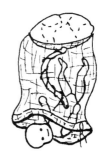

El bebé

Aunque puede usar cualquier muñeco como bebé, el mejor tipo de muñeco tiene la cabeza dura y el cuerpo blando. Si va a hacer un muñeco, siga estas instrucciones:

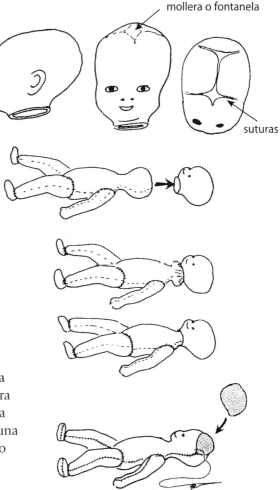

1. Haga una cabeza dura y hueca de papel maché (vea la página 447). Píntele una cara y luego pinte las molleras (fontanelas) o las suturas de la cabeza (vea la página 259).

2. Cosa un cuerpo de tamaño natural para el muñeco, con una cabeza redonda un poco más pequeña que la cabeza dura que acaba de hacer. Rellene la tela con hule espuma, trapos o paja suave para que se vea como el cuerpo de un bebé. Luego meta la cabeza de tela en el hueco de la cabeza dura.

Si no es fácil que use papel maché, puede probar otra forma de hacer una cabeza dura. Rellene el cuerpo y la cara con material blando y luego rellene la coronilla de la cabeza con un guaje, una pelota dura, un pedazo redondo y liso de madera o una piedra redonda.

Cómo usar los modelos para la enseñanza

Para mostrar la forma en que el bebé, la placenta y las membranas caben en la matriz, ponga al bebé dentro de las membranas con la placenta y luego ponga la bolsa de membranas en la matriz. Ponga el lado de abajo de la placenta contra la rueda roja dentro de la matriz y sujétela con un seguro.

1. Jale el cordón para cerrar el cuello de la matriz.

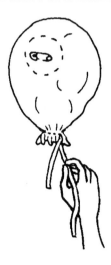

2. Luego, abra el cordón para que el bebé pueda "nacer". (Si quiere mostrar que la bolsa de aguas se rompió, abra el cordón de las membranas.)

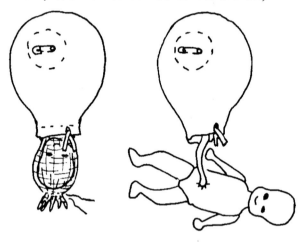

3. Quite el seguro y empuje la placenta para afuera, para mostrar cómo sale de la matriz.

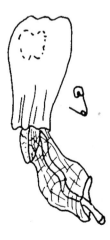

4. Explique que la rueda roja dentro de la matriz es como una herida abierta que sangra. Apriete la matriz para mostrar cómo necesita contraerse para que deje de sangrar.

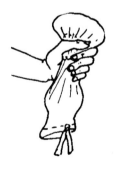

Modelos del parto: la caja de parto y los pantalones de parto

La caja de parto

Para representar el parto, recorte y pinte una caja de cartón para que se vea como el cuerpo de una mujer. Haga un hoyo por donde pueda caber el muñeco. Haga el vientre con la tapa delantera de la caja y los pechos con la tapa trasera.

Para que la caja se vea más real, la puede poner sobre un catre, debajo de una tela o una manta. Acueste a una muñeca en el catre, más arriba de la caja, de manera que se vea como la madre. Luego pídale a alguien que se acueste debajo del catre. Esa persona puede empujar la caja hacia arriba para mostrar las contracciones y puede jadear y gemir como si estuviera de parto.

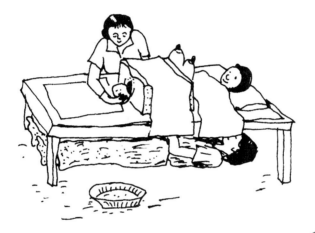

Otra opción es que ponga la matriz y la vagina que hizo en la caja de parto para que la gente se dé una idea de dónde van la matriz y la vagina en el cuerpo.

Los pantalones de parto

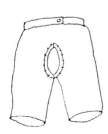

Los pantalones de parto dan una idea más real del parto. Haga un hoyo grande en un par de pantalones viejos. El hoyo representa la abertura de la vagina. Luego pídale a una mujer que se ponga los pantalones de parto encima de su ropa y que actúe como si estuviera de parto. Luego la mujer empuja a un muñeco que traía escondido debajo de la ropa a través del hoyo de los pantalones de parto.

Medicinas: usos, dosis y precauciones para las medicinas mencionadas en este libro

En este capítulo:

Cuándo usar medicinas 463

Cómo tomar medicinas sin peligro 464

Tome la cantidad completa 464
No tome demasiada medicina 464
No tome más de 1 sola medicina a la vez 464
Sepa cuáles son los signos de problemas y esté pendiente de ellos..................... 464

Efectos secundarios 464
Alergia..................... 465
Tomar demasiada medicina 466
Intoxicación 466
Infórmese lo mejor que pueda acerca de las medicinas 466

Cómo dar medicinas 467

Nombres de las medicinas 467
Presentaciones de las medicinas 467
Para medir las medicinas 468

Cómo calcular las dosis en base al peso.................... 469
Cuándo tomar las medicinas 469

Clases de medicina 470

Los antibióticos................. 470

Cómo usar la lista de medicinas 472

Lista de medicinas en orden alfabético 473

Pastillas anticonceptivas (anticonceptivos orales) 491

Medicinas para el VIH/SIDA 492

Medicinas
usos, dosis y precauciones para las medicinas mencionadas en este libro

Las medicinas son sustancias que se usan para ayudar al cuerpo a combatir problemas, como sangrado, alergias o infecciones. Algunas medicinas calman el dolor.

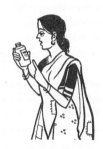

Cuando hablamos de medicinas en este libro, generalmente nos referimos tanto a las medicinas modernas como a las medicinas tradicionales. Sin embargo, esta sección del libro se trata más que nada de las medicinas modernas que se usan para las mujeres y los bebés durante el embarazo y el parto, y después del parto.

Las medicinas tradicionales varían mucho de un lugar a otro. Por eso, un remedio que se usa en un lugar, quizás no se consiga en ningún otro lado. Al fin de esta sección, usted puede apuntar las medicinas que usa en su región. Si traduce este libro, no olvide incluir las medicinas tradicionales de su comunidad.

 ¡*ADVERTENCIA!* **La mayoría de los embarazos y partos son normales y no son peligrosos. Por eso no se necesitan medicinas.** La mejor forma de tratar la mayoría de los problemas de salud es descansar, tomar bastantes líquidos y comer alimentos saludables. Las medicinas pueden ser caras y muchas de ellas tienen efectos secundarios molestos o peligrosos. La mayoría de las medicinas le llegan al bebé a través de la sangre o la leche de la madre. Por todas esas razones, **las mujeres que están embarazadas o dando el pecho no deben usar medicinas** a menos que sean absolutamente necesarias.

Cuándo usar medicinas

Use una medicina únicamente cuando sepa la causa de un problema y cuando esté segura de que la medicina servirá para aliviarlo. Vea la página 13 del Capítulo 2 para la forma de encontrar la causa de un problema y la mejor manera de tratarlo.

Antes de darle una medicina a una mujer, hágase las siguientes preguntas:

- ¿Se mejorará sin esta medicina?
- ¿Hay un remedio casero o una medicina tradicional que serviría igual o mejor?
- ¿Serán los beneficios de usar la medicina mayores que el costo y los riesgos?

Cómo tomar medicinas sin peligro

- Tome la cantidad completa.
- No tome demasiada medicina.
- No tome más de 1 sola medicina a la vez.
- Sepa cuáles son los signos de problemas y esté pendiente de ellos.
- Infórmese lo mejor que pueda acerca de las medicinas.

Tome la cantidad completa

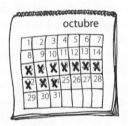

Muchas medicinas, y en particular los antibióticos (vea la página 470), se deben tomar durante varios días para que sirvan. Una mujer que está tomando una medicina, la debe tomar el número de días indicados, aunque se sienta mejor antes de que se termine la medicina. Debe hacer eso porque la medicina primero mata a los microbios más débiles y se tarda más en matar a los más fuertes. Si algunos microbios sobreviven, la infección podría regresar. Y como los microbios más fuertes son más difíciles de matar, es posible que la medicina ya no sirva para combatir la enfermedad— ni en la mujer que no se tomó toda la medicina ni en otras personas en la comunidad que se enfermen de lo mismo. A eso se le llama resistencia a las medicinas.

No tome demasiada medicina

Algunas personas piensan que si toman más medicina, el cuerpo les sanará más pronto. Eso no es verdad ¡y puede ser peligroso! **Si toma demasiada medicina de una sola vez o si toma una medicina más seguido de lo indicado, la medicina podría causar un daño grave.** Vea la página 466.

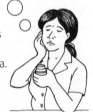

Nunca tome más medicina que la cantidad indicada.

No tome más de 1 sola medicina a la vez

Algunas medicinas pueden impedir que otras medicinas hagan efecto. Algunas medicinas causan problemas cuando se toman junto con otras medicinas.

Evite las medicinas mixtas (2 o más medicinas en 1 sola pastilla). Algunas medicinas mixtas son necesarias, pero generalmente son más caras y quizás usted se esté metiendo al cuerpo medicinas que no necesita. Por ejemplo, algunos colirios y pomadas para ojos contienen antibióticos y corticoesteroides. Los corticoesteroides pueden ser dañinos. Además, las medicinas mixtas pueden causar más efectos secundarios.

Sepa cuáles son los signos de problemas y esté pendiente de ellos

Efectos secundarios

Muchas medicinas causan efectos secundarios. Ésos son efectos no deseados que pueden ser molestos. Las náuseas, el sueño y los dolores de estómago y de cabeza son efectos secundarios frecuentes.

A veces, los efectos secundarios pueden ser muy graves, como por ejemplo, daño a los órganos dentro del cuerpo. Generalmente, sólo vale la pena tomar una medicina que tiene esos efectos en una emergencia. A veces, sólo conviene tomar una medicina poco tiempo para evitar el daño de los efectos secundarios.

Siempre que le dé una medicina a una mujer, explíquele cuáles efectos secundarios podría tener. Si le dan esos efectos, ella sabrá que son normales y estará más dispuesta a seguir tomando la medicina el número de días indicados. También sabrá cuáles de los efectos no son efectos secundarios normales y podrían indicar que ella tiene una alergia.

Alergia

Algunas personas son alérgicas a ciertas medicinas. Si reciben esas medicinas, el cuerpo produce una reacción. La reacción puede ser leve y molesta, o puede ser muy grave y poner la vida en peligro.

No le dé una medicina a una persona que es alérgica a ella. No le dé a esa persona ninguna medicina de la misma familia (vea la página 470).

Para evitar una reacción alérgica a una medicina:

1. Antes de dar una medicina, pregúntele a la mujer si alguna vez tomó esa medicina o una medicina parecida y si le causó comezón u otros problemas. Si tuvo una reacción, no le dé esa medicina ni ninguna otra medicina de la misma familia.

2. Después de que le ponga una inyección a un mujer, quédese con ella 30 minutos y vigílela para ver si le da una reacción alérgica.

3. Tenga listas las medicinas que combaten las reacciones alérgicas.

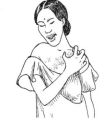

Signos de una reacción alérgica:

- ronchas o salpullido
- comezón en la piel o en los ojos
- hinchazón de los labios o la cara
- sibilancias o jadeo

Para alergia a una medicina

· dé 25 mg de difenhidramina.......................... por la boca, 1 vez

o, como otra opción:

· dé 25 mg de prometazina............................. por la boca, 1 vez

Puede dar otros 25 mg de una u otra de las medicinas en 6 horas, si aún no se quita el salpullido, la comezón, la hinchazón, las sibilancias o el jadeo.

Signos de una reacción alérgica grave o choque alérgico:

- piel pálida
- piel fría y sudorosa
- pulso o latidos del corazón débiles y rápidos
- dificultad para respirar
- presión baja
- desmayo

Para el choque alérgico

Consiga ayuda médica. Además, dé estas medicinas lo más pronto posible:

- inyecte 0.5 ml de adrenalina al 1 por 1000 (1/1000).............................debajo de la piel, 1 sola vez
(inyección subcutánea)

y también:

- inyecte 50 mg de difenhidramina o prometazina ....en el músculo, 1 sola vez

y también:

- inyecte 500 mg de hidrocortisona...en el músculo, 1 sola vez

Tomar demasiada medicina

Éstos son algunos signos frecuentes causados por tomar demasiada medicina:

- náuseas
- vómitos
- dolor en el estómago
- dolor de cabeza
- mareos
- zumbido en los oídos
- respiración rápida

Éstos mismos malestares también pueden ser los efectos secundarios de algunas medicinas. Si no está segura si una mujer tomó demasiada medicina, lea la descripción de la medicina en las páginas siguientes para averiguar cuáles son sus efectos secundarios más frecuentes.

Si la mujer tiene uno o varios de estos signos, y no son efectos secundarios frecuentes de la medicina que ella está tomando, debe dejar de tomar la medicina y conseguir ayuda médica.

Intoxicación

Una persona puede morir si toma demasiada medicina, sobre todo si se trata de un niño. Guarde las medicinas fuera del alcance de los niños. Si piensa que una persona podría haberse intoxicado por tomar demasiada medicina, ayúdele rápidamente:

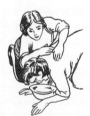

- Trate de hacer que la persona vomite. Tal vez ella pueda botar el exceso de medicina que tenga en el cuerpo antes de que le haga más daño.
- Dele carbón activado (vea la página 477). El carbón activado puede absorber algunos tipos de medicinas y así evitar un efecto tóxico.
- Consiga ayuda médica de inmediato.

Infórmese lo mejor que pueda acerca de las medicinas

Muchas medicinas se tienen que tomar a una hora determinada del día, con alimentos o con el estómago vacío. Algunas personas nunca pueden tomar ciertas medicinas sin peligro. Por ejemplo, una mujer que tiene la presión alta no debe tomar ergometrina. Esa medicina puede hacer que la presión suba aun más. Lea las descripciones de las medicinas en las páginas a continuación y toda la información que venga con una medicina. Otra opción es que hable con un farmacéutico o un trabajador de salud, para que esa persona le explique quiénes pueden tomar la medicina sin peligro y cómo la deben tomar para que sea lo más eficaz posible.

Cómo dar medicinas

Nombres de las medicinas

Las medicinas generalmente tienen 2 nombres. El nombre genérico (o científico) es igual en todas partes. Algunas de las compañías que fabrican medicinas le ponen un nombre comercial o nombre de marca a cada una de las medicinas que hacen. La misma medicina fabricada por 2 compañías diferentes tendrá 2 marcas diferentes. En este libro usamos los nombres genéricos. Si usted necesita una medicina determinada, no importa cuál marca use. Algunas marcas cuestan mucho menos que otras.

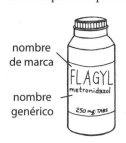

nombre de marca
nombre genérico

No vendemos esa marca. Esta otra es igual y cuesta menos.

Se puede sustituir una marca por otra, siempre y cuando los nombres genéricos sean iguales.

Presentaciones de las medicinas

Las medicinas vienen en diferentes presentaciones:

- Las pastillas, tabletas, comprimidos, píldoras, cápsulas y líquidos generalmente se toman por la boca. Es posible que a veces sea necesario colocarlas en la vagina o en el recto.
- Los óvulos o supositorios se ponen en la vagina o en el recto.
- Las inyecciones (vea la página 345) se dan con una aguja, ya sea en un músculo grande (IM, intramuscular), debajo de la piel (subcutánea) o en la sangre (IV, intravenosa).
- Los jarabes se toman por la boca.
- Las cremas, pomadas o ungüentos que contienen medicina se ponen directamente en la piel o en la vagina.

En este libro, usamos dibujos para mostrar cómo se deben dar las medicinas.

Inyecte las medicinas cuando mostramos este dibujo.

Dé pastillas, cápsulas, óvulos o supositorios cuando mostramos este dibujo.

Use pomada o crema cuando mostramos este dibujo.

Dé gotas cuando mostramos este dibujo.

Dé jarabe o líquido cuando mostramos este dibujo.

Muchas veces, la misma medicina se puede dar de diferentes maneras. Por ejemplo, muchas medicinas se pueden inyectar o dar por la boca. Generalmente, es mejor dar las medicinas por la boca, porque las inyecciones pueden ser peligrosas. Pero en una emergencia, podría ser mejor inyectar una medicina, porque por lo general hará efecto más rápido. En este libro, recomendamos las formas más eficaces de dar cada medicina, pero tal vez usted pueda dar una medicina de otra manera. No explicamos cómo poner inyecciones por la vena (IV), porque ese método de inyectar es más peligroso.

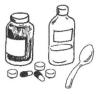

Para medir las medicinas

Las pastillas y cápsulas vienen en diferentes pesos y tamaños. Para asegurarse de que esté dando la cantidad correcta, revise cuántos gramos (g), miligramos (mg), microgramos (mcg) o unidades (UI) contiene cada pastilla o cápsula.

Para pastillas, cápsulas, supositorios y medicinas inyectables

La mayoría de las pastillas, cápsulas, supositorios y medicinas inyectables se miden en gramos (g) o miligramos (mg):

1000 mg = 1 g
(mil miligramos equivalen a un gramo)

1 mg = 0.001 g
(un miligramo es un milésimo de un gramo)

> = quiere decir **equivale a** o **es igual a**
>
> + quiere decir **y** o **más**
>
> ½ pastilla = **la mitad** de una pastilla =
>
> ¼ de una pastilla = **un cuarto** de una pastilla =

Por ejemplo: Una pastilla de aspirina contiene 325 miligramos de aspirina.

Se puede decir que una pastilla de aspirina tiene: .325 g / 0.325 g / 325 mg   Todas éstas son maneras diferentes de decir 325 miligramos.

Algunas medicinas, como por ejemplo las pastillas anticonceptivas, se pesan en microgramos (mcg o μcg)

1 μcg = 1 mcg = 1/1000 mg = 0.001 mg

Eso quiere decir que hay 1000 microgramos en un miligramo.

Las medicinas inyectables se miden en unidades internacionales (UI).

Para las medicinas líquidas

Los jarabes, las suspensiones y otras medicinas líquidas generalmente se dan en mililitros (ml) o centímetros cúbicos (cc). Un mililitro es lo mismo que un centímetro cúbico.

1 ml = 1 cc

1000 ml = 1 litro

A veces los líquidos se dan en cucharaditas o cucharadas.

1 cucharadita = 5 ml

1 cucharada = 15 ml

1 cucharada = 3 cucharaditas

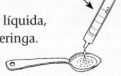

Para asegurarse de que está tomando la cantidad correcta de medicina líquida, verifique que su cucharadita sea de 5 ml o mida la medicina con una jeringa.

Si su farmacia no tiene el peso o el tamaño correcto de una medicina

Tal vez usted tenga que dar parte de una pastilla, o más de una pastilla, para obtener la dosis correcta.

Por ejemplo, si sólo tiene pastillas de amoxicilina de 250 mg y necesita dar 500 mg cada vez, debe dar 2 pastillas cada vez.

O, si sólo tiene pastillas de amoxicilina de 500 mg y necesita dar 250 mg cada vez, necesitará cortar cada pastilla a la mitad.

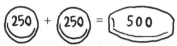

250 mg + 250 mg = 500 mg

Cómo calcular las dosis en base al peso

Para la mayoría de las medicinas en este libro, sugerimos dosis que cualquier mujer adulta puede usar. Pero para algunas medicinas, sobre todo las que pueden ser peligrosas, es mejor calcular la dosis en base al peso de la persona (si tiene una báscula).

Por ejemplo, si necesita dar gentamicina y la dosis es de 5 mg/kg/día, eso quiere decir que cada día, usted debe dar 5 miligramos (mg) de la medicina por cada kilogramo (kg) que la persona pesa.

Así que una mujer que pesa 50 kg recibiría 250 mg de gentamicina en 24 horas.

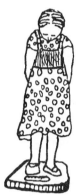

Esa cantidad se debe dividir en varias dosis. Las instrucciones indicarán cuántas veces al día se debe dar la medicina.

La gentamicina se debe dar 3 veces al día, así que usted daría 80 mg en cada dosis.

Cuándo tomar las medicinas

Algunas medicinas se deben tomar 1 vez al día. Pero la mayoría se tienen que tomar con más frecuencia. Usted no necesita un reloj. Si las instrucciones dicen:

"1 pastilla cada 8 horas" ó "3 pastillas al día"..................tome 1 al levantarse de mañana, 1 al mediodía y 1 antes de acostarse de noche.

"1 pastilla cada 6 horas" ó "4 pastillas al día"..................tome 1 al levantarse de mañana, 1 al mediodía, 1 al atardecer y 1 antes de acostarse de noche.

"1 pastilla cada 4 horas"..................tome 6 pastillas en 24 horas, dejando pasar 4 horas entre cada pastilla, día y noche.

Esta frecuencia se debe a que las medicinas sólo hacen efecto mientras están en el cuerpo. Después de un rato determinado de tiempo, salen del cuerpo. La persona necesita tomar la medicina con regularidad a lo largo del día para mantener suficiente medicina en el cuerpo. Si toma demasiada medicina de 1 sola vez, podría intoxicarse.

Medicinas

Para recordarle a alguien que no sabe leer cuándo debe tomar una medicina, puede hacerle un dibujo como éste: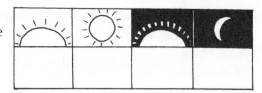

Dibuje en los espacios en blanco la cantidad de medicina que debe tomar y explíquele lo que el dibujo indica. Por ejemplo:

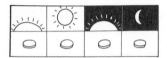

Esto indica que debe tomar 1 pastilla, 4 veces al día:
1 al amanecer, 1 al mediodía, 1 al atardecer y 1 en la noche.

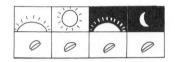

Esto indica que debe tomar ½ pastilla, 4 veces al día.

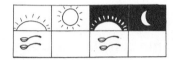

Esto indica que debe tomar 2 cucharadas de jarabe, 2 veces al día.

Clases de medicina

En este libro mencionamos varias clases de medicina: antibióticos, calmantes para el dolor, medicinas para detener las reacciones alérgicas o el sangrado, y medicinas para tratar la preeclampsia. En las páginas a continuación describimos muchas medicinas particulares. Pero hay una clase de medicina que necesitamos explicar en grupo: los antibióticos.

Los antibióticos

Los antibióticos se usan para combatir las infecciones causadas por microbios. Se dice que los antibióticos parecidos pertenecen a la misma familia.

Los antibióticos de la misma familia generalmente sirven para tratar los mismos problemas. Si no puede conseguir cierto antibiótico en particular, tal vez le dé resultado otro antibiótico de la misma familia.

La persona que es alérgica a un antibiótico, muchas veces es alérgica a los demás antibióticos de la misma familia. No debe tomar ningún antibiótico de esa familia.

Los antibióticos y sus familias

Penicilinas: amoxicilina, ampicilina, bencilpenicilina, bencilpenicilina benzatínica, bencilpenicilina procaínica, dicloxacilina y otras

Las penicilinas pueden curar varios tipos de infección. Tienen pocos efectos secundarios, y las mujeres pueden usarlas sin peligro cuando estén embarazadas o dando el pecho. Las penicilinas son baratas y fáciles de conseguir, y se pueden tomar por la boca o inyectar. Pero muchas personas son alérgicas a ellas, y muchas enfermedades ahora son resistentes a las penicilinas porque se han usado demasiado, se han usado para enfermedades que no podían curar (los virus, por ejemplo), y porque la gente muchas veces deja de tomar la dosis completa (vea la página 464).

Clases de medicina

Macrólidos: eritromicina y otros

La eritromicina es fácil de conseguir y combate muchas de las mismas infecciones que la penicilina y doxiciclina. La pueden usar sin peligro las mujeres que están embarazadas o dando el pecho y aquéllas que son alérgicas a la penicilina.

Tetraciclinas: doxiciclina, tetraciclina

Tanto la tetraciclina como la doxiciclina sirven para tratar muchas infecciones diferentes y son baratas y fáciles de conseguir. **No deben tomar tetraciclinas las mujeres que están embarazadas o dando el pecho, ni los niños menores de 8 años.**

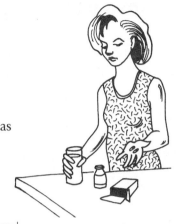

Sulfamidas: sulfametoxazol (parte del trimetoprim-sulfa), sulfasoxazol

Estas medicinas combaten muchos tipos de infecciones y son baratas y fáciles de conseguir. Se pueden tomar durante el embarazo, pero **es mejor que las mujeres que están embarazadas o dando el pecho tomen otra medicina.** Muchas personas son alérgicas a las sulfamidas. Además, algunas infecciones se han vuelto resistentes a ellas.

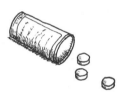

Aminoglucósidos: gentamicina y otros

Éstas son medicinas potentes y eficaces, pero la mayoría pueden causar efectos secundarios graves y sólo se pueden inyectar. Sólo se deben usar para infecciones graves, cuando no estén disponibles otras medicinas menos peligrosas. **Es mejor que las mujeres que están embarazadas o dando el pecho tomen otra medicina.**

Cefalosporinas: cefixima, ceftriaxona y otras

Estas medicinas potentes sirven para tratar muchas infecciones que se han vuelto resistentes a los antibióticos más antiguos. Son menos peligrosas y causan menos efectos secundarios que muchos otros antibióticos, pero pueden ser caras y difíciles de conseguir. Las mujeres que están embarazadas o dando el pecho pueden usarlas sin peligro.

> **Use los antibióticos sólo cuando sean necesarios**
>
> Los antibióticos se usan con demasiada frecuencia.
>
> - Los antibióticos pueden causar problemas, como náuseas, vómitos, diarrea y candidiasis vaginal. Algunos pueden causar efectos secundarios más graves o reacciones alérgicas.
> - El uso de los antibióticos cuando no se necesitan, o para enfermedades que no pueden curar, ha hecho que algunos microbios dañinos sean más resistentes a la medicina, de modo que ya no sirve para curar la enfermedad.
>
> Los antibióticos no pueden curar las enfermedades causadas por virus, como el catarro, la hepatitis o el VIH/SIDA.

Cómo usar la lista de medicinas

Esta sección da información detallada sobre las medicinas mencionadas en el libro. El nombre genérico (científico) de cada medicina aparece en orden alfabético:

A B C D E F G H I J K L M N Ñ O P Q R S T U V W X Y Z

La información acerca de las píldoras anticonceptivas y las medicinas para el VIH/SIDA empieza después de la lista en orden alfabético, en la página 490.

Para usar la lista, encuentre el nombre de la medicina que le interesa o búsquela en el índice de problemas y usos a continuación. El índice da el número de la página donde hay más información sobre un problema de salud y los nombres de las medicinas que recomendamos para tratar ese problema. Antes de intentar tratar cualquier problema de salud, lea más sobre ese problema.

Problema o uso	Vea páginas	Vea medicinas
anestésico		
para coser desgarros o hacer AMEU	360, 424	lidocaína
anticoncepción de emergencia	316	pastillas anticonceptivas
candidiasis	327	miconazol, nistatina, violeta de genciana
chancro blando	331	eritromicina, ceftriaxona
clamidiasis	324	eritromicina, amoxicilina
dolor	289, 420	paracetamol
eclampsia	182	sulfato de magnesio, diacepam
gonorrea	324	ceftriaxona, cefixima
herpes	332	aciclovir
infección		
por el corte genital femenino	369	eritromicina
durante el embarazo y parto	179	ampicilina, metronidazol
de mama (mastitis)	289	dicloxacilina, eritromicina
después del parto	271	gentamicina, ampicilina, metronidazol
de la pelvis	325	eritromicina, amoxicilina, ceftriaxona, cefixima, metronidazol
después de pérdida o aborto	410 a 411	ampicilina, gentamicina, metronidazol, doxiciclina, vacuna antitetánica, toxina antitetánica
en el recién nacido	279	ampicilina, gentamicina, bencilpenicilina
de riñón	129	amoxiclina, trimetoprim-sulfa
de vejiga	129	amoxiclina, trimetoprim-sulfa
ojos de recién nacido	261	povidona yodada, tetraciclina
paludismo	98 a 99	cloroquina, artesunato, clindamicina
placenta retenida	228	oxitocina, misoprostol
prevención de infección de matriz		
después de procedimiento agresivo	231	amoxicilina, metronidazol
reacción alérgica	465 a 466	difenhidramina, prometazina, adrenalina, hidrocortisona
sangrado		
después de parto	231	ergometrina, oxitocina, misoprostol
después de pérdida o aborto	408	ergometrina, misoprostol
sífilis	330	bencilpenicilina benzatínica, eritromicina
tricomoniasis	326	metronidazol
vaginosis bacteriana	328	metronidazol
verrugas genitales (VPH)	333	ácido bicloroacético, ácido tricloroacético
VIH	335	lamivudina, nelfinavir, nevirapina, zidovudina

Medicinas

aciclovir

¡ADVERTENCIA!

El aciclovir es una medicina que combate el herpes y otros virus.

Importante: El aciclovir puede disminuir los síntomas causados por una infección por herpes, pero no cura la enfermedad ni evita que regrese.

Efectos secundarios: Dolor de cabeza, mareo, náuseas, vómitos.

Presentación usual: Pastillas de 200 mg, polvo para mezclarse para inyecciones.

Cómo se usa:
Para disminuir la primera erupción de herpes (vea la página 332), dé 200 mg por la boca, 5 veces al día, durante 7 días.

ADVERTENCIA: Esta medicina puede tener efectos dañinos durante el embarazo. A una mujer embarazada, es mejor dar la medicina sólo para tratar la primera erupción de herpes o para evitar una erupción durante el parto.

ácido fólico
(folato, folacina)

El ácido fólico es una vitamina importante que ayuda a prevenir malformaciones en el bebé cuando la madre la toma durante el embarazo.

Presentación usual: Pastillas de 0.1 mg, 0.5 mg o 0.8 mg (100, 500 u 800 microgramos).

Cómo se usa:
Para prevenir las malformaciones congénitas (vea la página 37), dé 0.5 a 0.8 mg por la boca, 1 vez al día.

ácido tricloroacético
(ácido bicloroacético)

El ácido tricloroacético o el ácido bicloroacético se pueden usar para tratar las verrugas genitales.

Importante: Use el ácido con mucho cuidado. Puede quemar la piel normal tanto que dejará una cicatriz. Si cae sobre la piel sana, lávela con agua y jabón.

Presentación usual: Líquido de concentraciones del 10% al 90%.

Cómo se usa:
Para tratar verrugas genitales (vea la página 333), primero proteja la zona alrededor de la verruga con vaselina. Luego ponga el ácido tricloroacético. Causará dolor de 15 a 30 minutos. Luego lave la verruga para quitar el ácido. Si es necesario, repita el tratamiento 1 semana después, pero no lo use más de 1 vez a la semana.

adrenalina
(epinefrina)

La adrenalina se usa para las reacciones alérgicas o el choque alérgico, por ejemplo, el choque alérgico causado por penicilina. También se usa para los ataques de asma graves.

Importante: Tómele el pulso a la persona antes de inyectarla. Ponga la inyección justo abajo de la piel (inyección subcutánea) en la parte trasera y de arriba del brazo, no en las nalgas. Si el pulso aumenta más de 30 latidos por minuto después de la primera inyección, no dé otra dosis.

Efectos secundarios: Miedo, inquietud, nerviosismo, tensión, dolores de cabeza, mareos, pulso más rápido.

Presentación usual: Ampolletas de 1 mg por 1 ml, para inyecciones.

Cómo se usa:
Para reacciones alérgicas o choque alérgico (vea la página 466), inyecte 0.5 ml al 1/1000, justo abajo de la piel (inyección subcutánea). Si no se mejoran los signos, repita la inyección en 20 ó 30 minutos, pero no dé más de 3 dosis. También tendrá que dar otras medicinas.

473

Medicinas

amoxicilina

La amoxicilina es un antibiótico de la familia de las penicilinas. Se usa para tratar infecciones de la matriz, infecciones urinarias, pulmonía y otras infecciones. En muchos lugares se usa en lugar de la ampicilina.

Importante: Se debe tomar con comida. Si no empieza a mejorarse en 3 días, consiga ayuda médica. Tal vez necesite una medicina diferente.

Efectos secundarios: Diarrea, ronchas o salpullido, náuseas, vómitos. Puede causar candidiasis en las mujeres y salpullido de pañal en los bebés.

Presentación usual: Pastillas de 250 ó 500 mg, líquido para inyecciones de 125 ó 250 mg por 5 ml, jarabes de diferentes dosis.

Cómo se usa:
Para clamidiasis (vea la página 324), dé 500 mg por la boca, 3 veces al día, durante 7 días.

Para infección de la pelvis (vea la página 325), dé 500 mg por la boca, 3 veces al día, durante 14 días.

Para infección después del corte de los genitales femeninos (vea la página 369), dé 500 mg por la boca, 3 veces al día, durante 10 días.

Para prevenir una infección después de un procedimiento agresivo (vea la página 231), dé 1 g por la boca, 1 sola vez. También dé metronidazol.

Otras medicinas que podrían servir: La ampicilina casi siempre se puede usar en lugar de la amoxicilina. Una persona que es alérgica a las penicilinas puede tomar eritromicina.

 ADVERTENCIA: No le dé amoxicilina a una persona que es alérgica a otras medicinas de la familia de las penicilinas.

ampicilina

La ampicilina es un antibiótico de la familia de las penicilinas. Se usa para tratar muchos tipos de infecciones. No sirve tan bien como antes porque la resistencia a esta medicina ha aumentado.

Importante: Tome la ampicilina antes de comer.

Efectos secundarios: Puede causar malestar de estómago, diarrea y ronchas o salpullido. Puede causar candidiasis en las mujeres y salpullido de pañal en los bebés.

Presentación usual: Pastillas o cápsulas de 250 ó 500 mg, líquido de 125 ó 250 mg por 5 ml para inyecciones, polvo que se mezcla para inyecciones.

Cómo se usa:
Para infección durante el parto (vea la página 179), dé 2 g por la boca, 4 veces al día (cada 6 horas). También dé metronidazol.

Para infección después del parto (vea la página 271), dé 2 g por la boca, 4 veces al día, hasta que la mujer no haya tenido fiebre por 2 días.

También dé otros antibióticos.

Para infección en un recién nacido (vea la página 279), inyecte 300 mg en el músculo del muslo, 2 veces al día, durante 7 días.

Para infección después del aborto (vea la página 410), inyecte 2 g en el músculo 1 sola vez y después de 6 horas, inyecte 1 g, 4 veces al día, hasta que la mujer no haya tenido fiebre por 2 días.

ó dé 3.5 g por la boca, 1 sola vez.

También dé otros antibióticos.

Otras medicinas que podrían servir: La amoxicilina casi siempre se puede usar en lugar de la ampicilina. Una persona que es alérgica a las penicilinas puede tomar eritromicina.

 ADVERTENCIA: No le dé ampicilina a una persona que es alérgica a otras medicinas de la familia de las penicilinas.

Medicinas

antitoxina tetánica
(inmunoglobulina antitetánica)

La antitoxina tetánica y la inmunoglobulina antitetánica son medicinas parecidas que se les pueden dar a las personas que se han expuesto al tétanos, pero que no se han vacunado contra el tétanos.

Importante: Muchas personas son alérgicas a la antitoxina tetánica. Dé un antihistamínico, como difenhidramina, 15 minutos antes de dar la antitoxina tetánica.

Cuatro semanas después de dar la antitoxina o inmunoglobulina, empiece a dar las vacunas contra el tétanos. Si no va a poder atender a la mujer otra vez en 4 semanas, está bien que le ponga la vacuna el mismo día que le dé la antitoxina o inmunoglobulina. Pero no inyecte la antitoxina tetánica o la inmunoglobulina antitetánica en el mismo lugar donde ponga la vacuna contra el tétanos, porque impedirá que la vacuna haga efecto.

Efectos secundarios: Alergia.

Presentación usual: La antitoxina tetánica viene en frasquitos de 1500, 20000, 40000 ó 50000 unidades. La inmunoglobulina antitetánica viene en frasquitos de 250 UI.

Cómo se usa:
Para una persona con una herida que podría causarle tétanos (como por ejemplo, de un aborto peligroso, vea la página 411) **y que no se ha vacunado contra el tétanos,** inyecte 1500 UI de antitoxina tetánica en el músculo

ó inyecte 250 UI de inmunoglobulina antitetánica en el músculo.

Si a una persona le dan signos de tétanos, inyecte 50000 UI de antitoxina tetánica en el músculo

ó inyecte 5000 UI de inmunoglobulina antitetánica en el músculo.

Otras medicinas que podrían servir:
bencilpenicilina, vacuna contra el tétanos (vacuna antitetánica).

continúa…

antitoxina tetánica *continuación*

 ADVERTENCIA: El tétanos puede matar a la persona fácilmente. Consiga ayuda médica aunque le haya dado antitoxina o inmunoglobulina.

¡ADVERTENCIA!

artemisinina
(artesunato, artemeter, ajenjo dulce)

Las artemisininas son una familia de medicinas que se usan para combatir el paludismo o malaria. Hay otras medicinas que se usan contra el paludismo, pero no todas siguen siendo eficaces debido a la resistencia de la enfermedad a las medicinas (vea la página 464). Hable con las autoridades de salud de su zona para averiguar cuáles medicinas sirven contra el paludismo donde usted vive.

Importante: Al parecer, la artemisinina se vuelve más fuerte cuando también se toma jugo de toronja.

Duerma bajo un mosquitero tratado con insecticida para evitar el paludismo.

Presentación usual: Pastillas de artesunato de 50 mg, ampolletas de artemeter de 80 mg por 1 ml para inyecciones.

Cómo se usa:
Para paludismo (vea la página 98), dé 300 mg de artesunato por la boca, 1 vez al día, durante 7 días. También debe dar clindamicina.

Otras medicinas que podrían servir:
cloroquina, quinina, clindamicina, otras.

ADVERTENCIA: No se sabe si la artemisinina se puede usar sin peligro los primeros 3 meses del embarazo.

BCG (vacuna antituberculosa)

La vacuna BCG da protección contra la tuberculosis.

Importante: La vacuna BCG contiene sustancias vivas, por eso hay que mantenerla fría todo el tiempo. Si no, no servirá.

Efectos secundarios: La vacuna generalmente produce una llaga y deja una cicatriz.

Presentación usual: Líquido para inyecciones.

Cómo se usa:
Para un recién nacido, inyecte 0.05 ml en la piel (inyección intradérmica), generalmente en la parte de arriba del brazo.

bencilpenicilina

La bencilpenicilina es un antibiótico de la familia de las penicilinas. Se usa para tratar infecciones graves.

Importante: Prepárese para tratar una reacción alérgica (vea la página 465).

Efectos secundarios: Puede causar candidiasis en las mujeres y salpullido de pañal en los bebés.

Presentación usual: Polvo para preparar inyecciones de 1 ó 5 millones UI.

Cómo se usa:
Para tétanos en un recién nacido (vea la página 278), inyecte 100000 UI en el músculo de la parte delantera del muslo, 1 sola vez.

Otras medicinas que podrían servir: ampicilina, penicilina procaínica.

 ADVERTENCIA: No le dé bencilpenicilina a una persona que es alérgica a medicinas de la familia de las penicilinas.

bencilpenicilina benzatínica
(benzatina bencilpenicilina)

La bencilpenicilina benzatínica es un antibiótico de acción prolongada de la familia de las penicilinas. Se usa para tratar sífilis, llagas genitales y otras infecciones. Siempre se da en forma de inyección en el músculo.

Importante: Puede causar candidiasis en las mujeres y salpullido de pañal en los bebés. Prepárese para tratar una reacción alérgica (página 465).

Presentación usual: Polvo de 1.2 ó 2.4 millones de UI por cada frasquito de 5 ml, que se mezcla para inyecciones.

Cómo se usa:
Para sífilis (vea la página 330). Si la persona tiene llagas, inyecte 2.4 millones de UI en el músculo, 1 sola vez. Si ya desaparecieron las llagas o no hay signos pero se hizo una prueba que muestre sífilis en la sangre, inyecte 2.4 millones de UI en el músculo 1 vez por semana durante 3 semanas.

Si un bebé necesita tratamiento, inyecte 150000 UI en el músculo, 1 sola vez (o 50000 UI por cada kilogramo de peso del bebé).

Otras medicinas que podrían servir: eritromicina.

 ADVERTENCIA: No le dé bencilpenicilina benzatínica a una persona que es alérgica a medicinas de la familia de las penicilinas.

Medicinas

bencilpenicilina procaínica

La bencilpenicilina procaínica es una medicina de la familia de las penicilinas, de acción media a prolongada. Se usa para tratar diferentes infecciones.

Importante: Cuando se toma junto con probenecid, la cantidad de penicilina en la sangre aumenta y dura más. Eso hace que el tratamiento sea más eficaz. Prepárese para tratar una reacción alérgica (vea la página 465).

Efectos secundarios: Puede causar candidiasis en las mujeres y salpullido de pañal en los bebés.

Presentación usual: Frasquitos de 300000 ó 400000 ó 600000 UI, para inyecciones; polvo que se mezcla para inyecciones:
1 gramo = 1 millón UI.

Cómo se usa:
Para infección grave durante el parto, inyecte 1.2 millones UI en el músculo. Repita después de 12 horas, si es necesario.

Otras medicinas que podrían servir:
ampicilina, bencilpenicilina.

 ADVERTENCIA: La bencilpenicilina procaínica puede causarles ataques de asma a las personas que tienen esa enfermedad.

No use nunca esta medicina junto con tetraciclina.

No le dé bencilpenicilina procaínica a una persona que es alérgica a antibióticos de la familia de las penicilinas.

carbón activado

El carbón activado es un tipo de carbón especialmente preparado para tratar la intoxicación por medicinas como aspirina, paracetamol, cloroquina y otras medicinas o sustancias químicas. El carbón activado absorbe las sustancias en el estómago.

Importante: No dé carbón activado si la persona tragó combustible, queroseno, líquido para encendedores u otros productos de petróleo.

Efectos secundarios: Excrementos negros, vómitos, diarrea.

Presentación usual: Líquido de 25 g por 120 ml, polvo de 15 g.

Cómo se usa:
Para tratar una intoxicación, dé 30 a 100 g por la boca, 1 sola vez.

 ADVERTENCIA: Después de dar el carbón activado, consiga ayuda médica de inmediato. Las personas que toman una cantidad demasiado grande de una medicina o una sustancia química se pueden enfermar gravemente y necesitarán mucha más ayuda.

cefixima

La cefixima es un antibiótico de la familia de las cefalosporinas. Se usa para tratar muchas infecciones, como gonorrea, infecciones de la pelvis y otras.

Importante: Prepárese para tratar una reacción alérgica (vea la página 465). Las personas que tienen problemas del hígado deben tener cuidado si usan cefixima.

Efectos secundarios: Náuseas, diarrea, dolor de cabeza. Puede causar candidiasis en las mujeres y salpullido de pañal en los bebés.

Presentación usual: Pastillas de 200 ó 400 mg, líquido de 100 mg por 5 ml.

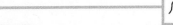

Cómo se usa:
Para gonorrea (vea la página 324) o **infección de la pelvis** (vea la página 325), dé 400 mg por la boca, 1 sola vez.

Otras medicinas que podrían servir: ceftriaxona, eritromicina.

 ADVERTENCIA: No le dé cefixima a una persona que es alérgica a medicinas de la familia de las cefalosporinas.

ceftriaxona

La ceftriaxona es un antibiótico muy fuerte de la familia de las cefalosporinas, que se inyecta en el músculo. Se usa para muchas infecciones, como gonorrea, infección de la pelvis, infección del riñón e infecciones graves después del aborto, el parto o una pérdida.

Importante: Prepárese para tratar una reacción alérgica (vea la página 465).

Efectos secundarios: Puede causar candidosis en las mujeres y salpullido de pañal en los bebés.

Presentación usual: Frasquitos de 250 ó 500 mg, o de 1 gramo, 2 gramos o 10 gramos, para inyecciones.

continúa…

ceftriaxona *continuación*

Cómo se usa:
Para gonorrea (vea la página 324), inyecte 125 mg en el músculo 1 sola vez.

Para chancro blando (vea la página 331), inyecte 250 mg en el músculo, 1 sola vez.

Otras medicinas que podrían servir: cefixima, eritromicina.

 ADVERTENCIA: No le dé ceftriaxona a una persona que es alérgica a medicinas de la familia de las cefalosporinas.

clindamicina

¡ADVERTENCIA!

La clindamicina es un antibiótico, pero no pertenece a ninguna de las "familias" de antibióticos. En este libro, sólo describimos cómo usar esta medicina para tratar el paludismo.

Efectos secundarios: Diarrea, vómitos, salpullido o ronchas, sabor metálico en la boca. Puede causar candidosis en las mujeres y salpullido de pañal en los bebés.

Presentación usual: Cápsulas de 150 mg, líquido de 150 mg por 1 ml para inyecciones.

Cómo se usa:
Para paludismo (vea la página 99), dé 600 mg por la boca, 2 veces al día, durante 7 días. También necesita dar artesunato (vea artemisinina).

Otras medicinas que podrían servir: artemisinina, cloroquina, quinina, otras.

 ADVERTENCIA: La clindamicina puede causar problemas graves del intestino grueso.

Además, pasa de la madre al bebé a través de la leche materna.

Use esta medicina sólo cuando sea verdaderamente necesaria.

cloroquina

La cloroquina se usa contra el paludismo.

Importante: Tome la cloroquina con comida.

Muchas veces, la cloroquina se tiene que tomar junto con otras medicinas para que dé resultado. Consulte a las autoridades de salud de su zona para averiguar qué es lo que sirve donde usted vive.

Duerma bajo un mosquitero tratado con insecticida para evitar el paludismo.

Efectos secundarios: Vista borrosa, que debe desaparecer después de que deje de tomar la medicina.

Presentación usual: Pastillas de fosfato de cloroquina o sulfato de cloroquina de 100 ó 150 mg.

Cómo se usa:
Para paludismo (vea la página 98), dé 600 mg por la boca, 1 vez al día, durante 2 días. El tercer día, dé 300 mg.

Otras medicinas que podrían servir: quinina, otras combinaciones de medicinas.

 ADVERTENCIA: En muchas partes del mundo, la cloroquina ya no es eficaz contra el paludismo.

Las personas que tienen epilepsia no deben usar cloroquina.

diacepam

El diacepam es un tranquilizante que se usa para prevenir y tratar los ataques y convulsiones.

Efectos secundarios: Sueño, falta de equilibrio, confusión.

Presentación usual: Pastillas de 5 ó 10 mg, líquido de 5 mg por 1 ml para inyecciones.

Cómo se usa:

Para convulsiones, ponga 20 mg de diacepam inyectable en el recto usando una jeringa sin aguja (vea la página 182). Si es necesario ponga otra dosis, esta vez de 10 mg, 20 minutos después de la primera. No ponga más de 30 mg en 8 horas. Si no tiene diacepam inyectable, muela pastillas de diacepam y mézclelas con agua.

Otras medicinas que podrían servir: sulfato de magnesio.

 ADVERTENCIA: El diacepam es una medicina adictiva (causa adicción).

No use el diacepam junto con bebidas alcohólicas, drogas u otras medicinas que puedan dar sueño.

Las dosis grandes o frecuentes de diacepam durante el embarazo pueden causar malformaciones congénitas.

Esta medicina también pasa al bebé a través de la leche materna. Por eso, las madres que están dando el pecho deben evitarla, excepto en emergencias.

dicloxacilina

La dicloxacilina es un antibiótico de la familia de las penicilinas. Se usa para tratar infecciones de mama o la piel.

Importante: Prepárese para tratar una reacción alérgica (vea la página 465).

Efectos secundarios: Náuseas, vómitos, diarrea. Puede causar candidiasis en las mujeres y salpullido de pañal en los bebés.

Presentación usual: Cápsulas de 125, 250 ó 500 mg; líquido de 62.5 mg por 5 ml

Cómo se usa:
Para infección de mama (**mastitis**, vea la página 289), dé 500 mg por la boca cada 6 horas, durante 7 días.

Otras medicinas que podrían servir: eritromicina.

ADVERTENCIA: No le dé dicloxacilina a una persona que es alérgica a medicinas de la familia de las penicilinas.

difenhidramina

¡ADVERTENCIA!

La difenhidramina es un antihistamínico que se usa para tratar las reacciones alérgicas y el choque alérgico. También se les da a las personas con SIDA para la comezón crónica y los problemas para dormir.

Efectos secundarios: Sueño y sequedad de la boca y la nariz. Puede causar náuseas y vómitos. Muy rara vez causa agitación en vez de sueño.

Presentación usual: Pastillas o cápsulas de 25 ó 50 mg; jarabe de 12.5 mg por 5 ml; ampolletas de 10, 30 ó 50 mg por 1 ml para inyecciones.

Cómo se usa:
Para reacciones alérgicas leves o moderadas (vea la página 465), dé 25 mg por la boca cada 6 horas, hasta que los signos desaparezcan.

Para choque alérgico (vea la página 466), inyecte 50 mg en el músculo. Repita dentro de 8 horas si los signos no disminuyen.

Otras medicinas que podrían servir: prometazina.

ADVERTENCIA: Es mejor tomar la difenhidramina por la boca. No la inyecte, excepto en casos de choque alérgico o reacciones alérgicas graves.

No use la difenhidramina junto con bebidas alcohólicas o tranquilizantes. Hace que los efectos aumenten de una forma peligrosa.

Está bien usar esta medicina para las emergencias, pero las mujeres que están embarazadas o dando el pecho no la deben usar con regularidad.

doxiciclina

La doxiciclina es un antibiótico de la familia de las tetraciclinas. Se usa para tratar muchas infecciones diferentes.

Importante: No la tome con antiácidos, leche o productos de leche. Tómela con mucha agua y cuando esté sentada (no acostada). No salga al sol porque le podría salir un salpullido.

Efectos secundarios: Diarrea, malestar de estómago. Puede causar candidiasis en las mujeres y salpullido de pañal en los bebés.

Presentación usual: Pastillas de 50 ó 100 mg.

Cómo se usa:
Para infección después de aborto (vea la página 410), dé 100 mg por la boca, 2 veces al día, durante 10 días.

Otras medicinas que podrían servir: amoxicilina, metronidazol.

 ADVERTENCIA: Las mujeres que están embarazadas o dando el pecho no deben tomar esta medicina.

Podría ser peligroso tomar la doxiciclina después de su fecha de caducidad.

ergometrina
(maleato de ergometrina, metilergometrina)

La ergometrina causa contracciones de la matriz y de los vasos sanguíneos de la matriz. Se usa para controlar el sangrado abundante después del parto o el aborto.

Efectos secundarios: Náuseas, vómitos, mareos, sudores.

Presentación usual: Pastillas de 0.2 mg; frasquitos de 0.2, 0.25 ó 0.5 mg por 1 ml para inyecciones.

Cómo se usa:
Para sangrado abundante después del parto (vea la página 231), dé 0.2 mg por la boca, cada 6 a 12 horas

ó inyecte 0.2 mg en el músculo, cada 4 horas. No dé más de 5 dosis (1.0 g en total).

Para sangrado abundante después del aborto (vea la página 408), inyecte 0.2 mg en el músculo

ó dé 0.2 mg por la boca.

Si es necesario, repita la dosis cada 6 horas por 24 horas.

Otras medicinas que podrían servir: misoprostol, oxitocina.

 ADVERTENCIA: No use la ergometrina para estimular el parto ni para causar un aborto.

No dé esta medicina antes de que el bebé y la placenta hayan salido.

Medicinas

eritromicina

La eritromicina es un antibiótico de la familia de los macrólidos que se usa para tratar muchas infecciones. Se puede usar sin peligro durante el embarazo y muchas veces es una buena opción para las mujeres que son alérgicas a los antibióticos de la familia de las penicilinas.

Importante: La eritromicina funciona mejor cuando se toma 1 hora antes o 2 horas después de comer. Si eso le causa náuseas a la persona, puede tomar la medicina con un poquito de comida.

No rompa ni corte las pastillas. Generalmente tienen una cobertura para evitar que los jugos fuertes del estómago descompongan la medicina antes de que empiece a hacer efecto.

Efectos secundarios: Malestar de estómago, náuseas, diarrea. Puede causar candidiasis en las mujeres y salpullido de pañal en los bebés.

Presentación usual: Pastillas o cápsulas de 250 mg, polvo para preparar solución de 125 mg por 5 ml.

Cómo se usa:
Para infección de mama (mastitis, vea la página 289), **clamidiasis** (vea la página 324) o **chancro blando** (vea la página 331), dé 500 mg por la boca, 4 veces al día, durante 7 días.

Para un bebé que tiene clamidiasis (vea la página 324), dé 30 mg de solución líquida por la boca, 4 veces al día, durante 14 días.

Para sífilis (vea la página 330), **infección de la pelvis** (vea la página 325), o **infección después del corte genital femenino** (vea la página 369), dé 500 mg por la boca, 4 veces al día, durante 14 días.

Otras medicinas que podrían servir: amoxicilina, ceftriaxona, dicloxicilina, bencilpenicilina benzatínica.

 ADVERTENCIA: No le dé eritromicina a una persona que es alérgica a las medicinas de la familia de los macrólidos.

gentamicina

¡ADVERTENCIA!

La gentamicina es un antibiótico muy fuerte de la familia de los aminoglucósidos. Se usa para tratar infecciones graves.

Importante: Use gentamicina sólo si la mujer no puede tomar otras medicinas sin vomitarlas o si no puede conseguir ningún otro antibiótico. La mujer debe tomar bastantes líquidos si usa gentamicina.

Efectos secundarios: Puede causar candidiasis en las mujeres y salpullido de pañal en los bebés.

Presentación usual: Frasquitos de 10 ó 40 mg por 1 ml, para inyecciones.

Cómo se usa:
Para infección de la matriz después de parto o aborto (vea las página 271 y 410), inyecte en el músculo 5 mg/kg/día dividido en 3 inyecciones al día (1 inyección cada 8 horas) durante 5 a 10 días. Por ejemplo, si la mujer pesa 60 kilos, debe ponerle 300 mg al día. Inyecte 100 mg por la mañana, otros 100 mg por la tarde y 100 mg más en la noche.

Para infección en un recién nacido (vea la página 279), inyecte 4 mg por cada kg que pesa el bebé, en el músculo, 1 vez al día, durante 7 días. Por ejemplo, si un bebé pesa 3 kg, inyecte 12 mg al día.

Otras medicinas que podrían servir: Ampicilina, bencilpenicilina, doxiciclina, metronidazol, otras.

ADVERTENCIA: La gentamicina puede dañar los riñones y puede causar sordera. Si se da durante el embarazo, puede causarle malformaciones congénitas al bebé. No le dé gentamicina a una persona que es alérgica a las medicinas de la familia de los aminoglucósidos.

Medicinas

hidrocortisona

La hidrocortisona combate la hinchazón y la comezón. Se puede usar para tratar salpullidos o ronchas. También ayuda a tratar el choque alérgico.

Presentación usual: Cremas o pomadas al 1%; pastillas de 5, 10 ó 20 mg; líquido para inyecciones; polvo que se mezcla para inyecciones de diferentes concentraciones.

Cómo se usa:
Para choque alérgico (vea la página 466), inyecte 500 mg en el músculo. Repita en 4 horas, si es necesario. También dé otras medicinas.

 ADVERTENCIA: Las mujeres que están embarazadas o dando el pecho no deben usar esta medicina con regularidad—sólo en una emergencia, para tratar el choque alérgico.

lidocaína
(lignocaína)

La lidocaína es un anestésico. Adormece la zona del cuerpo donde se inyecta para que la persona no sienta dolor. Se puede usar para coser desgarros o episiotomías o para evitar el dolor durante AMEU.

Importante: Revise la etiqueta. Use sólo lidocaína que no contenga epinefrina porque la epinefrina puede detener el flujo de la sangre a la zona adormecida y eso puede causar mucho daño.

Presentación usual: Líquido al 0.5%, 1% ó 2%, para inyecciones.

Cómo se usa:
Para usar como anestésico local, inyecte de 5 a 30 ml de solución al 1% en la piel.

metronidazol

¡ADVERTENCIA!

El metronidazol se usa contra algunas bacterias, la disentería amibiana, la tricomoniasis y las infecciones de la vagina.

Importante: El beber alcohol mientras se está tomando metronidazol causa náuseas.

Efectos secundarios: Sabor metálico en la boca, orina oscura, náuseas, vómitos, dolor de cabeza.

Presentación usual: Pastillas de 200, 250, 400 ó 500 mg; supositorios de 500 mg; inyecciones de 500 mg en frasquitos de 100 ml; suspensión de 200 mg por 5 ml.

Cómo se usa:
Para infección de la matriz durante el embarazo (vea la página 179), dé 400 a 500 mg por la boca, 3 veces al día, de 7 a 10 días.

Para infección después del parto (vea la página 271), dé 400 a 500 mg por la boca, 3 veces al día, hasta que la mujer no haya tenido fiebre por 2 días.

Para prevenir una infección de la matriz después de un procedimiento agresivo (vea la página 231), dé 1 g por la boca, 1 sola vez. También dé amoxicilina.

Para vaginosis bacteriana (vea la página 328) o **tricomoniasis** (vea la página 326), dé 400 a 500 mg por la boca, 2 veces al día, durante 7 días,

ó ponga un supositorio de 500 mg en el fondo de la vagina cada noche, durante 7 noches.

Para infección de la pelvis (vea la página 325) dé 400 a 500 mg por la boca, 3 veces al día, durante 14 días. También dé otros antibióticos.

Para infección después de aborto (vea la página 410), dé 400 a 500 mg por la boca, 3 veces al día, hasta que la mujer no haya tenido fiebre por 2 días. También dé otros antibióticos.

Otras medicinas que podrían servir:
Amoxicilina, ampicilina, bencilpenicilina, gentamicina, doxiciclina.

continúa...

metronidazole *continuación*

ADVERTENCIA: Es mejor no usar el metronidazol los primeros 3 meses del embarazo. Las personas que tienen problemas del hígado no deben usar metronidazol.

miconazol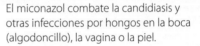

El miconazol combate la candidiasis y otras infecciones por hongos en la boca (algodoncillo), la vagina o la piel.

Importante: Deje de usar el miconazol si irrita la piel. Una persona que tenga candidiasis no debe tener relaciones sexuales mientras esté usando miconazol. Así evitará pasarle la infección a su pareja.

Presentación usual: Crema al 2%, supositorios de 100 ó 200 mg

Cómo se usa:
Para candidiasis de la vagina (vea la página 327), ponga un supositorio de 200 mg en el fondo de la vagina cada noche, durante 3 noches.

Otras medicinas que podrían servir:
Nistatina, violeta de genciana.

ADVERTENCIA: No use miconazol durante los primeros 3 meses del embarazo.

Medicinas

mifepristona

La mifepristona se puede usar junto con el misoprostol u otras medicinas para interrumpir el embarazo en la primeras 9 semanas.

Importante: Cuando se usa esta medicina, lo más conveniente es tener ayuda médica cerca de allí, en caso de que la matriz no se vacíe por completo.

Presentación usual: Pastillas de 200 mg

Cómo se usa:
Vea las instrucciones para su uso junto con el misoprostol más adelante.

Otras medicinas que podrían servir: Misoprostol.

 ADVERTENCIA: Si esta medicina no elimina el embarazo por completo, será necesario vaciar la matriz por AMEU o por legrado.

misoprostol

El misoprostol ayuda a vaciar la matriz o a detener el sangrado abundante después del parto.

Importante: El misoprostol generalmente se usa con otra medicina llamada mifepristona para interrumpir el embarazo. Si se usa por sí mismo, es posible que el misoprostol no vacíe la matriz completamente. Un aborto causado por misoprostol podría tardarse varias horas o varios días en terminar.

Después de un aborto incompleto, el misoprostol puede vaciar la matriz y ayudar a salvar la vida de la mujer.

Si usted moja las pastillas de misoprostol antes de ponerlas en la vagina, podrían ser más eficaces.

continúa....

misoprostol *continuación*

Efectos secundarios: Náuseas, vómitos, diarrea, dolor de cabeza. Si la mujer está dando el pecho, el misoprostol le causará diarrea al bebé.

Presentación usual: Pastillas de 100 ó 200 microgramos.

Cómo se usa:
Para estimular la salida de la placenta (vea la página 228), dé 600 microgramos por la boca.

Para sangrado abundante después del parto (vea la página 231), ponga 1000 microgramos en el recto.

Para aborto incompleto (vea la página 408), ponga 800 microgramos en el fondo de la vagina. Si es necesario, puede repetir la dosis 24 horas después.

Para interrumpir un embarazo con misoprostol y mifepristona (vea la página 408), dé 200 mg de mifepristona por la boca y 2 días después, ponga 800 microgramos de misoprostol en el fondo de la vagina.

ó, si no tiene mifepristona, ponga 800 microgramos de misoprostol en la vagina, 1 vez al día, durante 2 días. Prepárese para conseguir ayuda médica si la matriz no se vacía por completo.

 ADVERTENCIA: No use misoprostol para vaciar la matriz (interrumpir el embarazo) después del tercer mes.

No use el misoprostol para estimular el parto. Podría causar un desgarro de la matriz.

nistatina

La nistatina trata las candidiasis de la boca (algodoncillo), la vagina o la piel.

Importante: Deje de usar la nistatina si irrita la piel.

Una persona que tenga candidiasis no debe tener relaciones sexuales mientras esté usando nistatina. Así evitará pasarle la infección a su pareja.

La nistatina sólo es eficaz contra la candidiasis, mientras que el miconazol también sirve para otras infecciones por hongos.

Efectos secundarios:
Diarrea y malestar de estómago.

Presentación usual: Óvulos o supositorios para poner en la vagina, pastillas para disolver en la boca, crema de 100000 de UI, líquido de 100000 de UI por 1 ml.

Cómo se usa:
Para infecciones de la boca o de la garganta, ponga 1 ml de líquido en la boca, enjuáguese ambos lados de la boca 1 minuto y luego tráguese el líquido. Repita 3 ó 4 veces al día, durante 5 días.

Para infecciones de la vagina (vea la página 327), ponga un óvulo de 100000 de UI en el fondo de la vagina cada noche, durante 14 noches.

Otras medicinas que podrían servir:
Violeta de genciana, miconazol.

oxitocina

La oxitocina causa contracciones de la matriz y de los vasos sanguíneos de la matriz. Se usa para controlar el sangrado abundante después del parto o el aborto.

Presentación usual: 10 unidades por 1 ml, para inyecciones.

Cómo se usa:
Para estimular la salida de la placenta (vea la página 228) o **para detener el sangrado después de que haya nacido el bebé** (página 231), inyecte 10 UI en el músculo. Si es necesario, repita la inyección después de 10 minutos.

Otras medicinas que podrían servir:
Ergometrina, misoprostol.

ADVERTENCIA: No use oxitocina para estimular el parto. La oxitocina puede hacer que la matriz se contraiga tan fuerte que podría desgarrarse.

No use esta medicina para causar un aborto. Podría matar a la mujer antes de interrumpir el embarazo.

Medicinas

paracetamol
(acetaminofeno)

El paracetamol se usa para calmar el dolor y bajar la fiebre. Es uno de los calmantes para el dolor que causa menos problemas.

Importante: El paracetamol no cura enfermedades; sólo calma el dolor o baja la fiebre. Es importante encontrar la causa del dolor y la fiebre, y tratarla.

Presentación usual: Pastillas de 100, 325 ó 500 mg; líquido de 120 ó 160 mg por 5 ml

Cómo se usa:
Tome 500 a 1000 mg por la boca, cada 4 a 6 horas.

Otras medicinas que podrían servir: La aspirina o el ibuprofeno podrían servir, pero no use ninguna de las dos durante el embarazo.

 ADVERTENCIA: Las mujeres que tienen daño del hígado o los riñones no deben tomar paracetamol. Esta medicina puede causar daño si se toma regularmente con bebidas alcohólicas o después de beber alcohol.

prometazina
(prometacina)

¡ADVERTENCIA!

La prometazina es un antihistamínico que se usa para tratar las reacciones alérgicas y el choque alérgico.

Efectos secundarios: Boca y nariz secas, vista borrosa. Raras veces, temblores del cuerpo, la cara o los ojos.

Presentación usual: Pastillas de 10, 12.5 ó 25 mg; jarabe de 5 mg por 5 ml; ampolletas de 25 mg por 1 ml para inyecciones.

Cómo se usa:
Para reacciones alérgicas moderadas (vea la página 465), dé 25 mg por la boca. Si es necesario, repita esa dosis de 6 a 8 horas más tarde.

Para choque alérgico (vea la página 466), inyecte 50 mg en el músculo. Si es necesario, repita la inyección de 6 a 8 horas más tarde. Dé otras medicinas también.

Otras medicinas que podrían servir: Difenhidramina.

 ADVERTENCIA: Es mejor tomar la prometazina por la boca. No la inyecte, excepto para choque alérgico o reacciones alérgicas graves.

Está bien usar esta medicina en las emergencias, pero las mujeres que están embarazadas o dando el pecho no la deben usar con regularidad.

487

Medicinas

sulfato de magnesio

El sulfato de magnesio se usa para detener las convulsiones en las mujeres embarazadas que tienen eclampsia.

Importante: Para inyectar el sulfato de magnesio se necesita una aguja grande y la inyección puede ser incómoda. Usted puede dividir la dosis a la mitad y dar 2 dosis más pequeñas, una en cada nalga. Si tiene lidocaína, también puede usar un poco para disminuir el dolor.

Presentación usual: Líquido al 10%, 12.5%, 25% ó 50% para inyecciones.

Cómo se usa:
Para detener una convulsión en una mujer que tiene eclampsia (vea la página 182), inyecte 5 gramos de solución al 50% en el músculo de cada nalga. Si es necesario, dé 5 mg en nalgas alternas cada 4 horas durante 24 horas.

Otras medicinas que podrían servir: Diacepam.

 ADVERTENCIA: No use esta medicina a menos que la presión de la mujer sea de más de 160/110 o ella esté teniendo una convulsión. Si su respiración es de menos de 16 respiraciones por minuto o si lleva 4 horas sin orinar, deje de usar esta medicina y consiga ayuda médica.

Las mujeres que tienen problemas de los riñones no deben usar sulfato de magnesio.

sulfato ferroso
(hierro)

El hierro es un mineral que todas las personas, pero sobre todo las mujeres embarazadas, necesitan para tener sangre sana y energía suficiente. Es posible, pero difícil, obtener suficiente hierro comiendo carne y muchas verduras de hojas verdes.

Importante: El comer frutas y verduras ricas en vitamina C puede ayudar al cuerpo a aprovechar más el hierro.

Efectos secundarios: Náuseas, diarrea, estreñimiento. Es mejor tomar el hierro con alimentos.

Presentación usual: Pastillas de muchas dosis diferentes.

Cómo se usa:
Para evitar la anemia durante el embarazo, dé 300 a 325 mg por la boca, 1 vez al día con las comidas, a lo largo del embarazo.

Para tratar la anemia (vea la página 116), dé 300 a 325 mg por la boca, 2 ó 3 veces al día, hasta que la mujer ya no tenga signos de anemia, o a lo largo del embarazo.

 ADVERTENCIA: Las dosis grandes de hierro pueden ser venenosas. Guarde el hierro fuera del alcance de los niños.

Medicinas

tetraciclina

¡ADVERTENCIA!

La tetraciclina es un antibiótico de la familia de las tetraciclinas que se usa para tratar muchas infecciones. En este libro, sólo la recomendamos para la prevención de la ceguera en los recién nacidos.

Presentación usual: Pomada al 1%.

Cómo se usa:
Para cuidado de los ojos del recién nacido (vea la página 261), ponga pomada al 1% en cada ojo, 1 sola vez, dentro de las primeras 2 horas después de nacido el bebé.

Otras medicinas que podrían servir: Eritromicina, Povidona yodada.

 ADVERTENCIA: Puede ser peligroso tomar tetraciclina por la boca durante el embarazo o el amamantamiento.

trimetoprim-sulfa

¡ADVERTENCIA!

(trimetoprima y sulfametoxazol)

Ésta es una combinación de 2 antibióticos (uno es de la familia de las sulfamidas). Se usa para tratar infecciones de la vejiga, del riñón y otras. También ayuda a prevenir la diarrea y la pulmonía en las personas que tienen VIH/SIDA.

Importante: Tome esta medicina con mucha agua.

Efectos secundarios: Deje de tomar la medicina si le causa reacciones alérgicas como comezón o ronchas. También podría causar náuseas o vómitos.

Presentación usual: Pastillas de 120, 480 ó 960 mg; líquido de 240 mg por 5 ml.

Cómo se usa:
Para infecciones del riñón (vea la página 129), dé 960 mg (160 mg de trimetoprima y 800 mg de sulfametoxazol) por la boca, 2 veces al día, durante 7 días.

Para niños nacidos de madres con VIH/SIDA (vea la página 494), desde las 4 ó 6 semanas hasta 6 meses: dé 120 mg (2.5 ml de líquido); desde 6 meses hasta 6 años: dé 240 mg (5 ml de líquido), por la boca 1 vez al día todos los días.

Otras medicinas que podrían servir: Amoxicilina.

 ADVERTENCIA: Las mujeres no deben usar esta medicina durante los últimos 3 meses del embarazo.

No le dé esta medicina a una persona que es alérgica a medicinas de la familia de las sulfamidas.

vacuna antitetánica
(vacuna TT, dT, toxoide tetánico)

La vacuna antitetánica es una vacuna que se da para prevenir la infección por tétanos. Se puede dar durante o después del embarazo, o después del aborto o el corte de los genitales femeninos. Si una mujer recibe 2 inyecciones (o aun mejor, 3 inyecciones—vea el programa de inmunización abajo) durante el embarazo, la vacuna también protegerá al recién nacido contra esta infección mortal.

Importante: Toda la gente debe recibir las vacunas contra el tétanos desde la niñez. La vacuna contra el tétanos muchas veces se les da a los niños como parte de la vacuna combinada llamada DPT o DTP, que también da protección contra la difteria y la tos ferina. Las 3 primeras vacunas DPT equivalen a las 2 primeras vacunas antitetánicas.

Efectos secundarios: Dolor, enrojecimiento, calor y un poco de hinchazón en la zona de la vacuna.

Presentación usual: Ampolletas de 1 sola dosis (0.5 ml) para inyecciones o líquido para inyecciones.

Cómo se usa:
Para dar protección de por vida contra el tétanos (vea la página 102), inyecte 5 vacunas de 0.5 ml en el músculo de la parte de arriba del brazo y luego dé una vacuna de refuerzo cada 10 años.

primera vacuna...... lo antes posible

segunda vacuna.....4 semanas después de la primera

tercera vacuna......... 6 meses después de la segunda

cuarta vacuna............1 año después de la tercera

quinta vacuna............1 año después de la cuarta

refuerzo........................cada 10 años después de la última vacuna

Para prevenir la infección por tétanos si es posible que la mujer ya se haya expuesto a la enfermedad (vea la página 411), inyecte 0.5 ml en el músculo. También debe darle 1500 UI antitoxina tetánica.

violeta de genciana
(violeta cristal, cloruro de metilrosanilina)

La violeta de genciana es un desinfectante que se usa contra las infecciones de candidiasis de la piel, la boca y la vagina.

Importante: Deje de usar la violeta de genciana si irrita la piel. Una persona que tiene candidiasis no debe tener relaciones sexuales sino hasta que se haya curado. Así evitará pasarle la infección a su pareja. La violeta de genciana mancha de morado la piel y la ropa.

Presentación usual: Líquido al 0.5%, 1% ó 2%; tintura al 0.5%; cristales de color azul oscuro que se mezclan con agua de forma que 1 cucharadita en ½ litro de agua produce un líquido al 2%.

Cómo se usa:
Para un bebé que tiene candidiasis en la boca (algodoncillo, página 290), limpie la boca del bebé y los pezones de la madre con una solución al 0.25%, 1 vez al día, hasta por 5 días.

Para candidiasis de la vagina (vea la página 327), haga un supositorio vaginal remojando un algodón limpio en un líquido al 1%. Coloque un nuevo supositorio en el fondo de la vagina cada noche, durante 3 noches (no olvide sacarse el supositorio en la mañana).

Otras medicinas que podrían servir: Miconazol, nistatina.

Pastillas anticonceptivas (anticonceptivos orales)

La mayoría de las pastillas anticonceptivas contienen 2 hormonas parecidas a las hormonas que el cuerpo de la mujer produce normalmente. Esas hormonas se llaman estrógeno (etinilestradiol) y progestágeno (levonorgestrel). Hay muchas marcas diferentes de pastillas anticonceptivas, con distintas potencias y combinaciones de las 2 hormonas. Las marcas que aparecen en estas páginas son algunas de las pastillas que se distribuyen en diferentes países de América Latina.

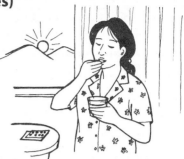

La mayoría de las mujeres pueden usar las marcas que contienen una cantidad baja de las 2 hormonas sin que les causa problemas. Esas pastillas de "dosis baja" aparecen en los Grupos 1, 2 y 3.

Grupo 1: pastillas trifásicas

Estas pastillas contienen cantidades bajas de estrógeno y progestágeno en una combinación que va cambiando a lo largo del mes. Como las cantidades cambian, es importante tomar las pastillas en orden.

Marcas: Triciclor   Trinordiol   Trolit
Trifas   Triquilar

Grupo 2: pastillas de dosis baja

Estas pastillas contienen cantidades bajas de estrógeno (35 microgramos de etinilestradiol o 50 microgramos de mestranol) y progestágeno en una combinación que no cambia a lo largo del mes.

Marcas:

Ortho-Novum 1/35

Grupo 3: pastillas de dosis baja

Estas pastillas contienen una cantidad alta de progestágeno y una cantidad baja de estrógeno (de 30 a 35 microgramos de etinilestradiol).

Marcas: Diane   Microgynon-30   Rigevidon
Lo-Femenal   Nordette   Yasmin

Para garantizar la eficacia de las pastillas anticonceptivas y disminuir lo más posible el manchado (sangrado muy leve que ocurre fuera de los días de la regla), tome las pastillas a la misma hora todos los días, sobre todo si son del tipo que contienen cantidades bajas de hormonas. Si el manchado continúa después de tomar pastillas de dosis baja durante 3 ó 4 meses, pruebe una de las marcas del Grupo 3. Si aún tiene manchado después de tomar estas pastillas durante 3 meses, pruebe una marca del Grupo 4.

En general, las mujeres que toman pastillas anticonceptivas sangran menos con la regla. Eso puede ser una ventaja, sobre todo para las mujeres que tienen anemia. Pero si a una mujer no le baja la regla varios meses o si a ella le molesta sangrar muy poco, puede probar una marca con más estrógeno del Grupo 4. A las mujeres que sangran mucho con la regla, o que tienen los pechos adoloridos antes de que les baje la regla, les podría convenir más una marca baja en estrógeno pero alta en progestágeno. Esas son las pastillas del Grupo 3.

Las mujeres que tienen manchado o que dejan de tener la regla cuando están usando pastillas del Grupo 3, pueden cambiar de marca y usar pastillas con un poco más de estrógeno. Éstas son las pastillas de "dosis alta" del Grupo 4. Las mujeres que se embarazaron mientras estaban usando otro tipo de pastilla también pueden probar las del Grupo 4.

> **Grupo 4: pastillas de dosis alta**
> Estas pastillas contienen más estrógeno (50 microgramos de etinilestradiol) y la mayoría también contienen más progestágeno.
>
> **Marcas:** Eugynon Nordiol
> Neogynon Ovral
> Noral

Las pastillas del Grupo 5 sólo contienen progestágeno y a veces se llaman "minipastillas". Estas pastillas pueden ser las más convenientes para las mujeres que están dando el pecho o para las mujeres que no pueden usar las demás pastillas porque tienen dolores de cabeza o la presión un poco alta.

> **Grupo 5: pastillas de progestágeno solo**
> Estas pastillas, también conocidas como "minipastillas", sólo contienen progestágeno.
>
> **Marcas:** Microlut Ovrette Neogest
> Norgeal Microval Neogeston

Las pastillas que sólo contienen progestágeno se deben tomar a la misma hora todos los días, incluso durante la regla. El sangrado de la regla generalmente es irregular. Además, hay un mayor riesgo de que la mujer se embarace si se olvida tomar aunque sea una sola píldora.

Medicinas para el VIH/SIDA

En las páginas 99, 334 y 335, damos información detallada sobre el VIH/SIDA y las formas de prevenir esa enfermedad. Aquí damos una explicación sobre las medicinas para el VIH/SIDA.

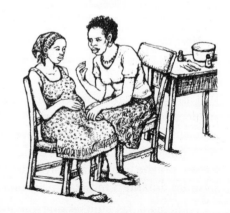

Las personas que tienen VIH/SIDA pueden vivir vidas más largas y sanas con la ayuda de medicinas. Las medicinas también pueden ayudar a prevenir la transmisión del VIH de una madre a su bebé. Por desgracia, estas medicinas son complicadas. Todo el tiempo se están desarrollando nuevas medicinas. La experiencia y las investigaciones descubren nuevas y mejores formas de dar las medicinas que ya existen. Por eso, siempre consulte a las autoridades de salud locales para averiguar cuáles son las mejores medicinas o combinaciones de medicinas en su zona. En esta sección mencionamos los tratamientos más recomendados para las mujeres y los bebés que se conocen hasta la fecha (diciembre de 2006).

El tipo de medicina que combate el VIH se llama medicina antirretroviral o ARV. Las diferentes combinaciones de medicina que hay que tomar para tratar la enfermedad se llama Terapia Antirretroviral (TAR o TARV) o a veces TARGA (Terapia o Tratamiento Antirretroviral de Gran Actividad). Toda persona que esté tomando medicina antirretroviral debe ir a consultas regulares con una persona capacitada para tratar el VIH/SIDA.

Efectos secundarios de las medicinas para tratar el VIH/SIDA

La TARV ha ayudado a muchas personas a mantenerse sanas y a seguir viviendo. Pero, al igual que otras medicinas, la TARV tiene efectos secundarios. Quizás esos efectos se disminuyan o si quiten con el tiempo.

Los efectos secundarios más frecuentes causados por la TARV son diarrea, cansancio, dolor de cabeza, náusea, vómitos, dolor de cabeza y falta de apetito. Si a una mujer le cae muy mal la medicina, consiga consejos médicos de un trabajador de salud capacitado para dar TARV.

Signos de advertencia

Si una mujer está tomando TARV y le da cualquiera de estos signos, consiga ayuda médica de inmediato:

- hormigueo o ardor en las manos y los pies
- fiebre
- salpullido o ronchas en la piel
- ojos amarillos
- cansancio junto con dificultades para respirar
- anemia u otros problemas de la sangre
- problemas del hígado

TARV para una mujer que está enferma de VIH/SIDA (tiene signos de SIDA y las enfermedades que con frecuencia les dan a las personas con SIDA)

- dé 150 mg de lamivudina (3TC) .... por la boca, 2 veces al día, todos los días

y también:

- dé 300 mg de zidovudina (ZDV) .... por la boca, 2 veces al día, todos los días

y también:

- dé 1250 mg de nelfinavir .... por la boca, 2 veces al día, todos los días

o, como otra opción:

- si no tiene nelfinavir, dé 200 mg de nevirapina .... por la boca, 1 vez al día por 14 días, luego 2 veces al día, todos los días

Cómo se toma la TARV

- Hay que tomar toda la medicina cada día a la misma hora.
- Si se toma la medicina 2 veces al día, hay que dejar 12 horas entre las dosis. Por ejemplo, si la persona toma una dosis a las 6:00 de la mañana, debe tomar la segunda dosis a las 6:00 de la tarde. Si pasan más de 12 horas, tendrá menos medicina en el cuerpo por un tiempo y eso puede causar resistencia a la medicina.
- Si a la persona se le olvida tomar la medicina a la hora precisa, debe tomar la dosis que se le olvidó dentro de las próximas 5 horas. Si pasan más de 5 horas, entonces debe esperar y tomar la siguiente dosis a la hora de costumbre.
- Es muy importante que la persona no deje de tomar ninguna de las medicinas de la TARV sin consultar a un trabajador de salud para saber si puede dejar de tomar las medicinas por separado o si debe dejar de tomarlas todas al mismo tiempo.

TARV para proteger a un bebé contra la infección por VIH

La TARV puede ayudar a prevenir la transmisión del VIH de una mujer infectada a su bebé durante el embarazo y el parto. Si la madre ya está tomando TARV, hay que tratar el bebé en cuanto nazca. Si la madre tiene VIH pero no necesita TARV o no ha podido conseguir TARV, tanto la madre como el bebé necesitarán tratamiento.

La mejor prevención es una combinación de **nevirapina + zidovina + lamivudina**. Pero se puede usar sólo **nevirapina + zidovina**, o **nevirapina** sola, si no se pueden conseguir las otras medicinas. Es posible que las autoridades sanitarias de su zona recomienden otra TARV.

Nevirapina	Zidovudina	Lamivudina
Dele a la madre: 200 mg 1 sola vez cuando comienza el parto Dele al bebé: 2mg/kg 1 sola vez tan pronto como se pueda después de nacer y antes de que pasen 72 horas (3 días)	Dele a la madre: 300 mg 2 veces al día tan pronto como se pueda después de la semana 28 del embarazo, durante el parto y por 7 días después del parto Dele al bebé: 4 mg/kg 2 veces al día por 7 días	Dele a la madre: 150 mg 2 veces al día por 7 días después del parto Dele al bebé: Nada de esta medicina para el bebé

Dele además al bebé **trimetoprim-sulfa** a partir de las 4 ó 6 semanas de vida (vea la página 489). Cuando el bebé cumpla 18 meses, debe hacerse la prueba de VIH. Si sale negativa, no tiene que seguir tomando trimetoprim-sulfa.

En esta página y la próxima, damos más información sobre las medicinas que hemos mencionado para tratar el VIH/SIDA y para ayudar a prevenir la transmisión del VIH de una madre a su bebé durante el embarazo o el parto. Es posible que en su zona se consigan otras medicinas y que los trabajadores de salud con experiencia en el tratamiento de VIH/SIDA recomienden terapias usando otras combinaciones de medicinas. Ayude a las mujeres con VIH/SIDA en su comunidad a encontrar un servicio donde puedan recibir medicina y atención completa para la enfermedad.

Medicinas para el VIH/SIDA

 ¡ADVERTENCIA! A menos que una mujer esté muy enferma de SIDA, es mejor que no empiece a tomar ninguna de estas medicinas hasta después del sexto mes (28 semanas) del embarazo.

Todavía no se sabe si estas medicinas pueden ser dañinas para el bebé si la madre las toma mientras esté dando el pecho. Pero, probablemente ayudarán a evitar que una madre le pase el VIH a su bebé a través de la leche materna. Por eso, generalmente es mejor seguir tomándolas.

lamivudina
(3TC)

La lamivudina se usa junto con otras medicinas para tratar el VIH/SIDA y para ayudar a prevenir la transmisión del VIH de una madre a su bebé durante el embarazo o el parto.

Importante: Es necesario dar otras medicinas para el VIH/SIDA junto con esta medicina. Es muy importante tomar esta medicina todos los días, en la dosis indicada.

Efectos secundarios: Náuseas; hormigueo o dolor en las manos, los brazos, los pies o las piernas; llagas en la boca.

Presentación usual: Pastillas de 150 mg, solución oral de 50 mg por 5 ml

Cómo se usa:
Para tratar a una persona que está enferma de SIDA (vea la página 492), dé 150 mg por la boca, 2 veces al día, todos los días. También debe dar otras medicinas.

Otras medicinas que podrían servir:
Nevirapina, zidovudina, otras.

nelfinavir
(NFV)

El nelfinavir se usa junto con otras medicinas para tratar el SIDA y para ayudar a prevenir la transmisión del VIH de una madre a su bebé durante el embarazo o el parto. Es un tipo de medicina llamado inhibidor de proteasa.

Importante: Es necesario dar otras medicinas para el VIH/SIDA junto con esta medicina. Es muy importante tomar esta medicina todos los días, en la dosis indicada.

Efectos secundarios: Diarrea, náuseas, salpullido o ronchas.

Presentación usual: Pastillas de 250 mg, polvo oral de 50 mg por 1 gramo.

Cómo se usa:
Para tratar a una persona que está enferma de SIDA (vea la página 492), dé 1250 mg por la boca, 2 veces al día, todos los días. También debe dar otras medicinas.

Otras medicinas que podrían servir:
Lamivudina, nevirapina, zidovudina, otras.

 ADVERTENCIA: Esta medicina puede causar problemas de salud graves cuando se toma con ciertas otras medicinas. Consulte a las autoridades de salud de su zona.

Medicinas

nevirapina
(NVP)

¡ADVERTENCIA!

La nevirapina es una medicina que se usa para tratar el SIDA y para evitar que las madres le pasen el VIH a sus bebés durante el parto.

Importante: Si una mujer usa esta medicina para no pasarle el VIH/SIDA a su bebé durante el parto, tal vez no sirva para tratarle el SIDA a la mujer después.

Efectos secundarios: Salpullido o ronchas, escalofríos, fiebre, dolor de garganta, llagas en la boca.

Presentación usual: Pastillas de 200 mg, suspensión de 50 mg por 5 ml

Cómo se usa:
Para tratar a una persona que está enferma de SIDA (vea la página 492), dé 200 mg por la boca, 1 vez al día, durante 14 días. Luego dé 200 mg, 2 veces al día, todos los días. También dé otras medicinas.

Para prevenir la transmisión del VIH de una madre a su bebé durante el embarazo y el parto, vea la página 494.

Otras medicinas que podrían servir: Lamivudina, zidovudina, otras.

 ADVERTENCIA: La nevirapina puede causar problemas graves del hígado. Deje de dar la medicina si a la persona le dan signos de hepatitis (vea la página 336).

zidovudina
(cidovudina, ZDV, AZT)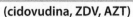

¡ADVERTENCIA!

La zidovudina se usa junto con otras medicinas para tratar el VIH/SIDA y para ayudar a prevenir la transmisión del VIH de una madre a su bebé durante el embarazo o el parto.

Importante: Esta medicina es más eficaz cuando se da junto con otras medicinas. Es importante tomar esta medicina todos los días, en la dosis indicada.

Efectos secundarios: Náuseas, falta de apetito, vómitos, dolor de cabeza, debilidad. Estos efectos generalmente disminuyen un poco después de las primeras semanas.

Presentación usual: Pastillas de 300 mg, cápsulas de 100 mg ó 250 mg, solución oral o jarabe de 50 mg por 5 ml, líquido de 10 mg por 1 ml en frasquitos de 20 ml, para inyecciones.

Cómo se usa:
Para tratar a una persona enferma de SIDA (vea la páginas), dé 300 mg por la boca, 2 veces al día, todos los días. También debe dar otras medicinas.

Para prevenir la transmisión del VIH de una madre a su bebé durante el embarazo y el parto, vea la página 494.

Otras medicinas que podrían servir: Lamivudina, nevirapina, otras.

 ADVERTENCIA: La zidovudina puede causar anemia grave. La mujer debe hacerse una prueba de sangre para detectar anemia antes de empezar a tomar zidovudina. Debe hacerse esa prueba regularmente mientras use la medicina.

Apuntes

Apuntes

Para aprender más

Organizaciones

Estos grupos ofrecen capacitación, materiales educativos y otras formas de apoyo a parteras y trabajadores de salud alrededor del mundo.

International Confederation of Midwives (Confederación Internacional de Matronas)

Organización que reúne a parteras (matronas) y a grupos de parteras de más de 70 países. Trabaja para promover y fortalecer la profesión de la partería. Más información:

Eisenhowerlaan 138
2517 KN
La Haya, Países Bajos
tel: +31-70.306.0520
fax: +31-70.355.5651
correo-e: info@internationalmidwives.org
www.internationalmidwives.org

La Red Latinoamericana y del Caribe para la Humanización del Parto y el Nacimiento (RELACAHUPAN)

RELACAHUPAN es un conjunto de redes nacionales, agrupaciones y personas que propone mejorar la vivencia del parto y la forma de nacer.

correo-e: caribe@relacahupan.org (Caribe), delsur@relacahupan.org (América del Sur), mesoamerica@relacahupan.org (México y América Central)
www.relacahupan.org/lared.html

Para más información, se puede poner en contacto con estas organizaciones:

Grupo TICIME A.C.
Red, Documentación y Servicios de Partería
Cda. Flor de Agua # 11, Col. Florida
C.P. 01030   México DF
correo-e: ticime@laneta.apc.org, parteras@laneta.apc.org
www.parteras.org/

Primal – Humanización del parto, la vida y el nacimiento

Apdo. 2121-2050, Costa Rica
tel: +506.282.2359 y 293-6613
fax: +506.203.3478
correo-e: primal@cosmovisiones.com
www.cosmovisiones.com/primal/index.html

CASA Escuela de Parteras

Con más de 20 años de experiencia, ésta es la primera —y todavía única— Escuela de Parteras Profesionales acreditada por el gobierno mexicano. Más información:

Santa Julia 15, Col. Santa Julia
San Miguel de Allende, Guanajuato
C.P. 37734 México
tel: +52-1.415.154.6060 y 154.6090
correo-e: parteria@casa.org.mx
www.casa.org.mx/midwife_esp.html

Luna Maya Casa de Partos

Trabaja para asegurar que toda mujer en Chiapas tenga acceso a un parto seguro y humanizado. Además de atender partos, este grupo ofrece capacitación a parteras tradicionales, promotores de salud y médicos de primer nivel. Más información:

Calle Dr. José Felipe Flores, 83
Barrio Guadalupe, CP 29230
San Cristóbal de las Casas, Chiapas, México
tel: +52-967.678.3321
correo-e: cristina@lunamaya.org
www.lunamaya.org

Para aprender más

Family Care International (FCI)

Trabaja con gobiernos, organizaciones no gubernamentales, asociaciones profesionales y agencias internacionales para que las mujeres y las personas jóvenes tengan acceso a los servicios e información que les permitan mejorar su salud, evitar embarazos no deseados e infecciones por el VIH, y gozar de embarazos y partos seguros. En América Latina y el Caribe, FCI tiene oficinas en Bolivia, Ecuador y la República Dominicana, y también trabaja en Haití, México, Nicaragua y Panamá. Más información:

588 Broadway, Suite 503
New York, NY 10012 EE.UU.
tel: +1-212.941.5300
Fax: +1-212.941.5563
correo-e: info@familycareintl.org
www.familycareintl.org/

Federación Internacional de Planificación de la Familia Región del Hemisferio Occidental (IPPF/RHO)

Trabaja con una red de 46 asociaciones miembros en Norte América, América Latina y el Caribe. Cada asociación miembro provee servicios de planificación familiar y otros servicios de salud relacionados de acuerdo con las necesidades, costumbres y leyes locales. IPPF/RHO provee asistencia técnica y apoyo financiero a estas y otras organizaciones de salud reproductiva; facilita el flujo de información entre sus miembros; y lucha para los derechos sexuales y reproductivos a nivel regional e internacional. Más información:

120 Wall Street, 9th Floor
New York, NY 10005 EE.UU.
tel: +1-212.248.6400
fax: +1-212.248.4221
www.ippfwhr.org/about/index_s.html

Información de contacto de las asociaciones miembros:
www.ippfwhr.org/about/about_affiliates_s.asp

Ipas

Esta organización internacional no gubernamental trabaja para reducir la tasa de muertes y lesiones relacionadas con el aborto; para ampliar la capacidad de la mujer de ejercer sus derechos sexuales y reproductivos; y para mejorar el acceso a los servicios de salud reproductiva, incluida la atención del aborto en condiciones adecuadas. Entre los programas mundiales y nacionales de Ipas figuran la capacitación, la investigación, la gestoría y defensa (advocacy), la distribución de tecnologías en salud reproductiva y la difusión de información. Más información:
www.ipas.org/spanish

Ipas EE.UU.
P.O. Box 5027 Chapel Hill, NC 27516 U.S.A.
tel: +1-**919.967.7052**, dentro de los EE.UU:
1-**800.334.8446**
fax: +1-**919.929.0258**
correo-e: ipas@ipas.org

Ipas México
Pachuca 92 Col. Condesa
México D.F.
C.P. 06140 México
tel/fax**: +52-555.211.8381**
correo-e: ipas@ipas.org.mx

Ipas Centroamérica
Altamira D'Este De Banpro 1 cuadra al oeste
Casa No. 91 M/I
Managua, Nicaragua
tel/fax: **+505.270.2216 y 277.1479**
correo-e**: ipasnica@cablenet.com.ni**

Ipas Bolivia
Casilla No. 7297
La Paz, Bolivia
tel: **+591-2.211.3578**
fax: **+591-2.211.6760**
correo-e: ipas@ceibo.entelnet.bo

Marie Stopes International
Entrega información y servicios de salud sexual y reproductiva con organizaciones asociadas en 38 países, incluidos Bolivia, Honduras y México en América Latina. Más información:

153-157 Cleveland Street
London W1T 6QW, Reino Unido
tel: +44 (0) 20.7574.7400
fax: +44 (0) 20.7574.7417
correo-e: latinamerica@mariestopes.org.uk
www.mariestopes.org.uk

Pathfinder International
Trabaja en asociación con gobiernos locales y organizaciones de base en 23 países con el fin de dar acceso a servicios de salud reproductiva y planificación familiar a todas las personas que los deseen. Actualmente apoya programas en Bolivia, Brasil y Perú en América Latina. Entre sus publicaciones se incluye: *Curricula de Capacitación en Salud Reproductiva y Planificación Familiar.* Más información:

9 Galen Street, Suite 217
Watertown, MA 02472 EE.UU.
tel: 1-617.924.7200
fax: 1-617.924.3833
correo-e: information@pathfind.org
www. pathfind.org

Publicaciones y otros materiales

Childbirth Graphics
Produce afiches, modelos y libros sobre el embarazo, el parto y la salud de la mujer. Más información:

P.O. Box 21207
Waco, TX 76702-1207, EE.UU.
tel: +1-254.776.6461, dentro de EE.UU.:
1-800.299.3366
fax: +1-254.776.1428, dentro de EE.UU.:
1-888.977.7653
www.childbirthgraphics.com

Editorial Creavida
Libros y otras publicaciones sobre la humanización del parto. Más información:

correo-e: editorial@fundacioncreavida.org.ar
www.fundacioncreavida.org.ar/editorial

Manejo de las complicaciones del embarazo y el parto: Guía para obstetrices y médicos, *Método madre canguro - Guía práctica* y otros materiales sobre salud reproductiva de la **Organización Mundial de la Salud**. Más información:

Departamento de Salud Reproductiva e Investigaciones Conexas
Organización Mundial de la Salud
1211 Geneva 27
Suiza
tel: + 41-22.791.3372
fax: + 41-22.791.4189
correo-e: rhrpublications@who.int
http://www.who.int/reproductive-health/publications/es/index.htm

Manual de destrezas para salvar la vida dirigido a parteras
Solicitar por internet:
http://acnm.stores.yahoo.net/lifskillssma1.html

Más información:
ACNM
P. O. Box 753
Waldorf, MD 20604-0753 EE.UU.
tel: +1-240.485.1800
fax: +1-301.843.0159
correo-e: acnm@tasco1.com

Partería Profesional de Varney
Libro de texto para todas las parteras.
Más información:
http://www.paho.org/Spanish/DD/PIN/ps060519.htm

Solicitar por internet:
http://paltex.paho.org/bookdetail.asp?bookId=PAV04

Información de contacto para PALTEX, la agencia que distribuye el libro en distintos países de América Latina:
http://paltex.paho.org/Countryoffice.asp

The Anti-Shock Garment (traje de presión, pantalones antichoque)

Un traje de goma que se pone sobre el vientre y las piernas. Al presionar esas partes del cuerpo, el traje ayuda a detener hemorragias causadas por embarazo tubario, matriz desgarrada u otros problemas. Se usa también como tratamiento para choque, porque la presión lleva la sangre desde las piernas hasta el cerebro, el corazón y los pulmones. Más información:

Suellen Miller
Women's Global Health Imperative
74 New Montgomery Street, Suite 400
San Francisco, CA 94105 EE.UU.
tel: +1-415.597.9394
fax: +1-415.597.9300
correo-e: smiller@psg.ucsf.edu

Palabras médicas y técnicas

En este libro tratamos de usar palabras sencillas y claras siempre que se puede, porque queremos que el libro sea fácil de usar por la mayoría de las personas. A veces usamos una palabra sencilla aunque los trabajadores médicos generalmente usarían una palabra más técnica. Pero puede ser muy útil saber esa palabra técnica. La lista a continuación incluye palabras que quizás se encuentren en un curso de capacitación o en un hospital. Si quiere saber el significado de una palabra que no está en la lista, es posible que se explique en otra parte del libro. Búsquela en el índice que comienza en la página 504.

A B C D E F G H I J K L M N Ñ O P Q R S T U V W X Y Z

abdomen Vientre. Barriga. Panza. La parte del cuerpo que contiene el estómago, el hígado, los intestinos y los órganos reproductores.

amamantamiento El acto de dar de mamar a un bebé. La condición de una mujer que alimenta a un bebé con su propia leche materna. La temporada en que una mujer produce leche para alimentar a un bebé. Lactancia.

amamantar Mamar o dar de mamar. Dar el pecho. Tomar el pecho.

anestesia Medicina que se usa para adormecer a una persona o a una parte del cuerpo para que no se sienta dolor durante un procedimiento o una operación. Anestético.

arterias Los tubos que llevan sangre y oxígeno del corazón al resto del cuerpo. Se siente el pulso en las arterias.

bacterias Microbios que causan infecciones. Son tan pequeños que no se pueden ver. Los antibióticos combaten ese tipo de microbio.

bilirubina Una sustancia química en la sangre. Demasiada bilirubina causa ictericia.

biopsia Un procedimiento que consiste en sacar una muestra de tejido o líquido del cuerpo y examinarlo en un laboratorio para ver si está sano o enfermo.

cérvix El cuello de la matriz.

ciclo menstrual El período entre el comienzo de una regla y el comienzo de la regla siguiente. El ciclo incluye los días de sangrado, algunos días cuando la mujer no es fértil, y los días fértiles cuando el tejido dentro de la matriz se prepara para un posible embarazo y el ovario suelta un óvulo. Los ciclos de cada mujer pueden variar mucho durante su vida, pero en general, son de 24 a 32 días.

cirugía Operación. Una intervención médica que consiste en abrir el cuerpo para poder examinar o tratar las partes interiores.

coito Relación sexual en que el hombre mete el pene dentro de la vagina de la mujer.

conjuntivitis neonatal Infección en los ojos de un recién nacido.

contagioso Pegadizo o infeccioso. Una enfermedad contagiosa es aquella que puede pasar fácilmente de una persona a otra. Tanto las bacterias como los virus y los parásitos causan enfermedades contagiosas.

crónico Que dura mucho tiempo o que se repite seguido. Por ejemplo, la diabetes es generalmente una enfermedad crónica.

desechable Algo que se usa una sola vez y después se tira.

desechos Basura, restos o material que ya no sirve y que se debe botar o eliminar.

eficacia La capacidad de lograr el efecto que se desea o se espera.

embolia Una obstrucción en la circulación de la sangre dentro del cuerpo causada por un coágulo o una masa de sangre coagulada.

embrión El organismo que se va formando desde la segunda semana hasta la octava semana de un embarazo, antes de que tenga todas las partes del cuerpo de un bebé.

feto El bebé que se desarrolla en la matriz desde la octava semana del embarazo hasta que se cumplan más o menos 28 semanas del embarazo. Un feto no puede sobrevivir fuera del cuerpo de la madre.

genitales Las partes dentro y fuera del cuerpo que se usan para tener relaciones sexuales, como por ejemplo, los labios internos y externos, el clítoris y la vagina en la mujer, y el pene y los testículos en el hombre.

ginecología El ramo de la medicina occidental que trata la salud reproductiva de la mujer.

ginecóloga Una doctora o un doctor con capacitación especializada en ginecología.

hormonas Sustancias químicas que produce el cuerpo y que impulsan, inhiben o regulan la actividad de los órganos o de procesos como el crecimiento. En la mujer, el estrógeno y la progesterona son hormonas que regulan el ciclo menstrual, la fertilidad y algunos de los cambios del cuerpo durante el embarazo y el amamantamiento.

lactancia La condición de una mujer que alimenta a un bebé con su propia leche materna. La temporada en que una mujer produce leche para alimentar a un bebé. Amamantamiento.

lactar Producir leche materna. Dar de mamar.

ligamentos Fibras fuertes dentro del cuerpo de una persona que ayudan a mantener los huesos y los músculos en su lugar.

mamas Los pechos de la mujer. Senos. Chiches.

menstruación La regla. El flujo con sangre que sale de la matriz y la vagina de la mujer unos días cada mes cuando la mujer no está embarazada.

obstetra Generalmente un doctor o una doctora con capacitación especializada en el embarazo y el parto. Hay también enfermeras obstetras.

obstetricia El ramo de la medicina occidental que trata la atención de embarazo y parto.

ovulación La acción del ovario de soltar un óvulo, comenzando así la temporada en que la mujer es fértil y puede embarazarse.

parásitos Lombrices o pequeños seres que viven en los insectos, animales o personas, y que causan enfermedades. Algunos son tan pequeños que no se pueden ver.

posparto La temporada después del parto y hasta que el bebé cumpla 6 meses.

prematuro Que no se termina de desarrollar. Un bebé es prematuro si nace antes de que se cumplan 37 semanas de embarazo.

prenatal Todo el período del embarazo, desde su comienzo hasta el nacimiento del bebé.

procedimiento Una acción que sigue unos pasos determinados, como por ejemplo, cortar el cordón de un bebé o ponerle medicina en los ojos.

recto La punta del intestino grueso. Es la parte más cercana al ano.

reflejos Las reacciones naturales y automáticas del cuerpo. Los buenos reflejos son signos de que el cerebro y los nervios están funcionando bien.

tejido La materia que forma los músculos, la grasa y los órganos en el cuerpo.

tóxico Venenoso.

trompas de falopio Los tubos que conectan los ovarios con la matriz. Los óvulos pasan por estos tubos hasta llegar a la matriz.

vasos sanguíneos Las arterias y las venas que circulan la sangre por todo el cuerpo.

venas Los tubos que llevan la sangre de vuelta al corazón. No tienen pulso.

virus Un microbio más pequeño que una bacteria que causa enfermedades infecciosas. Los antibióticos no sirven para matar los virus.

Índice

Este índice es una lista de los temas que cubre el libro. Los temas aparecen en orden alfabético:
A B C D E F G H I J K L M N Ñ O P Q R S T U V W X Y Z
Los números de las páginas en **negrilla** le indican dónde encontrar la referencia principal. Las medicinas incluidas en la sección verde de medicinas aparecen en el índice de problemas de salud, en la página 472.

A

Abertura de la vagina, agrandar *Vea* Episiotomía

Aborto, 401–415 *Vea también* AMEU (aspiración manual endouterina); Pérdida (aborto espontáneo)
apoyo emocional después de, **403–404**
atención de emergencia, **406–414**
atención física después de, **404–405**
choque después de, **413**, **414**
encontrar atención después de, **401–403**
incompleto, **407–408**, 417, **419**
infección después de, **406**, **409–411**, **419**
lesión interna causada por, **413**
peligros del DIU después de, 390
peligrosos y no peligrosos, **92**, **402**
prevenir abortos peligrosos, **415**
problemas causados por, **401–405**
sangrado demasiado abundante después de, **406**, **412–414**
signos saludables y signos de advertencia, **404**
tétanos (trismo) después de, **411**

Aborto con medicamentos, 92

Aborto espontáneo. *Vea* Pérdida

Abrupción placentaria. *Vea* Desprendimiento de la placenta

Absceso (bulto) en un pecho, 288

Aceite de ricino, bebida de, para estimular el parto, 343

Acelerar el parto. *Vea* Estimular el parto; Parto prolongado

Acidez o agruras, 74–75

Ácido fólico (folato), 37

Acortar el parto. *Vea* Estimular el parto

Adicción, 46. *Vea también* Drogas

Advertencia, signos de. *Vea* Signos (bebé); Signos (madre durante el embarazo); Signos (madre durante y después del parto)

Agua (y líquidos). *Vea también* Deshidratación
beber, durante el parto, **159–160**
dar líquido por una vena (suero intravenoso), **350–351**
hervir para matar microbios, **50,** 54
para fiebre (calentura), 178
suero de rehidratación, **159–160**
y el amamantamiento, 283
y el estreñimiento, 76
y presión arterial alta, 125

Agua, relojes de, 444

Agua, retención de. *Vea* Hinchazón

Agua en la matriz. *Vea* Bolsa de aguas

Agua oxigenada
lavar pisos con, 57
para esterilizar instrumentos, 64

Aguas. *Vea* Bolsa de aguas

Aguardiente. *Vea* Alcohol (para beber)

Agujas (hipodérmicas). *Vea también* Inyecciones
eliminación de, 68, 69
esterilización, 66–67
jeringas desechables y de uso repetido, 66
preparar para inyecciones, **346**
usadas, peligros de las, **349**
uso cuidadoso de, **56**
y transmisión de VIH/SIDA, 99, 334

Agujas para coser desgarros, 56, 362, 366

Albusticks, **126**

Alcohol (para beber)
evitar durante el embarazo o amamantamiento, 30, 46
e infertilidad, 31
y bebé pequeño, 134

Alcohol (para curaciones)
lavar pisos con, 57
limpiador de manos con glicerina y, **54**
para esterilizar instrumentos, 64
remojar termómetros en, 65

Alergias
a inyecciones, 345
a medicinas, 103, 465–466
al cobre, DIU y, 390

Algodoncillo (infección por hongos), 290

Alimentación con biberón. *Vea también* Amamantamiento (dar el pecho)
amamantamiento o, 41
dificultades para amamantar a causa de, 286
peligros de, **276, 281**
y fórmula infantil, **294, 295**
y leche sacada de los pechos, **286**

Alimentos elaborados, 39

Alimentos principales (carbohidratos), 34, 35

Alimentos que dan energía (aceites, grasas y azúcares), 34, 35

Alimentos que forman el cuerpo (proteínas), 34, 35, 250

Alimentos que protegen la salud, 34, 35, **36–39**. *Vea también* Minerales; Vitaminas

Almorranas (hemorroides), 77

Alumbramiento. *Vea* Parto; Primera etapa del parto (se abre el cuello de la matriz); Segunda etapa del parto (la madre puja y nace el bebé); Tercera etapa del parto (nace la placenta)

Amamantamiento (dar el pecho), 281–295
alimentos adicionales para el, 34
alternativas al, **294–295**
animar al bebé, **275**
ayuda para el bebé, **245**
ayuda para el, después del parto, **252**
calentar la leche de pecho para matar el VIH, 294
calostro (primera leche), 72, **245**, 283
cosas que se deben evitar durante el, **45–47**
cólicos (dolores por gases) en el bebé, **291**
cómo dar el pecho, **282–283**
dar leche que la madre se sacó, **286**
dificultades frecuentes, **286–291**

505

durante el embarazo, **292**
guardar la leche, **285**
infección de mama (mastitis), **289**
leches enriquecidas o, 41
miedo de no tener suficiente leche, **286–287**
nutrición proporcionada por, 41
para ayudar a que la matriz se contraiga, 236
para estimular el parto del segundo gemelo, 220
pezones agrietados o adoloridos, **290**
sacarse leche de los pechos, **284–285**
ventajas del, **281**
y bebé grande, 254, 258
y bebé pequeño, 254, 257, **292**
y el trabajo fuera del hogar, **284–286**
y gemelos (mellizos), **291**
y labio leporino o paladar hendido, 261
y madre enferma, **292**
y medicinas, 45, **292**, 463, 471
y pechos hinchados (congestión de los pechos), **288**
y pezones planos o retraídos, **287**
y planificación familiar, 301, **312**
y VIH/SIDA, 99, **293–294**

Amarillo, bebé se ve, 266, 279
AMEU (aspiración manual endouterina), **417–421**
ayudar a la mujer a estar cómoda, 419
cómo hacer la, **422–428**
consideraciones de seguridad, 92, 417, **418**
cuándo hacer la, **418–419**
después de hacerla, vigilar a la mujer, **430–431**
esterilización de instrumentos, **420–421**
información general, 417
instrumentos y materiales, **419–421**
inyección para entumecer el cuello de la matriz, **424**
matriz demasiado grande para vaciarla, **430**
permanecer sana después, **431**
preparativos para la, **419–421**
prevención de dolor, **421**, **424**
problemas con la, **428–430**
signos de advertencia y signos saludables, **430–431**
y el nervio vago, **426**
y peligro de infección, 49
y planificación familiar, 431

Amigos. *Vea* Comunidad
Aminoglucósidos, 471
Anemia
con dolor de coyunturas, 81
en embarazos anteriores, 93
hierro para prevenir, 36
lombrices uncinarias y paludismo como causas de, 37
signos de, 78, **116**
tratamiento, 116
y peligros de los DIU, 390
Angustia. *Vea* Temor o miedo; Tensión
Ano
abultamiento del, durante las contracciones, 195
del bebé, revisar, **263**
dibujos, 27, 376
revisar si está desgarrado el músculo alrededor del, 357
Antibióticos, 464, 470–471
Anticonceptivos, 307–308, 999
Antojo de comer barro o arcilla, tierra, o **tiza (gis)**, 74
Antojos de comidas, 74
Aparato Doppler, 434
Apendicitis, 114
Apoyar el parto, 158, 169–170, 200–202
Aprendiendo a promover la salud, 5, 41
Aprendizaje de las parteras
antes de hacer procedimientos peligrosos, **21**
de toda la vida, **1–2**
en hospitales, 440, **441**
Apresurar el parto. *Vea* Estimular el parto
Apretamiento, ejercicio de (ejercicio de Kegel), 44
Ardor
al orinar, 77, 128
en el estómago o entre los pechos (acidez), **74–75**
en la vagina, 77
en los pies, 117
Articulaciones (coyunturas), dolor de, 79, 81
Aseo. *Vea* Limpieza
Aspiración manual endouterina o Aspiración por vacío manual. *Vea* AMEU
Aspirador de moco, 209
Ataques. *Vea* Convulsiones

Atención prenatal, 109–145. *Vea también* Signos (bebé); Signos (madre durante el embarazo); Cuidado de la salud durante el embarazo
hablar con la madre, **109–115**
historia clínica de la embarazada, **85–107**
importancia de la, 70–71
programar las consultas, **144**
registro de, **145**
revisar al bebé, **130–144**
revisar el cuerpo de la madre, **116–129**
Avaricia y la medicina, 19
Ayudante para el parto, **151**, 223
Ayudar a los niños ciegos, 267
Azul, bebé se ve, 244–245, 266
Azúcar en la sangre. *Vea* **Diabetes**
Azúcares (alimentos que dan energía), 34, 35

B

Balanza
hechas en casa, **445-446**
pesar al bebé con, **258**
Barbitúricos, 46
Barriga. *Vea también* Vientre (de la madre)
del bebé, revisar, **263**
Basureros, 69
BCG. Vea Vacuna BCG
Bebé, 130–144, 240–245, 252–267.
Vea también Latidos del corazón (bebé); Posición del bebé; Signos (bebé)
aspecto general, **253–254**
aspirarle la boca y nariz, **208–210**
atención médica para bebés enfermos, **437**
ayudar a que tome el pecho, **245**
color, **244–245, 266**, 279
coronamiento durante la segunda etapa, 197
cuidado del, durante la tercera etapa, **240–245**
cómo atraviesa la vagina, **197–198**
cómo crece durante el embarazo, **30**
grande, 254, **258**
hombros del, ayudar a que salgan, **211–213**
malformaciones congénitas, 45, 46, 95, **266–267**
mantenerlo calientito y seco, **240, 255**

medir la matriz, 90, **130–135**
modelo para enseñaza sobre el embarazo, **459**, **460**
oxígeno para el, 241
parto adelantado, 83, 88, 94, **221**, **292**
patadas y otros movimientos, 80, 87, 134, 138
pequeño, **221**, 254, **256–257**, **292**
peso del, **256–258**
posición del, **135–144, 170–171, 190–191, 215–219**
primeras horas después del parto, **252–267**
primeras semanas después del parto, **274–279**
reflejos del, **244**
respiración de boca a boca, **242–243**
respiración, revisar, **240–241**, 254, 262
revisarlo después del parto, **240–245, 252–267**
revisarlo en la matriz, **130–144**
romper la clavícula del, 213
sentirlo en la matriz, 87
sonidos del corazón, **262**
sostenerlo para darle el pecho, **282–283**
tono muscular, **244**
y clamidiasis, **324**
y gonorrea, **324**

Bebé atravesado
ayuda médica necesaria para, 136, **191**
qué hacer en caso de, **143**
revisar si está el, **136**
voltear al, **369**, **371**
y gemelos, 219, **220–221**

Bebé en posición de nalgas francas, 215, **216–218**. *Vea también* Bebé viene de nalgas

Bebé en posición podálica, 215, **218–219**. *Vea también* Bebé viene de nalgas

Bebé grande, **258**
ayuda médica necesaria para, 258
cansado, débil o enfermo, 254, 258
en embarazos anteriores, 94, 115

Bebé pequeño, **221**, **256–257**. *Vea también* Parto adelantado
ayuda médica necesaria para, 221, 256
causas de, **257**
en embarazos anteriores, 94
posibles problemas para, **256**
qué hacer para, **257**
y amamantamiento, **292**

'aguado', débil o no despierta, 254

Bebé viene de nalgas, 215–219
atender un parto de nalgas, **215–218**
atender un parto podálico, **218–219**
ayuda médica necesaria cuando el, **190**, 215, 218
episiotomía cuando el, **354–355**
nalgas completas (piernas dobladas), 215, **216–218**
nalgas francas (piernas estiradas), 215, **216–218**
posición podálica (pies primero), 215, **218–219**
qué hacer si el, **142–143**
revisar si, **137–138**
voltear al bebé, 142, **369–371**
y dificultades del parto, 137
y hay gemelos (mellizos), 219
y parto en casa, 143

Biberón. *Vea* Alimentación con biberón

Bilirrubina, 279

Blanco (color). *Vea* Palidez

Blenorrea (gonorrea), 50, **323–325**

Boca
del bebé, revisar, **261**
labio leporino o paladar hendido, **261–262**

Boca y dientes, cuidado de, 43

Bocio, 38, 117

Bolsa de aguas (la fuente), 174–177
bebé flotando en la, 30
color de las aguas, **174–175**, 208
demasiada agua, **133**
excremento en las aguas, 174–175, 208, 210
instrumento para romper la, 435
muy poca agua, 134
rotura antes de tiempo, ayuda médica necesaria para, 106
rotura como signo del comienzo del parto, 151
y examen pélvico, 374

Bolsas de plástico como guantes, 54

Brazos del bebé, revisar, 262

Bulto (absceso) en un pecho, 288

C

Cabeza del bebé. *Vea también* Bebé viene de nalgas
aspirar la boca y nariz, **208–210**
ayudarla a nacer despacio, **207–208**

cómo encontrarla en madre embarazada, **137–138**
empieza a verse durante el parto, 196–197
forma, suturas y fontanelas, **259**
inclinada hacia un lado en la matriz (asinclítico), **204**
revisar después del parto, **259–260**
tumores del parto y hematomas, **260**

Caca. *Vea* Excremento

Cadera
deformidades de la (madre), 97
del bebé, revisar, 264–265
dislocada (bebé), **265**

Café, 31, **81**

Caja de parto (modelo para enseñanza), **461**

Calambres en las piernas, **80–81**

Calcio, **37–38**, 74, 81

Calculadora de la fecha probable de parto, **527**

Calendario para calcular la fecha probable de parto, **88–89**

Calentura. *Vea* Fiebre

Calostro (primera leche), 76, **245**, 283

Cambios durante el embarazo, 73–83
cómo crece el bebé, **30**
del sueño, **75**
molestias y dolores, **76–81**
sentimientos y emociones, **82–83**
órganos sexuales y reproductores, **27–28**

Candidiasis (infección por hongos), 326–327
algodoncillo, **290**
frecuente, diabetes y, 115
prevención, **327**
signos de, **327**
tratamiento, **327**
y VIH/ SIDA, 101

Cáncer
cuello de la matriz (cérvix), **383**
prueba de Papanicolau para, 379, **381–383**

Cansancio. *Vea también* Anemia; Debilidad
como signo de advertencia, 116
ganas de dormir durante el embarazo, 75, 86
y deshidratación, **159**

Cánulas. *Vea* AMEU (aspiración manual endouterina)

Capacitación. *Vea* Aprendizaje de las parteras; Enseñanza

507

Cápsulas. *Vea* Medicinas
Cara
    bebé que viene presentando primero la, **190**
    hinchada de la madre (signo de advertencia), 76, 81, 126, 127
Carbohidratos (alimentos principales), 34, 35
Carne, 35, 42
Carteles, cómo hacer usando diapositivas, 447
Catgut crómico, suturas de, 358
Causas de los problemas de salud
    causas de fondo, **21–25**
    cómo encontrar, **13–15**
Cefalosporinas, 471
Ceguera
    prevención (bebé), **260–261,** 324
    y herpes genital, 332
Centro médico. *Vea* Hospital
Cepillo de dientes hecho en casa, 43
Cerebro del bebé, infección del (meningitis), 278
Cérvix. *Vea* Cuello de la matriz
Cesárea
    descripción, **96**
    necesidad de, 136, 141, 142, 143, 177, 191, 436
    para un parto anterior, **96**
    peligros, 436
    uso excesivo de, 436
Chancro blando (chancroide), 330, **331**
Chícharos (guisantes), 35, 41
Choque
    después de aborto o pérdida, **409, 414**
    después de corte genital femenino, **368**
    reacción alérgica a medicinas, **465–466**
    sangrado abundante y, **239**
    signos y tratamiento, **239**
Cicatrices
    circuncisión femenina, 206, **354–355, 367–369**
    en la matriz, a causa de aborto, 92
    en la matriz, a causa de cesárea, 96
Ciclo menstrual, 29
Cigarros o cigarrillos. *Vea* Tabaco
Circuncisión del varón, 264
Circuncisión femenina *Vea* Corte genital femenino
Clamidiasis, 50, **323–325**

Clavícula del bebé, romper la, 213
Climaterio. *Vea* Menopausia
Clínica de maternidad o Clínicas. *Vea* Hospital
Clítoris, 27, 376
Cloasma, 79
Cloro
    esterilizar instrumentos, 59, 64
    lavar pisos con, 57
    nunca mezclar con amoníaco, 57
    solución desinfectante, **57,** 59
Coágulo en la pierna (signos de advertencia), 81, 273
Cocaína, 46
Colirios. *Vea* Medicinas
Cólera, 50
Cólicos (dolores por gases), 291
Cólicos o dolores (vientre). *Vea también* Contracciones
    a principios del embarazo, 79
    sangrado con, en los primeros 6 meses, 112
    signos de advertencia, 79, 112, 113
Color (bebé), 244–245, 266, 279
Color (madre)
    de las aguas, **174–175,** 208
    línea morada entre las nalgas, 195
    manchas en la piel, 79
    palidez de las uñas, encías y el interior de los párpados, 116
    palidez y choque, **239**
    piernas enrojecidas, **273**
Comadronas. *Vea* Parteras
Comezón en los genitales, 77, 326, 327, **328**
Comida. *Vea* Alimentación con biberón; Amamantamiento; Comida y alimentación
Comida y alimentación, 33–42, 73–75. *Vea también* Alimentación con biberón; Amamantamiento; Agua y líquidos
    alimentos elaborados, 39
    alimentos principales (carbohidratos), 34, 35
    alimentos que dan energía (aceites, grasas y azúcares), 34, 35
    alimentos que forman el cuerpo (proteínas), 34, 35, 250
    alimentos que protegen la salud (vitaminas y minerales), 34, 35, **36–39**
    antojos, 74
    cambios durante el embarazo, **73–75**
    comer bien con poco dinero, **41–42**
    después del parto, **250,** 269
    durante el parto, 160
    e infección de la vejiga, 129
    hablar con la mujeres sobre la, **34–35**
    mala alimentación, 33, **117,** 134
    necesidades iguales de hombres y mujeres, 9
    necesidades iguales de niños y niñas, 22, 39
    náuseas y asco a alimentos, **73–74**
    y amamantamiento, **283**
    y matriz que crece muy despacio, 134
    y presión arterial alta, 124–125
    y protección de los dientes, 43
Compañeros
    apoyo de los, 105, 106
    ayudante para el parto, 151
    como personas que afectan la salud de la mujer, **8–9**
    que maltratan a la mujer, 105
    y planificación familiar, **318**
    y relaciones sexuales durante el embarazo, 83
Compartir conocimientos. *Vea también* Enseñanza
    con la comunidad, **4–6**
    con otros trabajadores de salud y parteras, **3–4**
Complementos—en la historia clínica, 103
Comprimidos. *Vea* Medicinas
Comunidad. *Vea también* Familia; Compañeros
    ayudante para el parto, 151
    cambios para prevenir problemas de salud, **23–25**
    compartir conocimientos con la, **4–6**
    personas que influyen en la salud de la mujer, **8–9**
    plan de transporte, 10, **106–107,** 164, 438
    prevenir abortos peligrosos, **415**
    trabajar juntos, salvar vidas, **10**
    y las infecciones de transmisión sexual (ITS), **337**
    y planificación familiar, **318–319**
Condiciones en el hogar, 104
Condones
    cómo usar, **303**
    para la mujer, 301, **302, 303**

para planificación familiar, 301, **302–303**
para relaciones sexuales durante el embarazo, 83
y VIH/SIDA, 99, 100, 334

Consultas (prenatales). Vea Atención prenatal; Pruebas

Consumo de alcohol
bebé pequeño y, 134
evitar durante el embarazo o amamantamiento, 46
infertilidad y, 31

Consumo de líquidos. *Vea* Agua y líquidos

Contadores de tiempo hechos en casa, **443–444**

Contracciones. *Vea también* Cólicos o dolores (vientre); Parto; Segunda etapa del parto
apoyo para la madre, **169–170**
calmar el dolor de las, 169–170, 187–188, 193
contracciones de preparación, 150, 155
cuello de la matriz se abre, 156
descansar entre las, **161**
en la primera etapa del parto, 167
más fuertes y frecuentes, **149–150**
signos de que se comienza la segunda etapa, **195**

Control de la natalidad. *Vea* Planificación familiar

Controles del embarazo. *Vea* Atención prenatal

Convulsiones (ataques)
y preeclampsia, 93, 126, **181–182**
durante el parto, **181–182**
en embarazos anteriores, 93
medicinas para, **181–182**
qué hacer durante las, **181**

Corazón (carne), 42

Corazón, problemas del. *Vea* Problemas del corazón

Cordón
baja por delante del bebé (prolapso), **176–177**, 208, 218, 219, 354
cómo comprimir el, **214**
cómo cortar el, 157, **214–215**
cómo cuidarlo después de cortarlo, 277
cómo revisar la punta del, **234**
dibujo, 30
enrollado en el cuello (bebé), **210**
guiar la placenta con el, **228–229**
hojas de rasurar para cortar el, 65

infección del, signos (bebé), **277**
jalarlo, peligros de, 228
modelo para enseñanza sobre el embarazo, **458–459**, **460**
pulso del bebé en el, 139, 177
signos de que la placenta se desprendió, 227
y bebé que viene de nalgas, 216, 218
y gemelos (mellizos), 220

Coronamiento, 197

Cortar el cordón *Vea* Cordón

Cortar la abertura de la vagina. *Vea* Episiotomía

Corte genital femenino (circuncisión femenina)
atención de emergencia, **368–369**
cortar la cicatriz, 206, **354–355**, **367**
cuidado de la mujer, **367–369**
peligros del, 367
reparar el, **367**
signos de advertencia, **368**

Coser un desgarro o una episiotomía, 356–366
amarrar los puntos, **364**
ayuda médica necesaria para, 358
cómo coser, **362–365**
entumecer la zona desgarrada, **360–361**
esfínter del recto, **366**
instrumentos para, **358–359**
manejo de las agujas, **56**
prevenir desgarros, 356
reglas generales, **361**
revisar el músculo que rodea el ano, 357

Coyunturas, dolor de, 79, 81

Creencias dañinas, **39–40**

Cremas. *Vea* Medicinas

Cretinismo, 38

Cuates. *Vea* Gemelos

Cuello de la matriz. *Vea también* Primera etapa del parto
abertura del, (primera etapa del parto), 146, **155–156**, **167–193**
ablandamiento del, 155
adormecerlo para la AMEU, **424**
cáncer del, **383**
dibujo, 28
examen de 2 manos, **384–385**
examen con espéculo, **378**
placenta cubre el, (placenta previa), 112, 183, 374
prueba de Papanicolau, 379, **381–383**

prueba de vinagre para detectar VPH, 379, **380**
tamaño necesario para la salida del bebé, **156**
tapón de moco, 28, 150, 155
visible en la abertura de la vagina después del parto, **249**

Cuidado de la salud durante el embarazo, 33–47. *Vea también* Atención prenatal
alimentación saludable, **33–42**
aseo personal, 42–43
atención prenatal, **108–145**
cosas que deben evitarse, **45–47**
cuerpo de la mujer durante el embarazo, **27–30**, **73–83**
dormir, descansar y relajarse, 44
ejercicio, 43–44
enfermedades durante el embarazo, **97–101**
historia clínica, **85–107**
para mujeres con VIH/SIDA, **101**, **335**
prevención de infecciones, **49–69**
signos de advertencia, **106**, **109**

Cuidado dental, 43

Cuidados anteparto. *Vea* Atención prenatal

D

Dalkon Shield, **cómo sacar el DIU llamado**, **399**

Debilidad. *Vea también* Anemia; Cansancio
como signo de advertencia, **111**, 116
en embarazos anteriores, 93
y mala alimentación, 117

Deformidad
de las caderas o parte baja de la espalda de la madre, 97
malformaciones congénitas, 45, 46, 95, **266–267**

Depresión, 82, 95, 121, 274

Descanso. *Vea también* Relajación; Dormir; Cansancio
después del parto, 269
durante el embarazo, 44, 75, 86
entre las contracciones, **161**
para presión arterial alta, 124
pararse y acostarse durante el embarazo, **78**
y acidez o agruras, 75

Desechos, eliminación de. *Vea* Eliminación sanitaria de desechos

Desgarros. *Vea también* Fístula (hoyo en la vagina); Coser un desgarro o una episiotomía
    ayuda médica necesaria, 184, 205
    cómo coser, **356–366**
    de la abertura vaginal, 206
    de la matriz, **184–185**, **205**
    de la vagina, **239**
    e infección vaginal, **272**
    genitales, revisarlos después del parto, **248**
    grados de, **356–358**
    prevención, **206–208**, 356
    revisar el músculo que rodea el ano, 357
    y empujar el vientre de la madre, **205**

Deshidratación
    ayudar al bebé, **276**
    beber durante el parto, **159–160**
    definición, 159
    si la madre no puede beber, 159
    signos de advertencia (bebé), **275**
    signos de advertencia (madre), 111, 120, **159**, 178
    suero de rehidratación, **159–160**
    y alimentación con biberón, **276**

Desinfección de alto nivel, 59. *Vea también* Esterilizar equipo

Desinfectantes, 57, 59, 64

Desmayo
    después del parto, 226
    durante el embarazo, 116
    y choque, **239**

Desnutrición. *Vea* Mala alimentación

Desprendimiento de la placenta (abrupción placentaria)
    ayuda médica necesaria, 114, 184, 205
    durante el embarazo, **114**
    signos de, **114**, **184**, **205**
    y empujar el vientre de la madre, 205
    y episiotomía, **354–355**
    y gemelos (mellizos), 219
    y parto en casa, 205
    y preeclampsia, 180

Diabetes (azúcar en la sangre)
    ayudar a una mujer con, 115
    e infertilidad, 31
    en embarazos anteriores, 93
    en un bebé, 254, 258
    prueba para, 115
    signos de advertencia, 93, **115**, 133
    y problemas del embarazo, 97

Diafragmas, 301, **304**

Diarrea (estómago suelto)
    bebida de aceite de ricino, 343
    vómitos con, 111
    y alimentación con biberón, **276**
    y microbios, 50

Dientes y boca, cuidado de, 43

Dieta. *Vea* Alimentación con biberón; Amamantamiento; Comida y alimentación

Digitopresión
    para calmar el dolor del parto, 193
    para calmar las náuseas, 74
    para estimular el parto, **192–193**

Dilatación del cuello de la matriz. *Vea* Primera etapa del parto (se abre el cuello de la matriz)

Dinero
    comer bien con poco, **41–42**
    y problemas del embarazo, **104**

Discapacidades
    ayudar a padres de niños con, **266–267**
    malformaciones congénitas, 45, 46, 95, **266–267**
    que afectan el cerebro o el pensamiento, 45, 46
    y consumo de alcohol, 46
    y medicinas, 45
    y rubéola, 45

DIU (dispositivo intrauterino, aparato), 389–399
    antes de colocarlo, revisar, **391**
    antes de colocarlo, esterilizar, 392
    cargar la T de cobre, **393–394**
    colocación, **392–398**
    después de colocarlo, revisar el, **398–399**
    desventajas y riesgos, 311
    infección, 49, 390, **399**
    para anticoncepción de emergencia, **316**
    para planificación familiar, 301, **310–311**
    peligros, 390
    retirar el, **399**
    signos de advertencia, **311**
    ventajas y desventajas, 390

Doctores. *Vea también* Hospital
    alejan al bebé de la madre, 240
    deben revisar al bebé con un cordón de 2 vasos sanguíneos, 234
    prácticas innecesarias, 433- 436, **441**
    trabajar con los, **438–440**

Dolor. *Vea también* Signos (bebé); Signos (madre durante el embarazo); Signos (madre durante y después del parto)
    al orinar, 77, 128
    bulto (absceso) en un pecho, **288**
    calmarlo durante el parto, 169–170, 187–188, 193
    cambios y molestias durante el embarazo, **76–81**
    cólicos (dolores por gases) en el bebé, **291**
    de cabeza, **81**, 109
    de espalda, **80**, 113–114
    de estómago, **74–75**
    dolores raros durante el embarazo, 81
    en el vientre, **79**, 109, **113–114**, 125
    en la matriz, **183–185**
    en la parte baja del vientre, 128
    en la vagina, **248–249**
    en las coyunturas (articulaciones), 79, 81
    en las piernas, 81, **113–114**
    entre las contracciones, 184
    patadas del bebé, 80
    prevención durante AMEU, **421**, **424**
    signos de advertencia y signos saludables, **113–114**

Dolores de cabeza
    durante el embarazo, **81**
    signo de advertencia, 81, 109, 125

Dolores de parto. *Vea* Contracciones

Dolores por gases (cólicos), **291**

Donde no hay doctor, 41, 115, 328

Donde no hay doctor para mujeres, 46, 105, 111, 322

Doppler, aparato, 434

Dormir. *Vea también* Descanso; Cansancio
    durante el embarazo, 44, 75
    pararse y acostarse durante el embarazo, **78**
    sueños extraños y pesadillas, 82
    y ardor en el estómago, 75

Drogas. *Vea también* Medicinas
    evitar durante el embarazo o amamantamiento, 46
    y bebé pequeño, 134

Duración del embarazo
    calcular el número de meses o semanas de embarazo, 88, 89, 90
    calcular la fecha probable de parto, **88–89**, 130, **133, 527**

parto adelantado, 83, 88, 94, **221**, **292**
Duración del parto. *Vea* Estimular el parto; Parto prolongado

E

Eclampsia. *Vea* Convulsiones
Ecografía, 90, 433, **434**
Edad
    madres muy jóvenes, 22, 105
    y problemas del embarazo, **90**
Edema. *Vea* Hinchazón
Educación. *Vea* Aprendizaje de las parteras; Enseñanza
Efectos secundarios
    de medicinas, **464–465**
    de métodos hormonales para planificación familiar, **306**
Ejercicios
    del gato enojado, **80**, **190**
    durante el embarazo, 43–44
Eliminación sanitaria de desechos
    desechos de plástico, 68
    desechos punzantes o cortantes, 67
    medidas de seguridad, **67–69**
    placenta y otros desechos del cuerpo, 67, 235
El niño campesino deshabilitado, 267
Embarazo. *Vea también* Aborto; Planificación familiar; Cuidado de la salud durante el embarazo; Pérdida; Atención prenatal
    alimentación saludable, **33–42**
    amamantamiento durante el, **292**
    apoyo familiar, **105–107**
    calcular meses o semanas de embarazo, 88, 89, 90
    cambios en el sueño, **75**
    cambios en la alimentación y digestión durante el, **73–75**
    cambios y molestias, **76–81**
    cosas que se deben evitar durante el, **45–47**
    cuerpo de la mujer durante el, **27–30**, **73–83**
    cuidado del cuerpo, **42–44**
    cómo crece el bebé, **30**
    enfermedades durante el, **97–101**
    fecha probable de parto, **88–89**, 130, **133,** 527
    historia clínica, **85–107**
    manchas de, (paño, cloasma, melasma), 79
    modelo para enseñanza sobre el, **454–460**
    molar (tumor), **134**
    órganos sexuales y reproductores, **27–28**
    plan de transporte, 10, **106–107**, **164**, **438**
    problemas con embarazos o partos anteriores, **93–97**
    relaciones sexuales durante el, **83**
    sentimientos y emociones, **82–83**
    signos de, **86–87**
    y antibióticos, 471
    y dinero, **104**
    y distancia a servicios médicos, **104**
    y edad, **90**
    y hepatitis B, **336**
    y herpes, 332
    y medicinas, 45, **103**, 463, 471
    y menopausia, 31
    y número de bebés anteriores, **90–91**
    y sífilis, **330**
    y trabajo, **105**
    y vacuna contra el tétanos, **101–102**
    y VIH/SIDA, **335**
Embarazo molar (tumor), **134**
Embarazo tubárico (en la trompa), 79, **113**
Emergencias. *Vea también* Hospital; Ayuda médica; Signos (bebé); Signos (madre durante el embarazo); Signos (madre durante y después del parto)
    a causa de aborto o pérdida, **406–414**
    a causa de corte genital femenino (circuncisión), **368–369**
    anticonceptivos para, **316**
    trabajar con hospitales y doctores, **435–436**, **438–441**
Emociones. *Vea* Sentimientos
Encías
    adoloridas o sangrantes, 117
    pálidas, 116
Enemas. *Vea* Lavativas o enemas
Energía *Vea también* Anemia; Debilidad
    alimentos que dan, 35
    cansancio, 93, 116, **159**
    sueño durante el embarazo, 75, 86
Enfermedades. *Vea también* Infecciones; Signos (bebé); Signos (madre durante el embarazo); Signos (madre durante y después del parto); *enfermedades específicas*
    amamantamiento cuando la madre está enferma, **292**
    ayuda médica necesaria para, 97
    prevenir, durante el embarazo, **45**
    y medicinas para tratarlas, lista de, 472
Enfermedad pélvica inflamatoria, **325**
Enfermedades venéreas. *Vea* Infecciones de transmisión sexual (ITS)
Enojo durante el embarazo, **82**
Enseñanza
    ayudante para el parto, 151
    clases en la comunidad, **4–5**
    compartir conocimientos, **3–6**
    encontrar materiales para, **461**
    materiales caseros para, **447–461**
    para prevenir ITS, **336**
    para prevenir problemas de salud, **23–25**
Enterrar desechos, **67–69**, 235
Entumecer
    antes de coser, **360–361**
    cuello de matriz para AMEU, **424**
Entumecimiento de los pies, 117
Episiotomía (cortar la abertura de la vagina), **354–355**
    cómo coser, **358–366**
    cómo hacer, **354–355**
    peligros de, **354**
    y cicatriz de circuncisión, 206, 354
Equipo. *Vea* Esterilizar equipo; Instrumentos y materiales
Equipo casero, **443–446**
    balanzas, **445–446**
    calculadora de la fecha probable de parto, **527**
    contadores de tiempo, **443–444**
    estetoscopios, **445**
Ergometrina
    aborto incompleto, 408
    detener sangrado, 231, 232, 237
    peligros, 224
    se contraiga la matriz, 224
Esfínter del recto, cómo coser, 366
Espalda
    de la madre, deformidad en la parte baja, 97
    del bebé, revisar, **265**
    dolor de, **80**, **113–114**
Espermatozoides, 29, 30
Espermicidas, 301, 304, **305**
Esponja para planificación familiar, **317**
Esposo. *Vea* Compañeros

Espéculo, examen con, 377–383
    cómo hacer, **377–379**
    descripción, 373
    prueba de Papanicolau, 379, **381–383**
    prueba de vinagre para VPH, 379, **380**

Esterilidad (infertilidad), 30–31

Esterilización para planificación familiar, 301, **315**

Esterilizar equipo. *Vea también* Limpieza
    agujas, 66
    al horno, **61**
    al vapor, **61–63**
    antes de colocar un DIU, 392
    antes de una AMEU, **420–421**
    antes del parto, **153**, 168
    qué deben esterilizarse, 60
    definición, 59
    guantes, 66
    guardar instrumentos y materiales, **64–65**
    hirviéndolo, **62**
    hojas de rasurar, 65
    instrumentos, **59–64**
    perilla de hule (jeringa de pera, pera de succión), 66
    ropa de cama, **58**
    sustancias químicas para, **63–64**
    termómetros, 65
    y desinfección de alto nivel, 59
    y prevención de infecciones, 51

Estetoscopios, 139, **445**

Estimular el parto, 191–193, **341–344.** *Vea también* Parto prolongado
    bebida de aceite de ricino, **343**
    cosas que deben evitarse, 191, 205
    cuánto esperar, **175–176**
    lavativas para, **342–343**
    medicinas para, 175, 191, **341**
    plantas medicinales para, **344**
    signos de que se necesita, **341**
    y el segundo gemelo, 220, 221

Estómago suelto. *Vea* Diarrea

Estreñimiento, 76
    durante el embarazo, **76–77**
    por pastillas de hierro, 36
    y hemorroides (almorranas), 77

Exámenes. *Vea* Atención prenatal

Examen con espéculo. *Vea* Espéculo, examen con

Examen pélvico, 373–387
    antes del, **375–376**
    bimanual, 373, **384–387**
    con espéculo, 373, **377–383**
    hacerlo sin peligro, **374–375**
    instrumentos para el, 376
    preguntar antes del, **375**
    prueba de Papanicolau, 379, **381–383**
    prueba de vinagre para VPH, 379, **380**

Exámenes vaginales durante el parto, 186, **339–340**

Excremento
    bebé no obra el primer día, **275**
    deshacerse del, 67
    diarrea (bebé), **276**
    diarrea (madre), 50, 111, 150, 343
    en las aguas (meconio), 174–175, 208, 210
    estreñimiento, 36, **76–77**
    goteo de, después del parto (madre), **273**
    lavativas, 77
    microbios en, 49
    negro, 36

Excrementos duros. *Vea* Estreñimiento

F

Fábricas, uso de sustancias químicas en, 47

Falta de aliento (madre), **78**, 103, **114**

Falta de memoria durante el embarazo, 83

Familia. *Vea también* Comunidad; Compañeros
    apoyo de la, **105–106**
    ayudante para el parto, 151
    como personas que afectan la salud de la mujer, **8–9**
    consejos sobre alimentos dados por la, 250
    contestar preguntas de la, **267**
    malos tratos a manos de compañeros, 105

Fase activa del parto, 167, 188

Fase de abertura final, *Vea también* Estimular el parto
    descripción, 167
    y parto prolongado, 189

Fecha probable de parto *Vea también* Parto adelantado
    calculadora de la, **527**,
    cómo calcular la, **88–89**, 130, **133**
    parto retrasado, 88

Fetoscopio, 139, 434

Fibroides (miomas), 386
    y los DIU, 390

Fichas de parto *Vea* Registros

Fiebre (calentura)
    calor durante el embarazo, **78**
    causas de la, 120
    como signo de advertencia (madre), 109, **119**, **178–179**
    en embarazos anteriores, 95
    revisar la temperatura de la madre, **119**, **178–179**, 251
    revisar la temperatura del bebé, **255–256**
    tratamiento, **120**
    y deshidratación, 120, 159, 178
    y problemas del embarazo, 97
    y VIH/SIDA, 101

Fístula (hoyo en la vagina)
    y parto prolongado, 186
    en embarazos anteriores, 94
    prevención, 22, **273**
    y goteo de orina o excremento, **273**

Flujo blanco. *Vea* Candidiasis

Flujo vaginal
    candidiasis, 101, 115, **326–327**
    comparado con el tapón de moco, 151
    durante el embarazo, **77**
    infecciones de transmisión sexual (ITS), **323–328**
    microbios en el, 50
    normal o infectado, 323

Fontanelas (zonas blandas en la cabeza del bebé), 259

Fórceps, 142, **435**

Formaldehído, 64

Fórmula infantil. *Vea* Alimentación con biberón

Frijoles, 35, 41

Frutas, 35, 42

Fumar. *Vea* Tabaco

G

Ganas de dormir. *Vea también* Cansancio
    causas durante embarazo, 75, 86

Gemelos, 143–144
    atender un parto de, **220–221**
    ayuda médica necesaria para, 144
    escuchar los latidos de los corazones, 143–144
    signos de, 133, 138, 143
    y amamantamiento, **291**

Genitales. *Vea también* Examen pélvico; Infecciones de transmisión sexual (ITS); Vagina
comezón en los, 77, 326, 327, **328**
limpiarlos después del parto, **247**
del bebé, **263–264**
desgarro durante el parto, **248**
dibujos, 27, 376
revisarlos después del parto, **248–249**
se abultan durante las contracciones, 195
venas hinchadas en los, 76

Glicerina y alcohol, limpiador de manos con, 54

Glutaraldehídos, 64

Gonorrea, 50, **323–325**

Gordura (madre), 115, 118

Gotas. *Vea* Medicinas

Goteo de los pechos, 76

Granos (alimentación), 35, 42

Grasas (alimentos que dan energía), 34, 35

Guantes
bolsas de plástico como, 54
cómo botar, 68
cómo esterilizar, 66
esterilizados, uso de, **54–55**
para prevenir infecciones, 51
volver a usar, 66

Guardar
instrumentos y materiales, **64–65**
ropa de cama, **58**

Guiar el parto, 159–163

Guisantes (chícharos), 35, 41

H

Hematoma (vesícula de sangre)
en la cabeza del bebé, **260**
en la vagina después del parto, **248–249**

Hemorragia. *Vea* Sangrado

Hemorroides (almorranas), 77

Hepatitis, 336
evitar el contagio de, 50, 51
signos y tratamiento, **336**
y problemas del embarazo, 97, 336

Herida dentro del cuerpo (lesión interna), 413

Heroína, 46

Herpes genital, 331–332

Hervir
guantes, 66
para esterilizar instrumentos, **62**

Hierro, **36**, 74, 116

Hígado (carne), 42

Hígado, mal del. *Vea* Hepatitis

Hilo para coser desgarros, 358

Hinchazón
causada por medicinas, 103
con dolores de cabeza, 81
de la cara y las manos, 76, 81, 109, 126, 127
de los pechos, 76, **288**
de los pies, 76
de venas (várices), 76
piernas enrojecidas, duras o hinchadas, **273**

Hipoclorito sódico. *Vea* Cloro

Historia clínica, **85–107**

Hojas de rasurar, 65

Hombros (bebé)
ayudar a que salgan, **211–213**
episiotomía para hombros atorados, **354–355**
revisar, **262**

Hongos. *Vea* Candidiasis

Hormonas, métodos anticonceptivos. *Vea* Métodos hormonales para planificación familiar

Hornear para esterilizar instrumentos, **61**

Hospital o centro médico
acceso a, 437
anemia y parto en, 116
aparatos para ayudar a bebés enfermos, **437**
bebé alejado de la madre en, 240
ecografías, aparatos Doppler y radiografías en, **434**
instrumentos para emergencias de parto, **435–436**
limpieza, 57, 58
medicinas en, **434**
para parto de gemelos, 144
para preeclampsia, 126, 127
parteras en, **440–441**
plan de transporte para llegar a, 10, **106–107**, **164**, 438
pruebas de laboratorio, **434**
riesgos y beneficios de, 16–17
transfusión en, **436**
y bebé que viene de nalgas, 142
y peligro de infección, 52
y prácticas innecesarias, 433, **441**

Huesos de la pelvis. *Vea* Pelvis; Pubis

Huevo (óvulo), 29

Humo, evitar durante el embarazo, 104

I

Ictericia, signos de (bebé), 266, **279,** 405

Ideas dañinas sobre alimentación, 39–40

Implantes para planificación familiar, **309–310**

Incompatibilidad Rh, 405

Incubadora, 437

Indigestión. *Vea* Problemas del estómago

Inducir el parto. *Vea* Estimular el parto

Infecciones
algodoncillo (infección por hongos), **290**
ayuda médica necesaria para, 106
candidiasis, 101, 115, **290**, **326–327**
chancro blando, 330, **331**
clamidiasis, 50, 323–325
corte genital femenino, **368–369**
de la matriz, 120, 179, **185**, **271**, 399
de la vagina, **272**
de la vejiga, 77, 97, 120, **128–129**, 179
de mama (mastitis), **289**
del riñón, 97, **128–129**, 179
después de aborto o pérdida, **406**, **409–411**, 419
después del parto, **251**
DIU y peligro de, 49, 390, **399**
durante el parto, **178–179**
en el bebé, 255, **256**, **277–279**
fiebre (calentura) a causa de, 120
gonorrea, 50, **323–325**
hepatitis, **336**
herpes genital, **331–332**
parto no empieza y hay signos de, 176
prevención, 42, **49–69**
prueba de Papanicolau para, 379, **381–383**
sífilis, **329–330**
tricomoniasis, **326**
uretra, 128, 129
vaginosis bacteriana, **328**
VPH, **333**, 379, **380**
y microbios, **49–51**
y problemas del embarazo, 97
y respiración de boca a boca, 243
y VIH/SIDA, 101

Infecciones de transmisión sexual (ITS). *Vea también* VIH/SIDA

513

candidiasis, **326–327**
chancro blando, 330, **331**
clamidiasis, **323–325**
comezón en los genitales, **328**
cómo se transmiten, **322**
e infertilidad, 31
flujo vaginal, **323–328**
gonorrea, 50, **323–325**
hepatitis B, **336**
herpes genital, **331–332**
infección de la pelvis, **325**
información general, 321
llagas en los genitales, **329–333**
pérdida causada por, 91
prevención, **336–337**
prueba de Papanicolau para, 379, **381–383**
prueba de vinagre para, 379, **380**
que afectan todo el cuerpo, **334–336**
signos de, **321**
sífilis, **329–330**
tratamiento, 321, **322**
tricomoniasis, **326**
vaginosis bacteriana, **328**
VPH (verrugas genitales), **333**, 379, **380**
y la comunidad, **337**
y microbios, 50
y parto que no empieza después de que se rompe la bolsa de aguas, 176
y peligros del DIU, 390
y relaciones sexuales durante el embarazo, 83
y VIH/SIDA, 101
Infección de la pelvis (enfermedad pélvica inflamatoria), 325
Infección de la vejiga, 128–129
atención para, **129**
fiebre a causa de, 120
signos de, 77, **128**
y parto, 179
y problemas del embarazo, 97
Infección de los riñones, 128–129
y parto, 179
y problemas del embarazo, 97
Infección del cerebro del bebé (meningitis), 278
Infección por hongos. Vea Candidiasis
Infección urinaria, Vea Infección de la vejiga; Infección de los riñones
Infertilidad, 30–31
Insomnio, 75

Instrumentos y materiales.
Vea también Equipo casero; Esterilizar equipo
aspirador de moco, **209**
baratos y caseros, **443–446**
cinta métrica, **132**
cómo guardar, **64–65**
cuáles deben esterilizarse, 60
cuidado de, **65–67**
eliminación sanitaria de desechos, **67–69**
en hospitales, **435–437**
necesarios para el parto, **152–153**
paquetes estériles de, 65
para AMEU, **419–421**
para colocar los DIU, 392
para coser desgarros, **358–359**
para escuchar el corazón, 139
para examen pélvico, 376
para medir la presión arterial, 122
perilla de hule, 66, **209**
Intensificar el parto. Vea Estimular el parto
Interrumpir el embarazo. Vea Aborto; Pérdida
Intestinos. Vea también Excremento
estreñimiento, 36, **76–77**
hemorroides (almorranas), **77**
lavativas, 77
Intoxicación por medicinas, 466
Inyecciones, 345–349. Vea también Medicinas; Agujas (hipodérmicas); Vacunas
cómo poner, **346–349**
cuándo son necesarias, 344-345
de vitaminas, 42
dónde poner, 348
para adormecer el cuello de la matriz durante AMEU, **424**
para adormecer una desgarrada antes de coserla, **360–361**
reacciones alérgicas a, 345
y peligro de infección, 50, 51, 56, 345
Inyecciones anticonceptivas, 309
Irritabilidad durante el embarazo, 82
ITS. Vea Infecciones de transmisión sexual

J

Jadeo, 170, 201
Jaquecas (migrañas), 81
Jeringas. Vea también Inyecciones; Agujas (hipodérmicas)
de pera, 66, **209**

para AMEU, 419, **420**
Jimaguas. Vea Gemelos

K

Kegel, ejercicios de (ejercicios de apretamiento), 44

L

Labios
labio leporino (bebé), **261–262**
secos (madre), 159
Laboratorio, pruebas de, 434
Labsticks, 126
Latidos del corazón (bebé), 139–141, 172–173, 243
cómo encontrar los, 139
como signo de embarazo, 87
después del parto, **243**, **255**
durante el parto, **172–173**
escuchar sonidos del corazón, **262**
gemelos o mellizos, **143–144**
instrumentos para oír los, 139
lentos, **141**, **172–173**, 177, 184, 208, **243**, **255**
no se oyen (signo de embarazo molar), **134**
para encontrar la posición del bebé, **140**, 172
pulso en el cordón, 139, 177
revisar el ritmo de los, **141**
ruido silbante, 139
rápidos, **173**, 184, **243**, **255**
signos de advertencia y signos saludables, **141**, **172–173**
Latidos del corazón (madre). Vea Pulso (madre)
Lavar. Vea también Limpieza; Esterilizar equipo
instrumentos, **59**
madre después del parto, **247**
manos, **53–54**, **153**, 168
ropa de cama, **58**
Lavativas o enemas
evitar durante el embarazo, 77
para estimular el parto, **342–343**
Laxantes, evitar, 77
Leche. Vea Alimentación con biberón; Amamantamiento (dar el pecho)
Leche animal. Vea Alimentación con biberón
Legrado, aborto por, 92. Vea también Aborto
Legumbres, 35, 41

Lentejas, 35, 41
Lesión dentro del cuerpo (lesión interna), **413**
Leyes, tomar en cuenta
 antes de hacer AMEU, 417
 antes de insertar DIU, 389
 sobre medicinas, 466
Ligadura de trompas (esterilización), **315**
Ligamentos, dolor en los, 79
Límites, conocer sus, **20–21**
Limpieza. *Vea también* Esterilizar equipo
 antes y durante el parto, **153**, 168
 de la madre, **247**
 de la ropa de cama, **58**
 de las manos, **53–54**, **153**, 168
 de los dientes y la boca, 43
 del lugar, **57**, 150
 después del parto, 269
 durante el embarazo, 42–43
 para prevenir infecciones, 52
 y el cordón, 215
Líquidos. *Vea* Agua y líquidos
Líquido amniótico. *Vea* Bolsa de aguas (la fuente)
Llagas
 y mala alimentación, 117
Llagas en los genitales (úlceras genitales), **329–333**
 VPH (verrugas genitales), **333**, 379, **380**
 chancro blando, 330, **331**
 evitar relaciones sexuales cuando hay, 329
 herpes genital, **331–332**
 sífilis, **329–330**
Llanto durante el embarazo, 82
Lombrices. *Vea* Parásitos
Lombrices uncinarias, anemia causada por, 37
Luna, cómo calcular la fecha de parto usando la, 89

M

Macrólidos, 471
Madre muy delgada, **118**
Madre muy gorda, 115, 118
Madres jóvenes, 22, 105
Madres solteras, 105
Magnesio para calambres en las piernas, 81
Mal olor de la vagina, 77, 321
Mala alimentación, 33, **117**, 134

Malaria. *Vea* Paludismo
Males. *Vea* Enfermedades; Infecciones; *enfermedades específicas*
Malestar estomacal. *Vea* Problemas del estómago
Malformaciones congénitas, **266–267**
 ayudar a los padres de niños con, **266–267**
 causas de, **267**
 en embarazos anteriores, 95
 revisar si el bebé tiene, **266**
 y consumo de alcohol, 46
 y medicinas, 45
 y rubéola, 45, 95
Malos tratos a manos de un compañero, **105**
Malparto. *Vea* Aborto; Pérdida
Mamas. *Vea* Pechos
Manchas
 oscuras en la piel, 79
 rubéola, 45, 95
Manchado (sangrado leve), 112, 491,-492. *Vea también* Sangrado
Manos. *Vea también* Tocar el interior de la vagina
 de la madre, hinchadas (signo de advertencia), 76, 81, 126, 127
 del bebé, revisar, **262**
 lavarse las, **53–54**, **153**, 168
Mareo
 a fines del embarazo, 81
 como signo de advertencia, 81, 109, 116
 y choque, **239**
Marido. *Vea* Compañeros
Masaje entre las contracciones, 169
Mastitis (infección de mama), **289**
Materiales. *Vea* Instrumentos y materiales
Materiales de enseñanza caseros
 modelo de la matriz, **450–451**
 modelo de la pelvis, **448–449**
 modelo de la vagina, **452–453**
 modelo del embarazo, **454–460**
 modelo del parto, **461**
 métodos básicos para hacer, **447**
Matriz (útero). *Vea también* Contracciones; AMEU; Medir la matriz; Placenta; Posición del bebé; Tocar el interior de la vagina
 adolorida después del parto, 159
 agua en la, 133, 134

 ayudar a que se contraiga después de que nace la placenta, 224, **236–238**
 cicatrices de un aborto, 92
 cicatriz de una cesárea, 96
 cólicos a principios del embarazo, **79**
 cómo se embaraza la mujer, **29**
 crece demasiado despacio, **134–135**
 crece demasiado rápido, **133–134**
 desgarrada, **184–185**, 205
 después del parto, **270–271**
 después de un aborto, 408
 dibujos, 28, 29
 dolor durante el parto, **183–185**
 empujar el vientre y la, evitar, **205**
 examen de 2 manos, **385–386**
 infección, 95, 120, 179, **185**, **271**, 399
 medir la, 90, **130–135**
 modelos para la enseñanza sobre la, **450–451**, **454–457**, **460**
 más grande de lo normal, 115
 pedazo de la placenta queda dentro de la, **234–235**
 permanece blanda después de que nace la placenta, **236–238**
 posición del bebé, **135–144**, **170–171**, **190–191**
 sale con la placenta, **232–233**
 sentir al bebé dentro de, 87
 signos de que la placenta se desprendió, **226–227**
Maíz, 35, 38
Meconio (primeros excrementos del bebé)
 definición, 174
 en las aguas, 174–175, 208, 210
Medicinas, **462–497**. *Vea también* Inyecciones; Vacunas
 antibióticos, **470–471**
 beneficios y riesgos, 16
 cantidad a tomar, 464, 466, **468–469**
 cómo tomar, **464–470**
 cuándo usar, **463**
 efectos secundarios, **464–465**
 en hospitales, 434
 escoger medicinas que sirven y no son peligrosas, 19
 evitar durante el embarazo o amamantamiento, 45, 463
 "familias" de, 103
 historia clínica, **103**
 informarse sobre las, 466
 intoxicación por, 466
 lista de problemas que tratan, **472**

medicina occidental, 17, 18
medicina tradicional, 17, 463
medicinas específicas, **473–497**
mixtas, evitar, 464
para aborto con medicinas, 92
para que contraiga la matriz, 224
para candidiasis, 327
para chancro blando, 331
para clamidiasis, 324, 325
para detener el sangrado de la matriz, 231, 237
para entumecer una desgarrada antes de coserla, 360
para estimular el parto, 175, 191
para fiebre (calentura), 119
para gonorrea, 324, 325
para herpes genital, 332
para ITS, 322
para infección del cerebro, **279**
para infección de la matriz, 179
para infección de la pelvis, 325
para infección de la vejiga, 129
para infección de mama, 289
para infección del riñón, 129
para infección después de aborto o pérdida, **410**
para migrañas, 81
para paludismo (malaria), **98–99**
para preeclampsia, **181–182**
para prevenir dolor durante la AMEU, 421
para prevenir una infección después de que nace la placenta, 231, 233
para pulmonía, 279
para que nazca la placenta (tercera etapa), 224, 225, **228**, **231**, **233**, 237
para reacciones alérgicas, 465
para sífilis, 330
para tricomoniasis, 326
para tétanos (trismo), 278, 411
para vaciar la matriz después de aborto incompleto, 408
para vaginosis bacteriana, 328
para VIH/SIDA, 101, 335
para VPH (verrugas genitales), 333
plantas medicinales para estimular el parto, **344**
presentaciones de las, **467**
reacciones alérgicas a, **103**, **465–466**
signos de problemas, **464–466**
sistemas no occidentales, 17
tipos de, 17–19, 470
y amamantamiento, **292**
y avaricia, 19
y hepatitis B, 336

Medicina no occidental, 17
Medicina occidental, 17, 18
Medicina tradicional, 17, 463
Medicinas mixtas, evitar, 464
Medir medicinas, 468–469
Medir la matriz, 130–135
   maneras de, 90, **130–132**
   matriz crece demasiado despacio o rápido, **133–135**
   para calcular la fecha probable de parto, 130, **133**
   para calcular los meses de embarazo, **90**, 130
   sentir la matriz para, **130–131**
   signos de advertencia, **132–135**
Melasma, 79
Mellizos. *Vea* Gemelos
Meningitis, 278
Menopausia, 31, 86
Menstruación. *Vea* Regla
Mercurio en el pescado, 35
Meses de embarazo, cómo calcular, 88, 89, 90. *Vea también* Duración del embarazo
Microbios
   cómo entran al cuerpo, **50**
   definición, 49
   infección causada por, **49–51**
   prevenir infecciones, **52–56**, 175
   y esterilización, 60
Miedo. *Vea* Temor o miedo
Migrañas, 81
Minerales
   alimentos que protegen la salud, 34, 35, 36-38
   calambres en las piernas, 81
   calcio, **37–38**, 74, 81
   hierro, **36**, 74, 116
   magnesio, 81
   potasio, 81
   yodo, **38**, **117**
Miomas (fibroides), 386
   y los DIU, 390
Misoprostol
   para ayudar a que salga la placenta, 224, **228**
   para detener el sangrado de la matriz, 231, 232, 234, 237
   para vaciar la matriz después de aborto incompleto, **408**
Moco
   que tapa el cuello de la matriz, 28, **150–151**, 155

Moco, método de planificación familiar del, 313
Modelos para la enseñanza
   bebé, **459**
   cordón, **458–459**
   embarazo, **454–460**
   matriz, **450–451**, **454–457**
   métodos básicos para hacer, **447**
   parto, **461**
   pelvis, **448–449**
   placenta, **456–457**
   vagina, **452–453**, **454**
Molestias del cuerpo durante el embarazo, 76–81
Molleras (zonas blandas en la cabeza del bebé), 259
Monitores cardíacos, 437
Morado (color)
   línea entre las nalgas cuando se acerca la segunda etapa, 195
   manchas en la piel, 79
Movimientos del bebé
   como signos de embarazo, 87
   dejan de sentirse, 80, 134
   patadas dolorosas, 80
   y meses de embarazo, 87
   y posición del bebé, 138
Muerte del bebé
   ayudar a la madre, 135, **243**
   en embarazos anteriores, 95, 115
   y matriz que crece muy despacio, **134–135**
   y rubéola, 45
Médicos. *Vea* Doctores; Hospital
Métodos hormonales para planificación familiar, 305–310
   comparados a otros métodos, 301
   efectos secundarios, **306**
   información general, 305–306
   mujeres que no deben usar, 306
   pastillas anticonceptivas, **307–308**

N

Nacimiento de la placenta. *Vea* Tercera etapa del parto (nace la placenta)
Nalgas completas (piernas dobladas), parto de, 215, **216–218**. *Vea también* Bebé viene de nalgas
Nariz del bebé, revisar, 261
Nervio vago, 426
Nitrazina, papel, 174
Nudos
   de 4 lazadas, 364

llanos (de rizo), 214

Nutrición. *Vea* Alimentación con biberón; Amamantamiento (dar el pecho); Comida y alimentación

Náuseas. *Vea también* Vómitos
causas (fuera del embarazo), 86
de líquidos durante el parto, 159
por la mañana, **73–74**, 86, **110–111**
signos de advertencia, **110–111**

O

Oídos
del bebé, revisar, **260**
labio leporino o paladar partido e infecciones de, 262

Ojos
color (bebé), **279**
del bebé, revisar, **260**
hundidos (madre), 159
prevenir la ceguera (bebé), **260–261**, 324
problemas de vista (madre), 109, 125
y clamidiasis o gonorrea (bebé), **324**
y herpes genital, 332

Ombligo, cordón del. *Vea* Cordón;

Opio, 46

Orejas del bebé, revisar, 260

Orinar. *Vea también* Infecciones de transmisión sexual (ITS)
bebé no orina el primer día, **275**
con frecuencia, **77**, 86, 115
después del parto, **249**
dolor o ardor al, 77, 128
durante el parto, **161**
goteo de orina después del parto, **273**
maneras de estimular, 249, 352
para que contraiga la matriz, 236
proteína en la orina, 125, **126–127**, 128, 180
sangre en la orina, 128
sonda (para vaciar la vejiga), 249, **352–353**
y ejercicios de apretamiento (de Kegel), **44**

Ovarios
dibujos, 28, 29
examen bimanual, **387**

Óvulo, 29

Oxitocina
no dar en casa, 434
para ayudar a que salga la placenta, 224, **228**
para que contraiga la matriz, 236
para detener el sangrado de la matriz, 230, 231, 232, 234
para "manejo activo" de la tercera etapa, 225

Oxígeno, darle al bebé, 241, 437

Oxígeno, tienda de, 437

P

Paladar hendido, 261–262

Palidez
bebé, **244–245**, 266
cordón después del parto, 157
uñas, encías e interior de los párpados, 116
y choque, **239**

Paludismo (malaria), 98–99
anemia causada por, 37
e infertilidad, 31
prevención, 98
pérdida causada por, 91
tratamiento, **98–99**
y parto, 179
y problemas del embarazo, 97

Paño (manchas de embarazo), 79

Pantalones de parto (modelo para enseñanza), 461

Papanicolau, prueba de, para infecciones o cáncer, 379, 381–383

Papel Nitrazina, 174

Paperas e infertilidad, 31

Parásitos, 74, 86, 111

Parteras, 1–11
apoyo emocional después de pérdida o aborto, **403–404**
ayudar a detener el VIH/SIDA, **100**
conocer sus límites, **20–21**
en hospitales, **440–441**
materiales e instrumentos para el parto, **152–153**
protección contra infecciones, **56**
trabajar con hospitales y doctores, **438–441**
y atención prenatal, 70–71
y prácticas innecesarias en los hospitales, 433, **441**

Parto. *Vea también* Contracciones; Estimular el parto; Primeras horas después del parto; Primeras semanas después del parto; *etapas específicas del parto*
apoyar el, **158**, **169–170**, **200–202**
apuntes sobre el, **164–165**, 170
aspirar la boca y nariz del bebé, **208–210**
ayudante para el, **151**
ayudar a la cabeza a salir despacio, **207–208**
ayudar a la madre a relajarse, **169–170**
ayudar a que salgan los hombros del bebé, **211–213**
bebé no cabe en la pelvis, **189**, **204**
bebé no nace después de 1 ó 2 horas de pujar, **203–205**
cambiar de posición cada hora durante el, **162**
cambiar la ropa de cama de la madre, **163**
cesárea, **96**
comer durante el, 160
cordón enredado en el cuello del bebé, **210**
cuidar a la madre durante el, **157–163**, **169–170**, **200–202**
cuándo acudir al, **151**
descansar entre las contracciones, **161**
después del, **157**, **247–267**
dolor, calmar el, **169–170**, **187–188**, **193**
exámenes vaginales durante el, **186**, **339–340**
guiar el, **159–163**
hombros del bebé se atoran, **211–213**
información general, **155–157**
materiales e instrumentos que hay que tener, **152–153**
métodos caseros para estimular el, **341–344**
orinar durante el, **161**
parto adelantado, 83, 88, 94, **221**, **292**
parto prolongado, 91, 94, **186–191**
parto retrasado, 88
plan de transporte, 10, **106–107**, **164**, **438**
prevención de problemas, **163**
primera etapa (se abre el cuello de la matriz), 146, **155–156**, **167–193**
sangrado durante el, **183**, **205**
secuencia básica, 146
segunda etapa (madre puja y nace el bebé), 146, **156**, **195–221**
signos de advertencia, **147**, **163**, **204–205**
signos de que está por comenzar, **149–151**
signos de que se empieza la segunda etapa, **195**
tercera etapa (nace la placenta), 146, **157**, **223–245**

517

tomar líquido, **159–160**
velocidad del parto, vigilar la, **202–205**
y bebé muerto, 135, **243**
y examen pélvico, 374
y vejiga llena (madre), **203**, 352
y venas hinchadas, 76
Parto adelantado, 221. *Vea también* Bebé pequeño
ayuda médica necesaria para, 221
en embarazos anteriores, 94
intervalo normal y seguro, 88
no empieza después de que se rompe la bolsa de aguas, 176
y amamantamiento, **292**
y gemelos (mellizos), 219
y relaciones sexuales durante el embarazo, 83
Parto de nalgas. *Vea* Bebé viene de nalgas
Parto instrumental, 435–436
Parto lento. *Vea* Estimular el parto; Parto prolongado
Parto muy rápido de un embarazo anterior, 94
Parto por cesárea. *Vea* Cesárea
Parto prematuro. *Vea* Parto adelantado
Parto prolongado, 186–191, 202–205. *Vea también* Estimular el parto
agotamiento a causa de, **188–189**
ayuda médica, 106, **204–205**
bebé en posición difícil o imposible para nacer, **190–191, 204**
bebé no cabe en la pelvis, **189, 204**
bebé no nace después de 1 ó 2 horas de pujar, **203–205**
en embarazos anteriores, 94
fase activa del parto, 188
fase de abertura final, 189
fase lenta del parto, 188
problemas causados por, 186
vigilar la velocidad del parto, **202–205**
y gemelos (mellizos), **220**
y miedo o tensión, **187–188**
y número de bebés anteriores, 91
y posición de la madre, **203**
y vejiga llena (madre), **203**, 352
Parto retrasado, 88**.** *Vea también* Estimular el parto
Pastillas. *Vea* Medicinas
Pastillas anticonceptivas, 307–308

Patadas del bebé
como signo de embarazo, 87
dejan de sentirse, 80, 134
dolorosas, 80
y meses de embarazo, 87
y posición del bebé, 138
Pechos
bulto doloroso (absceso) en, **288**
goteo, 76
hinchados, 76, **288**
infección (mastitis), **289**
sacarse leche, **284–285**
se agrandan, 87
Pelvis. *Vea también* Examen pélvico; Pubis
bebé bajando por la, 137, **171**
bebé no cabe en la, **189, 204**
dibujos, 27
ejercicio de apretamiento (de Kegel) para la, 44
hombros del bebé atorados, **211–213**
modelos para enseñanza sobre la, **448–449**
no bien desarrollada en la madre, 96
pequeña, sinfisiotomía para, **436**
Pene *Vea también* Infecciones de transmisión sexual (ITS)
del bebé, 263, **264**
del compañero, 29, 83
Penicilinas, 471
Pera de succión, 66, **209**
Pérdida, 401–415. *Vea también* AMEU
apoyo emocional, **403–404**
atención de emergencia para problemas, **406–414**
choque después de, 409, **414**
cuidado del cuerpo, **404–405**
definición, 91
historia de, **91**
infección, **406, 409–411**
peligros del DIU después de, 390
prevención, 91
sangrado abundante después de, **406, 412–414**
signos de advertencia, **404**
signos de advertencia, 79, 112
tétanos (trismo) después de, **411**
y diabetes, 93
y VIH/SIDA, 101
Perilla de hule, 66, **209**
Pesadillas, 82
Pescado, 35, 42
Peso. *Vea también* Tamaño
bebé anterior grande, 94, 115

bebé grande, 254, **258**
bebé no sube de, **276**
bebé pequeño en un parto anterior, 94
bebé pequeño, **221**, 254, **256–257, 292**
de la madre, 115, 118, 119
Pezones. *Vea también* Amamantamiento (dar el pecho)
adoloridos o agrietados, **290**
algodoncillo (infección por hongos), **290**
estimular el parto, 192
durante el amamantamiento, 282
planos o retraídos, **287**
que gotean líquido, 76
Piel. *Vea también* Color (madre)
color (bebé), **244–245, 266**, **279**
del bebé, revisar, **265**
falta de elasticidad, 159
manchas, 79
pálida y choque, **239**
Piernas
calambres en las, **80–81**
coágulo (signos de advertencia), **273**
del bebé, revisar, **264–265**
dolor en las, 81, **113–114**
enrojecidas, duras, hinchadas o adoloridas (madre), **273**
relajadas al pujar, 201
Pies
ardor o entumecimiento, 117
del bebé, revisar, **265**
hinchados, 76
"Píldora, la," 307–308
Píldoras. *Vea* Medicinas
Placenta. *Vea también* Tercera etapa del parto (nace la placenta)
ayudar a que se contraiga la matriz después de que nace la, 224, **236–238**
cubre el cuello de la matriz (placenta previa), 112, 183, 374
deshacerse de la, 67, 235
desprenderse de la matriz después del parto, 157
desprendida (abrupción), **114**, 180, **184, 205**, 219, 354
dibujo, 30
guiarla hacia afuera con el cordón, **228–229**
matriz sale junto con la, **232–233**
modelo para enseñanza sobre la, **456–457, 460**
nacimiento de la, (tercera etapa del parto), 146, **157, 223–245**

pedazo queda dentro de la matriz, **234–235**
problemas en embarazos anteriores, 95
revisar después del parto, **233–234**
sacarla con la mano, **230–231**
sangrado abundante antes de que nace la, **226**
signos de que se desprendió de la matriz, **226–227**
y evitar empujar el vientre de la madre, **205**

Placenta previa, 112, 183, 374
Plaguicidas, 31, 47
Plan de transporte, 10, **106–107**, **164**, **438**
Planificación familiar. *También vea* métodos específicos
anticoncepción de emergencia, **316**
métodos que no funcionan, **318**
razones de usar, **299**
selección de un método, **300–317**
y AMEU, 431
y comunidad, **318–319**

Planificación familiar natural, 312–315
comparada a otros métodos, 301
días fijos, método de, **314–315**
moco, método del, **313**

Plantas medicinales para estimular el parto, 344
Plástico, desechos de, cómo botarlos sin peligro, 68
Pollo, 42
Pomadas. *Vea* Medicinas
Posición de la madre durante el parto
buena posición para pujar, 200
cambiar cada hora, **162**
no acostarse boca arriba, 162, 200
para que salgan los hombros, 211
y hombros del bebé atorados, **212**
y parto prolongado, 203

Posición del bebé, 135–144, 170–171, 190–191, 215–219
atravesada, **143**, **191**, 219, **220–221**, **369**, **371**
bebé bajando por la pelvis, 171
cabeza inclinada hacia un lado (asinclítica), **204**
cara hacia el frente de la madre, **136**, **171**, **190**, **204**
cara hacia la espalda de la madre, **136**, **171**
cara o frente primero, 190, 204

de nalgas, 137, 138, **142–143**, **190**, **215–219**, **369–371**
difícil o imposible para nacer, **190–191**, **204**
encontrar la cabeza, **137–138**
encontrarla escuchando los latidos del corazón, **140**
palpar el vientre de la madre para encontrar la, **135–138**
registro de la, 140
revisarla al principio del parto, **170–171**
signos de advertencia y signos saludables, **135**
vertical (de arriba a abajo), **136**
voltear a un bebé atravesado o de nalgas, **369–371**
y ayuda médica, 190–191
y gemelos, 219, **220–221**
y movimientos, 138

Potasio para calambres en las piernas, 81
Povidona yodada, 38
Preeclampsia
atención para, **127**
ayuda médica necesaria para, 106, 125, **126**, **127**, **180–181**
convulsiones, 93, 126, **181–182**
durante el parto, **180–182**
en embarazos anteriores, 93, 97
signos, 76, 81, 122, **125–126**, 180

Preguntas
contestar las preguntas de la familia, **267**
de la consulta prenatal, **109–115**
de la historia clínica de la embarazada, **85–107**
del "por qué" de las cosas, parteras hacen, 2, 21–22
sobre alimentación, 34

Preocupación durante el embarazo, 82
Prepucio. *Vea* Circuncisión del varón
Preservativos. *Vea* Condones
Presión arterial
baja durante el parto, 180
choque y baja en la, **239**
instrumentos para medir, 122
revisar durante el embarazo, **122–124**
revisar durante el parto, **180–182**
signos de advertencia, **122**, **180–181**

Presión arterial alta
a fines del embarazo, con dolores de cabeza, 81

como signo de advertencia, **122**, **180**
cuidados para, **124–125**
durante el parto, **180–181**
en embarazos anteriores, 93
y matriz que crece demasiado despacio, 134
y preeclampsia, 125, 126, **180–182**
y problemas del embarazo, 81, 97
y proteína en la orina, 125, 126, 180

Prevención. *Vea también* Planificación familiar
de abortos peligrosos, **415**
de anemia, 36
de bocio, 38
de calambres en las piernas, 81
de candidiasis, **327**
de ceguera (bebé), **260–261**, 324
de desgarros, **206–208**, 356
de estreñimiento, 76
de fístula (hoyo en la vagina), 22, **273**
de infecciones de transmisión sexual (ITS), **336–337**
de infecciones, 42, **49–69**
de infección de la vejiga, 129
de paludismo (malaria), 98
de pérdidas, 91
de problemas de salud, cambios comunitarios para la, **23–25**
de problemas del parto, **163**
de sangrado abundante después del parto, **248**
de tétanos (trismo), 102, 278, 411
de VIH/SIDA, **99–100**, 335

Primera etapa del parto (se abre el cuello de la matriz), 167–193. *Vea también* Estimular el parto; Parto; Signos (madre durante y después del parto)
ayudar a la madre a relajarse, **169–170**
bebé en posición difícil o imposible para nacer, **190–191**
bebé no cabe en la pelvis, **189**
bolsa de aguas, **174–177**
convulsiones, **181–182**
cordón baja delante del bebé (prolapso), **176–177**
dolor en la matriz, **183–185**
evitar que entren microbios en la vagina, 175
examen vaginal, **186**
fases del parto, 167
información general, 146, **155–156**, **167–168**
latidos del corazón del bebé, revisar, **172–173**

parto prolongado, **186–191**
posición del bebé, **170–171**
presión arterial (madre), **180–182**
pujar, evitar, **186**, **196**
pulso de la madre, revisar, **178**
respiración de la madre, **170**
sangrado durante el parto, **183**
signos de avance, **185**
sonidos que ayudan, **169**
tamaño del cuello de la matriz completamente abierto, **156**
temperatura (madre), **178–179**
y preeclampsia, **180–182**

Primeras horas después del parto, **247–267**. *Vea también* Primeras semanas después del parto
amamantamiento, **252**
atender a la madre, **246–252**
atender al bebé, **252–267**
ayudar a la madre a comer y beber, **250**
ayudar a la madre a orinar, **249**
dar vacuna BCG (bebé), **267**
estar pendiente de signos de infección (madre), **251**
información general, **157**
limpiar el lugar, **267**
limpiar la madre, **247**
prevenir el sangrado abundante (madre), **248**
preguntas de la familia, **267**
respiración del bebé, **254**
ritmo del corazón del bebé, **255**
temperatura del bebé, **255–256**

Primeras semanas después del parto, **269–279**. *Vea también* Primeras horas después del parto
bebé no orina o no obra el primer día, **275**
bebé no sube de peso, **276**
color de piel y ojos del bebé, **279**
cuidar el cordón del ombligo, **277**
cómo atender a la madre, **269–274**
cómo atender al bebé, **274–279**
deshidratación (bebé), **275–276**
goteo de orina o excremento (madre), **273**
matriz y sangrado de la madre, vigilar, **270**
matriz, signos de infección, **271**
piernas enrojecidas, duras, hinchadas o adoloridas (madre), **273**
signos de infección (bebé), **277–279**
vómito sale disparado (bebé), **275**

Problemas de salud. *Vea* Enfermedades; Infecciones; *enfermedades específicas*

Problemas del corazón. *Vea también* Presión arterial alta

Problemas del estómago
dolor o ardor, **74–75**
náuseas, **73–74**, 86, **110–111**
y mala alimentación, 117

Productos animales baratos, 42

Profilácticos. *Vea* Condones

Programación
de consultas prenatales, **144**
de vacunas contra el tétanos, 102

Prolapso del cordón (baja por delante del bebé)
episiotomía para, **354–355**
qué hacer en caso de, **177**
retrasar el parto no se recomienda en caso de, 208
y gemelos (mellizos), 219
y parto podálico, 218

Proteger el parto, 158

Proteínas (alimentos que forman el cuerpo), 34, 35, 250

Proteína en la orina
como signo de infección, 128
como signo de preeclampsia, 125, **126–127**, 180

Pruebas
de embarazo, 87
de laboratorio, **434**
de Papanicolau para infecciones o cáncer, 379, 381–383
medir la matriz, 90, **130–135**
para agua en la matriz, 133
para anemia, 116
para proteína en la orina (signo de preeclampsia), **126–127**
para diabetes, 115
presión arterial de la madre,, **122–124**, **180–182**
pulso de la madre, **120–121**
temperatura de la madre, 119

Pubis. *Vea también* Pelvis
dibujo, 27
hombros del bebé atorados, **211–213**
sinfisiotomía (corte en el centro del pubis), **436**
usarlo para encontrar la cabeza del bebé, 137

Pulmones, problemas (bebé)
infección (pulmonía), **278**
y clamidiasis o gonorrea, **324**

Pulso (madre)
en el vientre, 139
lento, **178**
revisar durante el embarazo, **120–121**
revisar durante el parto, **178**
rápido, 116, **121**, 159, **178**, 239, 251
y choque, **239**

Pulso en el cordón, 139, 177. *Vea también* Latidos del corazón (bebé)

Puntos. *Vea* Coser un desgarro o una episiotomía

Purgaciones (gonorrea), 50, **323–325**

Purgantes, evitar, 77

Pus, que sale de la vagina infectada, 272

Q

Químicos. *Vea* Sustancias químicas

R

Radiografías, 434

Reacción vagal, **426**

Recién nacido. *Vea* Bebé; Primeras horas después del parto; Primeras semanas después del parto

Recto, cómo coser el esfínter, 366

Recto, dar líquidos por el, 342

Reflejos
bebé, **244**
exaltados (madre), 125

Registros
atención prenatal, **145**
del parto, **164–165**, 170
medidas de la matriz, 131, 132
posición del bebé, 140
signos físicos del bebé en las primeras horas, **253**

Regla (menstruación)
abundante y peligros del DIU, 390
definición, **29**
deja de bajar, como signo de embarazo, 86
predecir la fecha de parto usando la, **88–89**, 133
y menopausia, 31

Relaciones sexuales. *Vea también* Planificación familiar; Infecciones de transmisión sexual (ITS)
después del parto, 269
durante el embarazo, **83**

retiro del pene durante, (coito interrumpido), 301, **317**
sin penetración del pene en la vagina, 301, **312**
y transmisión de VIH/SIDA, 99, 334
Relajación. *Vea también* Descanso
durante el parto, **187–188**
entre las contracciones, **161**
Relojes de agua, **444**
Relojes de arena, **443–444**
Remedios caseros, 17
Resistencia a las medicinas, **464**
Respiración (bebé)
aspirar la boca y nariz, **208–210**
bebé no respira, **241–243**
boca a boca, **242–243**
signos de problemas, **240–241**, **254**, **262**
Respiración (madre)
anemia y, 116
en la primera etapa, **170**
en la segunda etapa, **201**
falta de aliento, **78,** 103, **114**
rápida y profunda, 159
Respiración boca a boca, **242–243**
Respirador, 437
Retención de agua. *Vea* Hinchazón
Retraso del parto. *Vea* **Parto retrasado**
Ritmo rápido del corazón (bebé), **173**, 184, **243**, **255**
Riñones (carne), 42
Rojo o colorado (color)
bebé, **266**
piernas (madre), **273**
Romper la clavícula del bebé, 213
Ronchas (salpullido)
causadas por medicinas, 103
evitar durante el embarazo o amamantamiento, 45
y mala alimentación, 117
Ropa de protección para prevenir infecciones, **56**
Rotura de la bolsa de aguas
ayuda médica necesaria, 106
color de las aguas, **174–175**
como signo del comienzo del parto, **151**
excremento en las aguas, 174–175
instrumentos en hospitales, **435**
tiempo entre el comienzo del parto y, **175–176**
y examen pélvico, 374
Rubéola 45, 95

S

SIDA. *Vea* VIH/SIDA
Sal, presión arterial alta y, 125
Salpullido *Vea* Ronchas (salpullido)
Sangrado. *Vea también* Sangre; Regla (menstruación)
a principios del embarazo, 79
después del parto, **248**
abundante, antes de que nazca la placenta, **226**
abundante, ayuda médica necesaria para, 106
abundante, después de aborto o pérdida, **406, 412–414**
abundante, en embarazos anteriores, 95
con cólicos, durante los primeros 6 meses, 112
con dolor constante, a fines del embarazo, **114**
de la vagina (signo de advertencia), 109, **112**, **183**
después de que nace la placenta, **236–239**
después del corte de los genitales femeninos, **368**
después del parto, **224–239**
durante el parto, **183**, **205**
encías, 117
primeras semanas después del parto, **270**
sangrado leve (manchado), 79, 112
signos saludables y signos de advertencia, **112**
sin dolor, 112, **183**
suero intravenoso, **350–351**
tapón de moco, **150–151**
vagina desgarrada, **239**
y baja en la presión arterial durante el parto, 180
y desprendimiento de la placenta (abrupción placentaria), **114**, 180, **184**, **205**, 219, 354
y episiotomía, 354
y gemelos (mellizos), 219, 220, **221**
y presión arterial alta, 122
y vejiga llena (madre), 352
y venas hinchadas en los genitales, 76
Sangre. *Vea también* Sangrado
como alimento, 42
coágulo en la pierna (signo de advertencia), **81**, **273**
deshacerse de, 67
en la orina, 128
evitar infecciones, 50, 51
microbios en, 49, 50

transfusión, **436**
y transmisión del VIH/SIDA, 99
Segunda etapa del parto (la madre puja y nace el bebé), **195–221**. *Vea también* Contracciones; Estimular el parto; Parto; Signos (madre durante y después del parto)
adelantada, **186**, **196**
aspirar la boca y nariz del bebé, **208–210**
ayudar a la cabeza a salir despacio, **207–208**
ayudar a la madre a dar a luz, **206–215**
ayudar a la madre a pujar, **201–202**
ayudar a que salgan los hombros del bebé, **211–213**
bebé no cabe en la pelvis, **204**
bebé no nace después de 1 ó 2 horas de pujar, **203–205**
cómo el bebé atraviesa la vagina, **197–198**
cordón enredado en el cuello del bebé, **210**
coronamiento, 196-197
cortar la abertura de la vagina (episiotomía), 206, **354–355**
hombros del bebé se atoran, **211–213**
información general, 146, **156**, **196-198**
parto sin problemas, cómo promover un, **199–202**
posición de la madre, **200**
respiración de la madre, **201**
revisar los signos físicos de la madre y el bebé, **199**
signos de que se acerca, **195**
signos para vigilar, **202–205**
sostener la abertura vaginal, **206**
y vejiga llena (madre), **203**, 352
Semanas de embarazo, cómo calcular cuántas, 88, 89, 90
Vea también Duración del embarazo
Semillas, 35, 37
Sentimientos y emociones. *Vea también sentimientos específicos*
aborto o pérdida, **403–404**
cambios durante el embarazo, **82–83**
depresión, 82, 95, 121, 274
después del parto, **274**
enojo o irritabilidad, 82
madre sin interés en el bebé, **251**
miedo y preocupación, 82

signos de que el parto va a
  empezar pronto, **150**
y dificultades para dormir, 75
y examen pélvico, **375**
y menopausia, 31
y muerte del bebé, 135, **243**
Sexo. *Vea* Relaciones sexuales
Sífilis, 329–330
Signos (bebé), 252–267. *Vea
  también problemas específicos*
  'aguado', débil o no despierta,
    253–254
  algodoncillo (infección por
    hongos), **290**
  aspecto general, **253–254**
  atención prenatal, **130–144**
  baja en el vientre (se encaja), **149**
  bebé viene de nalgas, 137, 138,
    142–143, 190, 215–219
  cadera dislocada, **265**
  color, **244–245, 266,** 279
  cordón baja delante del bebé
    (prolapso), **176–177**, 208,
    218, 219, 354
  cordón enredado en el cuello, **210**
  cólicos (dolores por gases), **291**
  deshidratación, **275–276**
  gemelos, 133, 138, **143–144**
  hombros atorados, **211–213**
  infección, 255, **256, 277–279**
  labio leporino o paladar partido,
    261–262
  latidos del corazón (revisar), **139–
    141, 172–173, 243,** 262
  latidos lentos, **141, 172–173,** 177,
    184, 208, **243, 255**
  latidos rápidos, **173, 243, 255**
  matriz crece demasiado despacio
    o rápido, **133–135**
  medir la matriz, 90, **130–135**
  no orina u obra el primer día, **275**
  no respira, **241–243**
  no sube de peso, **276**
  patadas dejan de sentirse, 80, 134
  peso, **256–258**
  posición, **135–144, 170–171,
    190–191, 215–219**
  presión arterial baja, 122, 180
  primeras horas, **252–267**
  primeras semanas, **274–279**
  problemas para respirar, **240–241,
    254, 262**
  reflejos, **244**
  revisarlo después del parto, **240–
    245, 252–267**
  revisarlo en la matriz, **130–144**
  ritmo de la respiración, **254**
  se mueve menos, 184

signos físicos, segunda etapa, **199**
tamaño del cuerpo, 259
temperatura baja, **255–256**
vómito sale 'disparado', **275**
y clamidiasis, **324**
y gonorrea, **324**
**Signos (madre durante el
  embarazo)**
  anemia, 78, 81, **116**
  ardores, **74–75**, 77
  ayuda médica necesaria, **106,
    109, 147**
  calambres en las piernas, **80–81**
  calor durante el embarazo, **78**
  cambios y molestias del
    embarazo, **76–81**
  cansancio, 35, 75, 86, 93
  cicatrices en la matriz, 92, 96
  cólicos, **79**
  comezón, 77
  de embarazo, **86–87**
  debilidad, **111**
  depresión, 82
  deshidratación, 111
  desprendimiento de la placenta,
    114, 219
  después de aborto o pérdida,
    **404, 406, 409, 411, 412,
    413, 414**
  diabetes (azúcar en la sangre), 93,
    115, 133
  diarrea, 50, 111
  dolor en una pierna, 81, 113
  dolor en el vientre, espalda o
    piernas, 81 **113–114**
  dolores de cabeza, **81,** 109, 125
  embarazo tubárico (en la trompa),
    79, **113**
  estreñimiento, 36, **76–77**
  excrementos negros, 36
  falta de aliento, **78,** 103, **114**
  fiebre (calentura), 97, 101, 109, 112,
    113, 119, **120**
  flujo vaginal, 50, **77**
  ganas de dormir, 75, 86
  goteo de los pechos, 76
  hinchazón de la cara y las manos,
    76, 81, **126,** 127
  hinchazón de los pies, 76
  infecciones de transmisión sexual
    (ITS), **321, 323–335**
  infección de la uretra, **128**
  infección de la vagina, 77
  infección de la vejiga, 77, **128**
  infección del riñón, **128**
  mal olor de la vagina, 77
  mala alimentación, **117**
  manchas moradas en la piel, 79

mareos, 81, 109
matriz crece demasiado despacio
  o rápido, **133–135**
medicinas, problemas con,
  464–466
náuseas o vómitos, **73–74,** 86,
  110–111
orinar con frecuencia, **77,** 86
orinar, dolor o ardor al, 77
placenta previa, 112, 374
preeclampsia, 76, 81, **125–126,** 127
presión arterial alta, 81, 93, **122,
  124–125,** 134, 97
pulso rápido, 120, **121**
pérdida, 79, 112
reacciones alérgicas a medicinas,
  103, 465–466
salud general, **110**
sangrado a principios del
  embarazo, 79
sangrado abundante, 106
sangrado de la vagina, 109, **112**
sangrado leve (manchado), 79, 112
tumor (embarazo molar), **134**
problemas de vista, 109, 125
yodo, falta de, **117**
**Signos (madre durante y después
  del parto)**. *Vea también*
  Contracciones; Signos (madre
  durante el embarazo); *problemas
  específicos*
  algodoncillo (hongos), **290**
  avance del parto, **185**
  ayuda médica necesaria para, **176,**
    177, 179, 180–181, **204–205**
  bebé no cabe en la pelvis, **189, 204**
  bolsa de aguas, **174–177**
  choque, **239**
  convulsiones (ataques), **181–182**
  cordón baja delante del bebé
    (prolapso), **176–177,** 208,
    218, 219, 354
  coágulo en la pierna, **273**
  cuello de la matriz se ve en la
    abertura vaginal, **249**
  cuándo acudir al parto, **151**
  deshidratación, **159,** 178
  desprendimiento de la placenta
    (abrupción), **184, 205,** 219, 354
  dolor en la matriz, **183–185**
  en la primera etapa (se abre el
    cuello de la matriz), **170–193**
  en la segunda etapa (la madre
    puja y nace el bebé),
    202–205
  episiotomía necesaria, 354
  falta de interés en el bebé, **251**
  fiebre (calentura), **178–179**

fístula (hoyo en la vagina), **273**
genitales desgarrados, **248**
goteo de orina o excremento, **273**
hematoma (vesícula de sangre) en la vagina, **248–249**
hombros del bebé atorados, **211**
infecciones de transmisión sexual (ITS), **321**, **323–335**
infección de la matriz, 179, **185**, **271**
infección de la vagina, **272**
infección de mama (mastitis), **289**
infección después del parto, **251**
la segunda etapa (la madre puja y nace el bebé) se acerca o comienza, **195**
matriz desgarrada, **185**, **205**
medicinas, problemas con, **464–466**
náuseas o vómitos, 159
no quiere comer o beber, **250**
parto va a empezar, **149–151**
piernas enrojecidas, duras, hinchadas o adoloridas, **273**
placenta previa, 183, 374
placenta ya se desprendió de la matriz, **226–227**
posición del bebé, **170–171**, **190–191**
preeclampsia, 180
presión arterial, **180–182**
primeras horas después del parto, **247–252**
pulso, **178**
reacciones alérgicas a medicinas, **465–466**
revisar los signos físicos después del parto, **247-249**
sangrado antes de que nace la placenta, **226**
sangrado después del parto, prevención de, **248**
sangrado durante el parto, **183**, **205**
temperatura, **178–179**
velocidad del parto, vigilar, **202–205**

Sinfisiotomía, **436**
Síntomas. *Vea* Signos (bebé); Signos (madre durante el embarazo); Signos (madre durante y después del parto)
Sociodramas, 4
Solución antiséptica para AMEU, 421
Sonda nasogástrica, 437
Sondas, 249, **352–353**
Sonidos. *Vea también* Latidos del corazón (bebé)

hacer, en la primera etapa (se abre el cuello de la matriz), **169**
para ayudar a la madre a pujar, 201
Sudar
durante el embarazo, **78**
y choque, **239**
Suero de rehidratación, **159–160**
Suero intravenoso, **350–351**
Sueño *Vea Dormir; Ganas de dormir*
Sueños extraños, 82
Sulfamidas, 471
Sustancias químicas. *Vea también* Drogas; Medicinas
demasiado peligrosas, 64
e infertilidad, 31
evitar durante el embarazo o amamantamiento, 47
para esterilizar equipo, **63–64**
y venenosas, 47
Suturas de catgut crómico, 358
Suturas en la cabeza del bebé, 259

T

Tabaco
e infertilidad, 31
evitar durante el embarazo o amamantamiento, 46
evitar el humo, 104
y bebé pequeño, 134, 257
Tabletas. *Vea* Medicinas
Tamaño. *Vea también* Peso
bebé grande en un embarazo anterior, 94, 115
bebé grande, 254, **258**
bebé pequeño en un embarazo anterior, 94
bebé pequeño, **221**, 254, **256–257**, 292
matriz más grande de lo normal, 115
medir la matriz, 90, **130–135**
Tapón de moco (moco un poco sangriento), **150–151**
T de cobre. *Vea* DIU (dispositivos intrauterinos, aparatos)
Temor o miedo
de no tener suficiente leche, **286–287**
durante el embarazo, 82
y examen pélvico, **375**
Temperatura. *Vea también* Fiebre
baja (bebé), **255–256**
calor durante el embarazo, **78**
de la madre, después del parto, **251**

de la madre, durante el embarazo, **119**
de la madre, durante el parto, **178–179**
del bebé, después del parto, **255–256**
signos de advertencia (madre), 109, **119**, **178**
Tensión
y parto prolongado, **187–188**
al pujar, evitar, 201, 202
ayudar a la madre a relajarse, **169–170 187–188**
Tercera etapa del parto (nace la placenta), 223–245. *Vea también* Parto; Signos (madre durante y después del parto)
atender al bebé, **240–245**
ayudar a la madre a pujar, **227–231**
ayudar a que se contraiga la matriz, 224, **236–238**
choque (signos y tratamiento), **239**
guiar la placenta hacia afuera con el cordón, **228–229**
información general, 146, **157**
"manejo activo" de, **225**
matriz sale junto con la placenta, **232–233**
medicinas para, 224, 225, **228**, **231**, **233**, 237
muerte del bebé, **243**
queda un pedazo de la placenta en la matriz, **234–235**
revisar la placenta y el cordón, **233–234**
revisar el bebé, **240–245**
revisar la madre, 223
sacar la placenta con la mano, **230–231**
sangrado antes de que nace la placenta, **226**
sangrado después de que nace la placenta, **236–239**
sangrado, peligros del, **224–239**
signos de que la placenta se desprendió, **226–227**
sobar la matriz, **224**, 236
vagina desgarrada, **239**
Termómetros, 65, 119. *Vea también* Temperatura
Tés
para calmar las náuseas, 74
para dormir mejor, 75
para infección de la vejiga, 129
para jaquecas durante el embarazo, 81

Testículos. *Vea también* Infecciones de transmisión sexual (ITS)
   del bebé, 263, 264
   del padre, 29

Tétanos (trismo)
   después de aborto o pérdida, **411**
   protección contra, 102, 278, 411
   signos en el bebé, **278**
   signos en la madre, **411**
   vacunas contra, **102**
   vías de infección, 101
   y forma de cortar el cordón, 214

Tetraciclinas, 471
Tienda de oxígeno, 437
Tónicos, 103
Tono muscular (bebé), 244
Toxemia del embarazo. *Vea* Preeclampsia
Trabajadores de salud. *Vea* Doctores; Parteras

Trabajo
   en la historia clínica, **105**
   y amamantamiento, **284–286**

Trabajo con sustancias químicas, 47
Transfusión (poner sangre por una vena), 436

Tratamiento de problemas de salud, 13–25. *Vea también problemas de salud específicos*
   encontrar causas, **13–15, 21–25**
   encontrar el mejor tratamiento, **16–21**
   riesgos y beneficios, 16–17
   tipos de medicina, 17–19, 470

Tricomoniasis, 326
Trismo. *Vea* Tétanos (trismo)
Trompas
   dibujos, 28, 29
   embarazo en, 79, **113**
   ligadura de, (esterilización), **315**

Tuberculosis
   e infertilidad, 31
   vacuna (BCG) contra, **267**
   y problemas del embarazo, 97

Tumor (embarazo molar), 134
Tumor del parto en la cabeza del bebé, 260

U

Úlceras. *Vea* Llagas
Úlceras genitales. *Vea* Llagas en los genitales
Ungüentos. *Vea* Medicinas

Uretra
   dibujos, 27, 376
   signos de infección, **128**
   tratamiento para infección, 129

Uristicks, 126
Útero. *Vea* Matriz

V

Vaciar la matriz. *Vea* AMEU (aspiración manual endouterina)
Vacunas. *Vea también* Inyecciones
   contra tuberculosis (BCG), **267**
   contra tétanos, **102**, 411

Vagal, reacción, 426
Vagina. *Vea también* Sangrado; Genitales; Examen pélvico; Infecciones de transmisión sexual (ITS);
   bolita dura bajo la piel, **272**
   cuello de la matriz se ve en la abertura de la, **249**
   cómo atraviesa el bebé la, **197–198**
   desgarrada, **239**
   dibujos, 27, 28, 29, 376
   dolor después del parto, **248–249**
   ejercicio de apretamiento (de Kegel) para, 44
   evitar que entren microbios, 175
   exámenes de la, durante el parto, **186, 339–340**
   flujo, **77**
   fístula (hoyo en la vagina), 22, 94, 186
   hematoma (vesícula de sangre) en, **248–249**
   huele mal, 77, 321
   infección de, **272**
   modelos para la enseñanza sobre la, **452–453, 454, 460**
   prevenir desgarros, **206–208**, 356
   sangrado leve (manchado) de, 79, 112
   sostener la abertura de la, durante el parto, **206**
   tapón de moco (moco un poco sangriento), **150–151**
   tocarla durante el parto, evitar, 195, 206
   y menopausia, 31

Vaginosis bacteriana, 328
Vapor
   esterilizar guantes al, 66
   esterilizar instrumentos al, **61–63**

Vapores químicos, 47
Várices, 76

Vasectomía (esterilización del hombre), 315. *Vea también* Infecciones de transmisión sexual (ITS)

Vehículos o transporte, 10, 106–107, 164, 438

Venas
   dar líquido por las (suero intravenoso), **350–351**
   hinchadas (várices), 76

Venéreas, enfermedades. *Vea* Infecciones de transmisión sexual (ITS)

Ventosas, 435
Verduras, 35, 36, 37, 39, 42
Verrugas genitales (VPH), 333, 379, **380**

Vientre (de la madre)
   bebé baja en, **149**
   crecimiento del, 86
   cólicos en el embarazo, 79
   dolor fuerte en, 109
   dolor repentino en, 79, 125
   dolor, signos saludables y signos de advertencia, **113–114**
   limpiar después del parto, **247**
   presión en el para detener el sangrado, **237**

VIH/SIDA, 99–101, 334–335. *Vea también* Infecciones de transmisión sexual (ITS)
   ayudar a detener el, **100**
   cuidados para mujeres embarazadas con, **101**
   cómo se transmite, 99–100
   protección contra, **99–100**, 334
   signos de, **334**
   y amamantamiento, **293–294**
   y embarazo, **335**
   y espermicidas, 305
   y microbios, 50, 51
   y problemas del embarazo, 97, 101

Vinagre, prueba de, para VPH, 379, **380**

Violeta. *Vea* Morado (color)
Virus Papiloma Humano. *Vea* VPH
Virus de Inmunodeficiencia Humana. *Vea* VIH/SIDA
Vísceras (carnes), 42
Visión. *Vea* Vista; Ojos
Vista *Vea también* Ojos
   borrosa (signo de advertencia), 109, 125
   doble, 125

Vitaminas. *Vea también* vitaminas específicas
  alimentos que protegen la salud, 34, 35
  inyecciones de, 42
  pastillas de, 36, 42
  que se deben comer todos los días, **37**, **39**

Vitamina A, **39**

Vitamina B-6, 73

Vitamina C, 116

Voltear a un bebé que viene de nalgas o atravesado, **369–371**

Vómitos. *Vea también* Náuseas
  signos de advertencia, **110–111**
  vómito sale 'disparado', **275**
  y beber líquido durante el parto, 159

VPH (verrugas genitales), 333, 379, **380**

Vulva. *Vea* Genitales

Y

Yodo, **38**, **117**

¡Saludos! recursos para educación popular en la salud de la mujer
una publicación de la Fundación Hesperian

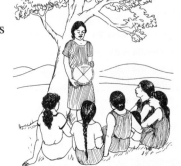

¡*Saludos!* es un boletín, gratis, escrito en inglés y español, publicado por la Fundación Hesperian, editores de *Donde no hay doctor* y *Donde no hay doctor para mujeres*. Sirve como un foro participativo a través del cual grupos comunitarios, educadores y organizadores alrededor del mundo comparten sus ideas acerca de la educación de la salud para mujeres.

Cada número contiene una guía de capacitación con actividades participativas enfocadas hacia temas específicos de la salud femenina. También se presentan artículos que exploran la política de distintos asuntos de salud femenina, perfiles de organizaciones llevando a cabo proyectos particularmente efectivos, creativos y novedosos sobre la salud femenina.

- **¡Saludos! #1**: Para una mejor salud, mejor educación
- **¡Saludos! #2**: Por qué las mujeres aguantan la violencia en casa
- **¡Saludos! #3**: Las mujeres y el trabajo
- **¡Saludos! #4**: Ayudando a las mujeres a reducir el riesgo de SIDA
- **¡Saludos! #5**: Mejorando el tratamiento de la TB para las mujeres
- **¡Saludos! #6**: Disminuyendo los riesgos del parto
- **¡Saludos! #7**: Salud ambiental y derechos de las mujeres
- **¡Saludos! #8**: Cómo mejorar la vida sexual de la mujer
- **Guia de actividades para ¡Saludos! #8** (2 páginas)
- **¡Saludos! #9**: Las compañías de bebidas alcohólicas se dirigen a los pobres
- **¡Saludos! #10**: La planificación familiar: ¡que escojan las mujeres!
- **¡Saludos! #11**: Superando barreras en Nigeria
- **¡Saludos! #12**: Salvando vidas cuando el embarazo termina antes de tiempo

Escríbanos si quiere recibir uno o más boletines, o visite nuestro sitio de web.

Hesperian Foundation
1919 Addison Street, 3rd Floor
Berkeley, California 94704 EEUU
tel: (510) 845-1447   fax: (510) 845-9141
correo-e: hesperian@hesperian.org
www.hesperian.org

Calculadora de la fecha probable de parto

Con esta sencilla calculadora usted puede ver cuál es la fecha probable de parto de una mujer embarazada. Vea la página 88 para mayor información sobre las fechas probables de parto.

Haga una copia de esta página y péguela a un pedazo de cartón o de cartoncillo. Luego recorte los círculos. Ponga el círculo más pequeño encima del más grande y únalos por el medio.

Para usar la calculadora, mueva el círculo más pequeño hasta que la flecha que dice "última regla" apunte hacia el primer día de la última regla que tuvo la mujer. Entonces, la otra flecha apuntará hacia la fecha probable de parto.

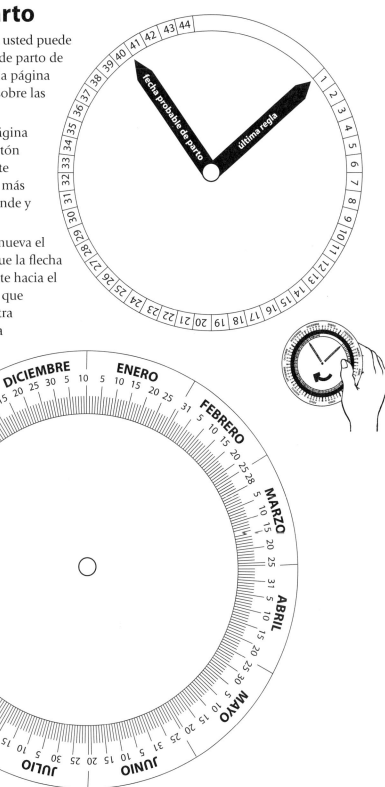

Otros libros de la Fundación Hesperian

Donde no hay doctor por David Werner, Carol Thuman y Jane Maxwell es quizás el manual de salud más utilizado en todo el mundo, traducido a más de 80 idiomas. El libro provee información práctica y accesible sobre cómo reconocer y tratar enfermedades comunes. Hace hincapié en la prevención de los problemas de salud mediante la higiene, la alimentación sana y las vacunas. Está orientado hacia la participación activa de cada persona en el manejo tanto de su propio salud como la salud y el bienestar de la comunidad en que vive. 470 páginas.

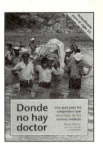

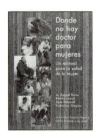

Donde no hay doctor para mujeres por A. August Burns, Ronnie Lovich, Jane Maxwell y Katharine Shapiro utiliza un lenguaje sencillo y muchas ilustraciones para explicar cómo identificar los problemas de salud más comunes que afectan a las mujeres, y cómo las mujeres pueden cuidarse a sí mismas. El libro analiza cómo la pobreza, la discriminación y la cultura machista perjudican su salud y limitan su acceso a una atención adecuada. Se incluyen muchos ejemplos de acciones comunitarias que pueden beneficiar la salud de todas las mujeres. 584 páginas.

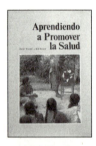

Aprendiendo a promover la salud por David Werner y Bill Bower. Un libro de métodos, materiales e ideas para promotores de salud que trabajan en el campo y para sus instructores, basándose en las necesidades y los recursos de la gente con quien se trabaja. Explica cómo planificar un programa de capacitación, hacer materiales de enseñanza, usar cuentos y sociodramas, etc. 640 páginas.

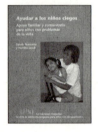

Ayudar a los niños ciegos por Sandy Niemann y Namita Jacob da inicio a la serie *Asistencia temprana para niños discapacitados*, una colección de libros prácticos para los padres, trabajadores de salud y otras personas que cuidan a niños discapacitados durante los primeros 5 años de vida. Este libro utiliza un lenguaje sencillo y muchas ilustraciones para mostrar actividades que ayudan a niños con problemas de la vista a desarrollar los otros sentidos —el oído, el tacto, el olfato y el gusto— y así explorar, aprender y participar en el mundo. 200 páginas.

Donde no hay dentista, por Murray Dickson, El autor enseña a cuidarse los dientes y las encías utilizando muchos dibujos y actividades participativas. Con este libro, trabajadores de salud y educadores en todo el mundo han aprendido a examinar los dientes y la boca, diagnosticar problemas comunes, hacer y usar equipo dental, poner anestesia local, tapar muelas, sacar dientes y tratar problemas de salud oral de las personas viviendo con VIH/SIDA. 302 páginas.

El niño campesino deshabilitado por David Werner contiene un tesoro de información sobre las discapacidades comunes de la niñez, como son: la polio, la artritis juvenil, la parálisis cerebral, la ceguera y la sordera. El autor explica cómo hacer, a bajo costo, una variedad de aparatos de ayuda. 672 páginas.